Klinische Anästhesiologie und Intensivtherapie

Band 38

Herausgeber:
F.W. Ahnefeld H. Bergmann W. Dick M. Halmágyi
Th. Pasch E. Rügheimer
Schriftleiter: J. Kilian

E. Rügheimer (Hrsg.)

Konzepte zur Sicherheit in der Anästhesie

Teil 1: Fehler durch Mensch und Technik

Unter Mitarbeit von

F.W. Ahnefeld, H. Bergmann, G.G. Braun, U. Braun, W. Dick, S. Ellmauer,
K. Eyrich, R. Eyrich, H. Frankenberger, W. Friesdorf, A. Gauß, H. Götz,
H. Grimm, C. Gütl, M. Halmágyi, U. von Hintzenstern, G. Hossli, H.-D. Kamp,
J. Kilian, G.B. Kraus, J. Krieger, W.F. List, B. Ludes, G. Martens, A. Obermayer,
H.W. Opderbecke, J.C. Otteni, Th. Pasch, K. Peter, H. Rüden, E. Rügheimer,
J.E. Schmitz, M.N. Schreiber, K.Th. Schricker, W. Seeling, A. Steib, B. Stein,
H. Strauss, E. Turner, K. Ulsenheimer, W. Weißauer, O.H.G. Wilder-Smith,
A. Frhr. von Wolff, Ch. L. Zapf

Mit 85 Abbildungen und 125 Tabellen

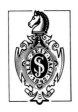

Springer-Verlag Berlin Heidelberg New York
London Paris Tokyo Hong Kong

ISBN 3-540-52415-0 Springer-Verlag Berlin Heidelberg New York
ISBN 0-387-52415-0 Springer-Verlag New York Berlin Heidelberg

Cip-Titelaufnahme der Deutschen Bibliothek
Konzepte zur Sicherheit in der Anästhesie / E. Rügheimer (Hrsg.). – Berlin ; Heidelberg ; New York ;
London ; Paris ; Tokyo ; Hong Kong : Springer. NE: Rügheimer, Erich [Hrsg.] Teil 1. Fehler durch
Mensch und Technik / unter Mitarb. von F. W. Ahnefeld . . . – 1990
(Klinische Anästhesiologie und Intensivtherapie ; Bd. 38)
ISBN 3-540-52415-0 (Berlin . . .)
ISBN 0-387-52415-0 (New York . . .)
NE: Ahnefeld, Friedrich W. [Mitverf.]; GT

Dieses Werk ist urheberrechtlich geschützt. Die dadurch begründeten Rechte, insbesondere die der
Übersetzung, des Nachdrucks, des Vortrags, der Entnahme von Abbildungen und Tabellen, der Funksendung, der Mikroverfilmung oder der Vervielfältigung auf anderen Wegen und der Speicherung in
Datenverarbeitungsanlagen, bleiben, auch bei nur auszugsweiser Verwertung, vorbehalten. Eine Vervielfältigung dieses Werkes oder von Teilen dieses Werkes ist auch im Einzelfall nur in den Grenzen der
gesetzlichen Bestimmungen des Urheberrechtsgesetzes der Bundesrepublik Deutschland vom
9. September 1965 in der jeweils geltenden Fassung zulässig. Sie ist grundsätzlich vergütungspflichtig.
Zuwiderhandlungen unterliegen den Strafbestimmungen des Urheberrechtsgesetzes.

© Springer-Verlag Berlin Heidelberg 1990
Printed in Germany

Die Wiedergabe von Gebrauchsnamen, Warenbezeichnungen usw. in diesem Werk berechtigt auch
ohne besondere Kennzeichnung nicht zu der Annahme, daß solche Namen im Sinn der Warenzeichen-
und Markenschutzgesetzgebung als frei zu betrachten wären und daher von jedermann benutzt werden
dürften.

Produkthaftung: Für Angaben über Dosierungsanweisungen und Applikationsformen kann vom Verlag
keine Gewähr übernommen werden. Derartige Angaben müssen vom jeweiligen Anwender im Einzelfall anhand anderer Literaturstellen auf ihre Richtigkeit überprüft werden.

Druck- u. Bindearbeiten: Druckhaus Beltz, Hemsbach/Bergstr.
2119/3145-543210 – Gedruckt auf säurefreiem Papier

Vorwort

Menschliches Versagen und technische Fehler sind in der Anästhesie neben den patientenimmanenten Risikofaktoren noch immer die größte Gefahr. Eine qualifizierte Weiterbildung der nachwachsenden Ärzte, die Sicherstellung eines hohen Ausbildungsstands durch beständige Fortbildung sowie die Weiterentwicklung und Perfektionierung der Gerätetechnik sind demnach die wesentlichsten Beiträge zur Vermeidung gefährlicher Zwischenfälle.

Nach der Definition von WEISSAUER bezeichnet man als „Zwischenfälle" Komplikationen, die plötzlich oder überraschend auftreten und wegen ihrer möglichen schwerwiegenden Folgen eine rasche Reaktion der behandelnden Ärzte erfordern. „Komplikationen" sind nach medizinischem Sprachgebrauch Erschwerungen und Schwierigkeiten, die sich aus vorgegebenen Umständen und/oder Ereignissen für die Behandlung ergeben.

Eine präzise Unterscheidung zwischen komplizierenden Umständen und interkurrenten Ereignissen ist im Rahmen dieser Begriffsbestimmung weder möglich noch notwendig. Die Grenzen sind fließend. Die erstgenannten Ursachen haben ihren Schwerpunkt bei den individuellen, patientenspezifischen Vorbelastungen, die sich bereits zu Beginn, aber auch bei der Durchführung der ärztlichen Maßnahme als erschwerende und/oder risikoerhöhende Faktoren auswirken können. Die letzteren Ursachen haben ihren Schwerpunkt bei den Methoden mit methoden- und artspezifischen Risiken.

Zielvorgabe für den vorliegenden Band ist nicht die Erörterung der patientenabhängigen Komplikationsursachen, sondern der Komplikationen, die sich aus den methoden- und artspezifischen Risiken ergeben. Methodenspezifisch ist beispielsweise die Komplikation, die sich aus einem auf Entwicklungs- oder Fertigungsfehlern beruhenden Versagen eines medizintechnischen Gerätes ergibt. Artspezifisch sind die auf Qualifikations- oder Sorgfaltsmängeln beruhenden diagnostischen und therapeutischen Irrtümer sowie technische Fehler bei der Durchführung der Methode. Auch Organisations- und Ausstattungsmängel als krankenhaus- bzw. praxisspezifische risikoerhöhende Umstände sind letztlich unter die artspezifischen Komplikationen zu rechnen.
Fest steht also: Wer eine medizinische Methode anwendet oder ein medizintechnisches Gerät einsetzt, trägt dafür die ärztliche und rechtliche Verantwortung. Der Arzt muß die mit der Methode verbundenen Komplikationsmöglichkeiten kennen und alles tun, um Komplikationen zu vermeiden bzw. eingetretene Komplikationen zu beherrschen. Die ärztliche Qualifikation, mit anderen Worten sein Informationsstand, muß durch eine entsprechende Informationsvermittlung auf einen optimalen, die möglichen Komplikationen reduzierenden Zustand gebracht werden. Welche Mittel uns dafür zur Verfügung stehen und welche Wege wir beschreiten können, ist Inhalt der im folgenden wiedergegebenen Beiträge und Diskussionsbemerkungen.
Allen Teilnehmern an der gleichnamigen Workshopveranstaltung ist zu danken, daß sie ihre Referate im Sinne des didaktischen Konzepts dieser Buchreihe gründlich aufgearbeitet haben. Im Namen der Herausgeber danke ich den Firmen Abbott GmbH, Wiesbaden, Biotest Pharma GmbH, Frankfurt a.M., B. Braun Melsungen AG, Melsungen, Deutsche Wellcome, Burgwedel, Drägerwerk AG, Lübeck, Hoffmann-La Roche AG, Grenzach-Wyhlen, Janssen GmbH, Neuss,

Olympus Optical Co. GmbH, Hamburg, und Siemens AG, Erlangen, für die großzügige Unterstützung der Veranstaltung. Mein Dank gilt schließlich Herrn Kilian für die bewährte Schriftleitung und dem Springer-Verlag für die zügige Produktion dieses Bandes und seine angemessene Ausstattung.

Erlangen, im November 1989　　　　　　　　　　　　　　　　　　　　E. Rügheimer
　　　　　　　　　　　　　　　　　　　　　　　　　　　　　　　　　für die Herausgeber

Inhaltsverzeichnis

Morbidität und Mortalität in der Anästhesie
(J.C. Otteni, A. Steib und B. Ludes) *1*

Analyse von Anästhesiezwischenfällen aus medizinischer Sicht
(K. und R. Eyrich) *19*

Analyse von Anästhesiezwischenfällen aus juristischer Sicht
(K. Ulsenheimer) *26*

Zusammenfassung der Diskussion zum Thema:
„Analyse von Anästhesiezwischenfällen" *37*

Risikominimierung bei arteriellen und venösen Zugängen
(G.G. Braun und H. Grimm) *41*

Die Intubation und die Vermeidung ihrer Risiken
(H.-D. Kamp) *57*

Verringerung des Aspirationsrisikos
(S. Ellmauer) *85*

Vermeidung von Lagerungsschäden
(H. Strauss) *101*

Probleme der Quantifizierung des Volumenverlustes
(A. Gauß) *121*

Vermeidung von Komplikationen bei der Bluttransfusion
(K.Th. Schricker und H. Bergmann) *137*

Stabilisierung des perioperativen Wärmehaushalts
(E. Turner, C. Gütl und U. Braun) *152*

Sicherheitsrelevante Besonderheiten bei Säuglingen und Kleinkindern
(G.B. Kraus) *161*

Vermeidung technischer Komplikationen bei der rückenmarksnahen Leitungsanästhesie
(W. Seeling) *170*

Vermeidung technischer Komplikationen bei peripheren Nervenblockaden
(O.H.G. Wilder-Smith) *192*

Zusammenfassung der Diskussion zum Thema:
„Risikofaktor Anästhesietechnik" 202

Sicherheit der Narkosebeatmungsgeräte
(J. Kilian) 211

Dosiergeräte, Konzentrationsüberwachung und Narkosesysteme
(H. Götz und A. Obermayer) 218

Erkennung und Vermeidung der Diskonnektion im Beatmungssystem
(U. von Hintzenstern) 234

Zuverlässigkeit und Fehlermöglichkeiten des Monitorings
(Th. Pasch) 249

Maßnahmen zur Verhütung von Infektionen in der Anästhesie
(J. Krieger und H. Rüden) 264

Zuverlässigkeit von Infusionssystemen und Geräten
(J.E. Schmitz und M.N. Schreiber) 274

Verhütung der elektrischen Unfälle und Stromschäden
(A. Obermayer) 289

Zusammenfassung der Diskussion zum Thema:
„Risikofaktor Gerätetechnik" 297

Ausbildung an medizintechnischen Geräten
(A. Obermayer) 308

Computergestützte Narkose- und Zwischenfallsimulation
(W. Friesdorf und H. Frankenberger) 314

Entscheidungsfindung (Decision support)
(G. Martens und Ch.L. Zapf) 328

Zwischenfallskonferenz als Instrument der Qualitätskontrolle
(A. Frhr. von Wolff) 338

Zusammenfassung der Diskussion zum Thema:
„Risikofaktor Information" 345

Didaktik der Weiter- und Fortbildung
(E. Rügheimer) 348

Arbeitsplatzgestaltung und -ausstattung
(W. Dick) 367

Qualitative und quantitative Personalplanung
(H.W. Opderbecke und W. Weißauer) *384*

Qualitätssicherung durch organisatorische Maßnahmen
(F.W. Ahnefeld und B. Stein) *398*

Zusammenfassung der Diskussion zum Thema:
„Risikofaktor Organisation" *417*

Sachverzeichnis *424*

Verzeichnis der Referenten und Diskussionsteilnehmer

Prof. Dr. F.W. Ahnefeld
Universitätsklinik für Anästhesiologie
Klinikum der Universität Ulm
Steinhövelstraße 9
D-7900 Ulm (Donau)

Prof. Dr. H. Bergmann
Ludwig Boltzmann-Institut
für experimentelle Anaesthesiologie
und intensivmedizinische Forschung
– Bereich Linz –
Krankenhausstraße 9
A-4020 Linz

Dr. G.G. Braun
Oberarzt am Institut für Anaesthesiologie
der Universität Erlangen-Nürnberg
Maximiliansplatz 1
D-8520 Erlangen

Prof. Dr. W. Dick
Klinik für Anästhesiologie
Klinikum der
Johannes Gutenberg-Universität Mainz
Langenbeckstraße 1
D-6500 Mainz (Rhein)

Dr. S. Ellmauer
Klinik für Anästhesiologie
Klinikum der
Johannes Gutenberg-Universität Mainz
Langenbeckstraße 1
D-6500 Mainz (Rhein)

Prof. Dr. K. Eyrich
Klinik für Anaesthesiologie
und operative Intensivmedizin
Universitätsklinikum Steglitz der
Freien Universität Berlin
Hindenburgdamm 30
D-1000 Berlin 45

Prof. Dr. H. Frankenberger
Biomedizinische Technik
Fachhochschule Lübeck
Stephensonstraße 3
D-2400 Lübeck 1

Dr. W. Friesdorf
Universitätsklinik für Anästhesiologie
Klinikum der Universität Ulm
Steinhövelstraße 9
D-7900 Ulm (Donau)

Dr. A. Gauß
Universitätsklinik für Anästhesiologie
Klinikum der Universität Ulm
Steinhövelstraße 9
D-7900 Ulm (Donau)

Dr. H. Götz
Oberarzt des Instituts für Anaesthesiologie
der Universität Erlangen-Nürnberg
Maximiliansplatz 1
D-8520 Erlangen

Prof. Dr. H. Grimm
Institut für Anaesthesiologie
der Universität Erlangen-Nürnberg
Maximiliansplatz 1
D-8520 Erlangen

Prof. Dr. M. Halmágyi
Klinik für Anästhesiologie
Klinikum der
Johannes Gutenberg-Universität Mainz
Langenbeckstraße 1
D-6500 Mainz (Rhein)

Dr. U. von Hintzenstern
Institut für Anaesthesiologie
der Universität Erlangen-Nürnberg
Maximiliansplatz 1
D-8520 Erlangen

Prof. Dr. G. Hossli
Im Brächli 55
CH-8053 Zürich

Prof. Dr. H.-D. Kamp
Institut für Anaesthesiologie
der Universität Erlangen-Nürnberg
Maximiliansplatz 1
D-8520 Erlangen

Prof. Dr. J. Kilian
Universitätsklinik für Anästhesiologie
Klinikum der Universität Ulm
Prittwitzstraße 43
D-7900 Ulm (Donau)

Dr. G.B. Kraus
Institut für Anaesthesiologie
der Universität Erlangen-Nürnberg
Maximiliansplatz 1
D-8520 Erlangen

Dr. J. Krieger
Institut für Hygiene
der Freien Universität Berlin
Hindenburgdamm 27
D-1000 Berlin 45

Prof. Dr. W.F. List
Universitätsklinik für Anästhesiologie
Landeskrankenhaus
Auenbruggerplatz
A-8036 Graz

Priv.-Doz. Dr. G. Martens
Institut für Anaesthesiologie
der Universität Erlangen-Nürnberg
Maximiliansplatz 1
D-8520 Erlangen

Dr. Ing. A. Obermayer
Institut für Anaesthesiologie
der Universität Erlangen-Nürnberg
Maximiliansplatz 1
D-8520 Erlangen

Prof. Dr. H.W. Opderbecke
Obere Schmiedgasse 11
D-8500 Nürnberg 1

Prof. Dr. J.C. Otteni
Service d'Anesthésie et de Réanimation
Chirurgicale
Hospices Civils de Strasbourg
Hopital de Hautepierre
Avenue Molière
F-67098 Strasbourg Cedex

Prof. Dr. Th. Pasch
Institut für Anästhesiologie
Universitätsspital Zürich
Rämistraße 100
CH-8091 Zürich

Prof. Dr. K. Peter
Institut für Anaesthesiologie
der Ludwig-Maximilians-Universität
München
Klinikum Großhadern
Marchioninistraße 15
D-8000 München 70

Prof. Dr. E. Rügheimer
Institut für Anaesthesiologie
der Universität Erlangen-Nürnberg
Maximiliansplatz 1
D-8520 Erlangen

Priv.-Doz. Dr. J.E. Schmitz
Chefarzt der Klinik für Anästhesiologie
und Intensivmedizin
Dr.-Horst-Schmidt-Kliniken
Klinikum der Landeshauptstadt Wiesbaden
Ludwig-Erhard-Straße 100
D-6200 Wiesbaden

Prof. Dr. W. Seeling
Universitätsklinik für Anästhesiologie
Klinikum der Universität Ulm
Steinhövelstraße 9
D-7900 Ulm (Donau)

Dr. H. Strauss
Institut für Anaesthesiologie
der Universität Erlangen-Nürnberg
Maximiliansplatz 1
D-8520 Erlangen

Priv.-Doz. Dr. E. Turner
Zentrum Anaesthesiologie
Klinikum der
Georg-August-Universität Göttingen
Robert-Koch-Straße 40
D-3400 Göttingen

Prof. Dr. Dr. K. Ulsenheimer
Maximiliansplatz 12/VI
D-8000 München 2

Prof. Dr. h.c. W. Weißauer
Obere Schmiedgasse 11
D-8500 Nürnberg

Dr. O.H.G. Wilder-Smith
Abteilung für Anästhesiologie
Zieglerspital
CH-3000 Bern

Dr. A. Frhr. von Wolff
Abteilung Anaesthesiologie
Stadtkrankenhaus Traunstein
Cuno-Niggl-Straße 3
D-8220 Traunstein

Verzeichnis der Herausgeber

Prof. Dr. Friedrich Wilhelm Ahnefeld
Universitätsklinik für Anästhesiologie
Klinikum der Universität Ulm
Steinhövelstraße 9
D-7900 Ulm (Donau)

Prof. Dr. Hans Bergmann
Ludwig Boltzmann-Institut
für experimentelle Anaesthesiologie
und intensivmedizinische Forschung
– Bereich Linz –
Krankenhausstraße 9
A-4020 Linz (Donau)

Prof. Dr. Wolfgang Dick
Leiter der Klinik für Anästhesiologie
Klinikum der
Johannes Gutenberg-Universität Mainz
Langenbeckstraße 1
D-6500 Mainz (Rhein)

Prof. Dr. Miklos Halmágyi
Klinik für Anästhesiologie
Klinikum der
Johannes Gutenberg-Universität Mainz
Langenbeckstraße 1
D-6500 Mainz (Rhein)

Prof. Dr. Thomas Pasch
Direktor des Instituts für Anästhesiologie
Universitätsspital Zürich
Rämistraße 100
CH-8091 Zürich

Prof. Dr. Erich Rügheimer
Direktor des Instituts für Anaesthesiologie
der Universität Erlangen-Nürnberg
Maximiliansplatz 1
D-8520 Erlangen

Schriftleiter:
Prof. Dr. Jürgen Kilian
Universitätsklinik für Anästhesiologie
Klinikum der Universität Ulm
Prittwitzstraße 43
D-7900 Ulm (Donau)

Morbidität und Mortalität in der Anästhesie
Von J. C. Otteni, A. Steib und B. Ludes

Sicherheit in der Anästhesie ist zu einem grundlegenden Thema dieses Faches geworden (2, 4, 7, 13, 15, 18, 30, 33, 40, 42). Sicherheit wird durch ihr Gegenteil, d. h. das Risiko und darüber hinaus die Morbidität und die Mortalität, beurteilt.

Die Morbidität, d. h. die in einem bestimmten Zeitraum registrierte Zahl der Komplikationen bezogen auf die Zahl der Anästhesien, sowie die Mortalität durch oder während der Anästhesie können drei Ursachen haben:
1. die Anästhesie und/oder der Anästhesist,
2. die Chirurgie und/oder der Chirurg,
3. der Patient und sein Allgemeinzustand, Alter, Grundleiden und Begleiterkrankungen.

Meistens haben die Komplikationen nicht eine einzelne Ursache. Sie entstehen durch eine Interaktion zwischen Anästhesie und Patient oder auch zwischen Anästhesie, Chirurgie und Patient. Der Patient spielt öfters eine grundlegende Rolle, wenn nicht im Entstehen einer Komplikation, so zumindest aber im Schweregrad der Konsequenzen (sofortige Schäden und Dauerfolgen).

Die Komplikationen können in schwere und leichte eingeteilt werden. Als schwere Komplikation kann man Vorkommnisse bezeichnen, welche mindestens eine Vitalfunktion schwer beeinträchtigt haben (z. B. Herz-Kreislauf-Stillstand oder Hirnhypoxie durch Diskonnektion) und/oder schwere endgültige Folgen haben (z. B. Paraplegie, postanoxisches Koma, Tod). Die Rate der leichten Komplikationen wird meistens unterschätzt.

Die Komplikationen während der Anästhesie können in drei Kategorien eingeteilt werden, je nachdem, ob sie durch die Anästhesie total, partiell oder nicht bedingt sind. Diese Einteilung ist nicht immer leicht durchführbar wegen einer gewissen Subjektivität der Entscheidungsträger und einem Mangel an zuverlässigen Informationen.

Die anästhesiebedingten Komplikationen haben drei Ursachen:
1. der Anästhesist (Wissen, Können, Aufmerksamkeit, Reaktivität);
2. die Anästhesieagenzien und die angewandte Technik;
3. die Geräte und das Material (unerkannter Defekt, Gerät unbenutzt oder abwesend).

Viele Ursachen können durch entsprechende Gegenmaßnahmen verhindert werden, die zugehörigen Komplikationen sind deswegen als vermeidbar zu bezeichnen.

Tabelle 1. Häufigkeit der Todes- und Komafälle in und nach der Anästhesie

Studie Jahr Land	Untersuchungsort Methode	Dauer der postoperativen Erfassung	Untersuchungsdauer Anästhesiezahl	Todes- und Komafälle pro 10 000 Anästhesien	
TURNBULL (38) 1980 Canada	Vancouver General Hospital Retrospektiv	$\leq$ 2 Tage	1973 – 1977 195 232	2,2 1,0 1,0 0,2	gesamte Todesfälle unvermutete Todesfälle unvermeidliche Todesfälle vermeidliche Todesfälle
HOVI-VIANDER (19) 1980 Finnland	100 Kliniken Retrospektiv	$\leq$ 3 Tage	1975 338 934	1,8 1,3 0,2 0,2	gesamte Todesfälle krankheitsbedingte Todesfälle chirurgiebedingte Todesfälle anästhesiebedingte Todesfälle
LUNN (26) 1982 England	National Retrospektiv	$\leq$ 6 Tage	1979 – 1980 1 147 362	6,0 0,6 0,1	gesamte Todesfälle partiell anästhesiebedingte Todesfälle total anästhesiebedingte Todesfälle
HARRISON (15) 1983 Südafrika	Groote Schuur Hospital Cape Town Retrospektiv	$\leq$ 24 h	1956 – 1966 177 928 1967 – 1976 240 483 1977 – 1980 128 401	0,33 0,22 0,14	anästhesiebedingte Todesfälle
HATTON (16) 1983 Frankreich	460 Kliniken National Prospektiv	$\leq$ 24 h	1978 – 1982 198 103 Charakteristische Patientenprobe	0,26 0,29 0,07 0,12	partiell anästhesiebedingte Todesfälle partiell anästhesiebedingte Todes- und Komafälle total anästhesiebedingte Todesfälle total anästhesiebedingte Todes- und Komafälle

Tabelle 1. Häufigkeit der Todes- und Komafälle in und nach der Anästhesie

Studie Jahr Land	Untersuchungsort Methode	Dauer der postoperativen Erfassung	Untersuchungsdauer Anästhesiezahl	Todes- und Komafälle pro 10 000 Anästhesien	
KEENAN (22) 1985 USA	Universitätsklinik Richmond Retrospektiv	Postoperativ nicht einbegriffen	1969 - 1983 163 240	0,9	anästhesiebedingte Todesfälle
HOLLAND (17) 1987 Australien	Kliniken New South Wales Retrospektiv	≤ 24 h	1960 1970 300 000 1984 400 000 550 000	1,81 0,87 0,44	anästhesiebedingte Todesfälle

Die Komplikationen der Anästhesie entstehen während der Einleitung, der Unterhaltung, der Ausleitung der Anästhesie, der Umlagerung ins Bett und dem Transport zum Aufwachraum, während der Aufwach- und in der postoperativen Phase. Die Auswirkungen der Komplikationen, die in der Anästhesie selbst entstehen, werden manchmal erst in der frühen oder späten postoperativen Phase entdeckt.

1 Morbidität und Mortalitätstudien

Die Morbidität und die Mortalität in der Anästhesie sind durch verschiedene Studien untersucht worden.

Eine perfekte Studie wurde bis jetzt wegen zu großer Schwierigkeiten noch nicht durchgeführt. Es müßte eine prospektive, mindestens ein Jahr andauernde Studie sein, die alle Anästhesien sowie die postoperativen Phasen in allen Kliniken einer großen Region oder eines Landes umfassen würde. Die Resultate einer Untersuchung in einer oder einigen Kliniken sind nur schwer auf andere übertragbar. Ein Vergleich der Morbiditäts- und Mortalitätsraten hat nur einen begrenzten Wert wegen der sehr unterschiedlichen Untersuchungsmethoden. Andererseits führt eine nationale oder internationale Studie zu Mittelwerten, die auch wieder auf einzelne Kliniken nicht ohne weiteres übertragbar sind. Dennoch sind solche Ergebnisse sehr lehrreich und nützlich.

1.1 Zusammenstellung verschiedener Studien

Laut den seit 1980 veröffentlichten Untersuchungen sterben ungefähr ein bis zwei Patienten pro 10 000 direkt durch die Anästhesie (Tabelle 1). Im Vergleich zur Mortalität, die seit Jahren langsam sinkt, bleiben die Morbiditätsraten konstant oder nehmen sogar zu (5). Dies läßt sich dadurch erklären, daß immer mehr Patienten in höheren ASA-Risikogruppen operiert werden, daß neue Anästhesieagenzien, -techniken und -geräte neue Komplikationen erzeugt haben, und wahrscheinlich hauptsächlich dadurch, daß mehr präzise Untersuchungen und Studien über Anästhesiekomplikationen durchgeführt werden.

Die Mortalität ist, neben der direkten Todesursache, von vielen Faktoren abhängig: Alter (höhere Mortalität in den extremen Altersklassen), Geschlecht (höhere Mortalität im männlichen Geschlecht), präoperativer Zustand (gesteigerte Mortalität in den höheren ASA-Risikogruppen und bei Begleiterkrankungen), Ort und Art der Operation, Dringlichkeitsgrad (höhere Mortalität in der Notfallchirurgie) und Anästhesiedauer (zunehmende Mortalität bei andauernder Anästhesie) (10, 12, 22, 36).

Tabelle 2. Häufigkeit und Verlauf schwerer anästhesiebedingter
Komplikationen. Die Prozentsätze der Patienten, die als Folge
einer schweren Komplikation überleben, sterben oder im persistierenden Koma bleiben (= n/100 Komplikationen) sind in senk-
rechter Weise zu interpretieren

	Anästhesie-bedingt	Partiell anästhesie-bedingt	Total anästhesie-bedingt
Schwere Komplikationen			
n/100 Anästhesien	0,13	0,05	0,08
1/n Anästhesien	1/739	1/1 887	1/1 215
n/100 Komplikationen	100	39	61
Überleben			
n/100 Komplikationen	69	45	84
n/100 Überleben	100	25	75
Tod			
n/100 Komplikationen	25	49	9
1/n Anästhesien	1/2 957	1/3 810	1/13 207
n/100 Tod	100	78	22
Koma			
n/100 Komplikationen	6	6	7
1/n Anästhesien	1/12 381	1/33 017	1/19 810
n/100 Koma	100	38	62
Tod und Koma			
n/100 Komplikationen	31	55	16
1/n Anästhesien	1/2 387	1/3 415	1/7 924
n/100 T + K	100	70	30

1.2 Französische Untersuchung

Die in Frankreich zwischen 1978 und 1982 auf nationaler Ebene
durchgeführte prospektive Studie hat alle schweren Komplikationen analysiert, die während der Anästhesie und den ersten 24
postoperativen Stunden entstanden (16, 27, 28, 31, 36, 37).

Gegenüber partiell anästhesiebedingten Komplikationen sind total anästhesiebedingte häufiger (61 % aller Komplikationen) und
haben eine deutlich bessere Prognose (22 % der Todesfälle, jedoch 62 % der persistierenden Komafälle), wahrscheinlich weil
die Ursachen öfters nur vorübergehend sind und sich die Patienten in gutem Allgemeinzustand befanden (ASA-Risikogruppe I -
II) (Tabelle 2). Die total anästhesiebedingten Komplikationen
führten in 9 % der Fälle zum Tode und in 7 % zum Koma. Zusammen
waren es 16 %, d. h. ein Patient pro 7 924.

Die anästhesiebedingten Komazustände waren fast so häufig wie
die Herzstillstände. Die zwei Hauptursachen sind die Hypoxie
(mit oder ohne Herzstillstand) und der zerebrovaskuläre Insult.

Tabelle 3. Ursachen, Art, Häufigkeit und Verlauf der Komplikationen der Einleitungsphase

Komplikationen	Häufigkeit	Koma	Tod
Gesamtheit	28	0,7	0,3
Histaminfreisetzung	9,7	-	0,3
Intubation	1,8	-	-
Aspiration	2,2	0,7	-
Bronchospasmus	1,4	-	-
Gerätedefekt	1,1	-	-
Schockzustand	2,9	-	-
Arrhythmie	1,4	-	-
Herzstillstand	6,7	-	2,9
Katheter (Periduralanästhesie)	0,3	-	-

Ursachen des Herzstillstandes: Histaminfreisetzung (29,6 %), Hypovolämie (18,5 %), Intubation (11,1 %), Überdosierung (7,4 %), Aspiration (3,7 %), Gerätedefekt (3,7 %), unbekannt (25,9 %)

Anästhesiebedingte Herzstillstände haben eine deutlich bessere Prognose als nicht anästhesiebedingte: 37 % heilen ohne Folgen, 7 % bleiben komatös und 56 % sterben. Total anästhesiebedingte Herzstillstände haben die beste Prognose: 64 % heilen, 26 % sterben, aber 10 % bleiben in persistierendem Koma. In diesem Fall handelt es sich meistens um posthypoxische Herzstillstände (z. B. durch schwierige Intubation, ösophageale Intubation, Diskonnektion), bei welchen im Moment der Herzkomplikation das Hirn schon vorgeschädigt war. Im Fall einer vorbestehenden schweren Hypoxie wird einem nur Sekunden oder Minuten andauernden Herzstillstand ein definitives Koma folgen.

Nur ein Anteil von 58 % der anästhesiebedingten Komplikationen entsteht während der Anästhesie selbst. Die Prognose ist mit nur 16 % tödliche Komplikationen besser. Diese anästhesiebedingten Komplikationen führen in 2,9 % der Fälle zum Koma und in 9,3 % zum Tod.

Die Komplikationen während der relativ kurzen Einleitungsphase sind fast so häufig wie diejenigen der Unterhaltungsphase (Tabelle 3). Sie sind meistens total anästhesiebedingt und beeinträchtigen mehr den Kreislauf als die Respiration. Histaminfreisetzung, Überdosierung, Aspiration und Intubation sind die häufigsten Ursachen. Diese Komplikationen haben die relativ beste Prognose. Die durch Histaminfreisetzung bedingten schweren Kollapszustände oder Herzstillstände heilen meistens ohne Folgen, denn sie sind nur von kurzer Dauer und entstehen bei jungen Patienten der ASA-Risikogruppen I - II. Die Herzstillstände, die zum Tod führen, entstehen durch Überdosierung bei Patienten der ASA-Risikogruppe III. Die hohe Anzahl der Anaphylaxiefälle (1 : 4 600 während Induktion und Unterhaltung bei Patienten zwischen 15 und 65 Jahren) ist sehr wahrscheinlich nicht realistisch, denn es handelt sich um klinische Diagnosen (Kollaps

Tabelle 4. Ursachen, Art, Häufigkeit und Verlauf der Komplikationen der Unterhaltungsphase

Komplikationen	Häufigkeit	Koma	Tod
Gesamtheit	30	2,2	6
Histaminfreisetzung	1,8	0,3	-
Intubation	3,3	0,3	-
Obstruktion oberer Luftwege	1,1	-	-
Aspiration	2,9	-	-
Bronchospasmus	1,1	-	-
Lungenödem	1,4	-	0,3
Pneumothorax	0,3	-	-
Hypoventilation/Apnoe	0,3	-	-
Gerätedefekt	0,3	0,3	-
Schockzustand	3,7	0,3	-
Arrhythmie	3,3	0,3	0,3
Herzstillstand	8,2	0,3	5,2
Sonstige	1,8	-	-

Ursachen des Herzstillstandes: Überdosierung (11,7 %), Histaminfreisetzung (8,8 %), Hypovolämie (8,8 %), Gerätedefekt (8,8 %), Obstruktion der oberen Luftwege (8,8 %), Intubation (5,8 %), Knochenzement (5,8 %), Pneumothorax (5,8 %), unbekannt (35,2 %)

oder Herzstillstand in den Minuten nach i.v.-Injektion von bekanntlich histaminfreisetzenden Agenzien, ohne manifeste Überdosierung, mit Hautsymptomen und/oder Bronchospasmus) meistens ohne Bestätigung durch spezifische Tests.

Die Komplikationen, die während der Unterhaltung der Anästhesie, d. h. intraoperativ, entstehen, haben schwerere Folgen als diejenigen während der Einleitung (Tabelle 4). Bei praktisch identischen Komplikationsraten sind die Todesfälle fast verdoppelt und die Komafälle verdreifacht. Dies erklärt sich dadurch, daß die Hypoxie die häufigste Ursache ist, daß die Komplikationen mit Verspätung erkannt und nicht auf wirksame Weise behandelt werden und die Patienten öfters in schlechterem Allgemeinzustand sind (höhere ASA-Risikogruppen). Hinzu kommt noch, daß mehr Zwischenfälle, wie z. B. Herzstillstände, ursächlich ungeklärt bleiben. Ungeklärte Komplikationen haben schon dadurch eine schlechtere Prognose, daß keine effiziente Kausaltherapie unternommen werden kann.

Während der ersten 24 h nach Operationsende entsteht nahezu die Hälfte (42 %) der anästhesiebedingten Komplikationen, davon 50 % in der ersten Stunde und 75 % in den ersten 5 h (Tabelle 5). Total anästhesiebedingte Komplikationen treten nahezu alle in der ersten postoperativen Stunde auf. Im Vergleich mit den intraoperativen Komplikationen verursachen sie dieselbe Rate an persistierenden Komazuständen und fast zweimal mehr Todesfälle (37 % letale Komplikationen gegen 16 %). Die häufigste Ursache ist die unerkannte Atemdepression durch Residualeffekt der in-

Tabelle 5. Ursachen, Art, Häufigkeit und Verlauf der Komplikationen, die während der ersten 24 h nach Anästhesieende entstanden

Komplikationen	Häufigkeit	Koma	Tod
Gesamtheit	42	2,9	15,6
Intubation	0,7	–	0,3
Aspiration	4,8	–	1,4
Bronchospasmus	0,7	–	–
Atelektase	0,3	–	–
Lungenödem	4,4	–	0,7
Pneumothorax	0,7	–	0,3
Hypoventilation/Apnoe	10,0	1,8	2,6
Gerätedefekt	0,3	–	0,3
Schockzustand	1,4	–	–
Arrhythmie	3,3	–	1,1
Herzstillstand	7,0	–	5,9
Herzinfarkt	2,6	–	1,1
Neurologische Komplikationen	4,8	1,1	1,4

Ursachen des Herzstillstandes: unerkannte Hypoventilation/Apnoe (34,4 %), Aspiration (13,7 %), Hypovolämie (8,6 %), Gerätedefekt (6,8 %), Pneumothorax (3,4 %), unbekannt (32,7 %)

traoperativ verabreichten morphinartigen Analgetika. Sie verursacht eine hohe Anzahl hypoxiebedingter Hirnschäden sowie tödlich verlaufender Herzstillstände. Die vorhergehende Hypoxie und die verspätete Entdeckung der Komplikation sind die Hauptgründe dieser schlechten Prognose. Die Mortalität der Atemdepression betrug 70 % auf der Allgemeinstation und nur 29 % im Aufwachraum. Zur Zeit der Untersuchung wurde die Hälfte der Patienten nach Operationsende direkt auf die Allgemeinstation verlegt. Lungenödem und Kollapszustand entstehen meistens bei betagten Patienten der höheren ASA-Risikogruppen. Bei ihnen ist der Anteil der Anästhesie am Entstehen der Komplikation schwer zu beurteilen. Die Aufwachphase ist durch einen hohen Prozentsatz von Aspiration gekennzeichnet. Während dieser Phase entwickelt sich auch der Herzinfarkt bei den Koronarpatienten. Die neurologischen Komplikationen bestehen hauptsächlich im zerebrovaskulären Insult bei Betagten und in einer Verschlechterung der Läsionen bei Schädel-Hirn-Trauma.

Rückenmarksnahe Leitungsanästhesien wurden zur Zeit dieser Untersuchung nur bei 2 % aller Patienten durchgeführt (Tabelle 6). Die Spinalanästhesien hatten eine höhere Komplikations- und Todesfallrate als die Periduralanästhesien. Die Komplikationsursachen waren eine zu weite Indikationsstellung bei Risikopatienten (mittleres Alter der betroffenen Patienten = 76 Jahre, mittlere Risikoklasse = ASA III), ein Übergang zu einer Allgemeinanästhesie bei noch bestehender Sympathikusblockade und eine totale Spinalanästhesie.

Tabelle 6. Leitungsanästhesien - Häufigkeit, Morbidität und Mortalität

	Häufigkeit n/100 Anästhesien	Schwere Komplikationen n/100 Leitungs- anästhesien	Todesfälle und Koma
Spinalanästhesien	1	0,5	0,25
Periduralanästhesien	1	0,4	0,04
Insgesamt	2	0,9	0,29

Eine Zusammenstellung der Ursachen anästhesiebedingter Komplikationen zeigt, daß im Gegensatz zu anderen Untersuchungen die Herz-Kreislauf-Komplikationen häufiger sind als die respiratorischen Komplikationen. Sie haben auch eine schlechtere Prognose (Tabelle 7).

1.3 Untersuchung von COOPER et al. (7)

Die häufigsten Komplikationen sind eine Diskonnektion des Anästhesiesystems, eine Verwechslung der Medikamente, Irrtum in der Frischgaskontrolle und Mangel an Frischgas (Tabelle 8). Menschlicher Irrtum ist die Hauptursache dieser Komplikationen (7).

1.4 Untersuchung von UTTING (39)

Der Autor untersuchte 750 anästhesiebedingte Todesfälle und Hirninsulte, die von der "Medical Defense Union" in Großbritannien behandelt wurden (39). Fehler des Anästhesisten sind häufigere Ursachen als "äußere", d. h. nicht durch ihn bedingte Faktoren (Tabelle 9).

1.5 Untersuchung von CHENEY (4)

Der Autor analysierte 624 Komplikationsfälle mit Gerichtsfolgen, die dem "ASA Committee on Professional Liability" mitgeteilt wurden (4). Danach sind mit 30 % aller Fälle die respiratorischen Komplikationen die häufigsten. Diese stehen auch an erster Stelle der Todes- und Hirninsultursachen (Tabelle 10). In der Gruppe der 151 durch einen Monitor vermeidbaren Komplikationsfälle hätten diese in 3 % der Fälle durch ein Kapnometer, in 35 % der Fälle durch ein Pulsoxymeter, in 56 % der Fälle durch eine Kombination beider und in den restlichen 6 % durch einen anderen Monitor verhindert werden können.

Tabelle 7. Ursachen anästhesiebedingter Komplikationen

Ursachen	Rate (%)	Persistierendes Koma (%)	Tod (%)
Respiratorische Komplikationen	34,3	3,3	5,2
Hypoxie bei Maskenbeatmung	2,6	–	–
Aspiration	10	0,7	1,5
Bronchospasmus	2,6	–	–
Intubation	6	0,3	0,3
Schwierige Intubation	1,8	–	–
Lokaler Schaden	0,3	–	–
Ösophagusintubation	0,3	–	–
Obstruktion	1,1	–	–
Einseitige Intubation	0,7	–	–
Carlens-Tubusverschiebung	0,3	–	–
Tubusdislokation	1,1	–	–
Fehlerhaftes Gerät	1,8	0,3	0,3
Umgekehrtes Ventil	0,3	–	–
Hypoxisches Gasgemisch	0,7	–	–
Fehlerhaftes Beatmungsgerät	0,7	–	–
Pneumothorax	0,7	–	0,3
Atelektase	0,3	–	–
Postoperative Atemdepression	10	1,8	2,6
Herz-Kreislauf-Komplikationen	58,5	1,5	18,3
Überdosierung/Hypovolämie	25	0,7	10
Histaminfreisetzung	11,5	0,3	0,3
Plötzlicher Herzstillstand	5,2	–	4,1
Arrhythmie	8,2	0,3	1,5
Lungenödem	6	–	3
Herzinfarkt	2,6	–	3
Neurologische Komplikationen Hirninsult	4,8	1,1	1,5
Rückenmarksnahe Leitungsanästhesie	0,9		0,3
Hämolyse			
Inkompatible Transfusion	0,3	–	–
Blutüberwärmung	0,3	–	–
Elektrische Verbrennungen	0,3	–	–
Lagerungsschaden			
Hodenkompression	0,3	–	–
Plexus-brachialis-Zerrung	0,3	–	–

Tabelle 8. Häufigste schwere Komplikationen (Nach 7)

Komplikationen	Prozentsatz
Respiration	
Diskonnektion	11,2
Fehlerhafte Gasflußkontrolle	8
Mangel an Frischgas	6,3
Unerwünschte Verdampfer-Nullstellung	4,3
Inhalationsanästhetika-Überdosierung	
– Verdampfer (technischer Fehler)	3,9
– Fehlentscheidung	1,7
Leck im Kreissystem	3,7
Unerwünschte Extubation	3,5
Trachealtubus in falscher Position	3,5
Fehlerhafte Konnektion im Kreissystem	3,5
Vorzeitige Extubation	2,9
Respiratordefekt	2,9
Fehlerhafte Kreissystemkontrolle	2,9
Fehlerhafte Technik zur Kontrolle auf freie Luftwege	2,5
Laryngoskopdefekt	2,3
Hypoventilation (menschlicher Fehler)	2,1
Venöser Zugang	
Spritzenverwechslung	9,8
Diskonnektion des Infusionsgerätes	4,7
Ampullenverwechslung	4,1
Drogenüberdosierung durch	
– Fehlentscheidung	3,9
– technischen Fehler	1,5
Fehlerhafte Volumenauffüllung	2,9
Fehlerhafte Anwendung des Blutdruckmonitors	2,9
Irrtum im Infusionsgerät	2,3
Fehlerhafte Drogenwahl	1,3

2 Gegenstandskatalog der Komplikationsursachen während und nach der Anästhesie

Die Zusammenfassung der Resultate verschiedener Studien führt zu einem Gegenstandskatalog der anästhesiebedingten Komplikationen und deren Ursachen (Tabelle 11).

Die häufigsten leichten Komplikationen, d. h. die, welche vitale Funktionen nicht beeinträchtigen, sind die Zahnbeschädigungen sowie die Halsbeschwerden und der Brechreiz in der Aufwachphase.

Was den Anästhesisten anbelangt, können folgende Ursachenfaktoren hervorgehoben werden:

In der präoperativen Phase: eine mangelhafte klinische Untersuchung des Patienten, eine mangelhafte Kontrolle des Materials, eine fehlerhafte Zubereitung der Agenzien.

Tabelle 9. Analyse von 750 Todesfällen und Hirninsulten
(Nach 39)

Hauptursache	
Begleiterkrankung	14 %
Unbekannt	6 %
Allergie	5 %
Hypotonie/Blutverlust	4 %
Halothanhepatitis	3 %
Hyperthermie	2 %
Embolie	2 %
	37 %

Hauptfehler	
Fehlerhafte Technik	43 %
Fehler in der postoperativen Behandlung	9 %
Überdosierung	5 %
Fehlerhafte präoperative Untersuchung	3 %
Drogenverwechslung	1 %
Anästhesist abwesend	1 %
	62 %

Fehlerhafte Technik	
Ösophageale Intubation	31 %
Fehlerhaftes Anästhesiegerät	23 %
Aspiration	14 %
Fehler bei kontrollierter Hypotension	8 %
Hypoxie nach Anästhesieende	4 %
Luftwegsobstruktion	4 %
Pneumothorax/Hämoperikard	4 %
Fehler bei Periduralanästhesie	3 %
N_2O anstatt O_2	2 %
CO_2 anstatt O_2	2 %
Fehler bei intravenöser Regionalanästhesie	2 %
Peroperative Hypoventilation	1 %
Halothan und Adrenalin, inkompatible Transfusion usw.	1 %
	99 %

In der operativen Phase: eine fehlerhafte Indikationsstellung in der Narkosevariante und Durchführung der Anästhesie, ungenügendes Wissen, Können und Wachsamkeit, unzureichende Beachtung der Sicherheitsregeln, keine vorgesehene und sofort einsetzbare Alternative bei plötzlichen Schwierigkeiten (z. B. unmögliche Intubation mit unwirksamer Maskenbeatmung), unberechtigter Personalwechsel (6), Müdigkeit (29).

In der postoperativen Phase: eine ungenügende Überwachung und Wachsamkeit. Die Rolle der Ermüdung des Anästhesisten bleibt noch zu bestimmen.

Tabelle 10. Schwere Komplikationen der Respiration. Untersuchung von CHENEY (4)

Schwierigkeiten im Management der Respiration

A. Inadäquate Ventilation
Fälle: 42 %   ASA: 1,7 (Mode + Median = 1)
Ursachen: mangelhafte Überwachung der Atmung 55 %,
mangelhafte Aufmerksamkeit 21 %, Patientenzustand 10 %,
falsche Agenziendosierung 5 %, Geräteproblem 5 %
Ergebnis: Tod 76 %, Hirninsult 23 %, Sonstige 1 %

B. Ösophagusintubation
Fälle: 21,5 %   ASA: 2 (Mode 1, Median 2)
Ursachen: mangelhafte Kontrolle der Tubuslage (Atemgeräusche sind ein trügerischer Anzeiger)
Ergebnis: Tod 75 %, Hirninsult 20 %, Sonstige 5 %

C. Schwierige Intubation
Fälle: 11,5 %
Ursachen: anatomiebedingte Schwierigkeiten und insuffiziente Atmung/Beatmung
Ergebnis: Tod 41 %, Hirninsult 18 %, Sonstige 41 %

D. Andere Komplikationen
Fälle: 25 %
Ursachen: Luftembolie (Herzchirurgie) 8 %, Bronchospasmus 6 %, Luftwegsverlegung 4 %, Tubusdislokation (3 %), hypoxisches Gasgemisch (2 %), vorzeitige Extubation (2 %)

3 Schlußfolgerungen

In den letzten 25 Jahren haben wir Anästhesisten viele Fortschritte und Erfahrungen gemacht. Vormals hatten wir weniger theoretische Kenntnisse und weniger Geräte. Deswegen mußten wir auch in unmittelbarer Nähe des Patienten verweilen, eine Hand auf dem Atembeutel und die andere am Puls. Heutzutage, dank unzählbarer Kongresse, wissen wir viel mehr und, dank des Respirators und der Monitore, die uns die Technologie geschenkt hat, sind unsere Hände befreit, damit wir anderen Beschäftigungen nachgehen können. Diese Befreiung ist leider nicht immer zum Nutzen des Patienten geworden. Der Respirator hat neue Risiken mit sich gebracht und die Monitore haben ein falsches Sicherheitsgefühl gegeben. Die Globalmorbidität wurde mit den Jahren stark reduziert. Es hat sich dagegen aber eine iatrogene Morbidität entwickelt, die unerträglich ist und gegen welche wir alles Menschenmögliche einsetzen müssen, um sie unter Kontrolle zu bekommen.

Um die iatrogene Morbidität und Mortalität wirksam angehen zu können, müssen wir die starke psychische Belastung aller in der Anästhesie Tätigen erkennen. Erst wenn wir diese, oft ins Unverantwortliche gehenden Überlastungen mit allen Mitteln abbauen, werden wir auch die iatrogenen Komplikationen reduzieren.

Tabelle 11. Katalog der anästhesiebedingten Komplikationen und deren Ursachen

1. Gefäßzugang
   a) Venöser Zugang
      Lokale Schädigung
      Paravenöse, intraarterielle Injektion
      Katheterkomplikationen
   b) Arterieller Zugang

2. Infusionssysteme

3. Infusion, Transfusion

4. Anästhesieagenzien (**7**, **8**, **16**)
   Überdosierung
   Histaminfreisetzung
   Interaktionen
   Drogenverwechslung
   Spezifische unerwünschte Reaktionen: maligne Hyperthermie
                                                                   Halothanhepatitis
   Antagonisten
   Knochenzement

5. Zähne (**3**, **14**, **34**)

6. Intubation (**8**, **25**)
   Lokale Schädigung
   Laryngospasmus
   Aspiration
   Herz-Kreislauf-Reaktion
   Verzögerte/unmögliche Intubation
   Ösophagusintubation
   Unerwünschte einseitige Intubation
   Tubusobstruktion
   Manschettenleck
   Tubusdislokation
   Halsbeschwerden

7. Narkosegerät (**7**, **8**, **21**, **32**, **42**)
   a) Komplikationen
      Falsches/kontaminiertes Frischgas
      Übermäßig/ungenügend O_2, CO_2, N_2O
         Halogenierte Inhalationsanästhetikakonzentration
      Übermäßiger/ungenügender Gasdruck und/oder Gasvolumen
      Übermäßige/ungenügende Gastemperatur und/oder Gas-
         feuchtigkeit
      Besiedlung mit Keimen

   b) Ursachen (**7**, **9**, **20**, **23**, **24**, **35**)
      Frischgasversorgung
      - Gasquellen - Druckminderer
      - Rohrleitungssystem - Anschlüsse
      Frischgasdosierung
      - Feinregulierventile
      - Durchflußströmungsmesser + O_2-Bypass

- Verdampfer
- Inneres Rohrleitungssystem
- Umschalthahn Kreis-/offenes System
Atemsystem
- Faltenschläuche, Atembeutel, Anschlüsse
- Y-Stück, Filter, Verbindungsstück
- Kohlensäureabsorber
- Richtungsventile
- Überschußventil, Entlüftungsventil
- Atemdruckmesser, Atemvolumenmesser
Beatmungsgerät
- Respirator (<u>11</u>)
- Anfeuchter (<u>1</u>)
Ableitungssystem der Narkosegase
Monitore
- O_2-Konzentrationsmonitor
- Dampfkonzentrationsmonitor
- Diskonnektion/Leckmonitor
- Überdruckmonitor

8. Respiration
Obstruktion der oberen Luftwege
Aspiration
Atelektase
Bronchospasmus
Lungenödem
Pneumothorax
Hypoventilation/Apnoe (intra- und postoperativ)

9. Herz-Kreislauf
Schockzustand
Arrhythmien
Herzstillstand
Myokardischämie
Herzinfarkt
Luftembolie/sonstige Embolien

10. Hypovolämie/Hypervolämie

11. Metabolische Komplikationen (z. B. K^+)

12. Unerwünschte Hypothermie

13. Neurologische Komplikationen
Hirn (Anoxie, zerebrovaskulärer Insult)
Rückenmark
Periphere Nerven/ N. ulnaris (Ellbogen)
/ Plexus brachialis
/ N. femoralis, N. ischiadicus

14. Lagerungsschäden

15. Elektrische Unfälle, Verbrennungen

16. Infektion (<u>41</u>)

17. Sonden, Drainage (Pleura)

Literatur

1. BANCROFT, M. L.: Problems with humidifiers. Int. Anesthesiol. Clin. 20, 95 (1982)

2. BROWN, D. L.: Anesthesia risk: a historical perspective. In: Risk and outcome in anesthesia (ed. D. L. BROWN), p. 1. Philadelphia: Lippincott 1988

3. BURTON, J. F., BAKER, A. B.: Dental damage during anaesthesia and surgery. Anaesth. intens. Care 15, 262 (1987)

4. CHENEY, F. W.: Anesthesia: potential risks and causes of incidents. In: Safety and cost containment in anesthesia (eds. J. S. GRAVENSTEIN, J. F. HOLZER), p. 11. Boston: Butterworth 1988

5. COHEN, M. M., DUNCAN, P. G., POPE, W. D. B., WOLKENSTEIN, C.: A survey of 112 000 anaesthetics at one teaching hospital (1975 - 83). Canad. Anaesth. Soc. J. 33, 22 (1986)

6. COOPER, J. B., LONG, C. D., NEWBOWER, R. S., PHILIP, J. H.: Critical incidents associated with intraoperative exchanges of anesthesia personnel. Anesthesiology 56, 456 (1982)

7. COOPER, J. B., NEWBOWER, R. S., KITZ, R. J.: An analysis of major errors and equipment failures in anesthesia management: considerations for prevention and detection. Anesthesiology 60, 34 (1984)

8. CRAIG, J., WILSON, M. E.: A survey of anaesthetic misadventures. Anaesthesia 36, 933 (1981)

9. CROSBY, W. M.: Checking the anaesthetic machine, drugs and monitoring devices. Anaesth. intens. Care 16, 32 (1988)

10. FARROW, S. C., FOWKES, F. G. R., LUNN, J. N., ROBERTSON, I. B., SAMUEL, P.: Epidemiology in anaesthesia. II: Factors affecting mortality in hospital. Brit. J. Anaesth. 54, 811 (1982)

11. FEELEY, T. W., BANCROFT, M. L.: Problems with mechanical ventilators. Int. Anesthesiol. Clin. 20, 83 (1982)

12. FOWKES, F. G. R., LUNN, J. N., FARROW, S. C., ROBERTSON, I. B., SAMUEL, P.: Epidemiology in anaesthesia. III: Mortality risk in patients with coexisting physical disease. Brit. J. Anaesth. 54, 819 (1982)

13. GRAVENSTEIN, J. S., HOLZER, J. F.: Safety and cost containment in anesthesia. Boston: Butterworth 1988

14. GREEN, R. A., TAYLOR, T. H.: An analysis of anesthesia medical liability claims in the United Kingdom, 1977 - 1982. Int. Anesthesiol. Clin. 22, 73 (1984)

15. HARRISON, G. G.: Anaesthetic accidents. Clin. Anaesthesiol. 1, 415 (1983)

16. HATTON, F., TIRET, L., MAUJOL, L., N'DOYE, P., VOURC'H, G., DESMONTS, J. M., OTTENI, J. C., SCHERPEREEL, P.: Enquête épidémiologique sur les anesthésies - Premiers résultats. Ann. Fr. Anesth. Réanim. 2, 333 (1983)

17. HOLLAND, R.: Anaesthetic mortality in New South Wales. Brit. J. Anaesth. 59, 834 (1987)

18. HORAN, B.: Monitoring and patient safety. Symposium issue. Anaesth. intens. Care 16, 5 (1988)

19. HOVI-VIANDER, M.: Death associated with anaesthesia in Finland. Brit. J. Anaesth. 52, 483 (1980)

20. ILSLEY, A. H., PLUMMER, J. L., RUNCIMAN, W. B., COUSINS, M. J.: Anaesthetic gas analysers for vaporiser calibration, patient circuit monitoring and determination of environmental waste anaesthetic gas levels. Anaesth. intens. Care 16, 35 (1988)

21. JOHNSTONE, R. E.: Equipment malfunction. In: Complications in anesthesiology (eds. F. K. ORKIN, L. H. COOPERMAN), p. 639. Philadelphia: Lippincott 1983

22. KEENAN, R. L., BOYAN, C. P.: Cardiac arrest due to anesthesia. A study of incidence and causes. JAMA 253, 2373 (1985)

23. KUMAR, V., HINTZE, M. S., JACOB, A. M.: A random survey of anesthesia machines and ancillary monitors in 45 hospitals. Anesth. Analg. 67, 644 (1988)

24. LAWRENCE, J. C.: Breathing system gas pressure monitoring and venting, ventilator monitors and alarms. Anaesth. intens. Care 16, 38 (1988)

25. LINDHOLM, C. E., GRENVIK, A.: Tracheal tube and cuff problems. Int. Anesthesiol. Clin. 20, 103 (1982)

26. LUNN, J. N., MUSHIN, W. W.: Mortality associated with anaesthesia. London: Nuffield Provincial Hospitals Trust 1982

27. OTTENI, J. C., CALON, B., POTTECHER, T., GALANI, M., TIRET, L.: Komplikationen der Anästhesie im höheren Lebensalter. Anästh. Intensivmed. 26, 297 (1985)

28. OTTENI, J. C., POTTECHER, T., TIRET, L., HATTON, F., DESMONTS, J. M.: Arrêt cardiaque pendant l'anesthésie et la période de réveil. Données de l'enquête INSERM 1978 - 1982. Ann. Fr. Anesth. Réanim. 5, 287 (1986)

29. PARKER, J. B. R.: The effects of fatigue on physician performance - an underestimated cause of physician impairment and increased patient risk. Canad. J. Anaesth. 34, 489 (1987)

30. PIERCE, E. C., COOPER, J. B.: Analysis of anesthetic mishaps. Int. Anaesthesiol. Clin. 22, 1 (1984)

31. POTTECHER, T., TIRET, L., DESMONTS, J. M., HATTON, F., BILAINE, J., OTTENI, J. C.: Cardiac arrest related to anaesthesia: a prospective survey in France (1978 - 1982). Europ. J. Anaesthesiol. 1, 305 (1984)

32. RENDELL-BAKER, L.: Problems with anesthetic gas machines and their solutions. Int. Anesthesiol. Clin. 20, 1 (1982)

33. SMITH, G., NORMAN, J.: A symposium on complications and medico-legal aspects of anaesthesia. Brit. J. Anaesth. 59, 813 (1987)

34. SOLAZZI, R. W., WARD, R. J.: The spectrum of medical liability cases. Int. Anesthesiol. Clin. 22, 43 (1984)

35. SPOONER, R. B., KIRBY, R. R.: Equipment-related anesthetic incidents. Int. Anesthesiol. Clin. 22, 133 (1984)

36. TIRET, L., DESMONTS, J. M., HATTON, F.: Complications associated with anaesthesia - a prospective survey in France. Canad. Anaesth. Soc. J. 33, 336 (1986)

37. TIRET, L., NIVOCHE, Y., HATTON, F., DESMONTS, J. M., VOURC'H, G.: Complications related to anaesthesia in infants and children. A prospective survey of 40 240 anaesthetics. Brit. J. Anaesth. 61, 263 (1988)

38. TURNBULL, K. W., FANCOURT-SMITH, P. F., BANTING, G. C.: Death within 48 hours of anaesthesia at the Vancouver general hospital. Canad. Anaesth. Soc. J. 27, 159 (1980)

39. UTTING, J. E.: Pitfalls in anaesthetic practice. Brit. J. Anaesth. 59, 877 (1987)

40. VICKERS, M. D., LUNN, J. N.: Mortality in anaesthesia. European Academy of Anaesthesiology. Proceedings 1982. Berlin: Springer 1983

41. WOODFORTH, I. J.: Problems with infection related to anesthetic equipment. Int. Anesthesiol. Clin. 20, 153 (1982)

42. WYANT, G. M., CRAIG, D. B., PIETAK, S. P., JENKINS, L. C., DUNN, A. J.: Safety in the operating room. Canad. Anaesth. Soc. J. 31, 287 (1984)

Analyse von Anästhesiezwischenfällen aus medizinischer Sicht

Von K. und R. Eyrich

Zwischenfälle in unserem Fach treten in der Regel auf, wenn mehr als eine Sicherheitsschranke durchbrochen wird, z. B. durch unvollständige Voruntersuchung, unzureichende Anamnese, insuffizientes Monitoring, organisatorische Unzulänglichkeiten z. B. auch in der Kooperation mit operativen Fächern.

Jeder Anästhesist arbeitet heute unter Richtlinien, die sich im Laufe der Jahre - nicht selten aus der Erfahrung negativer Erlebnisse - herausgebildet haben. Solche fachlichen, organisatorischen und nicht zuletzt juristischen Vorgaben versprechen Sicherheit und können sie vielfach auch geben. Allerdings ist die vom Bundesgerichtshof geforderte Patientenversorgung gemäß dem Standard eines erfahrenen Facharztes noch keineswegs überall Standard.

Die Analyse von Zwischenfällen, und zwar nicht nur von tödlichen, sondern auch solchen, die - nur - zu einer Gefährdung oder zu einer mehr oder weniger ausgedehnten Schädigung des Patienten geführt haben, ist eine Möglichkeit, die Sicherheit weiter zu erhöhen.

Wie Sie wissen, verfügt die Deutsche Gesellschaft für Anästhesiologie und Intensivmedizin über ein Gutachterarchiv. Dieses enthält inzwischen rund 500 Gutachten aus den letzten zehn Jahren, angefordert von Staatsanwaltschaft und/oder Schlichtungsstelle und/oder Anwälten. Statistisch sind diese Unterlagen nicht auswertbar, da längst nicht alle in unserem Fachgebiet erstellten Gutachten dem Archiv zugeleitet werden.

Dennoch lassen sich einige Trends herauslesen: Bei den Vollnarkosen stehen die Schwierigkeiten im Umfeld der Intubation im Vordergrund, Fehlintubationen, Trachealverletzungen bis hin zur Mediastinitis, Unmöglichkeit, den Tubus überhaupt zu plazieren, unbemerkte Dekonnektionen. Diese Komplikationen verteilen sich gleichmäßig über alle Jahre. Interessanterweise mit deutlich abnehmender Häufigkeit finden sich Komplikationen wegen mangelnder Aufsicht oder Delegation an nicht ausreichend kompetente Mitarbeiter. Vielleicht spiegelt sich darin die in den vergangenen Jahren quantitativ und qualitativ besser gewordene personelle Ausstattung anästhesiologischer Institutionen wider.

In etwa gleichmäßig verteilt sind Komplikationen mit zentralvenösen Kathetern, insgesamt wenig, aber doch vorhanden. Diese Trends stammen aus inzwischen 262 ausgewerteten Gutachten. 130 davon, also fast genau die Hälfte, mußte sich mit Todesfällen befassen. Bemerkenswert erscheint mir, daß bei den im Zusammenhang mit mangelnder Aufsicht auftretenden Zwischenfällen relativ mehr Todesfälle waren als in den sonstigen Gruppen.

Bei den Regional- bzw. Lokalanästhesien scheint eines besonders bemerkenswert: Nach - insgesamt allerdings wenig - Infiltrationen im Halsbereich finden sich relativ viel Todesfälle, d. h., wenn in diesem Bereich etwas passiert, führt es überproportional häufig zum Tod.

Ich möchte im folgenden nicht auf Zwischenfälle, deren Ursache bzw. Ablauf eindeutig sind, eingehen, sondern auf einige repräsentative Fälle, Beispiele, deren Kausalität problematisch ist oder die ob ihrer Problematik lehrreich sind. Haben Sie bitte Verständnis, daß diese Falldarstellungen anonymisiert sind.

Fall 1:
Bei einem 30jährigen Patienten wird eine Sportverletzung in Neuroleptanalgesie operiert. Prämedikation und Narkoseführung sind völlig unauffällig, die Dokumentation ist exakt. Der Patient wird nicht wach, krampft und entwickelt nach Narkoseende Fieber bis 39 °C. Trotz sofortiger fachkundiger Intensivtherapie bleibt der Patient bewußtlos und ist wenig später hirntot.

Die gutachterliche Analyse des Falles: Auf Wunsch des Operateurs wurde intraoperativ ein Antibiotikum der Cephalosporinreihe injiziert. Hierin könnte die Lösung für den primär rätselhaften Zwischenfall liegen, denn anamnestisch war eine Penicillinallergie mit anaphylaktischer Reaktion bekannt. Alle Überlegungen deuten deshalb auf eine allergische Reaktion bei bestehender, aber unbekannter Kreuzallergie hin. Ein Zusammenhang mit der Anästhesie wird vom Gutachter abgelehnt.

Fall 2:
Beiderseits der Halswirbelsäule werden in verschiedenen Höhen in etwa 1 cm Tiefe je 1 ml Bupivacain 0,75 % infiltriert. Nach einer dieser Injektionen kommt es innerhalb 1 min zur Gefühlsabnahme im gleichseitigen Arm, wenige Sekunden später zu Angstgefühl, Atemnot, Bewußtlosigkeit. Trotz sofortiger Reanimationsbemühungen verstirbt der Patient.

Die Erklärung: Übertritt der injizierten Substanz in eine Duratasche mit der Folge einer zervikalen Spinalanästhesie, ein extrem seltenes Ereignis. Eine versehentliche intravasale Injektion oder ein allergisch-toxisches Geschehen sind wegen des Zeitablaufs auszuschließen.

Beide Fälle gehören sicherlich in die Rubrik der <u>echten Zwischenfälle</u>, also zu jenen Zwischenfällen, die trotz vorhandener fachlicher Kompetenz, Einhaltung aller Sicherheitsstandards und ununterbrochener Aufmerksamkeit unvorhersehbar und unerwartet auftreten. Nicht immer kann ihre Genese aufgeklärt werden.

So bleibt auch bei diesen beiden Fällen ein Rest Unsicherheit.

Hier die Frage an den Juristen: Wäre im ersten Fall der Anästhesist verpflichtet gewesen, die Allergiefrage bezüglich des ausdrücklich verlangten Antibiotikums zu überprüfen, gegebenenfalls die Injektion zu verweigern?

War im zweiten Fall der Zwischenfall wirklich unvorhersehbar? Sicherlich nicht! Wenn aber das Einbringen oder unbeabsichtigte Eindringen in eine Durawurzeltasche nicht immer und mit absoluter Sicherheit vermieden werden kann, darf dann an solcher Stelle überhaupt eine Infiltrationsanästhesie durchgeführt werden?

Lassen Sie mich <u>Fall 3</u> in Stichworten bringen:
Lumbale Epiduralanästhesie mit Bupivacain 20 ml 0,75 % = 150 mg. 10 min nach der Injektion verläßt der Anästhesist den Patienten. Kreislauf und Atmung in Ordnung, beginnende Analgesiewirkung. Weitere 10 min später Übelkeit, Erbrechen. Von einem zweiten, herbeigerufenen Anästhesisten werden ohne vorherige Ausbreitungskontrolle der Anästhesie 5 mg Dehydrobenzperidol und 10 mg Valium i.v. gegeben. 3 min später Atem- und Kreislaufstillstand, die Reanimation benötigt ca. 30 min. Legen eines zentralvenösen Katheters rechts mit mehreren Punktionsversuchen. 3 h später auf der Intensivstation erneuter und dieses Mal irreversibler Kreislaufstillstand.

Was war geschehen? Der Patient war durch den ersten Anästhesisten ungenügend überwacht. Der zweite Anästhesist war uninformiert und deutete die ersten Zeichen einer beginnenden Atem- und Kreislaufinsuffizienz fehl. Er therapierte sie symptomatisch mit Droperidol und Valium und führte damit die endgültige Dekompensation von Atmung und Kreislauf herbei. Daß hierbei die Reanimation Schwierigkeiten bereitete, darf nicht überraschen.

Mehr überrascht der zweite Kreislaufstillstand. Hier hätte die eingehende Beachtung des zur Kavakatheterkontrolle angefertigten Röntgenbildes den entscheidenden Hinweis geben können: Die Katheterspitze lag korrekt in der oberen V. cava, gleichzeitig fand sich aber eine schleierartige homogene Verschattung der gesamten rechten Thoraxhälfte. Der Obduktionsbefund: Hämatothorax rechts, fast 3 l Blut.

<u>Fazit:</u> Dieser Zwischenfall zeigt eine logische Aneinanderreihung von Komplikationen bis zum letalen Ausgang auf dem Boden einer vollkommen ungenügenden Überwachung und in meinen Augen auch ungenügenden fachlichen Kompetenz.

Demgegenüber ein zweieinhalbjähriges Mädchen mit Verbrennungen. Es erhielt einen zentralen Venenkatheter, der ins Mediastinum perforierte, was sofort bemerkt wurde. Es wurde ein neuer Katheter gelegt, der zehn Tage später entfernt werden mußte, dabei brach dieser Katheter 1,5 cm oberhalb der Eintrittsstelle, das Fragment wurde röntgenologisch dargestellt, eine Entfernung mittels Fogarty-Katheter mißlang. Deshalb operative Entfernung mittels medianer Sternotomie. In diesem Fall wurden alle möglichen Komplikationen beobachtet und zielgerecht therapiert.

Fall 4:
Nach 10 1/2stündiger unauffälliger Narkose wird ein intubierter Patient unter Oxylogbeatmung auf die Intensivstation verlegt. Distanz Operationssaal - Intensivstation ca. 450 Meter, zwei Fahrstuhltransporte. Ein Pfleger und zwei Zahnärzte rollen das Bett im Laufschritt, der Anästhesist fährt mit einem Fahrrad unter Sichtkontakt voraus. Unterwegs erhält der Patient wegen beginnender Spontanatmung 2 x 100 mg Thiopental, er wird bradykard, bei Ankunft auf der Station muß er reanimiert werden und bleibt apallisch.

In meinen Augen liegt hier ein menschlicher und ein fachlicher Fehler vor. Nehmen wir den menschlichen: Der Anästhesist hätte unmittelbar am Patienten bleiben müssen. Dies ist die eine Seite. Die andere: War der Anästhesist nach 10 1/2 h vielleicht zu erschöpft, zu müde? Welcher Pilot fliegt 10 1/2 h alleinverantwortlich?

Auf die fachlichen Fehler - mögliche Dekonnektion, mögliche therapeutische Fehler, fehlendes Transportmonitoring etc. - möchte ich nicht weiter eingehen.

Fall 5:
Einjähriges Kind, Operation wegen multipler Fehlbildungen an den unteren Extremitäten. Halothan-Lachgas-Anästhesie etwa 2 1/2 h, Handbeatmung, sorgfältige Dokumentation. Nach 1 1/2 h - beim Lösen der Blutleere des erstoperierten Beines - kurzfristige Bradykardie um 70/min, spontane Besserung. Bei Operationsende während der letzten Hautnähte Absinken der Herzfrequenz auf Werte von 16 - 20/min, was zunächst mit Atropin erfolglos therapiert wurde. Nach Alupent Normalisierung des Kreislaufs.

Das Kind wachte nicht mehr auf und blieb apallisch. Als Ursache der zerebralen Hypoxie ist die extreme Bradykardie anzunehmen, deren Genese unklar bleibt. Eine Lungenembolie nach akuter Thrombosierung im Zusammenhang mit der Blutleere ist bei Kindern dieses Alters nicht bekannt. Eine halothanbedingte Bradykardie hätte auf Atropin ansprechen müssen.

Trotz unklarer Genese der Bradykardie wären allerdings die Folgen durch sofortige Herzdruckmassage mit hoher Wahrscheinlichkeit vermeidbar gewesen.

Ein solcher Fall ist interessant unter der Frage: Ist ein Tod in Narkose ein Tod an Narkose? Lange Zeit wurde dem vielfach zugestimmt. Ich bin skeptisch, insbesondere seit ich von einem Erlebnis meines Lehrers WIEMERS erfuhr: Eine 45jährige, bisher gesunde Frau erhielt eine Trapanal-Lachgas-Halothan-Intubationsnarkose zur Exstirpation eines Mammatumors mit Schnellschnitt. Während der Wartezeit flache Narkose, nach Erhalt des Histologieergebnisses unmittelbar vor Vertiefung der Narkose routinemäßiger Blick auf eine Pupille. Diese war weit und reagierte nicht auf Licht. Radialis- und Karotispuls nicht tastbar, Patientin aber (noch) nicht zyanotisch. Sofort Herzdruckmassage,

O$_2$-Beatmung, sofort wieder einsetzende Herzaktion, suffizienter
Kreislauf. Im Verlauf derselben Narkose nochmals zwei gleiche
Episoden. Die Überprüfung insbesondere aller technischer Fehlerquellen und der Austausch des Narkosegerätes ließen keine Fehler entdecken. Eine EKG-Kontrolle gab es damals nicht, spätere
Untersuchungen der Patientin ergaben keinerlei Erklärungen.

Eine Ergänzung: Ich selbst habe bei einer ebenfalls ca. 40jährigen Patientin dasselbe erlebt, glücklicherweise nicht gleich
dreimal.

Bei geringerer Aufmerksamkeit würden beide Patientinnen heute
vielleicht in die Rubrik "Unexpected death during anaesthesia"
gehören.

Fall 6:
Ein junger, gesunder, sehr großer Patient wird durch einen
Gastarzt unter Aufsicht eines Assistenten im zweiten Weiterbildungsjahr intubiert. Kontrolle der Tubuslage durch Inspektion und Auskultation. Während des Transportes in den Operationssaal Ambu-Beutelbeatmung mit Raumluft, der Patient wird
unruhig, 1 - 2 min später ist er bradykard, hat weite Pupillen
und einen Kreislaufzusammenbruch. Reintubation durch eine herbeigerufene Anästhesistin, Reanimation erfolglos.

Die Analyse: Der Tubus lag - durch den Gastarzt nicht richtig
plaziert - vermutlich im Kehlkopfeingang und wurde während des
Transports disloziert. Erste diskrete Zeichen drohender Gefahr
wurden übersehen.

Zweifellos ein Zwischenfall durch mangelhafte Aufsicht.

Mit aller Vorsicht möchte ich mit dem folgenden Fall ein Phänomen ansprechen, dem in Zukunft vielleicht mehr Aufmerksamkeit
gewidmet werden sollte: Die Interaktion verschiedener gleichzeitig gegebener und damit wirksam werdender Substanzen. Wir wissen hierüber sicherlich noch viel zu wenig, aber es fällt auf,
daß sich unter den ungeklärten Narkosetodesfällen eine Reihe
von Patienten findet, die unübliche Medikamentenkombinationen
erhalten haben.

Fall 7:
Eine Patientin mit EPH-Gestose wird acht Tage lang stationär in
der Frauenklinik behandelt und nimmt in dieser Zeit durch Ausschwemmung 7,7 kg ab. Wegen drohender kindlicher Asphyxie wird
die Indikation zur Notsectio gestellt. Kurz nach Narkoseeinleitung zeigt das EKG einen Linksschenkelblock-ähnlichen verbreiterten QRS-Komplex und eine mäßige Tachykardie, der Kreislauf
ist bis auf eine kurzfristige Blutdrucksteigerung stabil.

Nach Abnabelung des Kindes wird die flache Ethranenarkose durch
50 mg Ketanest, 10 mg Valium und N$_2$O 50 % vertieft. Die Patientin erhält zwei Ampullen Orasthin und eine Ampulle Methergin.
Die Pulsfrequenz steigt auf 130/min, deshalb zusätzlich 0,5 mg

Fentanyl, die Pulsfrequenz sinkt auf 100/min. Bei unverändert breitem QRS-Komplex finden sich nun aber heterotope ventrikuläre Extrasystolen, die mit Lidocain zu beseitigen sind. Aber: Der QRS-Komplex wird breiter, nimmt die Form eines sterbenden Herzens an und geht in nicht mehr therapierbares Kammerflattern über. Der Diagnose: "Elektromechanische Entkoppelung" ist sicher zuzustimmen.

Ist dies ein echter Zwischenfall oder ein fachlicher Fehler?

Acht Tage lang wurde die Patientin behandelt, 6 h bestand eine initiale Symptomatik für eine Sectio. 1 h vor der Notsectio wurde der Anästhesist benachrichtigt. Im Laufe dieser acht Tage wurden viele Medikamente appliziert, es wurde eine forcierte Diurese durchgeführt, es wurden verschiedene gynäkologisch-geburtshilfliche Parameter gemessen. Es gab keine Elektrolytbestimmungen, keine sonstigen anästhesierelevanten Parameter. Paradoxerweise wurde von gynäkologischer Seite post festum der Vorwurf erhoben, der Anästhesist hätte dafür Sorge tragen müssen, die notwendigen Parameter noch zu erhalten.

In Überlegungen zu diesem Fall müssen sicherlich die auf tagelange Entwässerung zurückzuführenden möglichen Elektrolytverschiebungen einbezogen werden. Ebenso aber auch - wie oben angedeutet - Medikamenteninteraktionen. Der Gutachter diskutiert Zusammenhänge zwischen Succinylcholin, Ketamin und Orasthin, insbesondere im Hinblick auf tagelange vorhergehende Polypragmasie während der Gestosebehandlung.

In meinen Augen liegt hier auch ein <u>organisatorisches Defizit im Kooperationsbereich</u> beider Fächer vor. Meine Frage an den Juristen: Welches Verhalten ist dem Anästhesisten in einer solchen Situation anzuraten, Verzögerung der Sectio und ausreichende Diagnostik oder ein Vorgehen, wie es in diesem Fall geschah?

Die Analyse derartiger exemplarischer Zwischenfälle wirft immer wieder Fragen auf. Es ist dabei belanglos, ob die Zwischenfälle den rein anästhesiologischen Bereich, Regionalanästhesien, die Schmerztherapie, das Notarztwesen oder die Intensivmedizin betreffen, ob es echte Zwischenfälle, fachliches oder menschliches Versagen oder organisatorische Mängel sind.

Der Grat zwischen schicksalhaftem Verlauf und Schuldverstrikkung ist extrem schmal, resultierende Urteile dem Arzt oft unverständlich, die Tragik hinter derartigen Schicksalen erschreckend.

Der Überblick über eine große Zahl von Zwischenfällen - und es gibt sicherlich mehr als bekannt werden - zeigt, daß es oft wirklich nur Sekunden sind, die über Leben und Tod entscheiden.

Viel mehr als bisher muß bewußt werden, daß die Forderung nach Qualitätsstandards und nach der Einhaltung bestehender Sorgfaltspflichten ihren realen Hintergrund hat.

Eine Anmerkung am Ende: Ein sicherlich schwieriges Problem ist für alle Beteiligten die Auswahl der Gutachter, insbesondere aus juristischer Sicht. Wir fühlen uns nicht berufen, Qualitätsmerkmale aufzustellen oder Zensuren zu erteilen. Es muß aber darauf aufmerksam gemacht werden, daß das Hackethal-Syndrom keine spezifische chirurgische Erkrankung ist, sondern auch andere Fachdisziplinen ergreifen kann.

Analyse von Anästhesiezwischenfällen aus juristischer Sicht

Von K. Ulsenheimer

Durchmustert man die Rechtsprechung zu anästhesiologischen Zwischenfällen, gelangt man zu einer fast paradoxen Feststellung: Obwohl sich dank des medizinischen Fortschritts und der Perfektionierung der Technik das <u>Narkoserisiko</u> für den <u>Patienten</u> zunehmend verringert hat, ist das <u>forensische</u> Risiko für den Anästhesisten drastisch gewachsen. Denn seit Mitte der 70er Jahre ist ein sprunghafter Anstieg einschlägiger Zivil- und Strafverfahren gegen Anästhesisten zu beobachten, so daß ihr Fach - neben der Chirurgie und Gynäkologie - eindeutig zu den haftungsträchtigsten Gebieten gerechnet werden muß (<u>1</u>). Dies führt aus der Sicht des Juristen zu der Frage nach den Fehlerquellen, ihrer rechtlichen Bewertung, der Rechtsfolgen und Möglichkeiten ihrer Vermeidung.

Trotz des inzwischen erreichten Sicherheitsstandards bedeutet jede Narkose für den Patienten noch immer "eine schwere physiologische Belastung mit zahlreichen und äußerst gefährlichen Komplikationsmöglichkeiten" (<u>2</u>), die teils schicksalsbedingt, teils auf menschliches oder technisches Versagen zurückzuführen sind.

In einer ersten Grobeinteilung lassen sich dabei abstrakt sechs Fehlerquellen unterscheiden:

1. präoperative Mängel
2. intraoperative Fehler
3. postoperative Mängel } jeweils <u>unmittelbar</u> bei der <u>Behandlung</u> des Patienten (Behandlungs- und Aufklärungsfehler)

4. Organisationsfehler
5. mangelnde fachliche Qualifikation des Anästhesisten oder seiner Hilfspersonen
6. Geräte-(Material-)fehler } "stadiumübergreifend" in den einzelnen Phasen der Krankenbehandlung

Die Analyse einer Zufallsauswahl von rund 100 Fällen ergab dabei im einzelnen folgendes Bild:

1. Im <u>präoperativen</u> Bereich stehen im Vordergrund:

a) die Rüge mangelhafter oder fehlender Aufklärung, z. B. über das Risiko eines Herzstillstandes bei Vollnarkose, über das Risiko des Anästhesieverfahrens (Intubations- oder Inhalationsnarkose) oder die speziellen Risiken der Periduralanästhesie;

b) die unzureichende Narkosevorbereitung (d. h. mangelnde Voruntersuchung, falsche Prämedikation und Nichterhebung bzw. unzulängliche Erhebung der Anamnese);

c) die nicht erkannte Kontraindikation der Narkose, z. B. wegen eines fieberhaften Infekts der Atemwege bei einem Kleinkind oder einer sonstigen akuten Vorerkrankung.

2. Das Spektrum der Behandlungsfehler im <u>intraoperativen</u> Bereich ist weit gefächert. In dem von mir untersuchten Fallmaterial betrafen die Sorgfaltspflichtverstöße

a) die Verwendung eines falschen Tubus,

b) die Fehlintubation (Intubation in die Speiseröhre anstatt in die Luftröhre) bzw. die fehlerhafte Beatmung,

c) die mangelnde Überwachung der Narkose und Vitalfunktionen des Patienten (infolge vorübergehender Abwesenheit während der Operation wurde z. B. eine Schlauchdiskonnektion zu spät bemerkt),

d) den unvorsichtigen bzw. unrichtigen Gebrauch der Anästhetika (Unter- oder Überdosierung der Narkosemittel),

e) die Verabfolgung von Relaxanzien ohne entsprechende Erkenntnisse,

f) die ungenügende Beherrschung der technischen Apparatur und der Narkosetechnik, z. B. das Ausbrechen von Zähnen, die Perforation der Trachea oder die Rekurrenslähmung,

g) die unrichtige Lagerung des Patienten,

h) die fehlerhafte Reanimation.

3. Die besondere Gefahrenträchtigkeit der <u>postoperativen</u> Phase ist durch die Häufigkeit von Zwischenfällen während dieses Stadiums in der Judikatur eindeutig belegbar. Im Vordergrund stehen dabei weniger Fehler bei der Vornahme irgendwelcher konkreter Maßnahmen als vielmehr Überwachungsmängel. Sie beruhen auf

a) der mangelnden organisatorischen Vorsorge für die ausreichende Betreuung und Kontrolle des Patienten,

b) Nachlässigkeiten des eingesetzten ärztlichen und nichtärztlichen Pflegepersonals,

c) der zu frühen Verlegung vom Wachraum bzw. der Intensiveinheit auf die Normalstation,

d) der ungenügenden oder fehlenden Abgrenzung der Verantwortungsbereiche zwischen den an der Behandlung des Patienten beteiligten Ärzten verschiedener Fachgebiete.

4. Zunehmend häufiger hat sich die Rechtsprechung angesichts der fortschreitenden Arbeitsteilung innerhalb der einzelnen Fachgebiete und - fächerübergreifend - bei der interdisziplinären Zusammenarbeit mit <u>Organisationsmängeln</u> zu befassen gehabt. Diese betreffen:

a) ungenügende Anweisungen und unzulängliche Kontrolle bezüglich ärztlicher Dokumentation und Patientenaufklärung,

b) die unzulängliche Organisation des Bereitschaftsdienstes und der Rufbereitschaft,

c) die mangelnde Vorsorge für eine ausreichende personelle Besetzung der Abteilung,

d) die fehlende oder ungenügende Sicherstellung der Funktionsfähigkeit und Wartung der Geräte bzw. die ungenügende oder fehlende Bedienungsanleitung,

e) den Einsatz nicht ausreichend qualifizierten Personals bzw. dessen zu laxe Überwachung,

f) die fehlerhafte Delegation von Aufgaben,

g) die Nichteinhaltung der für die Vornahme von Parallelnarkosen gebotenen Voraussetzungen,

h) Kommunikations-, Informations-, Instruktions- und Koordinationsmängel infolge von Kompetenzlücken bzw. -überschneidungen.

5. Der Einsatz bzw. die mangelnde Kontrolle eines fachlich unqualifizierten Mitarbeiters stellt nicht nur einen Organisationsfehler für den weisungsbefugten Chef- oder Oberarzt, sondern zugleich für den "vor Ort" tätigen Arzt ein persönlich vorwerfbares <u>Übernahmeverschulden</u> dar.

6. <u>Gerätefehler</u> und <u>Materialdefekte</u> als solche spielen in der Judikatur eine untergeordnete Rolle, da sie nur dann zu haftungsrechtlichen Konsequenzen führen, wenn diese Mängel vermeidbar bzw. vorhersebar waren. Dann aber liegt die vorwerfbare Fehlerquelle in menschlichem Versagen, z. B. ungenügender Wartung, mangelnder Vorprüfung, fehlerhafter Bedienung oder nicht erfolgter technischer Einweisung.

Im Anschluß an diese Klassifizierung der aus juristischer Sicht im Vordergrund stehenden Fehlerquellen im Anästhesiebereich geht es im folgenden um deren rechtliche Bewertung und Konsequenzen.

1. Kommt es zu einer anästhesiologischen Komplikation mit gesundheitlichen Schäden oder gar tödlichem Ausgang, so ist zwi-

schen den möglichen zivil- und strafrechtlichen Folgen streng zu unterscheiden.

Im Zivilprozeß geht es um Ansprüche auf Schadenersatz und Schmerzensgeld, die - jedenfalls im Regelfall - durch die Berufshaftpflichtversicherung abgedeckt sind und den Arzt daher nur mittelbar berühren. Dies um so mehr, als den Prozeß ja ein Rechtsanwalt führt und der Arzt nur die notwendigen Informationen erteilen muß.

Ganz anders ist die Lage im Strafverfahren: Hier steht der Arzt als "Angeklagter" selbst vor Gericht, zwar auch mit einem Verteidiger, aber doch in der alleinigen unmittelbaren Verantwortung, es geht um strafrechtliche Schuld, um eine "Vorstrafe" und deren höchstpersönlich wirkende, besonders einschneidende, oftmals sogar beruflich existentielle Folgen.

2. Zivil- und strafrechtliche Haftung schließen sich weder aus noch präjudizieren sie sich wechselseitig, vielmehr können sie unabhängig nebeneinander, also kumulativ eingreifen. Dies bedeutet praktisch: Es ist durchaus möglich - und im Justizalltag gar nicht einmal selten -, daß der angeklagte Arzt im Strafverfahren freigesprochen oder das Ermittlungsverfahren gegen ihn eingestellt wird, während ihn das Zivilgericht zu einer Geldzahlung verurteilt. Auch die umgekehrte Fallgestaltung kommt, wenn auch nicht oft, vor: auf der einen Seite Abweisung der Zahlungsklage im Zivilprozeß, auf der anderen Seite Anklageerhebung und Schuldspruch im Strafverfahren.

Um diese Divergenzen möglichst auszuschalten, wird allerdings meist, wenn Zivil- und Strafverfahren nebeneinander anhängig sind, der Zivilprozeß ausgesetzt, d. h. abgewartet, bis das Strafverfahren rechtskräftig oder zumindest in einer Instanz abgeschlossen ist.

3. Die Gründe für dieses Auseinanderlaufen von Zivil- und Strafprozeß sind vielgestaltig. Hervorzuheben sind vor allem die unterschiedliche Beweislastregelung und die verschiedenen rechtlichen Haftungsvoraussetzungen.

a) Im Strafprozeß gilt der Grundsatz in dubio pro reo, d. h. bleiben Zweifel hinsichtlich der Ursächlichkeit oder des Verschuldens des Arztes, müssen diese zu seinen Gunsten gewertet werden und schließen dadurch den für seine Verurteilung nötigen Nachweis aus. Im Zivilprozeß dagegen gilt der sogenannte prima-facie-Beweis bei typischen Geschehensabläufen und eine Beweislastumkehr zuungunsten des Arztes bei Aufklärungsfehlern, bei groben Behandlungsfehlern sowie unter Umständen bei Verletzung der ärztlichen Dokumentationspflicht.

b) Die unterschiedlichen Haftungsvoraussetzungen darf ich an zwei Punkten erläutern:

aa) Im Zivilrecht gilt ein ausschließlich objektiver Maßstab für die an die Sorgfalt des Arztes zu stellenden Anforderungen (4).

Dies bedeutet konkret: Nicht jede erdenkliche Sorgfalt wird verlangt, vielmehr nur die Einhaltung der objektiv im Verkehr erforderlichen Sorgfalt, die aus der Sicht ex-ante danach bemessen wird, wie sich ein besonnener und gewissenhafter Anästhesist in derselben Lage verhalten hätte. Größeres individuelles Leistungsvermögen bleibt außer Betracht.

Die objektiv erforderliche Sorgfalt variiert also, je nachdem, ob es sich um einen Assistenzarzt, einen Facharzt oder den Leiter einer Universitätsklinik handelt, der alle technischen, diagnostischen und therapeutischen Möglichkeiten zur Hand hat.

Maßstab für die an einen in der Ausbildung befindlichen Assistenzarzt zu stellenden Sorgfaltsanforderungen kann daher nicht der medizinische Wissens- und Erfahrensstand eines fertigen, in der Praxis geübten Facharztes sein. Dem Assistenzarzt kann jedoch dann ein Vorwurf gemacht werden, wenn er sich weisungsgemäß auf die Durchführung der Narkose eingelassen hat, obwohl er nach den bei ihm vorauszusetzenden Kenntnissen und Erfahrungen dagegen Bedenken hätte haben und eine Gefährdung des Patienten hätte voraussehen müssen.

Denn es gibt auch eine sogenannte "Übernahmefahrlässigkeit", d. h. "objektiv pflichtwidrig und subjektiv schuldhaft handelt auch derjenige Arzt, der eine Tätigkeit übernimmt, der er mangels eigener persönlicher Fähigkeiten und Sachkunde erkennbar nicht gewachsen ist" (5). In der Überschätzung der eigenen Möglichkeiten und Qualifikationen liegt eindeutig ein ärztliches Fehlverhalten, vor dem man nur dringend warnen kann.

Art und Umfang der objektiv gebotenen Sorgfalt differieren ferner je nach der konkreten Lage, in der sich der jeweilige Arzt befindet: Es leuchtet ein, daß die generell von einem besonnenen Arzt zu fordernde Sorgfalt bei plötzlichen Komplikationen, die zu einem raschen Entschluß und zu schnellem Handeln nötigen, niedriger anzusetzen ist als bei wohlvorbereiteten Eingriffen.

Bleibt der Arzt im konkreten Fall hinter diesem objektiven Maßstab zurück, kann das zwar zivilrechtlich schon zur Schadenersatzpflicht führen, ein strafrechtlicher Schuldvorwurf ist darauf jedoch alleine nicht zu stützen. Vielmehr setzt die Zurechnung dieses objektiv sorgfaltswidrigen Verhaltens zur strafrechtlichen Schuld voraus, daß der Arzt auch subjektiv, d. h. nach seinen persönlichen Fähigkeiten und individuellen Kenntnissen, in der Lage war, die von einem umsichtigen, gewissenhaften Arzt in der spezifischen Situation zu fordernde Sorgfalt aufzubringen. In einem Satz: Der Sorgfaltsmaßstab, den das Strafgericht seiner Prüfung zugrunde legt, ist ein doppelter, nämlich zum einen berufs- und zum anderen personenbezogen.

bb) Der bloße Verstoß gegen die "Regeln der ärztlichen Kunst", also lediglich die Verletzung irgendwelcher Sorgfaltspflichten, führt aber für sich allein weder zur Haftung für Schadenersatz oder Schmerzensgeld noch zur Strafbarkeit. Weitere Voraussetzung ist vielmehr, daß der Arzt gerade durch sein pflichtwidriges Verhalten den Tod oder die Körperverletzung des Patienten verursacht hat. Die Feststellung dieses Ursachenzusammenhangs erfolgt jedoch im Zivil- und Strafrecht auf unterschiedliche Weise:

Im Zivilrecht gilt die sogenannte Adäquanztheorie, d. h. ein Schaden wird dann als kausal angesehen, wenn die fehlerhafte ärztliche Maßnahme nach dem gewöhnlichen Verlauf der Dinge geeignet war, die Schädigung herbeizuführen, wobei im Rahmen typischer Geschehensabläufe noch zusätzlich die Beweiserleichterung durch den prima-facie-Beweis eintritt.

Im Strafrecht dagegen wird auf der Grundlage der Adäquanztheorie eine doppelte - naturwissenschaftliche und rechtliche - Kausalitätsprüfung vorgenommen. Danach ist eine pflichtwidrige Handlung oder Unterlassung des Arztes nur dann ursächlich, wenn bei sorgfaltsgemäßem Verhalten der Tod oder die Körperverletzung mit an Sicherheit grenzender Wahrscheinlichkeit vermieden worden wäre. Diese juristische Formel bedeutet keine naturwissenschaftliche Gewißheit im Sinne von 100 %, sondern nur, daß keine vernünftigen, irgendwie objektivierbaren Zweifel an der Kausalität bestehen dürfen. Läßt sich daher aufgrund konkreter Anhaltspunkte feststellen, daß möglicherweise oder sogar wahrscheinlich der negative Erfolg auch bei sachgemäßer Behandlung eingetreten wäre, ist der Arzt entsprechend dem strafprozessualen Fundamentalsatz "im Zweifel für den Angeklagten" trotz nachgewiesener, eindeutiger Fehler freizusprechen.

Da sich gerade in arztstrafrechtlichen Verfahren vielfach nicht nachweisen läßt, daß bei Einhaltung der Kunstregeln der letale Ausgang oder die Schädigung des Patienten mit an Sicherheit grenzender Wahrscheinlichkeit vermieden worden wäre, beruhen viele Freisprüche auf dem fehlenden Merkmal der "Kausalität", während in denselben Fällen die - geringeren - zivilrechtlichen Haftungsvoraussetzungen vorliegen.

Der objektive Sorgfaltsmaßstab ist dagegen im Zivil- und Strafrecht gleich, so daß zur Bestimmmung der anästhesiologischen Sorgfaltspflichten die gesamte Rechtsprechung heranzuziehen ist. Daraus ergeben sich folgende Leitsätze:

1. Der Anästhesist muß sich anhand der mitgeteilten oder selbst zu erhebenden Befunde ein zutreffendes Bild über den gesundheitlichen Zustand des Patienten machen, dessen Narkosefähigkeit, die Indikation und im Hinblick darauf das Narkoserisiko prüfen und ihn ausreichend auf den Eingriff vorbereiten. Welch hohen Stellenwert die Rechtsprechung der gründlichen Voruntersuchung beimißt, zeigt der Leitsatz einer frühen BGH-Entscheidung:

"Mängel der ärztlichen Ausbildung, schlechte Vorbilder und fehlende Erfahrung entschuldigen unter Umständen ärztliche Kunstfehler, aber nicht: Eingriffe ohne eigene Diagnose" (6).

2. Größte Sorgfalt hat der Anästhesist bei der Wahl des Narkoseverfahrens anzuwenden. Allgemein gilt hier das Prinzip der Methodenfreiheit, zugleich aber auch das Verbot der Risikoerhöhung. Dies bedeutet: Der Arzt muß unter mehreren medizinisch möglichen Narkosearten diejenige wählen, die - entsprechend dem neuesten Stand der anästhesiologischen Wissenschaft und Praxis - die "geringste Gefahr für den Patienten mit sich bringt" (7) und ihm die wenigsten Schmerzen bereitet. Der Anästhesist verstößt somit gegen seine Pflichten, wenn unter Abwägung aller Umstände, insbesondere der spezifischen Vor- und Nachteile des jeweiligen Anästhesieverfahrens, "ein weniger gefährliches Vorgehen den Zweck in etwa gleicher Weise" (8, 9, 10) erfüllt hätte.

Da jede Anästhesie nach der Judikatur tatbestandsmäßig eine Körperverletzung darstellt, bedarf der Arzt hierfür eines Rechtfertigungsgrundes in Gestalt der - ausdrücklich, aber auch konkludent erklärbaren - Einwilligung des Patienten. Diese ist nur dann wirksam, wenn der Patient die für seine Entschließung relevanten Umstände kennt, also insbesondere über Anlaß, Art, Bedeutung, generelle und spezielle Risiken sowie über mögliche Nebenfolgen des geplanten Anästhesieverfahrens unterrichtet worden ist. Letztlich entscheidet über Umfang und Intensität der Aufklärung die Dringlichkeit des Eingriffs. Ist dieser aufschiebbar, so können auch seltenste Anästhesierisiken für den Patienten von Interesse und daher - vor allem, wenn es sich um typische handelt - aufklärungsbedürftig sein. Umgekehrt gehen bei unaufschiebbaren, vitalen Eingriffen die inhaltlichen Anforderungen an die Aufklärung - mathematisch ausgedrückt - gegen Null.

3. Bei der ärztlichen Zusammenarbeit im Operationssaal gilt der Vertrauensgrundsatz und das Prinzip der strikten Arbeitsteilung. Daraus folgt, "daß im Interesse eines geordneten Ablaufs der Operation sich die dabei beteiligten Fachärzte grundsätzlich auf die fehlerfreie Mitwirkung des Kollegen aus der anderen Fachrichtung verlassen dürfen" (11). Denn jede Form der Zusammenarbeit im Operationssaal würde "fragwürdig und mit zusätzlichen Risiken für den Patienten" belastet, wenn "Operateur und Anästhesist ihre Kräfte zugunsten einer wechselseitigen Überwachung zersplitterten" (12).

Im Verhältnis zwischen Chirurg und Anästhesist bedeutet dies konkret: Die präoperative Versorgung des Patienten obliegt dem Anästhesisten. Er bestimmt das Narkoseverfahren und trifft danach seine Vorbereitungen, "zu denen es auch gehört, sich von der Nüchternheit des Patienten zu überzeugen", um die "naheliegende Gefahr einer Aspiration zu vermeiden". Der Chirurg dagegen entscheidet darüber, "ob, wo und wann der Eingriff durchgeführt werden soll" (13).

Nur ausnahmsweise gilt etwas anderes: Wenn der Partner nämlich
in der konkreten Situation für den anderen erkennbar seinen Aufgaben nicht gewachsen ist, beispielsweise infolge Trunkenheit
seine Aufgabe nicht ordnungsgemäß erfüllt oder offensichtlich
Fehler macht. Dann muß der an sich nicht zuständige Arzt aufgrund seiner Gesamtverantwortung eingreifen und die drohenden
Gefahren abwenden.

Für den Grenzbereich bis zum Erwachen aus der Narkose oder darüber hinaus bis zur vollen Aufhebung der Betäubungswirkungen bedarf es einer konkreten Verteilung der Zuständigkeiten, um Überschneidungen und Lücken in der ärztlichen Betreuung zu vermeiden. Maßgebend ist dabei regelmäßig die jeweilige, in dem betreffenden Krankenhaus geltende Zuständigkeitsverteilung bzw.
ausnahmsweise die davon wegen der Besonderheiten des Einzelfalles abweichende individuelle Absprache zwischen den beteiligten
Ärzten (14).

Fehlt es an speziellen Abmachungen, gelten subsidiär die von
den beteiligten Berufsverbänden getroffenen Vereinbarungen. Danach ist der Verantwortungsbereich des Anästhesisten auf die
postnarkotische Phase bis zur Wiederherstellung der Vitalfunktionen beschränkt, "sofern ihm nicht vom Krankenhausträger weitergehende Aufgaben, wie z. B. die organisatorische Leitung der
Wachstation übertragen" sind. Nachuntersuchungen und Nachbehandlung fallen dagegen nur dann in die Kompetenz des Anästhesisten, "soweit sie unmittelbar mit dem Betäubungsverfahren in
Zusammenhang stehen" (14). Dagegen ist für Komplikationen, die
sich aus der Operation selbst ergeben, wie z. B. Nachblutungen,
der Chirurg verantwortlich, der auch bei Überschneidung der
fachlichen Zuständigkeit die Primärkompetenz hat (15).

4. Zwar gilt auch im Verhältnis des Leitenden Arztes zu seinen
ärztlichen Mitarbeitern der Vertrauensgrundsatz, wonach jeder
in seinem Arbeitsbereich für die ihm anvertraute Aufgabe primär
selbst haftet, doch sind dessen Grenzen hier naturgemäß wesentlich enger gesteckt als bei Zusammenarbeit zwischen Vertretern
verschiedener Fachgebiete. Denn zu den Pflichten eines Abteilungschefs gehört auch die sorgfältige Auswahl seiner Mitarbeiter, ihre ständige und intensive Überwachung, Anleitung und
Weiterbildung sowie die laufende Überprüfung ihrer fachlichen
und persönlichen Qualifikation (16, 17, 18).

a) Einem Facharzt für Anästhesie, dessen medizinische Qualifikation und persönliche Zuverlässigkeit der Leitende Arzt kennt,
darf er alle zum Fachgebiet gehörenden Aufgaben zur eigenverantwortlichen und selbständigen Erledigung übertragen.

b) Dem Nichtfacharzt dürfen dagegen nur solche Verrichtungen
diagnostischer und therapeutischer Art überlassen werden, denen
er nach seinem Kenntnis- und Erfahrungsstand gewachsen ist. Die
selbständige und eigenverantwortliche Durchführung von Narkosen
gehört hierzu erst nach einer praktischen und theoretischen
"Lernzeit", also von einem bestimmten Ausbildungsabschnitt an,
wenn der "Noch-nicht-Facharzt" unter der Aufsicht des Leitenden

Arztes genügend Erfahrungen auf diesem fachspezifischen Gebiet gesammelt hat.

c) Dasselbe gilt für den "Arzt im Praktikum", dessen Status deutlich hinter dem eines Assistenzarztes zurückbleibt und der bis zum Ende seiner Praktikantenzeit unter fortdauernder fachärztlicher Aufsicht steht (19).

Solange irgendwelche Zweifel an dem erforderlichen Ausbildungsstand des Anfängers bestehen, muß die Narkose von einem Facharzt überwacht werden. Denn das Wohl des Patienten und seine Sicherheit haben Vorrang vor Organisationsproblemen und der Notwendigkeit, dem Assistenzarzt zum Erwerb seiner Qualifikation die erforderlichen Operationen durchführen zu lassen. "In keinem Fall werden sich Krankenhausträger und Chefärzte darauf berufen dürfen, ein Mangel an ausreichend ausgebildeten Fachärzten zwinge zum Einsatz auch relativ unerfahrener Assistenzärzte. Von Notfällen abgesehen, die ein sofortiges Eingreifen erforderlich machen, ist die angemessene medizinische Versorgung des Patienten von vornherein sicherzustellen" (20).

6. Im Verhältnis zwischen Arzt und seinen nichtärztlichen Mitarbeitern gilt im Prinzip gleichfalls der Vertrauensgrundsatz. Hat sich ein Mitarbeiter in langer Zusammenarbeit als fachlich qualifiziert und zuverlässig erwiesen, so wird sich der Arzt in der Folge auf stichprobenartige Überprüfungen beschränken und im übrigen auf die korrekte Durchführung der übertragenen Aufgaben verlassen dürfen. Die Reichweite dieses Vertrauens hängt von der Schulung, Erfahrung und Zuverlässigkeit des jeweiligen Mitarbeiters ab (21, 22, 23). Zu beachten ist jedoch: Da sämtliche Anästhesieverfahren einschließlich der Lokalanästhesie als risikoreiche Eingriffe in die körperliche Integrität des Patienten ausschließlich dem Arzt vorbehalten sind, dürfen nichtärztliche Mitarbeiter nicht selbständig Narkosen vornehmen, und zwar selbst dann nicht, wenn es sich um fachlich gründlich ausgebildete und persönlich zuverlässige, eventuell langjährig auf der betreffenden Anästhesiestation tätige Schwestern und Pfleger handelt. Diese können allerdings zu Hilfstätigkeiten herangezogen werden, z. B. um den Patienten und das Narkose- bzw. Beatmungsgerät zu überwachen, doch muß stets und unabdingbar gewährleistet sein, daß der zuständige Anästhesist im Falle der geringsten Änderung der Situation (Kreislauf, Beatmung, Puls, Blutdruck und anderes) sofort eingreifen kann.

7. Bei der Parallelnarkose (24, 25, 26) kann es sich stets nur um eine Notlösung handeln, für die überall dort kein Raum ist, wo die Voruntersuchung auf ein erhöhtes Narkoserisiko hindeutet. Aber auch in den verbleibenden Fällen ist die rechtliche Zulässigkeit von Parallelnarkosen eng begrenzt und an drei kumulativ erforderliche Voraussetzungen geknüpft:

a) Dem narkoseführenden Arzt müssen ausgebildete, in der Narkoseüberwachung erfahrene Hilfskräfte zur Verfügung stehen, um die ständige Kontrolle des Patienten und die sofortige Information des Arztes bei Anzeichen von Komplikationen zu gewährleisten.

b) Die Zahl der gleichzeitig nebeneinander durchzuführenden Narkoseverfahren ist auf <u>zwei</u> beschränkt.

c) Die Operationstische, auf denen die beiden Narkosen durchgeführt werden, müssen benachbart sein oder zumindest in Räumen mit <u>unmittelbarer</u> Verbindung stehen.

Die Analyse von Anästhesiezwischenfällen aus juristischer Sicht zeigt, daß die Konjunktur der Schadenersatzprozesse ungebrochen ist und die arztstrafrechtlichen Ermittlungsverfahren in den letzten 15 Jahren sprunghaft zugenommen haben. Dabei sind die an den Arzt von der Rechtsprechung gestellten Sorgfaltsanforderungen zum Teil außerordentlich hoch, manchmal meines Erachtens sogar überspannt. Solange diese Ausgangslage besteht, hilft dem Arzt aber die Kritik an der Justiz oder den Sachverständigen nicht viel, vielmehr allein die Qualitätssicherung, die peinlich genaue Einhaltung des gebotenen medizinischen Sorgfaltsstandards, die ständige Fortbildung und die Beachtung der von der Judikatur aufgestellten Grundsätze, um Klagen oder Strafverfahren zu vermeiden. Die Gefahr ist aber natürlich, daß dadurch auch die Tendenz in Richtung auf eine Medizin verstärkt wird, in der ärztlicher Dienst nach Vorschrift, Verunsicherung der Ärzteschaft, fehlende Risikobereitschaft, Unselbständigkeit, Absicherung durch Formulare und Verantwortungsscheu dominieren. Juristen, Mediziner und Patienten müssen daher darauf bedacht sein, daß aus der verrechtlichten nicht eine <u>defensive</u> Medizin wird, die aus Scheu vor der Klage oder Strafverfahren "zu viel untersucht und zu wenig an Eingriffen wagt" und an erster Stelle an den <u>Juristen</u> statt an den Patienten denkt.

<u>Literatur</u>

1. ULSENHEIMER, K.: MedRecht 1987, p. 207 ff. m.w.N.

2. WEISSAUER, W., OPDERBECKE, H. W.: Anästhesist und Krankenhaus p. 113, 1980

3. ULSENHEIMER, K.: MedRecht 1984, p. 162 f.

4. Arztstrafrecht, 1988, Rdnr. 17 ff.

5. BGHSt 10, 134

6. BGHSt 3, 91

7. BGH LM Nr. 15 zu § 823 BGB

8. BGH NJW 1968, 1181

9. UHLENBRUCK, W.: NJW 72, 2205

10. WEISSAUER, W., OPDERBECKE, H. W.: a.a.O., p. 94

11. WEISSAUER, W.: Anaesthesist 11, 239 (1962)

12. BGH NJW 1980, 650 f.

13. BGH NJW 1980, 650

14. BGH NJW 1980, 651

15. LAG Baden-Württemberg Arztrecht 1982, 153

16. WEISSAUER, W.: Rechtliche Grundlagen der Arbeitsteilung. Anästh. Inform. 17, 25 (1976)

17. WILHELM: MedR 1983, 45 f.

18. ULSENHEIMER, K.: Arztstrafrecht 1988, Rdnr. 167 ff.

19. § 34 b Approbationsordnung für Ärzte

20. BGH NJW 1984, 656

21. WEISSAUER, W.: a.a.O., p. 25 ff.

22. STRATENWERTH: Festschrift für Eb. Schmidt, 1961, p. 396

23. ULSENHEIMER, K.: a.a.O., Rdnr. 181 ff. m.w.N.

24. OPDERBECKE, H. W., WEISSAUER, W.: Anästh. Inform. 14, 216 (1973), dieselben in MedRecht 1984, 134 ff.

25. Deutsch VersR 1976, 103

26. BGH MedR 1983, 104

Zusammenfassung der Diskussion zum Thema:
„Analyse von Anästhesiezwischenfällen"

FRAGE:
Welche Kriterien müssen Studien zur Beurteilung des Anästhesierisikos erfüllen? Warum lassen sich die Ergebnisse vieler Studien nicht miteinander vergleichen?

ANTWORT:
Es muß eine prospektive Studie mit präzisen Einschlußkriterien sein. Einer retrospektiven Studie gegenüber hat sie unter anderem den Vorteil, viel mehr Zwischenfälle zu erfassen. Für jeden Zwischenfall wird ein Formular ausgefüllt und im Rahmen einer Zwischenfallskonferenz analysiert.

Die Studie darf sich nicht auf die Anästhesie selbst beschränken, sondern muß die Aufwach- und die postoperative Phase einschließen. In der englischen Studie ging die Beobachtungsphase bis zum sechsten postoperativen Tag (1). Sie war aber retrospektiv und analysierte nur die Todesfälle. Die französische Studie, die im Gegensatz dazu alle Anästhesien sowie deren Komplikationen untersuchte, mußte nach der 24. postoperativen Stunde unterbrochen werden. In dieser prospektiven, auf nationaler Ebene durchgeführten Studie war es in der Tat zu schwierig und kostspielig, alle Patienten weiter zu beobachten. Bei vielen dauerte die stationäre Behandlung nur wenige Tage und andere wurden auf neue Stationen verlegt. In der französischen Studie wurden aber alle Patienten, bei welchen vor Ablauf der 24. postoperativen Stunde ein schwerer Zwischenfall erkannt wurde, darüber hinaus weiter beobachtet und in die Komplikations- und Mortalitätsstatistik einbezogen.

Die Studie sollte mindestens ein komplettes Jahr umfassen, denn die Jahreszeiten beeinflussen die Haupt- und Begleiterkrankungen sowie die Arbeitslast der anwesenden Arbeitskräfte. Wenn die Studie das Anästhesierisiko eines Landes erfassen soll, müssen auch geographische Verteilungskriterien sowie Art der Spitäler (Unikliniken, Akademische und nichtakademische Krankenhäuser, Privatkliniken) berücksichtigt werden. Selbstverständlich muß sie auch folgende Kriterien in Betracht ziehen: Altersgruppen, Geschlecht, Haupt- und Begleiterkrankungen, Art der Operation und Dringlichkeitsgrad, Art der Anästhesie. Die Patientenanzahl muß groß genug sein, um auch seltene Komplikationen zu erfassen.

Die Lösung in der Zukunft besteht wahrscheinlich darin, alle Anästhesien und Anästhesiezwischenfälle nach einem gemeinsam anerkannten Schema im Computer zu speichern, um periodisch gemeinsame Analysen durchzuführen. Was die Gegenüberstellung der Resultate verschiedener Studien anbelangt, kann man selbstverständlich nur vergleichbare Ergebnisse vergleichen. Es müssen Studien mit gleichartiger Methodologie (Durchführungsart) und Patienten usw. sein.

Das Anästhesierisiko ist statistisch außerordentlich schwer zu erfassen. Ein Faktor liegt in der Schwierigkeit, zwischen Operations- und Anästhesierisiko zu unterscheiden. Bei der Beurteilung von Anästhesiezwischenfällen ist es nicht immer leicht, operationsbedingte Einflüsse klar abzutrennen. Bei der Beurteilung von Statistiken über Zwischenfälle ist weiterhin zu beachten, welcher Zeitraum zur Beurteilung herangezogen wurde. Er schwankt zwischen 24 h und vier Wochen. Natürlich erfaßt man bei einer längeren Überwachungsphase mehr Komplikationen, um so schwerer wird jedoch die Unterscheidung zwischen Operations- und Anästhesiefolgen.

Weiterhin ist zu unterscheiden zwischen biologischem (patientenabhängigem) und methodischem (patientenunabhängigem) Risiko. Unter biologischen Risiken sollen die Einschränkungen verstanden werden, die der Patient von sich aus mitbringt, z. B. Alter, Grundleiden, Begleiterkrankungen. Dagegen handelt es sich bei dem methodischen Risiko um menschliche oder technische Fehler. Vergleicht man die Häufigkeit des Auftretens methodischer Risiken, so müssen die biologischen Risiken in den beiden Gruppen natürlich identisch sein. Dies wird häufig jedoch übersehen bzw. nicht beachtet. Hier ist auch die Indikationsstellung zur Operation zu beachten, die durchaus relevant das methodische Risiko des Anästhesisten beeinflussen wird. Werden Patienten mit hohem Allgemeinrisiko operiert, muß notgedrungen ein umfassenderes Monitoring vorgesehen werden, das seinerseits systembedingt Risiken in sich birgt.

Das methodische Risiko bezieht sich auf das Wissen und die Tätigkeit des Anästhesisten oder auf technische Mängel; kommt es hier zu einem Zwischenfall, könnte man von einem Anästhesieunfall sprechen.

Bei der Beurteilung der Statistiken über anästhesiebedingte Zwischenfälle interessiert im Grunde genommen nicht so sehr die Feststellung, wie oft etwas passiert, sondern die Tatsache, was alles passiert.

FRAGE:
Wie wurde in der französischen Studie zwischen operationsbedingten und anästhesiebedingten Zwischenfällen unterschieden?

ANTWORT:
In der französischen Untersuchung wurden die Zwischenfälle nicht in anästhesie- und operationsbedingte, sondern in drei Gruppen unterteilt:

1. ausschließlich anästhesiebedingte Zwischenfälle (Beispiel: unerkannte ösophageale Intubation, unerkannte Atemdepression in der Aufwachphase),

2. partiell anästhesiebedingte Zwischenfälle (Beispiel: Kreislaufkollaps während der Anästhesieeinleitung bei einem Patienten mit massiver innerer Blutung),
3. nichtanästhesiebedingte Zwischenfälle (d. h. durch Patienten und/oder Chirurgie bedingt).

Die Zuteilung erfolgte durch ein Expertengremium, das ein ausführliches Zwischenfallsheft analysierte, das sofort nach jedem Ereignis ausgefüllt wurde.

Die Unterteilung der Fälle war sehr leicht für diejenigen der Gruppe 1 und 3. Die total anästhesiebedingten haben meistens einen gut ersichtlichen Grund, hauptsächlich wenn sie vor der Operation (d. h. während der Anästhesieeinleitung) oder danach (d. h. während der Aufwachphase) entstehen. Die nicht anästhesiebedingten Zwischenfälle waren auch leicht zu erkennen. Es handelte sich dabei meistens um schwerere Unfallverletzungen, chirurgisch nicht kontrollierbare Blutungen, schwere septische Schockzustände mit Multiorganinsuffizienz, komplette Mesenterialinfarkte bei Betagten mit schweren Begleiterkrankungen.

Zuteilungsschwierigkeiten entstanden bei manchen partiell anästhesiebedingten Zwischenfällen. Diese wurden zwar durch die Anästhesie hervorgerufen (z. B. Injektion eines Anästhetikums), jedoch wurde diese "nach den Regeln der Kunst" durchgeführt und der Zwischenfall entstand letzten Endes nur durch einen zusätzlichen Faktor, der durch die Grund- oder Begleitkrankheit oder die Operation (Position des Patienten, plötzliche Blutung) bedingt war.

Von den anästhesiebedingten (sei es total oder partiell) Zwischenfällen traten 28 % während der Einleitung (d. h. vor der Operation) und 42 % danach (d. h. während der Aufwachphase) auf. Die Komplikationen in der Aufwachphase waren um so häufiger, je mehr morphinartige Analgetika während der Anästhesie verabreicht worden waren.

Die Zuteilung der schwersten Komplikation, d. h. der Herz-Kreislauf-Stillstand, war meist relativ leicht. Die nichtanästhesiebedingten Fälle waren dreimal häufiger als die anästhesiebedingten, und die infauste Prognose (90%ige Letalität) erklärt sich dadurch, daß die Ursache des Herz-Kreislauf-Stillstandes in diesen Fällen nur sehr selten behoben werden konnte.

FRAGE:
In Berlin werden von Frau EYRICH (Dr. med. Rosemarie Eyrich, Gutachtenarchiv der DGAI, Spechtstraße 13, D-1000 Berlin 33) Gutachten zu anästhesierelevanten Strafverfahren gesammelt. Ist es möglich, hieraus eine Aussage über die Häufigkeit und die Art anästhesiebedingter Zwischenfälle zu machen?

ANTWORT:
Aus den letzten zehn Jahren liegen etwa 500 Gutachten vor. Zur Zeit wird eine Aufarbeitung dieser Gutachten nach bestimmten

Stichworten durchgeführt, so daß in absehbarer Zeit Aussagen über Ursachen und Häufigkeit von Zwischenfällen gemacht werden können.

Für eine solche Sammelstelle spricht die Tatsache, daß damit auch seltene Zwischenfälle gesammelt werden, die sich in der Literatur nicht finden. Außerdem besteht natürlich die Möglichkeit, Informationen über die Argumentation und auch die Anforderungen, die von Fachvertretern gestellt wurden, zu erhalten.

FRAGE:
Ein großer Ursachenkomplex von Zwischenfällen sind Organisationsmängel einerseits und quantitativer oder qualitativer Personalmangel andererseits. Aufgrund der Dienstaufgabe ist der Anästhesist jedoch gezwungen, Narkosen auch dann durchzuführen, wenn ein Optimum nicht sichergestellt ist. Wie kann und muß ein Anästhesist reagieren, wenn er offensichtlich wegen Personalmangel eine sichere Versorgung seiner narkotisierten Patienten nicht mehr gewährleisten kann?

ANTWORT:
Prinzipiell ist der Anästhesist aufgefordert, nicht abstellbare Personalmängel dem Krankenhausträger zu melden. Für die Rechtsprechung entscheidend ist, daß der Anästhesist wiederholt und eindringlich schriftlich auf die vorhandenen Mängel hingewiesen hat. Damit ist er aus der persönlichen Haftung befreit. Prinzipiell gilt, daß Unzumutbares nicht verlangt werden kann.

Literatur

1. LUNN, J. N., MUSHIN, W. W.: Mortality associated with anaesthesia. London: Nuffield Provincial Hospitals Trust 1982

Risikominimierung bei arteriellen und venösen Zugängen

Von G. G. Braun und H. Grimm

Intravasale Katheter sind aus dem perioperativen Bereich und der Intensivmedizin nicht mehr wegzudenken. Trotz der großen Zahl der gelegten Katheter sind die Komplikationsraten gering. Dennoch sind alle Gefäßzugänge, ob periphervenös, zentralvenös oder arteriell, mit einer Reihe gemeinsamer Risiken behaftet. Es sind dies:
1. Gefahren, die vom Material, der Verarbeitung sowie der Ausführung des Katheters ausgehen (z. B. Kunststoff, Oberfläche, Durchmesser, Konnektionen),
2. Komplikationen, die durch die Verletzung anatomischer Strukturen beim Legen entstehen (z. B. Hämatome, Nervenläsionen, Gefäßwandperforationen) und
3. Komplikationen, die während der Liegezeit des Katheters, gegebenenfalls durch fehlerhafte Manipulationen, auftreten können (z. B. Thromben, Infektionen, Dislokationen, Luft- und Katheterembolien).

Arterielle Katheter

Jede oberflächliche Arterie ist, mit unterschiedlicher Komplikationsrate, für klinische Zwecke zur Kanülierung brauchbar.

Arteria radialis

Bei der Kanülierung der A. radialis ist auf die zahlreichen anatomischen Varianten in der arteriellen Versorgung der Hand zu achten (10). Zur Überprüfung der Durchgängigkeit bzw. des intakten Arcus palmaris ist eine Modifikation des von ALLEN 1929 beschriebenen Tests zu empfehlen. KAMIENSKI (25) fand dabei in über 70 % Zeichen einer gestörten Reperfusion. Er zeigte auf, daß diese Ergebnisse durch Hyperextension der Hand bzw. Extension im Handgelenk zustande kommen und empfahl daher eine leichte Beugung im Handgelenk bzw. der Finger. Mit dieser modifizierten Technik war die Zahl der falsch positiven Teste minimal. Da in praxi in erster Linie die A. radialis kanüliert wird, kommt es besonders auf die Beurteilung der A. ulnaris an. Bei Kompression beider Arterien wird die Hand mehrfach schnell geöffnet und geschlossen. Nach Freigeben der A. ulnaris sollte die Hand in 6 - 7 s, spätestens jedoch in 15 s voll durchblutet sein. MANDEL (28) verglich den modifizierten Allen-Test mit den Ergebnissen einer Ultraschall-Doppler-Sonographie an über 1 000 Patienten. Der modifizierte Allen-Test zeigte keine falsch negativen Ergebnisse, so daß dieser Test für die Praxis ausreicht. Lediglich ein positiver Allen-Test sollte Doppler-sonographisch weiter abgeklärt werden.

Zu einem anderen Ergebnis kommt WILKINS (39). Er hat in einem Übersichtsartikel 4 200 arterielle Kanülierungen untersucht. Der mittlere Prozentsatz der temporären arteriellen Verschlüsse lag bei 23 %. In keinem Fall war ein ischämischer Dauerschaden zu verzeichnen. Andererseits zitiert er eine Reihe von Berichten, die nekrotische Schäden beschreiben, obwohl der Allen-Test normal war. Sie wurden auf Embolie, exzessives Trauma durch lange und dicke Kanülen, Schock, Hyperlipoproteinämien und vorbestehende vaskuläre Erkrankungen zurückgeführt. Er schließt daraus, daß der Allen-Test weder ischämische Komplikationen ausschließen noch vorhersagen kann.

Auch SLOGOFF (37) kanülierte 16 Patienten mit pathologischem Allen-Test ohne Komplikationen. Er kommt zu ähnlichen Schlüssen, vorausgesetzt, es liegen keine peripheren Gefäßerkrankungen vor.

Trotz dieser kontroversen Befunde sollte auf den Allen-Test nicht verzichtet werden; zumindest können damit periphere vaskuläre Erkrankungen entdeckt werden, die im Gegensatz zu den Gefäßvarianten doch einen relevanten Risikofaktor für nekrotische Schäden darstellen.

In einem herrscht jedoch Einigkeit. Sorgfältig ist bei liegender Kanüle auf ischämische Reaktionen zu achten. Treten sie auf, ist die Kanüle zu entfernen; bleiben sie weiter bestehen, sollten weitere Maßnahmen wie Stellatumblockade oder eine chirurgische Intervention in Betracht gezogen werden.

Eine Reihe weiterer Komplikationen kann bei der Kanülierung der A. radialis auftreten. Neben Thrombosen können Embolien und Spasmen zu ischämischen Schäden, bis hin zur ischämischen Nekrose, führen. Diese ischämische Reaktion kann mit dem Entfernen der Kanüle behoben sein, oder sie kann weiterbestehen und eine chirurgische Intervention notwendig machen. Ischämiegefährdet sind vor allem hypotone Patienten, die hohe Dosen vasoaktiver Substanzen erhalten (23, 36). Pseudoaneurysmen nach Kanülenentfernung (42), arteriovenöse Fisteln sowie Hämatome mit Nervenkompression sind seltene Komplikationen und haben ihre Ursache meistens in wiederholten, traumatisierenden Punktionen bzw. in fehlerhafter Punktion. Gefäß- und Intimaläsionen treten während der Punktion an der Gefäßvorderwand bzw. bei Durchstich ebenfalls an der Hinterwand auf. Die Zahl der Gefäßpunktionen korreliert mit der Thrombosehäufigkeit. Die Intimaläsion führt zu Plättchenadhärenzen, zusammen mit der Lumeneinengung durch den Katheter und den Turbulenzen am Katheterende bilden sie die Ursache für die Thrombusbildung. Die Kanülierung in Stromrichtung vermindert die Thromboserate nicht (26). Bei Sets, bei denen die Punktionsnadel in der Kanüle liegt, kann es beim Vorschieben zu Intimadissektionen mit subintimalen Blutungen kommen. Hämatome, Wandobstruktionen bzw. Pseudoaneurysmen folgen. Kanülen, die nach der Seldinger-Technik eingeführt werden, sind daher weniger komplikationsträchtig, jedoch wiegen die nötigen Manipulationen an der Stahlkanüle und am Einführungsdraht diese Vorteile wieder auf. Vergleichende Untersuchungen beider Techniken liegen nicht vor. Gegen die Technik, bei der die Hin-

Tabelle 1. Thromboserate nach Kanülierung der Arteria radialis.
Abhängigkeit von Kanülengröße, Material und Liegedauer

Autor	Zahl	Kanüle	Dauer	Thrombosen (%)
BEDFORD (2)	105	18/20 G Polypropylen	20 h	25
			- 40 h	50
			> 40 h	41
DOWNS (15)	35	18 G Polypropylen	42 h	90
		18 G Teflon	77 h	28
		20 G Teflon	59 h	0
GARDNER (18)	492		1 - 25 d	19
BEDFORD (3)	108	18 G Teflon	24 h	~ 30
		20 G Teflon	24 h	~ 6
BEDFORD (4)	114	20 G Teflon	1 - 3 d	11
			4 - 10 d	29
DAVIS (13)		18 G Polypropylen		34
		20 G Teflon		0

terwand der Arterie punktiert wird, sprechen einige Argumente, auch wenn in Untersuchungen keine höhere Komplikationsrate festgestellt wurde (24).

Die Inzidenz der Thrombose hängt ganz entscheidend vom Kathetermaterial und dem Katheterdurchmesser ab (Tabelle 1). KIM (26) fand, daß Polypropylenkanülen doppelt so häufig zu initialen Spasmen führen wie Kanülen aus Teflon, die Thrombusrate lag nach zwei Tagen um 50 % höher. 1973 hat BEDFORD (2) mit 18-Goder 20-G-Polypropylenkanülen eine Thromboserate von 25 % nach 20 h sowie von 41 % nach 40 h festgestellt. Alle thrombotischen Okklusionen waren jedoch passager, eine Arterie war erst nach 75 Tagen wieder reperfundiert. Daß ebenso die Punktionstechnik ausschlaggebend ist, zeigte GARDNER (18) an 500 Patienten. Die partiellen Gefäßokklusionen lagen hier auch bei längerer Liegedauer unter 20 %. DOWNS (15) untersuchte verschiedene Materialien und Katheterdurchmesser auf Thrombogenität durch tägliche Arteriogramme bei 18-G- und 20-G-Teflonkathetern verschiedener Fabrikate. Nur die 20-G-Katheter führten zu keiner Thrombosierung. Aber in fünf von 31 Arteriogrammen waren periphere Mikroembolien nachweisbar. BEDFORD (3) fand ebenfalls eine Reduzierung der Thrombosehäufigkeit von 30 % auf 6 % bei Verwendung von 20-G- statt 18-G-Kanülen. DAVIS (13) stellte nach Entfernung von 20-G-Teflonkathetern keine Gefäßokklusionen fest. Im Gegensatz dazu waren 34 % nach 18-G-Polypropylenkathetern verschlossen. Selbstverständlich hängt die Thromboserate auch von der Relation des Gefäßes zum Katheter ab, so daß dünne Gefäße häufiger verschlossen sind. Demzufolge neigen Frauen auch häufiger zu thrombotischen Verschlüssen. Den Einfluß der Liegedauer auf die Okklusionshäufigkeit hat BEDFORD (4) untersucht.

11 % waren nach ein bis drei Tagen verschlossen, 29 % nach vier bis zehn Tagen. In der Folgezeit waren alle Gefäße wieder durchgängig. KIM (26) fand eine mittlere Eröffnungszeit von zwei Wochen. Aus den zitierten Untersuchungen geht eindeutig hervor, daß dünne Teflonkanülen (20 G) mit einer Liegedauer nicht über drei bis vier Tage das Thromboserisiko eindeutig vermindern.

Obligat zur Thromboseprophylaxe ist eine kontinuierliche Spülung der Kanüle. Sie reduziert auch nach bis zu zehntägiger Liegedauer die Komplikationsrate signifikant (18, 36). Mit Heparin imprägnierte Katheter (15) zeigen allenfalls innerhalb der ersten 12 h Vorteile. Eine Spülung mit 3 - 6 ml physiologischer Kochsalzlösung pro Stunde ist ausreichend. Vasodilatierende Zusätze wie Papaverin (38) sind in ihrer Wirkung fraglich. Antikoagulanzien senken die Thromboserate und die Kanülen sind länger funktionstüchtig. Bei ischämischen Zeichen bzw. bei nicht mehr freier Durchgängigkeit (Aspiration) wird der Katheter entfernt (11, 23). Bei defekten Spülsystemen sowie unkontrollierten Spülungen sind zerebrale Luftembolien, besonders bei Kindern, möglich. Infektionen sind an Radialis- und Femoraliskathetern selten, an axillaren Kathetern häufiger (Noorwood). Wir verwenden bei der A.-radialis-Kanülierung 20-G-Teflonkanülen mit einer kontinuierlichen Spülung mit physiologischer Kochsalzlösung und Heparinzusatz. Die Liegedauer soll drei bis vier Tage nicht überschreiten, allenfalls muß die Insertionsstelle gewechselt werden.

Arteria femoralis

Obwohl meistens primär die A. radialis der linken Hand, als Alternative die A. radialis rechts gewählt wird, gibt es gute Gründe für die Wahl der A. femoralis. Seit ERSOZ (16) die Methode publik machte, sind Arbeiten mit großen Fallzahlen erschienen (40), die nur eine geringe Zahl leichter Komplikationen beschreiben (33, 36). Auch war die Funktion der Katheter bei längerer Liegedauer signifikant besser und die Komplikationsrate geringer (33). Hämatome, geringfügige arterielle Blutungen, Ekchymosen sowie Petechien als Zeichen peripherer Mikroembolisationen waren nachweisbar. Die Punktion kann bei adipösen Patienten schwieriger sein. Es empfiehlt sich hier die Seldinger-Technik. Insgesamt gelten die gleichen Vorsichtsmaßnahmen wie bei der Kanülierung der A. radialis. Ein Widerstand bei der Punktion der A. femoralis kann einen arteriosklerotischen Plaque anzeigen. Eine proximale oder distale Punktion sollte dann versucht werden.

Arteria axillaris

Obwohl Punktionen der A. axillaris als komplikationslos empfohlen werden, besteht immer die Gefahr der Nervenkompression bei Blutungen in die straffe Gefäß-Nerven-Scheide (8). Abgesehen von den fatalen Folgen einer möglichen Thrombose oder Embolisation und der höheren Infektionsrate ist diese Methode für den Patienten unbequem.

Arteria brachialis

Aufgrund der fehlenden Kollateralisation ist die Punktion dieser Arterie, auch wenn positive Berichte vorliegen, für eine Kanülierung ungeeignet (19).

Zentralvenöse Katheter

Etwa zur Zeit der ersten Berichte über zentrale Venenkatheter (41) erschienen auch bereits Untersuchungen, die sich mit den Komplikationsraten befaßten (1). Diese Komplikationen traten entweder während der Einführung des Katheters oder während der Liegedauer auf.

BORJA (6) hat 1972 in zwei Übersichtsarbeiten die englischsprachige Literatur durchforscht; er fand bei V.-subclavia-Punktionen eine Komplikationsrate von 0,4 - 1 %. HERBST (22) fand für Subklaviapunktionen eine Komplikationsrate von 11 %, ein Pneumothorax war in der Hälfte der Fälle vorhanden.

Die arterielle Punktion ist die zweithäufigste Komplikation. HEBERER (20) gibt die Häufigkeit arterieller Punktionen bei Subklavia- und Jugulariskathetern mit jeweils 0,5 - 2 % an. Dagegen hat FELICIANO (17) über 1 500 Subklaviakatheter untersucht und nur acht relevante Komplikationen festgestellt (Luftembolie, Hydrothorax, Katheterembolie). Obwohl die Arterie in der mittleren Skalenuslücke verläuft und durch den M. scalenus anterior von der Vene getrennt ist, genügt eine geringe Abweichung in der Stichrichtung, um eine Arterienperforation zu verursachen. Ein Pneumothorax ist die Folge einer Verletzung von Pleura und Lunge, die ja unmittelbar hinter und unter der Vene liegt. Bei Verdacht auf Pneumothorax ist immer ein Röntgenbild in Exspirationsstellung anzufertigen. Er entwickelte sich nicht selten erst innerhalb der ersten 12 h.

Bei genauer Einhaltung der Technik und sorgfältiger Überwachung sind diese Komplikationen selten bzw. ein Erkennen und eine rasche Therapie wenden Gefahren ab. Aufgrund der häufig eingesetzten Seldinger-Technik mit dünnen Punktionsnadeln sind selbst arterielle Punktionen durch Kompression zum Stehen zu bringen. Lediglich das Einführen großlumiger Katheter, z. B. die Einführungshülse für einen Pulmonaliskatheter, kann, wenn versehentlich arteriell punktiert wird, eine chirurgische Intervention erforderlich machen.

Die V. jugularis interna hat wegen ihrer Topographie eine Reihe spezifischer Komplikationen. Trachealverletzungen, Verletzungen des Plexus brachialis bzw. der A. vertebralis sind beschrieben. Die Gefahren einer Luftembolie drohen, wenn bei großlumigen Kathetern die Trendelenburgsche Lagerung nicht eingehalten wird bzw. der Patient abrupt tief inspiriert. Bei großlumigen Kathetern reicht selbst ein geringer Druckgradient aus, um innerhalb 1 s zu einer letalen Luftembolie zu führen. Arteriovenöse

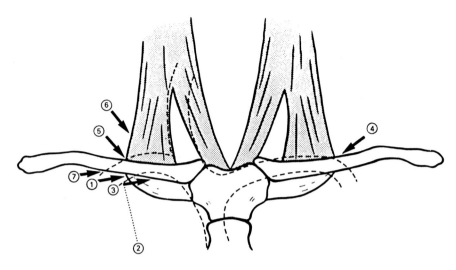

Abb. 1. Zugangswege zur Vena subclavia (31)

Fisteln sowohl an der V. jugularis als auch an der V. subclavia können nach Punktion entstehen. Mit zunehmender Erfahrung des Ausführenden nimmt die Zahl der Komplikationen ab (5).

Perforationen der großen Venen, von Vorhof und Kammer können zu einer Perikardtamponade führen. Die Letalität beträgt 50 - 100 %, bei Ventrikelperforationen 100 % (7). Ursache für diese Perforation kann eine primär zu tiefe Lage sowie ein späteres Tiefertreten des Katheters sein. Die korrekte Lage in der V. cava superior kann entweder mit dem Bildwandler, mit einem intrakardialen EKG oder mit einem Thoraxröntgenbild festgestellt werden. Angiographie und Druckmessung sind nur in Ausnahmefällen erforderlich. Selbstverständlich muß zusätzlich aus dem gelegten Katheter Blut aspiriert werden können, die Blutsäule muß frei ab- und zurücklaufen und die Länge des inserierten Katheters muß plausibel sein. Durch Bewegung von Kopf, Hals oder Arm kann sich jedoch auch bei primär korrekter Lage ein exakt fixierter Katheter im Venensystem um mehrere Zentimeter verschieben (12). Die V. jugularis externa wird nur in Ausnahmefällen punktiert. Die Infektions- und Thromboserate ist hoch und eine korrekte Plazierung des Katheters ist in einem Drittel bis einem Viertel aller Fälle nicht möglich. Sowohl für die V. jugularis interna wie auch für die V. subclavia wurden zahlreiche Zugangsmöglichkeiten beschrieben, die sich in ihrer Erfolgs- und Komplikationsrate unterscheiden (Abb. 1 und 2, Tabellen 2 und 3).

Besondere Beachtung verdient hier noch der Pulmonaliskatheter, der mit einer Reihe von schwerwiegenden Komplikationen behaftet ist. SHAN (35) berichtet über 6 245 Katheter und gibt eine niedrige Komplikationsrate an. Nach anderen Untersuchungen entstehen Rhythmusstörungen in über 50 %. Arrhythmien treten in erster Linie beim Einführen und Entfernen des Katheters auf. Be-

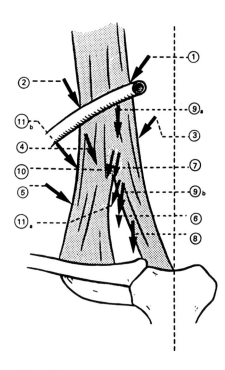

Abb. 2. Zugangswege zur Vena jugularis interna (31)

reits ein zu tief eingeführter Seldinger-Draht sowie längerdauernde Versuche, den Katheter zu plazieren, erhöhen die Arrhythmierate um das Dreifache. Meistens sind diese Rhythmusstörungen passager, persistierende Schenkelblöcke und maligne ventrikuläre Tachykardien kommen jedoch vor (32).

Als weitere Komplikationen sind Lungeninfarkte, Lungenblutungen, Lungenarterienrupturen, Pneumothoraces zu verzeichnen. Bei einer arteriellen Punktion ist wegen der dicken Einführungskanüle die Komplikationsrate groß. Knotenbildungen und Verknotungen mit anderen intravasalen Kathetern sind beschrieben. Dies tritt offensichtlich besonders dann auf, wenn bei dilatiertem rechten Ventrikel die Plazierung eines Pulmonaliskatheters erschwert ist. Autoptisch sind Endokardläsionen, Klappenläsionen sowie Abrisse der Cordae gesehen worden. Auch hier ist eine längere Liegedauer mit deutlich höheren Komplikationen behaftet. Kasuistisch werden Pulmonalarterienrupturen beschrieben. Alter des Patienten über 60 Jahre sowie Pulmonalhypertonien sind hierfür prädisponierende Faktoren. Da Pulmonalarterienrupturen häufig letal enden, ist ein rasches und gezieltes Vorgehen bei Hämoptysen von größter Bedeutung (Tabelle 4).

Die beiden Hauptkomplikationen zentralvenöser Katheter, Thrombose und Infektion, seien hier für arterielle und venöse Zugänge gemeinsam diskutiert.

Tabelle 2. Verschiedene Techniken der Vena-subclavia-Punktion (siehe Abb. 1). Erfolgs- und Komplikationsrate nach (31)

Zugang	Autor		Erfolgsrate (%)	Zahl	Komplikationen (%)
1	WILSON	(1962)	?	250	?
2	MOGIL	(1967)	95,9	219	2,7
3	MORGAN	(1972)	?	100	2
4	YOFFA	(1965)	97	130	?
5	JAMES	(1973)	94	511	16
6	HAAPANIEMI	(1974)	97	429	5
7	TOLFIELD	(1969)	?	?	?

Tabelle 3. Verschiedene Techniken der Vena-jugularis-interna-Punktion (siehe Abb. 2). Erfolgs- und Komplikationsrate nach (31)

Zugang	Autor		Erfolgsrate (%)	Zahl	Komplikationen (%)
1	BOULANGER	(1976)	94	100	2,1
2	BRINKMANN	(1973)	?	180	2,2
3	MOSTERT	(1970)	97	133	1,5
4	CIVETTA	(1972)	?	?	?
5	JERNIGAN	(1970)	?	1000	0,3
6	DAILY	(1970)	91	100	?
7	VAUGHAN	(1973)	93,8	242	11
8	RAO	(1977)	98	632	1,9
9	ENGLISH	(1969)	94,8	1000	0,6
10	PRINCE	(1976)	74	40	30
11	HALL	(1977)	90	100	3,3

Thromben entstehen punktionsbedingt durch direkte Verletzung der Intima bzw. durch chronische Intimaläsion durch den liegenden Katheter. Dadurch findet eine Aktivierung der Gerinnungskaskade statt, und es entsteht ein Parietalthrombus. Davon zu unterscheiden ist die durch den Kunststoff selbst oder seine rauhe Oberfläche bedingte Bildung einer Fibrinscheide. Beide Ursachen können Ausgangspunkt einer zentralvenösen Thrombose sein (Tabelle 5). Aufgrund ihres geraden Gefäßverlaufes ist deshalb die V. jugularis interna rechts primär das Gefäß der Wahl. Der Katheter kann hier frei flottieren, sein intravasaler Verlauf ist kurz, die Thrombosegefahr gering.

Eine Reihe von Materialien findet für intravasale Katheter Verwendung. Polyvinylchlorid (PVC) wird erst durch Beimengung von Weichmachern (im Mittel über 35 %) geschmeidig. Häufig sind dies toxische Phthalate. Im Verlauf der Liegezeit wird der Katheter durch Auswanderung der Weichmacher rauh und spröde, Thromben lagern sich an und die Gefäßintima wird verletzt. Polyäthylen sollte wegen der hohen Thrombogenität ebenfalls

Tabelle 4. Verdacht auf Pulmonalarterienruptur: diagnostisches und therapeutisches Vorgehen (Modifiziert nach 36)

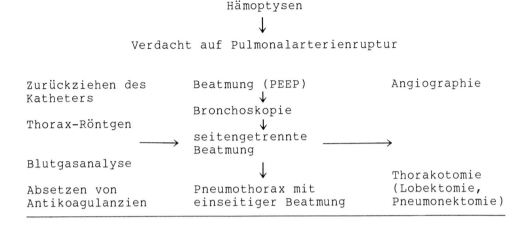

nicht mehr verwendet werden. Silikonkautschuk ist dagegen sehr flexibel, die Wandstärken müssen deshalb größer gewählt werden, und die transkutane Einführung ist wegen der geringen Stabilität in axialer Richtung schwierig. Katheter aus diesem Material werden vorzugsweise operativ in große Gefäße eingelegt. Teflon (Polymerisat aus Tetrafluoräthylen) wird aufgrund seiner glatten Oberfläche für periphervenöse und arterielle Kanülen verwendet. Das sogenannte "FEP-Teflon" (ein Kopolymerisat aus Hexafluorpropylen und Tetrafluoräthylen) besitzt eine besonders glatte Oberfläche mit geringer Thrombogenität. Teflon kann wegen seiner relativen Steifheit zu dünnwandigen Kanülen verarbeitet werden, die für die arterielle und periphervenöse Punktion Verwendung finden. Polyurethane werden je nach Hersteller aus verschiedenen Monomeren zusammengesetzt, die über Isozyanatgruppen vernetzt sind. PUR ist aufgrund seiner günstigen Eigenschaften das Material der Wahl für zentrale Venenkatheter. Aber nicht nur das Material selbst, auch die saubere Verarbeitung und glatte Oberfläche sind außerordentlich wichtig (21) (Abb. 3 und 4). Über die Tauglichkeit eines Kathetes entscheidet jedoch letztlich nur ein Implantationstest (27).

Wir haben die Thromboseinzidenz und Lokalisation der Thromben selbst untersucht (14). Die digitale Subtraktionsangiographie liefert dabei den exakten Nachweis auch kleiner Thromben in vivo. Die thrombotischen Ablagerungen waren mural und an der Katheterspitze nachweisbar. Trotz angiographisch nachgewiesener Kollateralenbildung war die klinische Symptomatik (venöse Stauung des Armes, Lungenembolie) nur in einem Fall nachweisbar. Alter, Liegedauer über zehn Tage, reduzierter Allgemeinzustand und weibliches Geschlecht waren mit einer höheren Komplikationsfrequenz behaftet. Bei PVC-Kathetern war die Thromboserate sechsfach höher als bei PUR-Kathetern.

Tabelle 5. Pathogenese katheterinduzierter Thromben

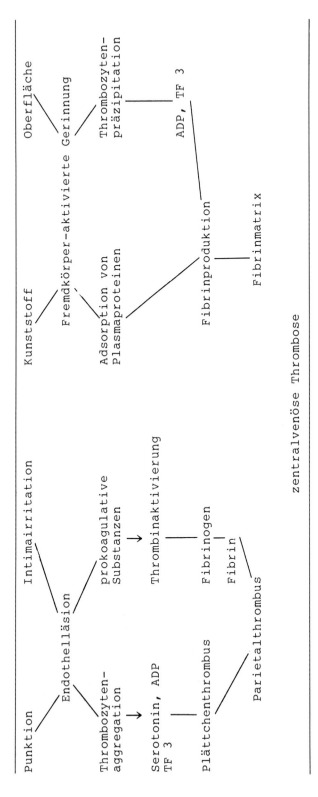

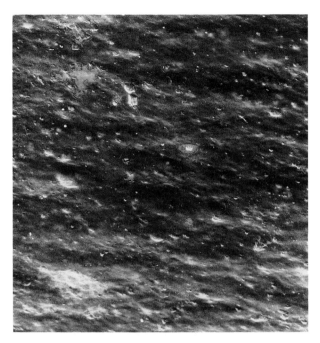

Abb. 3. Elektronenmikroskopische Aufnahme der Oberfläche eines PVC-Katheters. 1100fache Vergrößerung.
Dr. W. Zahradnik, Institut für Werkstoffwissenschaften (Kunststoffe), Universität Erlangen-Nürnberg

Das zweite große Problem stellen Katheterinfektionen dar. Vermutlich werden ca. ein Drittel aller nosokomialen Infektionen durch intravasale Katheter verursacht. Nach anderen Untersuchungen wird die Hälfte aller nosokomialen Infektionen durch Candida und Staphylococcus aureus durch vaskuläre Katheter verursacht. Dieses Problem der Katheterinfektionen betrifft besonders Patienten von Intensivstationen.

Unsere Ergebnisse korrelieren dabei mit den in der Literatur beschriebenen Befunden (Tabelle 6). Staphylococcus epidermidis und aureus finden sich in ca. 75 % der Kulturen. Die verbleibenden 25 % beinhalten Staph. haemolyticus, simulans, saprophyticus, Enterokokken sowie Hefen. Überwiegend sind dies saprophytäre, apathogene Keime. Besonders koagulasenegative Staphylokokken (z. B. Staphylococcus epidermidis) sind von geringer potentieller Virulenz. Sie sind aber häufig am Kathetermaterial bei Intensivpatienten zu finden. Sie unterscheiden sich von Staph.-aureus-Plastikinfektionen durch den eher chronischen Verlauf. Auch verschwinden die Symptome häufig nach Entfernung des Katheters. PETERS (29) hat mit REM-Untersuchungen gezeigt, daß diese Keime sich irreversibel an die Oberfläche anlegen. Im weiteren Verlauf werden sie durch eine extrazelluläre Schleimsubstanz eingescheidet. Körpereigene Abwehr und Chemotherapeutika erreichen die Keime dann nicht mehr.

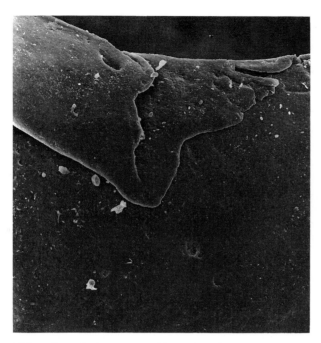

Abb. 4. Elektronenmikroskopische Aufnahme der endständigen Öffnung eines Venenkatheters mit Verarbeitungsfehler (Wulst). 220fache Vergrößerung.
Dr. W. Zahradnik, Institut für Werkstoffwissenschaften (Kunststoffe), Universität Erlangen-Nürnberg

Tabelle 6. Prozentuale Häufigkeit infizierter Katheter bei verschiedenen Zugangswegen (34)

Zugangsweg		Katheterinfektion %	
Vena jugularis interna	rechts	8,8	8,9
	links	9,1	
Vena subclavia	rechts	0	6,7
	links	14,3	

Mikrobiologische Untersuchungen legen den Schluß nahe, daß ein erheblicher Teil der Katheterinfekte als lokale Infektionen des intradermalen Stichkanales beginnen. Saprophytäre Hautkeime können bei geschwächten Patienten letale Septikämien verursachen. Schwierig ist jedoch die Diagnostik einer katheterinduzierten Infektion (Tabelle 7). Häufig werden an entfernten Katheterspitzen Keime gezüchtet, deren Rolle für den Krankheitsverlauf

Tabelle 7. Sepsisrate bei zentralvenösen Kathetern.
Zusammenstellung in (20)

Autor	Jahr	n	Sepsisrate
MÜLLER et al.	1981	147	3,7 %
PADBERG et al.	1981	175	2,8 %
HESSELVIK et al.	1982	300	1,6 %
HEBERER et al.	1984	118	4,1 %
SOTO-VELASCO et al.	1984	1311	1,7 %
PETTIGREW et al.	1985	113	3,3 %
STOCK et al.	1985	401	6,2 %
FAUBION et al.	1986	377	3,5 %
HANSELL et al.	1986	257	3,5 %
KELLY et al.	1986	65	3,1 %

unklar ist. Eine katheterinduzierte Sepsis ist nur dann mit Sicherheit zu diagnostizieren, wenn eine andere Infektionsquelle nicht in Betracht kommt, an der Spitze und in der Blutkultur die gleichen Keime gezüchtet werden sowie die Symptomatik nach Entfernung des Katheters verschwindet. Verwirrend ist auch die Tatsache, daß selbst bei positiver Blutkultur Katheterspitzen häufig steril sind. Ohne genaue Kenntnis der mikrobiologischen Methoden bzw. des Patientenguts, der Liegedauer usw. sind die Zahlen aus der Literatur über infizierte Katheter jedoch nicht vergleichbar (30). Große Sorgfalt ist bei der Punktion auf steriles Vorgehen zu legen. Im Bundesgesundheitsblatt sind im übrigen genaue Empfehlungen veröffentlicht (9).

Nur strenge Indikationsstellung, striktes Einhalten eines festgelegten Procedere beim Legen, Wissen um und Erkennen von Komplikationen und kürzestmögliche Liegedauer werden die Komplikationsrate intravasaler Katheter senken können.

Literatur

1. BANSMER, G., KEITH, D., TESLU, K. H.: Complications following catheters of inferior vena cava. JAMA 167, 1606 (1958)

2. BEDFORD, R. F., WOLLMANN, H.: Complications of percutaneous radial-artery cannulation: an objective prospective study in man. Anesthesiology 38, 228 (1973)

3. BEDFORD, R. F.: Radial arterial function following percutaneous cannulation with 18- and 20-gauge catheters. Anesthesiology 47, 37 (1977)

4. BEDFORD, R. F.: Long-term radial artery cannulation: effects on subsequent vessel function. Crit. Care Med. 6, 64 (1978)

5. BERNHARD, R. W., STAHL, W. M.: Subclavian vein catheterization: A prospective study: I. Non-infective complications. Ann. Surg. 173, 184 (1971)

6. BORJA, A. R.: Current status of infraclavicular vein catheterization. Ann. thorac. Surg. 13, 615 (1972)

7. BORJA, A. R., MASRI, Z., SHRUCK, L.: Unusual and lethal complications of infraclavicular subclavian vein catheterization. Int. Surg. 57, 42 (1972)

8. BRYAN-BROWN, C. W., KWUN, K. B., LUMB, P. D.: The axillary artery catheter. Heart and Lung 12, 492 (1983)

9. Bundesgesundheitsamt: Richtlinien für die Erkennung, Verhütung und Bekämpfung von Krankenhausinfektionen. Bundesgesundhbl. 28, 186 (1985)

10. COLEMAN, S. S., ANSON, B. J.: Arterial patterns in the hand based upon a study of 650 specimen. Surg. Gynec. Obstet. 113, 409 (1961)

11. CROSSLAND, S. G., NEVIASER, R. J.: Complications of radial artery catheterization. Hand 9, 287 (1977)

12. CURELARU, J., LINDNER, L. E., GUSTAVSSON, B.: Displacement of catheters inserted through internal jugular veins with neck flexion and extension. Intens. Care Med. 6, 179 (1980)

13. DAVIS, F. M.: Radial artery cannulation: influence of catheter size and material on arterial occlusion. Anesth. intens. Care 6, 49 (1978)

14. DIETL, J.: Angiographische Untersuchungen zur Thromboserate zentraler Venenkatheter. Med. Diss., Erlangen 1989

15. DOWNS, J. B., RACKSTEIN, A. D., KLEIN, E. F.: Hazards of radial-artery catheterization. Anesthesiology 38, 283 (1973)

16. ERSOZ, C. J., HEDDEN, M., LAIN, L.: Prolonged femoral arterial catheterization for intensive care. Anesth. Analg. 49, 160 (1970)

17. FELICIANO, D. V., MATTOX, K. L., GRAHAM, J. M.: Major complications of percutaneous subclavian vein catheters. Amer. J. Surg. 138, 869 (1979)

18. GARDNER, R. M., SCHWARTZ, R., WONG, H. C.: Percutaneous indwelling radial-artery catheters for monitoring cardiovascular function. New Engl. J. Med. 290, 1227 (1974)

19. GORDON, L. H., BROWN, M., BROWN, O. W.: Alternative sites for continuous arterial monitoring. Sth. med. J. (Bgham., Ala.) 77, 1498 (1984)

20. HEBERER, M., GÜNTHER, B.: Praxis der parenteralen und enteralen Ernährung. Berlin, Heidelberg, New York, London, Paris, Tokyo: Springer 1988

21. HECKER, J. F., SCANDRETT, L. A.: Roughness and thrombogenicity of the outer surfaces of intravascular catheters. J. biomed. Mater. Res. 19, 381 (1985)

22. HERBST, C. A.: Indications, management and complications of percutaneous subclavian catheters. Arch. Surg. 113, 1421 (1978)

23. JOHNSON, R. W.: A complication of radial artery cannulation. Anesthesiology 40, 598 (1974)

24. JONES, R. M., HILL, A. B., NAHRWOLD, M. L.: The effect of method of radial artery cannulation of post cannulation blood flow and thrombus formation. Anesthesiology 55, 76 (1981)

25. KAMIENSKI, R. W., BARNES, R. W.: Critique of the Allen-Test for continuity of the palmar arch assessed by Doppler ultrasound. Surg. Gynec. Obstet. 142, 861 (1976)

26. KIM, J. M., ARKAWA, K., BLISS, J.: Arterial cannulation: Factors in the development of occlusion. Anesth. Analg. 54, 836 (1975)

27. LÖFFLER, B., BAUER, M.: Untersuchungen zur Thrombogenität verschiedener Kathetermaterialien. In: Mikrozirkulation und Blutrheologie (ed. H. G. MÜLLER-WIEFEL), p. 244. Baden-Baden, Köln, New York: Witzstrock 1980

28. MANDEL, M. A., DAUCHOT, P. J.: Radial artery cannulation in 1000 patients: precautions and complications. J. Hand Surg. 2, 482 (1977)

29. PETERS, G.: "Plastikinfektionen" durch Staphylokokken. Dtsch. Ärztebl. 85, 286 (1988)

30. PLIT, M. L., LIPMANN, J., EIDELMANN, J., GAVAUDAN, J.: Catheter related infection. A plea for consensus with review and guidelines. Intens. Care Med. 14, 503 (1988)

31. ROSEN, M., LATTO, I. P., SHANG, W.: Handbook of percutaneous central venous catheterisation. London, Philadelphia, Toronto: Saunders 1981

32. ROYSTER, R. L., JOHNSTON, W. E., GRAVLEE, G. P.: Arrhythmias during venous cannulation prior to pulmonary artery catheter insertion. Anesth. Analg. 64, 1214 (1985)

33. RUSSEL, J. A., JOEL, M., HUDSON, R. J.: Prospective evaluation of radial and femoral artery catheterization sites in critically ill adults. Crit. Care Med. 11, 936 (1983)

34. SCHMERBECK, G.: Das Infektionsrisiko zentraler Venenkatheter. Med. Diss., Erlangen 1989

35. SHAN, K. B., RAO, T. L. K., LAUGHLIN, S.: A review of pulmonary artery catheterisation in 6245 patients. Anesthesiology 61, 271 (1984)

36. SLADEN, A.: Complications of invasive hemodynamic monitoring in the intensive care unit. Curr. Probl. Surg. 25, 69 (1988)

37. SLOGOFF, S. S., KEATS, A. S., ARLUND, C.: On the safety of radial artery cannulation. Anesthesiology 59, 42 (1983)

38. WEISS, B. M., GATTIKER, R.: Complications during and following radial artery cannulation. Intens. Care Med. 12, 424 (1986)

39. WILKINS, R. G.: Radial artery cannulation and ischemic damage: a review. Anaesthesia 40, 896 (1985)

40. WILLIAMS, C. D., CUNNINGHAM, J. N.: Percutaneous cannulation of the femoral artery for monitoring. Surg. Gynec. Obstet. 141, 773 (1975)

41. WILSON, J. N., GROW, J. B., DEMONG, C. V.: Central venous pressure in optimal blood volume maintenance. Arch. Surg. 85, 563 (1962)

42. WOLF, S., MANGANO, D. T.: Pseudoaneurysm, a late complication of radial artery catheterisation. Anesthesiology 52, 80 (1980)

Die Intubation und die Vermeidung ihrer Risiken
Von H.-D. Kamp

Die Einführung der Intubation in die Anästhesietechnik war vermutlich der wichtigste Fortschritt für die Narkose. Erst die Intubation schuf die Voraussetzung für eine Vielzahl heute durchgeführter operativer Eingriffe, sie wurde dabei für den Kranken der wesentlichste Beitrag für seine Sicherheit, nicht zuletzt durch die Ermöglichung besonderer Narkoseverfahren mit minimaler Belastung für den Patienten. Vor allem durch die Intubation sind Komplikationen der Narkose so selten, daß ein großer Anteil an der verbleibenden Narkosemorbidität und -mortalität durch die Intubation selbst hervorgerufen wird. Damit kommt der Verminderung intubationsbedingter Risiken ein besonders hoher Stellenwert zu. Insbesondere geht es darum, Schäden zu vermeiden, die
- aus einem lokalen Trauma,
- aus reflektorischen Reaktionen des Herz-Kreislauf-Systems oder
- einer Hypoxie - meist als Folge einer schwierigen Intubation - entstehen.

1 Traumatische Schäden

Bei der Intubation treten Verletzungen zwar relativ häufig auf und werden vom Patienten als sehr unangenehm empfunden, sie haben jedoch nur selten lebensbedrohliche Bedeutung. Häufigkeit und Schwere werden von einer Vielzahl prädisponierender Faktoren beeinflußt, vom Schwierigkeitsgrad der Intubation, von der Erfahrung des Anästhesisten sowie vom verwendeten Instrumentarium. Dementsprechend sind die meisten traumatischen Komplikationen bei Kenntnis und Beachtung der Gefährdungspunkte (Tabelle 1) und bei Anwendung entsprechender Sorgfalt vermeidbar. Deshalb sollen an dieser Stelle nicht alle Verletzungsmöglichkeiten aufgezählt, sondern nur einige wesentliche Gesichtspunkte dargestellt werden ([10], [26]).

Grundsätzlich kann ein lokaler Schaden entweder durch das verwendete Intubationsbesteck oder den Tubus, inklusive eventuell verwendeter Mandrins oder ähnliches, hervorgerufen werden. Bei den Verletzungen, die durch den Intubationsspatel entstehen können, stehen die Zahnschäden an erster Stelle ([28]). Die Angaben über ihre Häufigkeit schwanken um einen Wert von 1 : 1 000, wobei Zahndislokationen in der Häufigkeit vor Absplitterungen bzw. Frakturen und vor Beschädigungen von prothetischem Zahnersatz führen. Wichtige Voraussetzung für ihre Vermeidung ist die Erkennung gefährdeter Strukturen im Rahmen einer sorgfältigen pränarkotischen Inspektion. Nur selten wird bei lockeren Zähnen

Tabelle 1. Traumatische Komplikationen der endotrachealen Intubation (Nach 26)

Während der Intubation	Während der Tubusliegezeit	Während der Extubation
Verletzungen von - Nase/Muscheln - Lippen - Zähnen/Alveolarkamm - Pharynx - Larynx - Trachea - Ösophagus Bakterielle Streuung	Glottische Läsion Subglottische Läsion Trachearuptur Pneumothorax Hautemphysem Blutung Entflammung	Verletzungen von - Glottis - Nase

Zeit für eine vorherige definitive zahnärztliche Gebißsanierung bleiben. In Ausnahmefällen sollte aber daran gedacht werden, daß es heute möglich ist, in wenigen Minuten mit Draht und lichthärtenden Kunststoffen vorübergehende Zahnfixationen herzustellen, die mäßige Belastungen vertragen. Der sachgerechte Einsatz konventioneller Spatelblätter scheint für die Vermeidung von Zahnschäden wesentlicher als die Verwendung speziell konstruierter Laryngoskopspatel (16). Die Verwendung von Zahnprotektoren kann vor allen Dingen Zahnabsplitterungen oder Zahnfrakturen vermeiden, schützt aber weniger vor Zahndislokationen und kann durch Einschränkung der Sicht die allgemeinen Intubationsbedingungen erschweren. Wenn es im Rahmen der Intubation zu einer Subluxation oder Extraktion eines vitalen Zahnes gekommen ist, bestehen bei sachgerechter Behandlung durchaus Chancen für eine Wiederherstellung, wobei nicht nur bleibende Zähne, sondern auch Milchzähne entsprechende Bemühungen rechtfertigen können. Die Aussicht auf Erfolg ist um so größer, je rascher die Behandlung begonnen wird. Diese besteht bei einem subluxierten Zahn in möglichst sofortiger Schienenfixierung noch in derselben Narkose. Gleiches gilt selbstverständlich auch für den extrahierten Zahn, bei dem bis zur definitiven Reimplantation eine Konservierung des Zahnes in feuchten Kochsalzkompressen erfolgen muß, wobei auf eine möglichst geringe Traumatisierung des Wurzelbereiches zu achten ist. In Ausnahmefällen, wenn eine baldige zahnärztliche Versorgung nicht möglich ist, soll die Reimplantation durch den Anästhesisten vorgenommen werden, dieser hat später eine definitive zahnärztliche Versorgung zu folgen.

Wesentlich seltener kommt es im Rahmen der Intubation durch den Spateleinsatz zu Verletzungen des Kiefergelenkes, die nur selten mit bleibenden Schäden einhergehen, es sei denn, es treten im Rahmen der Intubation Subluxationsstellungen des Kiefergelenkes auf, die nicht reponiert werden.

Wird bei schwierigen Intubationen lange Zeit mit dem Spatel hoher Druck auf den Zungengrund ausgeübt, kann es neben Einblutungen und nachfolgender Ödembildung auch selten zur Lähmung des N. lingualis bzw. des N. hypoglossus mit meist guter Prognose kommen.

Ebenfalls selten, jedoch gravierender, sind intubationsbedingte Verletzungen des Rückenmarks bei Patienten mit instabiler Halswirbelsäule (27). Instabilitäten der Halswirbelsäule treten zahlenmäßig am häufigsten bei Patienten mit rheumatoider Arthritis auf, bei denen jede Relaxation und Überstreckung (mehr noch die Beugung des Kopfes) Risiken in sich birgt. Unter Umständen kann hier neben der sorgfältigen Anamnese eine Röntgenuntersuchung der Halswirbelsäule Hinweise auf eine besondere Gefährdung liefern. Andere Ursachen, die ebenfalls große Sorgfalt bei der Intubation erfordern, sind eine Osteoporose, Tumormetastasen, kongenitale Fehlbildungen und natürlich Frakturen der zervikalen Halswirbelsäule. Häufig sind Patienten mit Frakturen ohnehin mit einer Fixationseinrichtung versorgt. Nicht zuletzt wegen der zusätzlich daraus entstehenden Intubationsschwierigkeiten erscheint bei vielen dieser Patienten eine primäre fiberoptische Intubation in Lokalanästhesie indiziert. Dieser Einsatz der Fiberbronchoskopie ist allerdings auch in anderen Fällen gerechtfertigt, bei denen Schäden als Folge der Benutzung eines konventionellen Intubationsspatels möglich oder vorhersehbar sind. Dies gilt insbesondere auch für einen besonders empfindlichen bzw. teuren Zahnersatz.

Traumatisierungen durch den Tubus selbst sind vor allem, abgesehen von speziellen Schäden bei nasaler Intubation, im Bereich von Hypopharynx, Larynx, Trachea bzw. Ösophagus angesiedelt. Während bei Säuglingen und kleinen Kindern Verletzungen aufgrund der engen Strukturen relativ häufig sind, kommen sie bei älteren Patienten seltener vor, sind dann aber oft wegen der eingeschränkten Elastizität der Gewebe besonders schwerwiegend.

Während funktionelle Störungen wie Heiserkeit oder Schluckbeschwerden mit Halsschmerzen relativ häufig auftreten (ca. 20 %), sind morphologisch faßbare Schäden eher selten. Am häufigsten kommt es zu Hämatomen der Stimmbänder (ca. 5 %) bzw. direkten Stimmbandverletzungen (bis ca. 1 %), in deren Folge es zu Stimmbandgranulomen (Häufigkeit ca. 1 : 10 000), seltener zu Synechien oder, vor allen Dingen bei Kindern, zu laryngealen Fibrosierungen kommen kann. Die Entstehung solcher Schäden wird durch Relativbewegungen des Tubus zum Kehlkopf während der Liegedauer (ungenügende Fixation, häufige Positionsveränderungen im Rahmen des operativen Eingriffs) begünstigt.

Besonders hingewiesen sei auf die sehr seltene Möglichkeit der Subluxation eines Arytaenoidknorpels. Wird dieser nicht innerhalb kurzer Zeit reponiert, kann es zur bindegewebigen Fixation der Fehlstellung mit irreversiblen Stimmveränderungen kommen. Mit einer solchen Luxation ist zu rechnen, wenn eine postoperative schwere Heiserkeit oder Aphonie länger als zwei bis drei Tage bestehen bleibt. Grundsätzlich, wenn auch ähnlich selten, kann im Rahmen der Intubation auch eine ein- oder sogar doppelseitige Stimmbandparese auftreten, die als tubus- oder cuffbedingter Druckschaden interpretiert wird und in der Regel eine gute Prognose hat. Häufiger kann der Cuff subglottisch im Trachealbereich zu Schleimhautschäden führen, die zwar meist reversibel sind, im postoperativen Verlauf jedoch eine wesentliche Beeinträchtigung darstellen können, wenn sie entweder die mukoziliare Clearance einschränken oder eine obstruktive Schwellung zur Folge haben. Die Beachtung einer optimalen Lage unterhalb des Ringknorpels, die Verwendung eines Niederdruckballons mit großem Residualvolumen und dünner Membran sowie der Ausgleich von lachgasdiffusionsbedingten Druckveränderungen bei längeren Operationen sind wesentliche Voraussetzungen für die Vermeidung von solchen Komplikationen. Im Extremfall können auch brüske Blähmanöver des Cuffs, ebenso wie direkte Gewalteinwirkungen der Tubusspitze bzw. eines vorstehenden Mandrins, zu einem Trachealeinriß führen. Einrisse oder Perforationen des Sinus piriformis oder des Ösophagus treten im Rahmen von schwierigen Intubationen und groben Krafteinwirkungen auf, wobei hier die besondere Problematik in einer uncharakteristischen Symptomatik mit verspäteter Diagnosestellung liegen kann (20).

Bei nasaler Intubation kann es zu zusätzlichen Verletzungen kommen. Am häufigsten sind Schleimhautverletzungen mit Blutungen, die zwar meist belanglos sind, häufig resultieren daraus aber Folgeschäden für die Nasenatmung. Erweist sich eine Intubation als schwer, so können durch eine Blutung die Sichtverhältnisse im Rahmen einer fiberoptischen Intubation erheblich eingeschränkt werden. Die lokale Applikation von Vasokonstriktoren auf die Nasenschleimhaut senkt effektiv die Inzidenz dieser Blutungen und gilt deshalb als obligat. Spezifisch für die nasotracheale Intubation sind auch Abrisse der Adenoide, eventuell mit Verlegung des Tubuslumens sowie Perforationen der Rachenhinterwand mit Ausbildung einer Via falsa, die Ausgangspunkt für einen Abszeß oder eine Mediastinitis werden kann. Ein entsprechend sorgfältiges Vorgehen, bei dem die Tubusspitze mit Hilfe eines weichen Katheters oder des Fingers geführt wird, kann diese Komplikationen vermeiden.

Ohne zunächst sichtbare Folgen können Intubationen, auch bei geringfügigen Traumatisierungen, über die Induktion einer Bakteriämie zu schwerwiegenden Schäden des Patienten führen. Besonders gefährdet sind Patienten mit strukturellen Herzerkrankungen, die zur Entwicklung einer Endokarditis neigen. In diesen Fällen ist eine Antibiotikaprophylaxe im Rahmen der Intubation indiziert.

Vollständigkeitshalber sei an dieser Stelle noch die Entflammung eines Tubus bei Anwendung des Lasers im Hals-Nasen-Ohrenärztlichen Bereich genannt. Wenn dies auch primär als Komplikation der Laseranwendung zu werten ist, so kann ihre sichere Vermeidung nur über eine Auswahl geeigneter Tubusmaterialien erfolgen.

2 Reflektorische Veränderungen bei der Intubation

Auch bei völlig atraumatischer Intubation kommt es wegen der intensiven nervalen Versorgung der oberen Luftwege zu reflektorischen Veränderungen an verschiedenen Organsystemen, denen eine ähnlich große Bedeutung beigemessen werden muß wie den traumatischen Folgen einer Intubation, da auch sie Einfluß auf Narkosemorbidität und -mortalität haben können (23, 26).

Sowohl gemessen an Häufigkeit als auch an klinischer Bedeutung stehen kardiovaskuläre Störungen als Folgen der Intubation an erster Stelle. Ausgelöst werden sie sowohl durch die Laryngoskopie als auch durch den Intubationsvorgang selbst. Sie treten vor allen Dingen dann auf, wenn der Intubationsvorgang in oberflächlicher Narkose erfolgt. Wenn auch längerdauernde und schwierige Intubationen, bei denen es zu größeren Kraftanwendungen kommt, meist besonders starke kardiovaskuläre Veränderungen zur Folge haben, können diese in Einzelfällen genauso ausgeprägt sein, wenn die Intubation sich leicht durchführen läßt. Offensichtlich spielen neben der Intensität des Reizes prädisponierende Faktoren eine Rolle, zu denen unterschiedliche Vorerkrankungen einschließlich ihrer medikamentösen Behandlung, die psychische Verfassung des Patienten - und damit auch ein individueller Prämedikationseffekt - sowie narkosebegleitende Faktoren wie Hypoxie bzw. Hyperkapnie zu rechnen sind.

Eher selten sind die kardiovaskulären Reaktionen durch eine erhöhte vagale Aktivität mit Bradykardie und Blutdruckabfall gekennzeichnet. Eine solche Reaktion ist in der Regel nur kurzfristig. Sie wird vor allen Dingen durch den Druck des Laryngoskopspatels ausgelöst und häufig von einer folgenden intubationsbedingten sympathischen Reaktion überspielt. Eine individuelle Vorhersage, bei welchen Patienten es zu überwiegenden vagalen Aktivitäten kommt, ist nicht möglich. Da eine sichere Prophylaxe bzw. Behandlung auch erst mit einer hohen Atropindosis gelingt, können unerwünschte Folgen nur über eine sorgfältige Herzfrequenzkontrolle bei der Narkoseeinleitung sicher vermieden werden.

Sehr viel häufiger werden der Vorgang der Laryngoskopie und der Intubation von sympathikoadrenergen Reaktionen begleitet, die mit Blutdruckanstieg, Herzfrequenzsteigerung und eventuell mit Arrhythmien einhergehen können. Für diese Kreislaufveränderungen ist neben einer allgemeinen Steigerung des Sympathikotonus vor allem die Erhöhung des Plasma-Noradrenalinspiegels verantwortlich, wenn auch die präzisen zugrundeliegenden Mechanismen bis heute nicht geklärt sind. In der Regel sind die reflektorischen Kreislaufveränderungen so gering ausgeprägt, daß sie zumindest vom Kreislaufgesunden folgenlos toleriert werden und keiner besonderen Behandlung bedürfen. Anders kann sich die Situation bei nicht, aber auch bei vorbehandelten Hypertonikern darstellen, bei denen die stärksten relativen Blutdruckerhöhungen stattfinden, zudem meist noch auf dem Boden eines erhöhten Ausgangsniveaus. Meist sind diese Kreislaufveränderungen nur kurz andauernd. Sie beginnen Sekunden nach der Laryngoskopie und enden innerhalb weniger Minuten nach der Intubation. Negative Folgen sind vor allen Dingen bei Patienten mit vorbestehender koronarer Herzkrankheit zu erwarten. Wesentliche Voraussetzungen für die Vermeidung solch potentiell lebensbedrohlicher Reaktionen bei Risikopatienten sind eine konsequente Behandlung der Grundkrankheit, eine ausreichende Prämedikation und eine adäquate Narkoseeinleitung.

Tabelle 2. Vermeidung intubationsbedingter Kreislaufreaktionen (Nach 26)

Narkoseart und -tiefe
Analgetika
Inhalationsnarkotika

Intubationstechnik und -zeit

Oberflächen- und Lokalanästhesie
Mund- und Rachenspülung oder -spray
Inhalation von Lokalanästhetika
Laryngotracheale Injektion
- orotracheal
- transtracheal
Blockade des N. laryngeus superior

Systemische Blockade
Atropin
Xylocain
Alpharezeptorenblocker
Betarezeptorenblocker
Alpha- und Betarezeptorenblocker
Hydralazin
Clonidin
Ca-Antagonisten
Nitroprussidnatrium
Nitrate

Bei der Narkoseeinleitung kommt den Opiaten ein besonderer Stellenwert zu, die durch eine zentrale Blockade die reflektorische Kreislaufreaktion besser dämpfen als andere Anästhetika. Bei Inhalationsanästhetika sind Dosierungen nötig, die selbst zu unerwünschten Kreislaufnebenwirkungen führen können. Der Opiateffekt ist offenbar bei verschiedenen Substanzen verschieden stark ausgeprägt und dosisabhängig. Morphin und gemischte Agonist-Antagonisten wirken deutlich schlechter als die Agonisten Fentanyl und Alfentanil. Die beiden letztgenannten bieten vor allem auch wegen ihrer relativ kurzen Wirkdauer Vorteile, da für eine ausreichende Wirkung Dosierungen notwendig sind, die bei kurzen Eingriffen die postoperative Atmung beeinträchtigen können. In der Regel wird für Fentanyl eine Dosis von ca. 2 µg/kg KG und für Alfentanil eine Dosis von ca. 10 µg/kg KG empfohlen, wenn die Narkose mit einem üblichen Induktionsnarkotikum eingeleitet wird.

Darüber hinaus wird für die Vermeidung einer intubationsbedingten Kreislaufaktivierung eine Reihe von Maßnahmen vorgeschlagen (Tabelle 2), deren Vielzahl schon dafür spricht, daß es bis heute kein allgemein akzeptiertes Patentrezept gibt. Innerhalb der vielen Möglichkeiten erscheint - bis auf die Forderung nach einer adäquaten Narkoseeinleitung - kein Verfahren so effektiv und so problemlos, daß es für jede Situation empfohlen werden kann. Wenn auch für alle Maßnahmen in der Literatur ausreichend

Belege für ihre Wirksamkeit gefunden werden können, so fehlen doch bis heute eindeutige Aussagen zur Nutzen-Risiko-Relation. Die empfohlenen Maßnahmen zielen entweder auf eine Verminderung des Intubationsreizes oder auf eine afferent bzw. efferent ansetzende Unterbrechung des Reflexgeschehens ab.

Hinsichtlich der Vermeidung bzw. Verringerung des Intubationsstimulus bieten sich nur wenige Möglichkeiten an. Dabei soll der Reiz, der durch das Laryngoskop entsteht, entweder abgemildert oder vermieden werden. Untersuchungen mit verschiedenen Laryngoskopspateln, der fiberoptischen Intubation, der retrograden Intubationstechnik bzw. der blinden Intubation mit einem Lichtmandrin zeigen, wenn überhaupt, höchstens geringe Vorteile gegenüber einer konventionellen Technik. Mögliche Vorteile werden dabei vermutlich durch andere Nachteile aufgehoben, insbesondere durch eine Verlängerung der Intubationsdauer, da diese selbst geeignet ist, unerwünschte Kreislaufreaktionen zu verstärken. Als einzig sinnvolle Maßnahme zur Reizminderung erscheint deshalb bei besonderer Risikodisposition die möglichst schnelle Durchführung der Intubation durch einen geübten Anästhesisten.

Effektiver und einfacher ist eine afferente Blockade durch eine topische Applikation von Lokalanästhetika. Leider sind die Effekte jedoch häufig inkonstant und setzen einen relativ großen Zeitaufwand und ein exaktes Timing der Anwendung voraus. Einzelne Techniken wie die transtracheale Injektion und die Sprühapplikation im Rahmen einer gesonderten Laryngoskopie führen selbst zu kurzfristigen Kreislaufreaktionen. Der Nutzen dieser Verfahren wird bis heute in der Literatur kontrovers diskutiert, ihre allgemeine Anwendung hat sich bisher nicht durchgesetzt, ebensowenig wie die intravenöse Gabe von Lidocain, die in der Literatur überwiegend positiv beurteilt wird. Nur bei ausreichend hoher Dosis und adäquatem Injektionszeitpunkt werden mit diesem Verfahren in der Regel günstige Effekte beobachtet, wobei bisher nicht bekannt ist, ob diese über eine lokalanästhetische Wirkung in den Schleimhäuten oder über eine Kreislaufwirkung zustande kommen. Als Vorteil bei der intravenösen Anwendung von Xylocain wird die zusätzliche Unterdrückung des Hustenreflexes gewertet, durch den es über eine begleitend auftretende venöse Abflußbehinderung bei besonders gefährdeten Patienten zu einem unerwünschten Anstieg des Hirn- bzw. Augeninnendrucks kommen könnte. Von einigen Autoren wird diese Maßnahme auch zur Unterdrückung des Hustenreflexes bei der Extubation empfohlen.

Die systemische Anwendung der übrigen Pharmaka, die durch eine efferente Blockade des Reflexgeschehens zu einer Dämpfung der Kreislaufreaktion während der Intubation führen, hat sich bis heute noch weniger durchgesetzt als die Anwendung von Lokalanästhetika, obwohl auch hierfür in der Literatur eine Vielzahl von Berichten über die Wirksamkeit dieser Maßnahme vorliegt. Die prinzipiellen Probleme liegen hier in der zeitlichen Abstimmung zwischen Pharmakawirkung und Kreislaufveränderungen sowie in möglichen kreislaufdepressiven Effekten als Folge einer schwer vorhersehbaren individuellen Reaktionslage oder einer unkalkulierbaren Interaktion mit Anästhetika in der Narkoseeinleitungsphase. Atropin, ursprünglich unter der Vorstellung verabreicht, daß hauptsächlich vasovagale Abläufe für die Kreislaufreaktionen verantwortlich sind, führt über eine Herzfrequenzsteigerung unter Umständen zu einer Verstärkung der Kreislaufreaktion. Die Anwendung von Vasodilatatoren zielt vor allen Dingen auf eine Vermeidung der noradrenalininduzierten Erhöhung des peripheren Widerstandes ab, ist aber nicht in der Lage, den Frequenzanstieg zu vermeiden. Liegt vor Narkoseeinleitung ein erhöhter Blutdruck vor, so scheint wegen der höheren Sicherheitsbreite am ehesten die Verabreichung eines Kalziumantagonisten (beispielsweise Nifedipin sublingual) empfehlenswert. Die Verwendung von Betablockern führt zwar zu einer Dämpfung des Herzfrequenzanstiegs, kann jedoch die vor allem noradrenalinbedingte Steigerung des Blutdrucks nicht effektiv verhindern. Unbestritten ist heute allerdings, daß bei Patienten mit koronarer Herzkrankheit Betarezeptorenblocker vor der Operation weiter eingenommen werden. Dagegen ist die gezielte Anwendung von Betablockern zur Intubation ohne vorherige Langzeiteinnahme umstritten. Insbesondere bei gleichzeitig vorliegendem Volumenmangel können schwerste Zwischenfälle auftreten. Wenn überhaupt, so scheint aufgrund nur kurz andauernder Kreislaufwirkung die Verwendung von kurzwirksamen Betablockern diskussionswürdig.

3 Schwierige Intubation

Das Risiko einer schwierigen Intubation besteht vor allem in einer Sauerstoffmangelversorgung während des Intubationsvorgangs oder bei einer Tubusfehllage. Wenn auch diese Komplikationen relativ selten auftreten, so sind die Schäden doch meist so gravierend, daß die schwierige Intubation eines der zentralen Probleme der Anästhesie ist und schwierige Intubationen eine der am meisten herausfordernden und aufregenden Ereignisse in der anästhesiologischen Praxis sein können.

Voraussetzung für eine Senkung von Morbidität und Mortalität als Folge einer schwierigen Intubation wäre zum einen ihre Vorhersehbarkeit, zum anderen ein optimales Management hinsichtlich Personal, Ausrüstung und Auswahl einer adäquaten Vorgehensweise einschließlich der sicheren Erkennung einer Tubusfehllage (2, 7, 22, 32).

3.1 Vorhersehbarkeit der schwierigen Intubation

Für Untersuchungen und Empfehlungen zur Senkung des Intubationsrisikos ist eine möglichst erfahrungsunabhängige, objektive Definition der schwierigen Intubation erforderlich. Eine schwierige Intubation kann entweder durch eine Stenose im Larynx-Tracheal-Bereich oder durch die mangelnde Einsehbarkeit der Glottisebene verursacht sein. Dabei stellen die ersten Veränderungen in der Regel relativ einfach lösbare Probleme dar, da sie meist vorher bekannt sind und durch die Auswahl eines entspre-

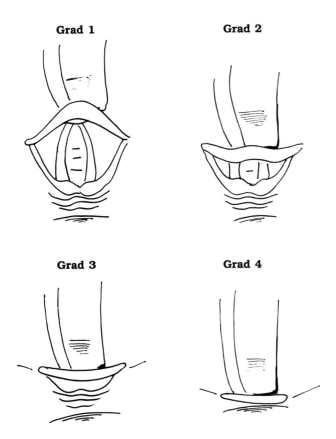

Abb. 1. Definition des Schwierigkeitsgrades einer Intubation anhand verschiedener Befunde bei der direkten Laryngoskopie mit dem Macintosh-Spatel nach CORMACK und LEHANE (7)

chenden Tubus gemeistert werden können. Wichtigstes Kriterium für die Beurteilung des Schwierigkeitsgrades einer Intubation ist deshalb die Darstellbarkeit des Kehlkopfeinganges (wobei allerdings eine Stenose die durch eine schlechte Einsehbarkeit des Kehlkopfeinganges entstehenden Schwierigkeiten erheblich verstärken kann).

Voraussetzung dafür sind optimale Bedingungen bei der direkten Laryngoskopie mit dem Spatel (d. h. eine Lagerung in der verbesserten Jackson-Position, komplette Relaxation, korrekter Spateleinsatz und Krikoiddruck), da ansonsten nur sogenannte "pseudoschwierige" Intubationsbedingungen vorliegen.

Die verschiedenen Schwierigkeitsgrade, die sich bei der Einstellung des Kehlkopfeinganges mit dem Laryngoskopspatel ergeben können, lassen sich in Anlehnung an CORMACK und LEHANE (7) in fünf Schwierigkeitsgrade einteilen (Abb 1):

Tabelle 3. Ursachen der schwierigen Intubation

Kongenitale Fehlbildungen
Tumoren
Trauma und Traumafolgen (Narben)
Entzündlich infektiös
Entzündlich rheumatisch
Endokrine bzw. Stoffwechselerkrankungen
"Spielarten des Normalen"

Grad 1: Die ganze Glottis oder zumindest ihr größter Teil ist sichtbar: keine Schwierigkeiten.
Grad 2: Nur ein kleiner hinterer Glottisabschnitt kann eingesehen werden: geringe Schwierigkeiten.
Grad 3: Glottis nicht einsehbar, jedoch Arytaenoidknorpel erkennbar: Intubation schwierig.
Grad 4: Nur Epiglottis sichtbar: Intubation sehr schwierig bzw. nur mit besonderen Verfahren erfolgreich.
Grad 5: Weder Glottis noch Epiglottis sichtbar: Intubation nur mit Spezialverfahren möglich.

Abhängig vom Patientengut variiert die Häufigkeit verschiedener Laryngoskopiebefunde und damit die Häufigkeitsangabe einer schwierigen Intubation in der Literatur (7, 16, 33). Die auf einer großen prospektiven Untersuchung beruhenden Zahlen von WILSON et al. (33) entsprechen wohl am ehesten den Verhältnissen in einem gemischten Krankengut. Diese Autoren fanden folgende Häufigkeit der Laryngoskopiebefunde: Grad 1 und 2 bei ca. 95 %, Grad 3 ca. bei 4 % und Grad 4 bei etwa 1 % ihrer Patienten. Die Häufigkeit des Laryngoskopiebefundes Grad 5, zu der sich aufgrund des seltenen Vorkommens nur unsichere Angaben machen lassen, lag im Promillebereich.

Die Vorhersehbarkeit einer schwierigen Intubation hängt ganz wesentlich von der zugrundeliegenden Ursache ab (22). Intubationsschwierigkeiten können grundsätzlich bei allen Erkrankungen mit pathologisch-anatomischen Veränderungen im Kopf- und Halsbereich auftreten (Tabelle 3). In einem gemischten Krankengut treten mindestens gleich häufig, wenn nicht noch häufiger, Intubationsschwierigkeiten jedoch bei Patienten auf, die keine morphologisch faßbare Krankheit in diesem Bereich aufweisen.

Liegen Veränderungen mit krankhaftem Charakter vor, so sind Intubationsschwierigkeiten zwar nicht obligat, es muß jedoch immer damit gerechnet werden. Zu diesen krankhaften Veränderungen zählen kongenitale Fehlbildungen, die hier an dieser Stelle nicht einzeln aufgezählt werden sollen, da auch ohne Kenntnis des einzelnen Syndroms allein die klinisch ins Auge fallende Fehlbildung auf Intubationsschwierigkeiten hinweist. Das gleiche gilt im Prinzip für alle Tumoren, Traumen und entzündlich infektiöse Erkrankungen im Bereich der oberen Luftwege oder in deren unmittelbarer Nähe.

Tabelle 4. Intubationsprobleme bei rheumatoider Arthritis
(Nach 8)

	Klinische Zeichen	Maskenbeatmung in der Regel:	Konventionelle Intubation in der Regel:
Stufe I	Gute Beweglichkeit von HWS und Kiefer	Gut möglich	Möglich
Stufe II	HWS fixiert, gute Beweglichkeit des Kiefers	Ausreichend	Sehr schwierig
Stufe III	HWS fixiert, geringe Beweglichkeit des Kiefers	Häufig Obstruktion	Unmöglich
Stufe IV	HWS und Kiefergelenk fixiert	Obstruktion	Unmöglich

Bei den chronisch entzündlichen bzw. degenerativen Erkrankungen sind Intubationsprobleme relativ leicht vorhersehbar, wenn eine Einschränkung der Kiefergelenksbeweglichkeit oder ein Morbus Bechterew (30) vorliegt. Dagegen gehen chronisch entzündliche Erkrankungen aus dem rheumatischen Formenkreis und hier insbesondere die juvenile chronische Arthritis und die rheumatoide Arthritis häufig mit extremen Intubationsschwierigkeiten einher (8), ohne daß diese oft auf den ersten Blick zu erkennen sind. Deshalb muß die anamnestische Angabe des Patienten, an "Rheuma" zu leiden, eine besonders sorgfältige Inspektion veranlassen. Abhängig vom Vorliegen einer Bewegungseinschränkung der Kiefergelenke oder der Halswirbelsäule bzw. von beiden, lassen sich mit einer gewissen Wahrscheinlichkeit unterschiedliche Schwierigkeitsgrade der Intubation vorhersehen (Tabelle 4), wobei die Kombination einer steifen Halswirbelsäule mit einer eingeschränkten Kieferbeweglichkeit häufig auch Schwierigkeiten bei der Freihaltung der oberen Luftwege im Rahmen einer Maskenbeatmung verursachen kann.

Auch die Verknöcherung des Ligamentum stylohyoideum muß zu den chronisch entzündlichen Erkrankungen gerechnet werden, die eine Intubation erschweren, da sie eine Wegdrängung des Zungengrundes durch das Laryngoskop nach vorn behindert. Diese Veränderung ist sehr selten und kaum vor einer Intubation erkennbar, es sei denn, es ist zufällig eine Röntgenaufnahme des Schädels vorhanden.

Zu den Erkrankungen des endokrinen Systems, die mit Intubationsproblemen einhergehen können, gehören Schilddrüsenerkrankungen, eine Adipositas und die Akromegalie. Dabei gilt die Struma bei Anfängern häufig als ein besonders gefürchtetes Intubationshindernis. Die klinische Erfahrung zeigt demgegenüber, daß auch bei einer extremen Struma die Kehlkopfebene meist leicht darstellbar ist. Liegen jedoch zusätzlich andere Veränderungen vor, die für sich allein die Intubation schon erschweren können, kann es bei zusätzlich vorliegender Struma durch eine Verdrängung des Kehlkopfes oder Einengung der Trachea zu extremen Erschwerungen der Intubationsbedingungen kommen. Schilddrüsenerkrankungen können auch über eine Hypothyreose zu einer Makroglossie führen, die die Intubation ebenso behindert wie Zungenvergrößerungen bei Speichererkrankungen oder bei allgemeiner Adipositas, bei der auch die Beweglichkeit von Hals und Kopf eingeschränkt sein kann.

Ein seltenes und oft verkanntes Intubationsrisiko ist der Patient mit einer Akromegalie. Bei ihm kann eine Vielzahl von Veränderungen der oberen Luftwege, wie Makroglossie, Faltenbildung der Schleimhäute, große überhängende Epiglottis, Einengungen des Kehlkopfeinganges und anderes, zu extremen Intubationsschwierigkeiten führen, auch wenn der äußere Aspekt nur wenig verändert erscheint. Die Häufigkeit von Intubationsschwierigkeiten bei Patienten mit Akromegalie belegt eine große prospektive Untersuchung, bei der 31 % der Patienten Intubationsprobleme, ca. 10 % sogar in extremer Form aufwiesen (21). Besonders wichtig erscheint in diesem Zusammenhang noch der Hinweis darauf, daß hier bei ca. 10 % aller Patienten auch eine Maskenbeatmung nicht möglich war, wobei dies nicht einmal bei allen versucht wurde. Die Autoren kommen aufgrund dieser Ergebnisse zu der Empfehlung, Patienten mit Akromegalie primär bei leichter Sedierung und Lokalanästhesie mit Hilfe der Fiberoptik zu intubieren.

Eine andere endokrine Erkrankung, die zu Intubationsschwierigkeiten führen kann, ist nach einer aktuellen Untersuchung der Diabetes mellitus, vor allem Typ I, der nach langer Dauer zu einem "Stiff-joint"-Syndrom führt. Davon sollen im operativen Krankengut häufig Patienten betroffen sein, die zu einer Nierentransplantation anstehen (12).

Während also bei Patienten mit bestimmten Erkrankungen und pathologischen Veränderungen der oberen Luftwege Intubationsprobleme meist vorhersehbar sind, treten sie bei Patienten ohne Veränderungen mit Krankheitswert oft völlig überraschend auf, wenn nicht schon entsprechende anamnestische Angaben vorliegen. Zwar sind schon aus der Anfangszeit der Intubationsnarkose eine Vielzahl klinischer Zeichen bekannt (6), die auf eine bevorstehende Intubationsschwierigkeit hinweisen, allerdings unterliegen diese einer erheblichen individuellen Interpretationsbreite (Tabelle 5). Nichtsdestoweniger liefern sie bis heute im Rahmen einer klinischen Untersuchung wichtige Anhaltspunkte. Ihre systematische Beachtung ist wichtiger Bestandteil einer sorgfältigen präoperativen Inspektion, bei der beispielsweise auch darauf geachtet werden sollte, daß männliche Patienten ein fliehendes Kinn häufig durch einen entsprechenden Bartwuchs verdecken. Leider lassen sich aber mit den genannten, eher subjektiven klinischen Zeichen viele schwierige Intubationen nicht vorhersehen (Tabelle 6).

Tabelle 5. Hinweise auf schwer einstellbaren Larynx (Nach 6)

Kurzer muskulöser Hals und voller Zahnstatus
Fliehender stumpfwinkliger Unterkiefer
Überstehende Frontzähne
Geringe Unterkieferbeweglichkeit
Hoher Gaumen und enge Mundhöhle

Tabelle 6. Vorhersehbarkeit der schwierigen Intubation entsprechend dem subjektiven klinischen Eindruck (Nach 16)

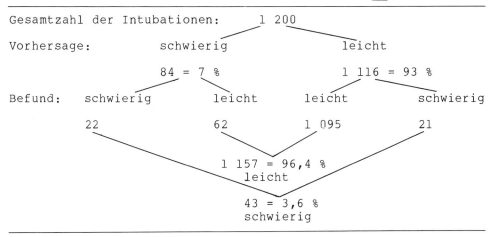

Der Hoffnung auf eine größere Objektivität hinsichtlich der Vorhersehbarkeit von Intubationsschwierigkeiten entspricht die Suche nach röntgenologischen Indikatoren. Die bisherigen Untersuchungen beschränken sich auf kleine Fallzahlen von Patienten mit schwierigen Intubationsverhältnissen, und ein prospektiver Wert der hierbei ermittelten Kriterien wurde bisher nicht überprüft (4, 24, 34). Darüber hinaus sind einzelne Längenabstände auf einem Routineröntgenbild wegen der unterschiedlichen Projektionsverhältnisse oft nur ungenau zu ermitteln. Abgesehen davon, daß es auch keine realistische Forderung sein könnte, vor jeder Intubation eine Röntgenaufnahme des Schädels durchzuführen, scheint somit nach dem bisherigen Kenntnisstand der Nutzen einer präoperativen Röntgenuntersuchung gering zu sein. Wenn allerdings ohnehin eine Röntgenaufnahme des Schädels vorliegt, dann verdienen einige Distanzen eine gewisse Beachtung. Eine Verringerung des atlantookzipitalen Abstandes (< 4 mm in Neutralstellung) kann auf eine eingeschränkte Extensionsmöglichkeit im atlantookzipitalen Gelenk hinweisen (34). Ein solcher Befund kann auch mit einer Verschiebung des Larynx aus der Sichtebene bei der direkten Laryngoskopie einhergehen ("anterior-larynx"), wenn es statt der Bewegung im Atlantookzipitalgelenk zu einer Hyperlordosierung in der oberen Halswirbelsäule mit Verdrängung der Halsweichteile nach vorn kommt. Ist der untere Unterkieferast in seinem hinteren Anteil stark ausgeprägt

Tabelle 7. Fünf Risikofaktoren für die direkte Laryngoskopie (Nach 33)

Gewicht	0	< 90 kg
	1	90 - 110 kg
	2	> 110 kg
Kopfbewegung	0	> 90 °
	1	~ 90 ° ± 10 %
	2	< 90 %
Kieferöffnung	0	≥ 5 cm S Lux > 0
	1	< 5 cm S Lux ≥ 0
	2	< 5 cm S Lux < 0
Kurzer Unterkiefer	0	normal
	1	mäßig
	2	ausgeprägt
"Hasenzähne"	0	normal
	1	mäßig
	2	ausgeprägt

(Abstand zwischen Oberrand und Unterrand des Unterkiefers in Höhe des hinteren Molaren > 2,8 cm), soll dies häufig mit einem verdickten Zungengrund einhergehen. Intubationsschwierigkeiten sind hierbei insbesondere dann zu erwarten, wenn die Gesamtlänge des Unterkiefers relativ gering ausfällt und das Verhältnis des Abstandes zwischen der Kante des unteren Schneidezahns und dem Processus articularis des Unterkiefers zur Stärke des Unterkiefers < 3,6 ist (34).

Atlantookzipitaler Abstand (X_2 in mm) und die Stärke des Unterkiefers (X_1 in cm) wurden auch in eine Formel eingebracht ($y = 27,1 - 12,2\, X_1 + 1,3\, X_2$, Intubationsschwierigkeiten sind bei negativem y zu erwarten), deren Wert bisher allerdings nicht an einem größeren Krankengut überprüft wurde (22).

Kürzlich haben WILSON und Mitarbeiter versucht, über eine Vielzahl von äußeren Messungen die Vorhersagbarkeit der schwierigen Intubation zu objektivieren (33). Bei einem großen Patientenkollektiv bestimmten sie 13 Variable im Kopf-Hals-Bereich, Alter, Größe und Gewicht des Patienten sowie die subjektiven Parameter fliehendes Kinn und vorstehende obere Schneidezähne. Mit Hilfe einer Diskriminationsanalyse identifizierten sie fünf Risikofaktoren (Tabelle 7). Den einzelnen Risikofaktoren wurden entsprechend ihrer Ausprägung Punktwerte zwischen 0 und 2 zugeordnet und über eine Summenbildung ein Gesamtrisikoscore zwischen 0 und 10 ermittelt, wobei ein hoher Punktwert auf eine schwierige Intubation hinweisen sollte.

Den Wert dieses Risikoscores überprüften sie anschließend prospektiv bei 778 Patienten, bei denen 12mal sehr schwierige Intubationsbedingungen (Schwierigkeitsgrad 4 und 5, siehe Abb. 1)

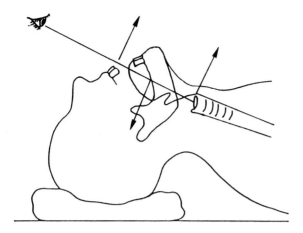

Abb. 2. Herstellung einer geraden Sichtline zur Intubation und mögliche Behinderungen durch Oberkiefer, Zunge und Larynxlage

vorgefunden wurden. Bei einem Schwellenwert des Risikoscores ≥ 2 ließen sich 75 % der schwierigen Intubationen vorhersehen (75 % richtig positive Voraussagen). Gleichzeitig wurden jedoch bei 12 % der Patienten fälschlicherweise Intubationsschwierigkeiten vorhergesehen (12 % falsch positive Befunde). Damit lagen also nur bei ca. 10 % aller Patienten, bei denen mit der Risikosumme von ≥ 2 Intubationsschwierigkeiten vermutet worden waren, wirklich schwierige Bedingungen vor. Jeder Versuch, die Spezifität dieses Tests über eine Erhöhung des Risikoschwellenwertes zu verbessern, müßte zwangsläufig mit einer Senkung seiner Sensitivität einhergehen. Der Wert dieses Risikoscores liegt somit weniger in einer exakten Vorhersagbarkeit von schwierigen Intubationen, sondern eher darin, über die systematische Erfassung äußerlich sichtbarer Veränderungen das Problembewußtsein für eine bevorstehende schwierige Intubation zu wecken.

Während sich im Grunde genommen die Risikofaktoren von WILSON bei genauer Betrachtung kaum von den lange bekannten klinischen Hinweisen auf eine schwierige Intubation (siehe Tabelle 5) unterscheiden, berücksichtigt ein von MALLAMPATI (18) vorgeschlagener Test einen bisher wenig beachteten Gesichtspunkt: Voraussetzung für die Einsehbarkeit des Larynx im Rahmen einer direkten Laryngoskopie ist die Herstellung einer Sichtlinie zwischen oberer Schneidezahnkante und Glottis durch eine Einstellung, die die Längsachsen von Mundhöhle, Pharynx und Trachea weitgehend in Übereinstimmung bringt. Auch bei ausreichender Beweglichkeit von Halswirbelsäule und Kiefergelenk kann die Sicht durch eine anteriore Larynxlage, vorstehende Oberkieferzähne oder einen zurückspringenden Zungengrund behindert sein (Abb. 2). Vorspringende Zähne und eine anteriore Larynxlage sind von außen relativ leicht zu erkennen. Das von MALLAMPATI vorgeschlagene Zeichen zielt darauf ab, die Größe der Zunge bzw. ihr Größenverhältnis zur übrigen Mundhöhle zu beurteilen. Als Maß

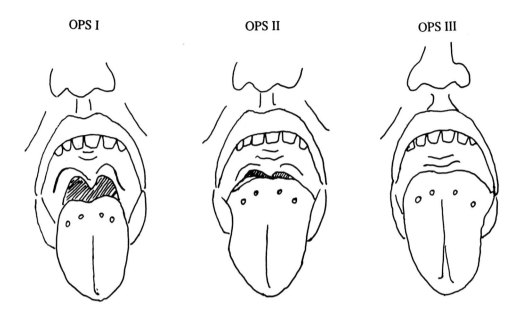

Abb. 3. Unterschiedliche Einsehbarkeit der oropharyngealen Strukturen (OPS) nach MALLAMPATI (18) zur Vorhersage von Intubationsschwierigkeiten

für die Größe der Zunge dient dabei die Einsehbarkeit der oropharyngealen Strukturen (OPS) beim aufrecht sitzenden Patienten, der aufgefordert wird, den Mund zu öffnen und die Zunge soweit wie möglich vorzustrecken. Dabei ergeben sich verschiedene Grade der Einsehbarkeit der oropharyngealen Strukturen (Abb. 3), die nach den Untersuchungen von MALLAMPATI mit dem Schwierigkeitsgrad der Intubation korrelieren, wobei eine schlechte Einsehbarkeit mit einem höheren Schwierigkeitsgrad einhergeht. Bei OPS I sind Gaumenbögen und Uvula voll sichtbar. Dieser Befund entsprach in der prospektiven Untersuchung von MALLAMPATI immer einer guten Einstellbarkeit des Kehlkopfes (Tabelle 8). Seltener ist der Befund OPS II, bei dem die Gaumenbögen sichtbar sind, die Uvula aber durch den Zungengrund verdeckt ist. OPS II ist hinsichtlich eines folgenden Laryngoskopiebefundes relativ uncharakteristisch. Am seltensten findet sich OPS III, wobei nur der weiche Gaumen sichtbar ist. In diesen Fällen fand MALLAMPATI fast ausschließlich Laryngoskopiebefunde Grad 3 (Arytaenoidknorpel sichtbar) und Grad 4 (nur Epiglottis sichtbar). Inzwischen konnten einige andere Untersucher den klinischen Wert dieses einfachen und leicht zu erhebenden klinischen Zeichens belegen (13, 19, 29). Dabei scheint es auch gute Korrelationen zu anderen Meßwerten zu geben, die ebenfalls auf ein Mißverhältnis von Zungengröße und Mundraum hinweisen (13, 19, 20). Dazu gehört der von PATIL beschriebene thyromentale Abstand < 6 cm, eine horizontale Unterkieferlänge < 9 cm und eine eingeschränkte Mundöffnung. Im Gegensatz zum Risikoscore nach WILSON ist das klinische Zeichen nach MALLAMPATI vor allen Dingen durch eine niedrige Rate falsch positiver Voraussagen

Tabelle 8. Korrelation zwischen Laryngoskopiebefund und der
Sichtbarkeit oropharyngealer Strukturen (OPS) (Nach 18)

OPS	Laryngoskopiebefund			
	1 komplett	2 hintere Kommissur	3 Aryknorpel	4 Epiglottis
Stufe I (n = 155)	59,5 %	14,5 %	–	–
Stufe II (n = 40)	5,5 %	6,5 %	4,5 %	2,0 %
Stufe III (n = 15)	–	0,5 %	4,5 %	2,5 %

gekennzeichnet, bei einer geringeren Zahl richtig positiver Befunde. Eine Kombination des Zeichens von MALLAMPATI mit einigen äußeren Meßwerten im Sinne von WILSON könnte ein sinnvoller Ansatz sein, die Vorhersehbarkeit einer schwierigen Intubation zu verbessern. Eine sichere Vorhersehbarkeit ist jedoch zum jetzigen Zeitpunkt nicht möglich und scheint auch nicht erreichbar.

Eine eingeschränkte Vorhersehbarkeit der schwierigen Intubation unterstreicht die Bedeutung der Kenntnis geeigneter Hilfsmittel und Techniken sowie des situationsgerechten Vorgehens bei erwartet bzw. unerwartet auftretenden Intubationsschwierigkeiten. Die besondere Problematik liegt hier vor allem darin, daß die weit überwiegende Anzahl der Intubationen relativ leicht gelingt und schwierige Intubationen ausgesprochen selten auftreten. Dementsprechend gering sind deshalb für viele Anästhesisten die Möglichkeiten, entsprechende Erfahrungen im Umgang mit der schwierigen Intubation zu erlangen. Dies sei durch folgendes einfaches Zahlenbeispiel belegt:

14 % aller Anästhesisten erleben nach den Regeln der Zufallsstatistik in einer vierjährigen Ausbildung kein einziges Mal einen Laryngoskopiebefund Grad 5 (d. h. Epiglottis nicht sichtbar) bei einer angenommenen Häufigkeit dieses Befundes von 1 : 1 000 und einer Intubationsfrequenz von 500 pro Jahr. 27 % aller Anästhesisten würden diesen Befund nur einmal während ihrer Ausbildungszeit zu Gesicht bekommen. Eine ausreichend sichere Beherrschung der schwierigen Intubation kann demnach nur zu einem geringen Teil auf persönlicher Erfahrung im Umgang mit solchen Situationen beruhen, sondern setzt voraus, daß der Anästhesist sich sowohl hinsichtlich der zu verwendenden Technik als auch des taktischen Vorgehens für eine schwierige Intubation präpariert.

Tabelle 9. Instrumentarium für die schwierige Intubation

Mechanische Hilfsmittel
Spezialspatel
Mandrins (eventuell mit Licht)
Spezialtuben
Zangen (Zunge)
Material für retrograde Intubation
- Kanüle/Katheter

Optische Hilfsmittel
Huffmann-Prisma
Siker-Blatt
Bullard-Endoskop
Hopkins-Optik
Bronchoskop

Notfallausrüstung
Notkoniotomie
Jetbeatmung

3.2 Durchführung der schwierigen Intubation

Hinsichtlich der Möglichkeiten zur Durchführung einer schwierigen Intubation ist beim Instrumentarium zunächst zwischen mechanischen und optischen Hilfsmitteln zu unterscheiden (Tabelle 9). Die mechanischen Hilfsmittel zielen in der Mehrzahl darauf ab, bei nicht einstellbarem Larynx die Bedingungen für eine blinde Positionierung des Tubus zu verbessern. Mit den optischen Hilfsmitteln soll auch bei erschwerten Bedingungen der Kehlkopfeingang sichtbar gemacht werden. Dabei kann entweder auf die konventionelle Technik mit Verwendung eines Spatels zurückgegriffen werden, oder es kommen prinzipiell andere Techniken, wie die blind-nasale Intubation, die retrograde Intubation oder die fiberoptische Intubation, zur Anwendung. Diese drei letztgenannten Verfahren werden insbesondere bei extrem schwierigen Intubationsbedingungen empfohlen (16).

Die Vielzahl der möglichen Instrumente und in der Literatur anekdotisch berichteter Vorgehensweisen macht angesichts der Seltenheit einer schwierigen Intubation eine Beschränkung auf wenige, möglichst effektive und gleichzeitig gut erlernbare Verfahren sinnvoll, wenn ihre Durchführung nicht das Ergebnis eines zufälligen Erfolges oder eines zeitraubenden und damit risikoträchtigen Procedere werden soll.

Unter diesem Aspekt scheinen insbesondere zwei Verfahren für verschiedene Schwierigkeitsstufen geeignet. Unter den mechanischen Hilfsmitteln bringt das Ausprobieren verschiedener Spatelblätter nur selten eine wesentlich bessere Einstellbarkeit des Larynx. Dagegen hat sich die Verwendung eines über die Tubusspitze vorgeschobenen Mandrins mit weichem und abgerundetem Ende bewährt, mit dem bei den Laryngoskopiebefunden Grad 3 und 4 eine nicht einsehbare Glottis blind sondiert werden kann.

Diese Technik kann leicht bei normalen Intubationsbedingungen
durch Absenken der Spatelspitze geübt werden (7). Mit diesem
Vorgehen lassen sich ca. 80 - 90 % der Intubationen bei den entsprechenden Laryngoskopiebefunden ohne große Probleme durchführen (16). Auf dem gleichen Prinzip beruht die Verwendung des
sogenannten Oxford-Tubus, bei dem die nach vorne orientierte Tubusspitze, eventuell mit einem darüber vorgeschobenen Mandrin,
die Glottissondierung erleichtert. In gleicher Absicht werden
eine Reihe anderer mechanischer Hilfsmittel wie Haken, Zangen,
Sonden sowie dirigierbare Mandrins und Tuben vorgeschlagen, die
aber keinen prinzipiellen Vorteil gegenüber einfachen Mandrins
bieten. Eine zusätzliche Verbesserung könnte eventuell der Einsatz eines sogenannten Lichtmandrins (mit einer Lichtquelle an
der Mandrinspitze) bringen, der anhand eines nach außen durchscheinenden Lichtes eine recht gute Orientierung ermöglicht
(1). Bei den bisher erhältlichen Lichtmandrins erschwert allerdings ihre Kürze eine solche Verwendung, ihre Rigidität erhöht
gleichzeitig das Verletzungsrisiko.

Herausragende Bedeutung unter den optischen Hilfsmitteln (Tabelle 9) für die schwierige Intubation hat das Fiberbronchoskop. Die Einführung der Fiberoptik hat die Möglichkeiten für
die Durchführung einer schwierigen Intubation revolutioniert.
Dabei erweist sie sich aufgrund ihrer universellen Verwendbarkeit zur Darstellung des Kehlkopfeinganges bei fast allen Intubationsproblemen gegenüber den anderen optischen Hilfsmitteln
als überlegen (14, 15, 16). Lichtbrechende Medien (z. B. Huffmann-Prisma), Laryngoskopspatel mit Spiegel (Siker-Blatt) sowie
Spatel mit festinstallierter Fiberoptik sind bei weitem nicht
so universell einsetzbar und helfen in schwierigen Situationen
auch nur dann, wenn der Umgang mit ihnen vorher ausreichend
eingeübt wurde. Die Verwendung starrer Optiken, zusätzlich zu
einem konventionellen Laryngoskopspatel, gestaltet sich umständlicher als die Anwendung der Fiberoptik und bringt aufgrund ihrer besseren Bildauflösung nur bei den Patienten Vorteile, bei
denen Kehlkopftumoren eine Identifizierung des Trachealeinganges erheblich erschweren.

Auch im Vergleich mit den anderen speziellen Methoden, die für
die Durchführung einer sonst unmöglichen Intubation vorgeschlagen werden, wie die blind-nasale Intubation oder die retrograde
Technik, weist die Intubation mit der Fiberoptik entscheidende
Vorteile auf.

Das Ansehen und die weite Verbreitung der blind-nasalen Technik
resultiert vor allem aus ihrer historischen Bedeutung in einer
Zeit, in der kein anderes Verfahren für eine konventionell
nicht mögliche Intubation zur Verfügung stand. Prinzipiell bietet eine blind-nasale Intubation außer dem geringen Aufwand
keinerlei Vorteile gegenüber der fiberoptischen Technik, sie
ist im Gegenteil durch eine geringere Erfolgsquote, durch ein
höheres Traumatisierungsrisiko und einen größeren Zeitbedarf
gekennzeichnet.

Dem anderen Alternativverfahren, der sogenannten retrograden
Intubationstechnik, wird eine sehr hohe Erfolgsrate und eine

Tabelle 10. Lehrprogramm für die fiberoptische Intubation nach OVASSAPIAN (25)

I	Übung am Modell (3 h) - Demonstration des Bronchoskops und des Modells (ca. 1 h) - Selbständige Übung am Modell (ca. 2 h) - Erfolgskontrolle: Demonstration von Carina, Hauptbronchien und Lappenbronchien innerhalb von 2 min
II	Vorübung am Patienten (1,5 h) - Darstellung von Epiglottis und Stimmbändern bei Patienten im Aufwachraum nach einer Narkose bei sechs Patienten (mit Einverständnis) - Beurteilung der Gewandtheit
III	Durchführung der Intubation am wachen Patienten (2 h) - Schriftliche Anweisung für das schrittweise Vorgehen - Erste Intubation mit verbaler Anweisung und Hilfe (Sedierung, Lokalanästhesie) durch den Instruktor - Weitere fünf Intubationen mit Stand-by des Instruktors, Hilfe nur bei Schwierigkeiten

relativ einfache Handhabung nachgesagt (9). Wenn auch für die Durchführung einer solchen Intubation keine überaus großen Erfahrungen notwendig sind, so ist doch als wesentlicher Nachteil der Methode zu nennen, daß für sie in einem normalen Krankengut keine Lehrmöglichkeit gegeben ist, die für eine Beherrschung möglicher Schwierigkeiten oder auch für die Überwindung einer zweifellos vorliegenden Hemmschwelle notwendig wäre. Wenn in Extremfällen Blutungen im Bereich der oberen Luftwege eine Sicht durch das Fiberbronchoskop erschweren, kann die retrograde Intubationstechnik Vorteile bieten (3).

Damit sind auch schon die wesentlichen Nachteile der fiberoptischen Intubation genannt: Ihr erfolgreicher Einsatz erfordert zweifellos eine erhebliche Erfahrung und Übung des Anwenders und setzt als optisches Verfahren möglichst gute Sichtverhältnisse auf dem Intubationsweg voraus. Den Anforderungen an den Anästhesisten stehen auf der anderen Seite aber auch entsprechende Möglichkeiten des Erlernens und Übens gegenüber. OVASSAPIAN hat beispielsweise ein Lehrprogramm für die Erlernung der fiberoptischen Intubation vorgeschlagen (Tabelle 10) und seine Erfolgsrate nachgewiesen (25). Die Durchführbarkeit dieses Lernprogramms beruht auf der Existenz brauchbarer Modelle sowie auf der Möglichkeit, die fiberoptische Intubation in ihren Varianten auch bei Patienten ohne Intubationshindernisse zu rechtfertigen. Darüber hinaus bietet eine Reihe anderer Indikationen der Fiberoptik im Bereich der Anästhesie und Intensivmedizin, wie Sekretabsaugung, endobronchiale Diagnostik und andere mehr, zusätzliche Möglichkeiten zur Perfektionierung der technischen Handhabung des Gerätes.

Die andere wesentliche Voraussetzung für die erfolgreiche Anwendung der Fiberoptik ist eine freie Sicht in den oberen Luftwegen. Da diese durch ein Zurückfallen der Zunge auf die Rachenhinterwand bei Einleitung einer Allgemeinanästhesie eingeschränkt sein kann, wird bei vorhersehbar schweren Intubationen eine primäre Anwendung der Fiberoptik bei Erhaltung der Spontanatmung am sedierten Patienten in Lokalanästhesie empfohlen, wobei ein nasaler Zugang am besten toleriert wird (11). Auch bei unerwarteten Intubationsschwierigkeiten ist es aus Sicherheitsgründen empfehlenswert, den Patienten erwachen zu lassen und dann sekundär in Lokalanästhesie zu intubieren. Wichtige Voraussetzung für eine problemlose Durchführung der fiberoptischen Intubation ist ihre frühzeitige Anwendung, noch ehe als Folge wiederholter konventioneller Intubationsversuche Sekret, Blut und Ödembildung die Sichtverhältnisse verschlechtern.

Extrem selten ist eine schwierige Intubation mit der Unmöglichkeit der Maskenbeatmung kombiniert. Droht hier trotz sorgfältiger Präoxygenation und entsprechender Auswahl der Anästhetika eine Hypoxie, so kann diese nur durch einen zeitgerechten Einsatz einer transtrachealen Ventilation vermieden werden, am besten durch eine Notkoniotomie, für die ein entsprechendes Instrumentarium bereitzustellen ist (16, 17, 20). Eine echte Tracheotomie erfordert demgegenüber einen relativ hohen Zeitaufwand. Die transkrikoidale bzw. transtracheale Punktion der Trachea birgt nicht nur mehr Risiken als eine Notkoniotomie unter Sicht, sie ist auch auf das zusätzliche Instrumentarium einer Jetbeatmung angewiesen. Für die Durchführung einer Notkoniotomie bringen die angebotenen Sets keine technischen Vorteile gegenüber einem einfachen Skalpell und einem dünnen Tubus (17).

Mindestens genauso wichtig wie die Kenntnis und die Beherrschung der verschiedenen Möglichkeiten zur Durchführung einer schwierigen Intubation ist das taktisch richtige Vorgehen bei einer erwartet oder unerwartet schwierigen Intubation. Hier gibt es keine Patentlösung, die jeder Situation gerecht wird, aber doch wesentliche Gesichtspunkte, wie die Verfügbarkeit eines erfahrenen Anästhesisten, die Verminderung des Aspirationsrisikos, die Möglichkeit alternativer Anästhesieverfahren, die Präoxygenierung, die Notwendigkeit die Spontanatmung zu erhalten, den Beatmungstest vor der Gabe eines kurzwirksamen Relaxans und vieles andere mehr, deren Beachtung für die möglichst komplikationslose Beherrschung von erwartet oder unerwartet auftretenden Schwierigkeiten wichtige Voraussetzungen darstellen. Die wichtigsten Gesichtspunkte für die Durchführung einer erwartet oder unerwartet schwierigen Intubation lassen sich anhand von Flußdiagrammen darstellen (Abb. 4 und 5), deren Wert naturgemäß nicht darin liegen kann, in einer schon eingetretenen Notsituation akute Entscheidungshilfen zu liefern. Das relativ seltene Auftreten einer schwierigen Intubation läßt es aber sinnvoll erscheinen, sich anhand solcher Entscheidungsbäume oder spezieller Pläne, wie dem sogenannten "Tunstall drill" (Tabelle 11) bei Sectio-Narkosen (31), mit den auftretenden Schwierigkeiten und ihren Lösungsmöglichkeiten im Rahmen der Ausbildung oder vor möglicherweise schwierigen Intubationen vertraut zu machen, um in diesen Situationen frei von Panik eine adäquate und möglichst risikoarme Problemlösung zu ermöglichen (2, 7, 16, 27).

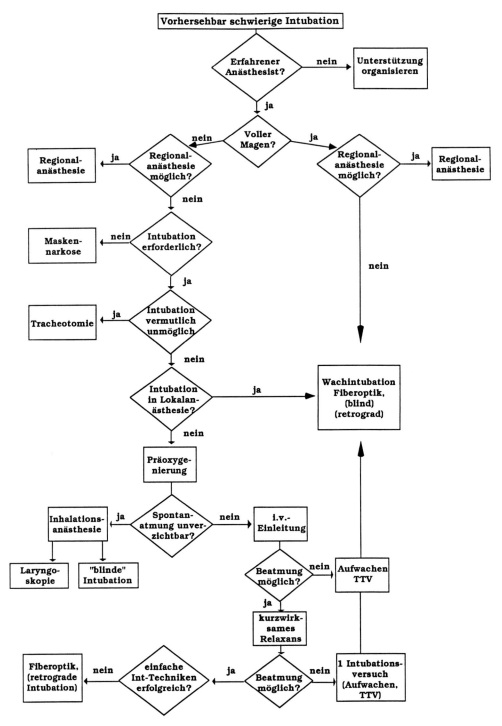

Abb. 4. Vorschlag eines Entscheidungsbaumes zur Durchführung einer Intubation bei vorhersehbaren Schwierigkeiten (TTV = Perkutane transtracheale Ventilation)

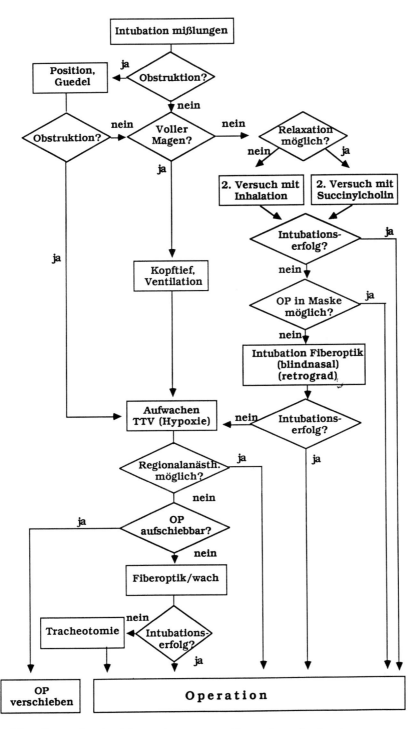

Abb. 5. Entscheidungsbaum zum Vorgehen bei einer unerwartet schwierigen Intubation
(TTV = Perkutane transtracheale Ventilation)

Tabelle 11. "Tunstall drill" bei Sectio-Narkose (Nach 31)

Mißlungene Intubation
↓
Krikoiddruck beibehalten
↓
Kopftieflage, links seitlich
↓
Maskenbeatmung/Airway ⟶ Wenn Beatmung schwierig, Krikoiddruck lockern
↓ ↓
Wenn Beatmung effektiv, Inhalationsanästhesie, Abwarten der Spontanatmung | Bei weiterbestehenden Schwierigkeiten Patienten erwachen lassen
↓ ↓
Mit dicker Magensonde Magensaft ableiten, Antazidum instillieren | Magen entleeren, Inhalationsanästhesie über Maske
↓
Magensonde entfernen, OP-Lagerung, OP-Beginn während Inhalationsanästhesie über Maske | Erwäge alternative Verfahren der Regional- oder Lokalanästhesie

Vermeide möglichst wiederholte und langdauernde Intubationsversuche

3.3 Erkennen der Fehlintubation

Eine der größten Gefahren der Intubation und eine relativ häufige Ursache schwerer hypoxischer Zwischenfälle ist die unerkannte Fehlintubation des Ösophagus (5, 16). Am einfachsten und sichersten für den erfahrenen Anästhesisten kann die korrekte Tubuslage in der Trachea durch die direkte Sicht auf den Kehlkopfeingang nachgewiesen werden. Nach einer schwierigen Intubation ist diese direkte Sicht auf den Kehlkopfeingang in der Regel nicht möglich und nur selten durch Druck auf den Tubus in Richtung Rachenhinterwand zu erreichen. Um auch in solchen Situationen eine korrekte Tubuslage zu bestätigen, werden viele verschiedene Methoden empfohlen oder angewandt (Tabelle 12). Während unter optimalen Bedingungen die Thoraxbewegung, die Auskultation von Atemgeräuschen, Entleerung und Füllung des Atembeutels bei Beatmung oder aber auch bei Spontanatmung, die Cuff-Palpation, die Sternumkompression und die Beobachtung einer Wasserdampfkondensation unter normalen Umständen dem erfahrenen Anästhesisten wichtige Hinweise für die Entscheidung über eine korrekte Tubuslage liefern, sind sie doch prinzipiell als unzuverlässig einzustufen, da sie in Grenzsituationen nachgewiesenermaßen falsch negative und falsch positive Befunde liefern können (5, 16, 20, 32). Die Auskultation über den Magen, die von LATTO als "wahrscheinlich zuverlässiger" Test eingestuft wird, weil in der Literatur bisher kein Fall berichtet ist, bei dem dieses Verfahren zu einer Fehldiagnose geführt hat, bringt

Tabelle 12. Erkennung der Ösophagusintubation (Nach 16)

"Unzuverlässig"
Thoraxbewegung
Atemgeräusche über den Lungen
Compliance und Füllung des Atembeutels
Volumenveränderungen im Atembeutel bei SpA
Cuff-Palpation am Hals
Luftbewegung bei Sternumkompression
Wasserdampfkondensation

"Wahrscheinlich zuverlässig"
Auskultation über Magen

"Zuverlässig"
Direkte Sicht   (eventuell Endoskop)
                (eventuell Sichtbarmachen durch Druck)
CO_2-Monitoring (Cave Magenüberblähung)
                (Cave Pharynxlage)

Wichtige Regel
"When in doubt, take it out" (GRAY, 1985)

---

zweifellos häufig einen eindeutigeren Hinweis auf die Fehlintubation des Ösophagus als beispielsweise die bloße Auskultation von Geräuschen über der Lunge. Während jedoch ein positiver Auskultationsbefund über dem Magen bei einer Ösophagusintubation zuverlässig die Fehllage anzeigen kann, scheint umgekehrt ein negativer Auskultationsbefund ein wesentlich schwächerer Beleg für eine richtige Intubation zu sein, auch wenn es darüber bisher keine Untersuchungen oder Berichte in der Literatur gibt.

Als zuverlässige Kriterien für den Zweifelsfall gelten bei nicht sichtbarem Tubus im Kehlkopfeingang nach übereinstimmender Ansicht heute lediglich die Identifizierung der Trachealstrukturen durch den Tubus mit Hilfe eines Fiberbronchoskops oder der Nachweis einer ausreichend hohen Konzentration von Kohlendioxyd in der Ausatemluft mit Hilfe eines Kapnographen oder chemischer Indikatoren (5, 16, 20, 32). Um bei der Kapnographie falsch positive Befunde aufgrund einer vorhergehenden Überblähung des Magens mit Exspirationsluft oder aufgrund einer Lage der Tubusspitze im Pharynxbereich auszuschließen, ist zu fordern, daß der Kapnograph über mehr als 1/2 min die typischen Schwankungen zwischen 0 und mindestens 3 % Kohlendioxyd anzeigt.

Ist eine solche zuverlässige Bestätigung der Tubuslage nicht möglich, muß im Zweifelsfall entsprechend der Regel: "When in doubt, take it out" der Tubus entfernt und eine Ventilation über die Maske bzw. über einen perkutanen transtrachealen Zugang durchgeführt werden (16, 32).

Literatur

1. AINSWORTH, Q. P., HOWELLS, T. H.: Transilluminated tracheal intubation. Brit. J. Anaesth. 62, 494 (1989)

2. BARHAM, C. J.: Difficult intubation. In: Burns and plastic surgery. Clinical Anaesthesiology (ed. K. C. JUDKINS), vol. 1, No. 3, p. 779. London, Philadelphia, Toronto, Sydney, Tokyo: Ballière Tindall 1987

3. BARRIOT, P., RIOU, B.: Retrograde technique for tracheal intubation in trauma patients. Crit. Care Med. 16, 712 (1988)

4. BELLHOUSE, C. P., DORE, C.: Criteria for estimating the likelihood of difficulty of endotracheal intubation with the MacIntosh laryngoscope. Anaesth. intens. Care 16, 329 (1988)

5. BIRMINGHAM, P. K., CHENEY, F. W., WARD, R. J.: Esophageal intubation: A review of detection techniques. Anesth. Analg. 65, 886 (1986)

6. CASS, N. M., JAMES, N. R., LINES, V.: Difficult direct laryngoscopy complicating intubation for anaesthesia. Brit. med. J. 1956 1, 488

7. CORMACK, R. S., LEHANE, J.: Difficult tracheal intubation in obstetrics. Anaesthesia 39, 1105 (1984)

8. D'ARCY, E. J., FELL, R. H., ANSELL, B. M., ARDEN, G. P.: Ketamine and juvenile chronic polyarthritis (Still's disease). Anaesthesia 31, 624 (1976)

9. GUGGENBERGER, H., LENZ, G., HEUMANN, H.: Erfolgsrate und Komplikationen einer modifizierten retrograden Intubationstechnik bei 36 Patienten. Anaesthesist 36, 703 (1987)

10. HARMER, M.: Complications of tracheal intubation. In: Difficulties in tracheal intubation (eds. I. P. LATTO, M. ROSEN), p. 36. London, Philadelphia, Toronto, Mexico City, Rio de Janeiro, Sydney, Tokyo, Hongkong: Ballière Tindall 1985

11. HEINDL, W. P.: Anästhesieverfahren zur bronchoskopischen Intubation im Vergleich. Anästh. Intensivther. Notfallmed. 24, 81 (1989)

12. HOGAN, K., RUSY, D., SPRINGMAN, S. R.: Difficult laryngoscopy and diabetes mellitus. Anesth. Analg. 67, 1162 (1988)

13. KASHIN, B. A., BARRY, A. W.: Prediction of difficult tracheal intubation. Canad. J. Anaesth. 36, S 82 (1989)

14. KLEEMANN, P. P., DICK, W., SCHEUNEMANN, H.: Die Intubation mit dem flexiblen Fiberbronchoskop. Anästh. Intensivmed. 25, 287 (1984)

15. LANDAUER, B., SCHMID, T. O.: Zur Problematik der schwierigen Intubation. Anästh. Intensivther. Notfallmed. 17, 129 (1982)

16. LATTO, I. P.: Management of difficult intubation. In: Difficulties in tracheal intubation (eds. I. P. LATTO, M. ROSEN), p. 99. London, Philadelphia, Toronto, Mexico City, Ric de Janeiro, Sydney, Tokyo, Hongkong: Ballière Tindall 1985

17. LÜLLWITZ, E., BODAMMER, K., BECHSTEIN, W. O., STEINERT, R., PIEPENBROCK, S.: Perkutane transtracheale Ventilation (PTV) mit dem Krikothyreostomiebesteck Nu-Trake und tracheoskopische Kontrolluntersuchungen. Anästh. Intensivther. Notfallmed. 24, 105 (1989)

18. MALLAMPATI, S. R., GATT, S. P., GUGINO, L. D., DESAI, S. P., WARAKSA, B., FREIBERGER, D., LIU, P. L.: A clinical sign to predict difficult tracheal intubation: a prospective study. Canad. Anaesth. Soc. J. 32, 429 (1985)

19. MATHEW, M., HANNA, L. S., ALDRETE, J. A.: Pre-operative indices to anticipate difficult tracheal intubation. Anesth. Analg. 68, S 187 (1989)

20. Mc INTYRE, J. W. R.: The difficult tracheal intubation. Canad. J. Anaesth. 34, 204 (1987)

21. MÜCHLER, H. C., RENZ, D., LÜDECKE, D. K.: Anesthetic management of acromegaly. In: Growth hormone, growth factors, and acromegaly (eds. D. K. LÜDECKE, G. TOLIS), p. 267. New York: Raven Press 1987

22. MURRIN, K. R.: Intubation procedure and causes of difficult intubation. In: Difficulties in tracheal intubation (eds. I. P. LATTO, M. ROSEN), p. 75. London, Philadelphia, Toronto, Mexico City, Rio de Janeiro, Sydney, Tokyo, Hongkong: Ballière Tindall 1985

23. NG, N. S.: Pathophysiological effects of tracheal intubation. In: Difficulties in tracheal intubation (eds. I. P. LATTO, M. ROSEN), p. 12. London, Philadelphia, Toronto, Mexico City, Rio de Janeiro, Sydney, Tokyo, Hongkong: Ballière Tindall 1985

24. NICHOL, H. C., ZUCK, D.: Difficult laryngoscopy - the "anterior" larynx and the atlanto-occipital gap. Brit. J. Anaesth. 55, 141 (1983)

25. OVASSAPIAN, A., YELICH, S. J., DYKES, M. H. M., GOLMAN, M. E.: Learning fibreoptic intubation: Use of simulators v. traditional teaching. Brit. J. Anaesth. 61, 217 (1988)

26. PASCH, T.: Oro- und nasotracheale Intubation unter dem Aspekt sicherheitsverbessernder Maßnahmen. In: Intubation, Tracheotomie und bronchopulmonale Infektion (ed. E. RÜG-

HEIMER), p. 9. Berlin, Heidelberg, New York, Tokyo: Springer 1983

27. PATRICK, M. R.: Airway manipulation. In: Hazards and complications of anaesthesia (eds. T. H. TAYLOR, E. MAJOR), p. 329. Edinburgh, London, Melbourne, New York: Churchill Livingstone 1987

28. ROSENBERG, M. B.: Anesthesia-induced dental injury. Int. Anesth. Clin. 27, 120 (1989)

29. SAMSOON, G. L. T., YOUNG, J. R. B.: Difficult tracheal intubation: a retrospective study. Anaesthesia 42, 487 (1987)

30. SINCLAIR, J. R., MASON, R. A.: Ankylosing spondylitis. A case for awake intubation. Anaesthesia 39, 3 (1984)

31. TUNSTALL, M. W.: Failed intubation drill. Anaesthesia 31, 850 (1976)

32. VAUGHAN, R. S.: Airways revisited. Brit. J. Anaesth. 62, 1 (1989)

33. WILSON, M. E., SPIEGELTHALER, D., ROBERTSON, J. A., LESSER, P.: Predicting difficult intubation. Brit. J. Anaesth. 61, 211 (1988)

34. WHITE, A., KANDER, P. L.: Anatomical factors in difficult direct laryngoscopy. Brit. J. Anaesth. 47, 468 (1975)

Verringerung des Aspirationsrisikos
Von S. Ellmauer

Der tragische Tod des 15jährigen Mädchens Hannah Greener, bei dem im Jahre 1847 unter Chloroformnarkose eine Zehennagelextraktion vorgenommen wurde, belastete das junge Fach der Anästhesie. In einer Analyse des Narkoseverlaufs führte Sir James Simpson den Tod der Patientin weniger auf das neue Anästhetikum Chloroform als vielmehr auf die mangelnde Kompetenz des Anästhesisten zurück; dieser versuchte, eine Hypoxie der Patientin durch die Instillation von Wasser und Brandy in die Mundhöhle zu behandeln, was zu einer Aspiration mit tödlichem Ausgang führte.

Curtis MENDELSON berichtete 1946 über 66 Aspirationen bei Narkosen in der Geburtshilfe. Dieser klinische Bericht war ebenso anschaulich und detailliert wie seine nachfolgenden experimentellen Untersuchungen, so daß das Syndrom nach ihm benannt wurde.

Statistische Relevanz

Die Häufigkeit einer passiven Regurgitation von Mageninhalt in den Oropharynx wird mit 4 - 26 % aller Allgemeinanästhesien (3, 50) beziffert. Von einer Aspiration kann jedoch erst beim Eindringen von Mageninhalt in den Tracheobronchialbaum mit den typischen morphologischen Veränderungen gesprochen werden. Die Häufigkeit beträgt bei allgemeinchirurgischen Patienten 1 : 1 000 bis 1 : 2 000 (48). Bis zu 19 % aller tödlichen Narkosezwischenfälle werden auf eine Aspiration zurückgeführt (18, 48). Die Letalität einer manifesten Aspiration wird mit 30 % beziffert (5). Die durchschnittliche Krankenhausverweildauer beträgt etwa drei Wochen (26).

Noch höhere Zahlen müssen für Anästhesien in der Geburtshilfe veranschlagt werden, wo die Aspiration für bis zu 47 % aller anästhesiologischen Todesfälle verantwortlich gemacht wird (20).

Risikofaktoren

Allgemein anerkannte Risikofaktoren sind ein Magensaft-pH von < 2,5 (Abb. 1), ein Magensaftvolumen von > 25 ml (= 0,4 ml/kg) und eine Osmolarität von > 1 000 mosmol/l (40). Diese empirischen Werte beruhen im wesentlichen auf tierexperimentellen Befunden (2, 31, 39). Vergleichbare Untersuchungen konnten am Menschen aus ethischen Gründen nie durchgeführt werden. Die klinische Erfahrung zeigt, daß in Einzelfällen erheblich größere Mengen eines weniger sauren Magensaftes toleriert werden bzw. daß geringere Mengen eines sehr sauren Magensaftes gravierende Folgen haben können.

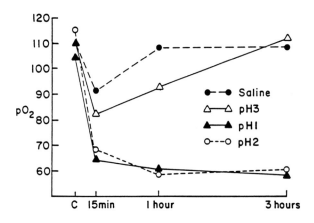

Abb. 1. Einfluß des pH des Aspirats auf den Gasaustausch in der Lunge bei Versuchstieren

Tabelle 1. Faktoren, die die Gefahr einer Regurgitation erhöhen

Bewußtseins-einschränkung	Zerebrovaskulärer Insult, Anästhesie, Medikamentenüberdosierung, Alkohol, Intoxikation, Krämpfe
Anatomische Faktoren	Hiatusgleithernie, Magensonde, Tracheostoma
Anderes	Schwangerschaft, Übergewicht, hohes Alter

Neben pH und Volumen des Magensaftes sind alle Zustände als Risikofaktoren einzustufen, die eine Regurgitation in den Ösophagus über eine Steigerung der intragastralen Druckverhältnisse oder eine Schwächung des gastroösophagealen Verschlußmechanismus fördern (Tabelle 1). Dazu gehören im wesentlichen
1. zentrale Störungen mit Beeinträchtigung der Bewußtseinslage,
2. gastrointestinale Störungen mit einer gestörten gastrointestinalen Passage oder
3. anatomische Besonderheiten mit pathologischer Bedeutung.

Der Tonus des Kardiasphinkters ist vom Vagotonus abhängig. Schon geringe Dosen vagolytisch wirksamer Medikamente wie Benzodiazepine, Anticholinergika oder Antiemetika senken den Sphinktertonus. Weiterhin spielen mechanische Faktoren wie Magensonden oder Hiatusgleithernien eine Rolle. Rauchen schwächt ebenso den gastroösophagealen Verschlußmechanismus. Die Wirkung des Rauchens setzt etwa 4 min nach Beginn ein und klingt 8 min nach Ende aus. Magensaftvolumen und Magensaft-pH werden durch Rauchen nicht signifikant beeinflußt (1).

Besonders die Schwangerschaft fordert durch ihre physiologischen Veränderungen eine Regurgitation geradezu heraus. Am Ende

Tabelle 2. Prozentualer Anteil der Risikopatienten in bestimmten Patientenkollektiven

Kollektiv	Literatur	%
Schwangerschaft (am Termin)	ROBERTS & SHIRLEY, 1974 WHEATLEY, 1979	27 31
Schwangerschaft (20. SSW)	WYNER & COHEN, 1982	37
Schwangerschaft (0 - 45 h post partum)	JAMES, 1984	40 - 73
Adipositas	VAUGHAN, 1975	75
Ambulante Patienten	GIBBS, 1986 ONG, 1978	59 20
Kinder	SALEM, 1976 COTE, 1976	89 76
Elektiveingriff	STOELTING, 1980 CAPAN, 1983 JAMES, 1984	17 50 60

des ersten Trimenon steigt der Uterus aus dem kleinen Becken auf und trägt zu einer Erhöhung der intraabdominellen Druckverhältnisse bei. Weitere physiologische Veränderungen sind eine verstärkte Magensaftsekretion, eine verzögerte Magenentleerung und eine verzögerte Magen-Darm-Passage. Die erhöhte Progesteronsekretion senkt den Tonus des Kardiasphinkters. Ein reduzierter Kardiaverschluß oder ein verminderter Druckgradient zwischen Ösophagus und Magen konnte von WILLIAMS (1941) jedoch nur bei schwangeren Patientinnen nachgewiesen werden, die häufig über Sodbrennen im Sinne einer Refluxösophagitis klagten. Unter diesem Aspekt sollte dem Symptom "Sodbrennen" bei Schwangeren besondere Beachtung geschenkt werden.

Bis zu 45 h post partum müssen 73 % der Schwangeren als Risikopatienten eingestuft werden (22).

Überraschenderweise zeigt ein Literaturvergleich, daß bei Schwangeren das Aspirationsrisiko durchaus vergleichbar ist mit dem eines elektiven chirurgischen Patientenguts. Bei übergewichtigen Patienten, ambulanten Patienten und besonders bei Kindern wird das Aspirationsrisiko jedoch häufig unterschätzt.

Pathologisch-anatomische Veränderungen (Tabelle 3)

Bei einer Aspiration von saurem Magensaft verteilt sich das Aspirat innerhalb von 12 - 18 s über den Tracheobronchialbaum. Prädilektionsstellen sind die posterioren Segmente des rechten

Tabelle 3. Zeitlicher Verlauf der pathologisch-anatomischen Veränderungen

- Verteilung des Aspirats über den Tracheobronchialbaum in 12 - 18 s
- Erste Atelektasen nach 3 min
- Bronchospasmus } wenige Minuten
  Epitheluntergang } bis Stunden
  Permeabilitätsstörungen, Lungenödem
- Konsolidierungsphase 24 - 36 h
- Hyaline Membranen 48 h

Tabelle 4. Arterielle Blutgaswerte bei Hunden 30 min nach Aspiration von 2 ml/kg verschiedenartigen Materials (GIBBS, 1986)

Material	pH	PaO_2 (mm Hg)	$PaCO_2$ (mm Hg)	pHa
NaCl	5,9	61	34	7,37
HCl	1,8	41	45	7,29
Nahrungsreste	5,9	34	51	7,19
Nahrungsreste	1,8	23	56	7,13

Oberlappens sowie die oberen Segmente des rechten und linken Unterlappens (33).

Erste Atelektasen treten nach 3 min auf (18). Die Resorptionsgeschwindigkeit der sauren Valenzen ist mit einer direkten i.v.-Injektion von 0,1 n HCl vergleichbar (10). Das pathologisch-anatomische Bild wird geprägt durch eine ausgeprägte Atelektaseneigung, einen intensiven Bronchospasmus, einen Untergang der bronchoalveolären Epithelien und Flimmerepithelien sowie gravierenden Permeabilitätsstörungen in der Lungenstrombahn mit Sequestration eines Protein- und zellreichen Exsudates. Sobald die Kapazität der interstitiellen Lymphdrainage überschritten ist, ist ein alveoläres Lungenödem unvermeidlich (18).

Nach Überstehen der Akutphase erfolgt innerhalb von 24 - 36 h die Konsolidierungsphase mit Infiltration polymorphkerniger Zellen. Nach 48 h kommt es zur Ausbildung hyaliner Membranen. Trotz erheblicher Narben im Lungenparenchym hat die Lunge nach zwei bis drei Wochen fast ihr normales Gewicht wieder erreicht. Bronchialobstruktionen und Pleuraverwachsungen können zurückbleiben.

Die Gewebsreaktion nach Aspiration von Mageninhalt mit einem pH-Wert > 2,5 ist wesentlich geringer ausgeprägt und beschränkt sich auf die Trachea und die großen Bronchien. In der Regel erfolgt eine rasche Rückbildung mit Normalisierung des PaO_2 innerhalb von 48 h (Tabelle 4).

Ein völlig anderes pathologisch-anatomisches Bild findet sich bei Aspiration partikulärer Nahrungsbestandteile. Im Gegensatz zur neutrophilen Kampfphase nach Säureaspiration überwiegen ausgedehnte granulomatöse Gewebsreaktionen, die an Tuberkel erinnern, in ihrer Auswirkung auf den Gasaustausch aber ebenso schwerwiegend sein können. Die Veränderungen können über Wochen bestehen und selbst nach Monaten Grundlage infektiöser Lungenerkrankungen sein (10, 18, 33).

Verringerung des Aspirationsrisikos

In mehreren Vergleichsstudien wurde die Wirksamkeit von Glycopyrrolat, Scopolamin und Atropin auf Magensaftsekretion und -pH getestet (27, 42, 45). SALEM stellte 1976 an einem pädiatrischen Patientengut eine signifikante Verminderung des Magensaftvolumens und Anhebung des Magensaft-pH nur nach i.m.-Prämedikation mit 7 - 10 µg/kg Glycopyrrolat fest (46). Äquipotente Dosen von Scopolamin und Atropin zeigten keine Wirkung. MANCHIKANTI und ROUSH (27) und STOELTING (45) konnten diese Ergebnisse bei Erwachsenen nicht bestätigen. Die Unterschiede beruhen wahrscheinlich auf der doppelt so hohen Dosierung von Atropin und Glycopyrrolat durch SALEM. Aufgrund der vorliegenden Befunde sollte Glycopyrrolat (0,3 mg i.m. oder 0,1 mg i.v.) anderen Anticholinergika zur Prämedikation von Risikopatienten vorgezogen werden.

Metoclopramid (Tabelle 5)
Metoclopramid (10 - 20 mg i.m.) wird häufig postoperativ als Antiemetikum verwendet. Zentral wirkt es als Dopaminantagonist. In der Peripherie stimuliert es die Freisetzung von Acetylcholin, wodurch es den Tonus des unteren Ösophagussphinkters steigert und die Magenentleerung beschleunigt. Seine Wirkung auf Magensaft-pH und -volumen ist umstritten. Durch die Applikation von 10 - 20 mg Metoclopramid i.m./i.v. läßt sich allenfalls eine Verminderung des Magensaftvolumens bei nur geringer Beeinflussung des pH erzielen (6, 36, 51). Ein deutlicher Wirkungseintritt ist bereits nach 20 min zu beobachten (7, 8, 9). Im Gegensatz dazu stellte COHEN 1984 nach einer i.m.-Prämedikation von 10 mg Metoclopramid zur Sectio caesarea weder eine Verminderung des Magensaftvolumens noch einen Anstieg des Magensaft-pH über den kritischen Wert von 2,5 fest (7). Allerdings war die Anzahl der Patienten mit niedrigem pH und hohem Magensaftvolumen deutlich vermindert. Nebenwirkungen bei Mutter und Kind wurden nicht beobachtet.

Unter Berücksichtigung der Kontraindikationen (mechanischer Ileus, Parkinsonismus) und der eingeschränkten Wirksamkeit bei Schwangeren vor Sectio caesarea kann die Applikation von Metoclopramid (10 - 20 mg i.m.) bei Risikopatienten als Präventivmaßnahme empfohlen werden.

Tabelle 5. Einfluß von Metoclopramid auf Magensaft-pH und -volumen

	Patientengut	Dosis	Kontrollgruppe pH < 2,5	Kontrollgruppe Vol. > 25 ml	Metoclopramid pH < 2,5	Metoclopramid Vol. > 25 ml
OLSSON, 1982	Kinder-traumatologie	0,3 mg/kg i.m. (120 min vor Anästhesiebeginn)	32 %	72 %*	32 %	38 %*
WYNER, 1982	Abrasio ab der 20. Schwanger-schaftswoche	10 mg i.m. (15 – 30 min vor Anästhesiebeginn)	69 %	51 %*	61 %	13 %*
COHEN, 1984	Sectio caesarea	10 mg i.m. (15 min vor Anästhesiebeginn)	57 %	54 %	40 %	53 %

* $p < 0{,}05$

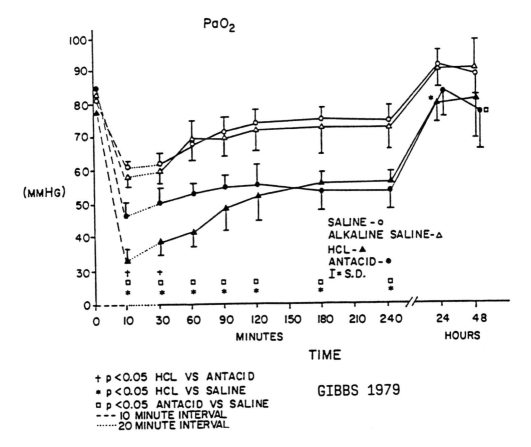

Abb. 2. PaO_2 nach Aspiration von 0,9 % NaCl (o), alkalisiertem NaCl (pH 8,0) (△), Mg-Trisilikat (●) und 0,1 n HCl (▲)

Antazida (Abb. 2)
Die orale Applikation von Antazidalösungen ist im angloamerikanischen Sprachraum fester Bestandteil besonders der geburtshilflichen Anästhesie. Die zunächst verwendeten partikulären Antazida vom Emulsionstyp wie Mg-Trisilikat hatten jedoch im Falle einer Aspiration ähnlich gravierende Folgen wie 0,1 n HCl.

Durch die heute übliche Verwendung wasserlöslicher Antazida, wie z. B. 30 ml 0,3molarer Natriumzitratlösung 10 - 60 min vor Narkoseeinleitung, läßt sich der pH des Magensaftes bei über 87 % der Schwangeren vor Sectio caesarea auf 2,5 anheben ([11], [15], [16]). Neuere Ergebnisse von SOLANSKI 1986 an 60 Kindern mit einem mittleren Alter von 3,6 Jahren weisen eine sichere Anhebung des Magensaft-pH auf > 2,5 durch die Gabe von 0,4 ml/kg 0,3molarer Natriumzitratlösung bei 95 % der Kinder nach ([43]).

Als Nachteile müssen jedoch die Zunahme des Magensaftvolumens sowie die kurze Wirkdauer von maximal 4 h berücksichtigt werden.

Tabelle 6. Einfluß von Cimetidin auf den Magensaft-pH
(STOELTING, 1978)

	Magensaft-pH (% der Patienten)		
	< 2,5	2,5 - 5,0	> 5
Kein Cimetidin	60	34	6
Cimetidin (300 mg per os) am Vorabend	22	38	40
Cimetidin (300 mg per os) am Vorabend sowie 1 - 2 h vor OP	16	24	60

Zusammenfassend muß man konstatieren, daß sich Antazida wegen ihrer effizienten Anhebung des Magensaft-pH und ihres schnellen Wirkungseintritts besonders für Notfalleingriffe und dringliche Indikationen anbieten.

H_2-Rezeptorenblocker
Cimetidin vermindert als H_2-Rezeptorantagonist die Magensaftsekretion bzw. hebt den pH-Wert an (Tabelle 6). 45 - 60 min nach oraler Applikation von Cimetidin ist mit effektiven Plasmawirkspiegeln von 0,5 µg/ml zu rechnen. Die Wirkdauer beträgt 4 - 6 h. Ranitidin verfügt bei gleich schnellem Wirkungseintritt über eine längere Wirkdauer von 8 h, geringere Nebenwirkungen und über ein geringeres Interaktionspotential mit anderen Pharmaka.

Die zahlreichen Studien über Dosierung und Applikationsmodus von H_2-Rezeptorantagonisten lassen sich folgendermaßen zusammenfassen ([14], [20], [25], [28], [29], [30], [32], [44]):

1. Es besteht eine klare Dosis-Wirkungs-Beziehung zwischen applizierter Dosis und der Verminderung des Magensaftvolumens bzw. der Anhebung des Magensaft-pH.

2. H_2-Antagonisten üben keinen Einfluß auf Azidität und Volumen des bereits im Magen vorhandenen Sekretes aus. Bei der Applikation ist ein Latenzintervall von mindestens 1 h bei i.v.-Gabe bzw. 2 - 4 h bei oraler Gabe zu berücksichtigen.

3. Therapieversager sind - wenn auch selten - bei jedem Applikationsschema möglich.

4. In der Praxis hat sich die kombinierte Gabe von 400 mg Cimetidin per os am Vorabend der OP sowie 400 mg Cimetidin i.m. 2 - 4 h vor Anästhesiebeginn bewährt, mit der sich eine Verminderung der Risikopatienten auf 15 % und weniger erzielen läßt.

Bei Noteingriffen ist eine Kombination mit oralen Antazida sicherlich sinnvoll.

Tabelle 7. Nebenwirkungen einer Cimetidinmedikation

1. Vorübergehender Kreatininanstieg, reversible interstitielle Nephritis
2. Bei rascher i.v.-Injektion Bradykardie, Herzstillstand, AV-Dissoziation, Blutdruckabfall möglich
3. Aggravierung eines bestehenden Asthma bronchiale
4. Knochenmarkdepression (1 : 12 000 000)
5. Akute und protrahierte Psychosen
6. Verlängerung der Wirkung zentralnervös wirksamer Substanzen durch Hemmung mikrosomaler Leberenzyme (z. B. Benzodiazepine)

Bei dringlichen Indikationen bietet sich eine Kombination von H_2-Blockern mit Metoclopramid an (20, 23).

Bei Kindern läßt sich der pH des Magensaftes durch die orale Gabe von 7,5 bzw. 10 mg/kg 1 - 4 h vor Anästhesiebeginn in 95 bzw. 100 % über 2,5 anheben (19). Die optimale Dosierung für Ranitidin im Kindesalter (sieben Jahre) wird von YOUNG 1986 mit 2 mg/kg per os etwa 1 h vor Narkoseeinleitung angegeben (52).

Im Hinblick auf die Nebenwirkungen (Tabelle 7) bestehen zwischen Cimetidin und Ranitidin keine grundsätzlichen Unterschiede. Bei rascher i.v.-Injektion können durch einen direkten Angriff an myokardialen und peripher vaskulären H_2-Rezeptoren Bradykardien, Blutdruckabfälle und sogar Herzstillstände auftreten. Durch die Verminderung der Leberdurchblutung um bis zu 30 % sowie durch eine Hemmung mikrosomaler Leberenzyme ist mit einer verlängerten Wirkdauer von Marcumar, Benzodiazepinen, Phenytoin, Theophyllin, Betablockern und Lidocain zu rechnen. Beide Substanzen sind in klinischer Dosierung plazentagängig. Eingehende Untersuchungen an Neugeborenen zeigten jedoch keine Beeinträchtigung neurologischer Funktionen (20, 25, 31, 32, 37, 38, 47, 48, 49).

Narkoseeinleitung
Die empfohlene Nüchternheitsgrenze von 6 h bietet selbst bei Elektiveingriffen nur einen relativen Schutz (24). Eine Entlastung des Magens vor Narkoseeinleitung mittels Magensonde gelingt selbst unter günstigen Bedingungen nur zu 60 - 80 % und ist für den Patienten überdies belastend. Zur Prophylaxe einer relativen Insuffizienz des Kardiasphinkters sollte die Sonde vor Narkoseeinleitung in den distalen Ösophagus zurückgezogen werden (24, 35).

Zu den allgemeinen Maßnahmen gehören ein sicherer venöser Zugang, ein leistungsfähiger Sauger, dicke Absaugkatheter, Endotrachealtuben in verschiedenen Größen mit Führungsstab, ein funktionsfähiges Laryngoskop, ein kippbarer OP-Tisch sowie durchsichtige Narkosemasken (35).

Bei Verdacht auf Intubationsschwierigkeiten sollte eine fiberoptische Intubation unter Lokalanästhesie in Betracht gezogen werden. Eine Narkoseeinleitung in halbsitzender Position vermindert zwar das Risiko einer Regurgitation, schützt jedoch nicht vor aktivem Erbrechen. Alternativ kommt eine Einleitung in Kopftieflage in Frage.

Der Nutzen einer Präkurarisierung bleibt umstritten. Pancuronium erscheint als das Mittel der Wahl, da es im Gegensatz zu Alloferin durch eine direkte alphaadrenerge Stimulation zu einer signifikanten Tonussteigerung des Kardiasphinkters führt (21, 31). Succinylcholininduzierte Muskelfaszikulationen können zu intragastralen Druckanstiegen von 40 - 60 cm H_2O führen. Bei intaktem Kardiasphinkter nimmt der Verschlußdruck der Kardia jedoch in gleichem Maße zu.

Die kritische Phase bei Narkoseeinleitung ist die Zeit vom Bewußtseinsverlust des Patienten bis zur Blockung des Tubus. Eine "Rapid sequence induction" ermöglicht die Durchführung der Intubation in der kürzest möglichen Zeit, ist jedoch nicht frei von Risiken. Unerwartete Intubationsprobleme können nach Bewußtseinsverlust und Relaxierung zu Hypoxie, Asphyxie, Aspiration oder allen drei Komplikationen führen. Eine Analyse von 21 Aspirationen während der Einleitung ergab, daß 14 von 21 im Rahmen einer schwierigen Intubation mit bis zu sieben Intubationsversuchen auftraten (17). Die Häufigkeit einer verzögerten Intubation wird auf 10 % geschätzt und kann durch die routinemäßige Verwendung von Führungsstäben auf etwa 5 % reduziert werden.

Bei korrekter Durchführung des Sellickschen Handgriffs, der eine Kompression des Ösophagus durch manuellen Druck auf das Krikoid zum Ziel hat, ist ein Verschluß des Ösophagus bis zu Drucken von 50 - 100 cm H_2O möglich. Voraussetzung ist jedoch, daß der Druck auf das Krikoid und nicht auf den Schildknorpel oder den gesamten Larynx ausgeübt wird. Weiterhin ist es wichtig, daß der Handgriff bis zur Blockung des Cuff durchgehalten wird. Eine intermittierende Maskenbeatmung bei wiederholten Intubationsversuchen ist keine Kontraindikation gegen den Sellickschen Handgriff. Die Bedeutung des Sellickschen Handgriffs wird durch eine englische Studie untermauert: Bei sieben von 11 Aspirationszwischenfällen während Sectio caesarea wurde der Sellicksche Handgriff falsch durchgeführt oder vorzeitig abgebrochen (42).

Semielastische Magensonden werden durch den Sellickschen Handgriff nicht komprimiert, so daß sie ihre Funktion als Druckventil erfüllen können (42).

Die zweite kritische Phase im Hinblick auf die Aspiration ist die Extubationsphase, die grundsätzlich nur beim wachen Patienten durchgeführt werden sollte. Pressen, Husten, scheinbare Schluckbewegungen oder ungezielte Abwehrbewegungen des Patienten sind eher ein Zeichen für das Exzitationsstadium als für einen ausreichend wachen Patienten.

Postoperativ ist eine adäquate Überwachung des Patienten unbedingt erforderlich. Untersuchungen von BURGESS (4) bewiesen, daß der reflektorische Verschluß des Kehlkopfeinganges bei fünf

Tabelle 8. Sofortmaßnahmen nach Aspiration von Mageninhalt

1. Tracheobronchiales Absaugen
2. Intubation
3. Assistierte/kontrollierte Beatmung, FiO_2 1,0
4. PEEP 5 - 10 cm H_2O
5. Intravasale Flüssigkeitssubstitution
6. Diuretika
7. (Aminophyllin/Betaadrenergika)

von acht Patienten unmittelbar nach Extubation, bei 20 % nach 4 h und bei 5 % selbst nach 8 h nicht gewährleistet war (4).

Symptomatik

Nach Aspiration besteht die klinische Symptomatik in heftigem Bronchospasmus, Dyspnoe, Zyanose, Tachykardie, motorischer Unruhe und vor allem Hypoxie. Der Auskultationsbefund ergibt Giemen oder grobe RGs und ist gelegentlich wenig spezifisch. Hauptsymptom ist die gravierende Abnahme des PaO_2, was stets ein frühes Indiz für den Schweregrad der Aspiration darstellt.

Die Aussagekraft radiologischer Befunde ist erheblich eingeschränkt. In etwa 10 % ist mit falsch negativen Befunden zu rechnen. Der radiologische Befund kann mehrere Stunden hinter der klinischen Symptomatik herhinken. Gravierende Befunde in der Frühphase lassen meist auf einen schweren Verlauf schließen. Häufig tritt nach Einleitung der Therapie eine rasche Befundverbesserung auf. Eine sekundäre Verschlechterung des radiologischen Befunds deutet auf eine bakterielle Superinfektion, ein schweres ARDS oder eine Lungenembolie hin.

Therapie

Sofortmaßnahmen (Tabelle 8)
Zu den Erstmaßnahmen nach Aspiration gehören die Kopftieflagerung des Patienten, die sofortige Intubation mit Absaugen des Tracheobronchialbaumes sowie eine kontrollierte Beatmung mit hohen O_2-Partialdrucken und einem PEEP von 5 - 10 cm H_2O. Obstruierende Bestandteile des Aspirats müssen gegebenenfalls unter direkter endoskopischer Sicht entfernt werden.

Ebenso wichtig ist die Korrektur eines intravasalen Volumenmangels. Im Rahmen des erweiterten hämodynamischen Monitorings kann ein Swan-Ganz-Katheter wertvolle Hilfe bei der Steuerung einer adäquaten Volumentherapie leisten.

Der Nutzen einer Bronchiallavage erscheint in Anbetracht der unmittelbar eintretenden morphologischen Schäden eher fraglich (10). Der Versuch einer Neutralisation des Aspirats durch Instillation einer verdünnten Natriumbikarbonatlösung ist wegen der deletären Folgen als obsolet abzulehnen (33).

Antibiotika sollten nur gezielt oder bei Aspiration von fäkulentem Darminhalt sowie bei manifester oder bedrohlicher Superinfektion appliziert werden (15, 16, 24, 33).

Schwere bronchospastische Zustände sind einer Therapie mit Beta-adrenergika (z. B. Terbutalin 0,75 - 1,5 mg alle 3 h per inhalationem) oder Aminophyllin (5 mg/kg initial, gegebenenfalls Infusion mit 0,7 mg/kg/h) zugänglich.

Die Applikation von Steroiden erbrachte keine Verbesserung der Prognose und kann deshalb nicht mehr empfohlen werden (12, 13, 33).

Zusammenfassung

Die alarmierenden Zahlen der Statistik sprechen dafür, daß das Mendelson-Syndrom trotz aller intensivtherapeutischen Fortschritte nichts von seinen Gefahren eingebüßt hat. Die Anzahl der Risikopatienten läßt sich aufgrund des Patientenguts kaum vermindern. Die Lösung zu dem Problem kann nur in einer konsequenten Prävention liegen. Sie beginnt bei der Identifizierung von Risikopatienten und einer effizienten präoperativen Vorbereitung aller anästhesierelevanten Parameter. Durch den gezielten Einsatz von H_2-Blockern, oralen Antazida bzw. Metoclopramid sowie durch eine sichere Beherrschung der "Rapid sequence induction" mit Sellickschem Handgriff läßt sich eine Aspiration vielleicht nicht verhindern, die schwerwiegenden Folgen auf den Gasaustausch in der Lunge und den Gesamtorganismus lassen sich aber mildern.

Literatur

1. ADELHOY, B., PETTING, O., NYBO JENSEN, B., MIKKELSEN, S.: Refraining from cigarette smoking before premedication does not decrease the risk of acid pulmonary aspiration during anaesthesia. Canad. Anaesth. Soc. J. 32, 499 (1985)

2. AWE, W. C., FLETCHER, W. S., JACOB, S. W.: The pathophysiology of aspiration pneumonitis. Surgery 60, 235 (1966)

3. BLITT, C. D., GUTMAN, H. L., COHEN, D. D., et al.: Silent regurgitation and aspiration during general anesthesia. Anesth. Analg. 49, 707 (1970)

4. BURGESS, G. E., COOPER, J. R., MARINO, R. J., et al.: Laryngeal competence after tracheal extubation. Anesthesiology 51, 73 (1979)

5. CAMERON, J. L., MITCHELL, W. H., ZUIDEMA, G. D.: Aspiration pneumonia: clinical outcome following documented aspiration. Arch. Surg. 106, 49 (1973)

6. COHEN, S. E., JASSON, J., TALAFRE, M. L., CHAUVELOT-MOACHON, L., BARRIER, G.: Does metoclopramide decrease the volume of gastric contents in patients undergoing cesarean section? Anesthesiology 61, 604 (1984)

7. COTTON, B. R., SMITH, G.: The lower esophageal sphincter and anaesthesia. Brit. J. Anaesth. 56, 37 (1984)

8. COTTON, B. R., SMITH, G.: Single and combined effects of atropine and metoclopramide on the lower oesophageal sphincter pressure. Brit. J. Anaesth. 53, 869 (1981)

9. COTTON, B. R., SMITH, G.: Comparison of the effects of atropine and glycopyrrolate on lower oesophageal sphincter pressure. Brit. J. Anaesth. 53, 875 (1981)

10. DAL SANTO, G.: Acid aspiration: Pathophysiological aspects, prevention, and therapy. In: Problems and advances in respiratory therapy (ed. G. RACS). International Anesthesiology Clinics, vol. 24, No. 1. Boston: Little Brown & Comp. 1986

11. DEWAN, D. M., FLOYD, H. M., THISTLEWOOD, J. M., BOGARD, D., SPIELMAN, F. J.: Sodium citrate pretreatment in elective cesarean section patients. Anesth. Analg. 64, 34 (1985)

12. DOWNS, J. B., CHAPMAN, R. H., MODELL, J. H., HOOD, C. I.: An evaluation of steroide therapy in aspiration pneumonitis. Anesthesiology 40, 129 (1974)

13. DUDLEY, W. R., MARSHALL, B. E.: Steroid treatment for acid aspiration pneumonitis. Anesthesiology 40, 136 (1974)

14. FRANCIS, R. M., KWIK, R. S. H.: Oral ranitidine for prophylaxis against Mendelson's syndrome. Anesth. Analg. 61, 130 (1982)

15. GIBBS, C. P., SPOHR, L., SCHMIDT, D.: The effectiveness of sodium citrate as an antacid. Anesthesiology 57, 44 (1982)

16. GIBBS, C. P., CARUTHERS BANNER, T.: Effectiveness of Bicitra[R] as a preoperative antacid. Anesthesiology 61, 97 (1984)

17. GIBBS, C. P., ROLBIN, S. H., NORMAN, P.: Cause and prevention of maternal aspiration. (Letter to the editor.) Anesthesiology 61, 111 (1984)

18. GÖTZ, E.: Das Mendelson Syndrom: Pathogenese, klinisches Bild, Inzidenz, Prognose. In: Histamin und Histamin-Rezeptor-Antagonisten (eds. A. DOENICKE, W. LORENZ). Sertürner Workshop Einbeck. Berlin, Heidelberg, New York, Tokyo: Springer 1985

19. GOUDSOUZIAN, N., COTE, C. J., LIU, L. M. P., et al.: The dose-response effects of oral cimetidine and gastric pH and volume in children. Anesthesiology 55, 533 (1981)

20. HODKINSON, R., GLASSERBERG, R., JOYCE, T. H., COOMBS, D. W., OSTHEIMER, G. W., GIBBS, C. P.: Comparison of cimetidine (Tagamet) with antacid for safety and effectiveness in reducing gastric acidity before elective cesarean section. Anesthesiology 59, 86 (1983)

21. HUNT, P. C. W., COTTON, B. R., SMITH, G.: Comparison of the effects of pancuronium and atracurium on the lower esophageal sphincter. Anesth. Analg. 63, 65 (1984)

22. JAMES, C. F., GIBBS, C. P., BANNER, T.: Postpartum perioperative risk of aspiration pneumonia. Anesthesiology 61, 756 (1984)

23. JOHNSTON, J. R., MOORE, J., McCAUGHEY, W., DUNDEE, J. W., HOWARD, P. J., TONER, W., McCLEAN, E.: Use of cimetidine as an oral antacid in obstetric anesthesia. Anesth. Analg. 62, 720 (1983)

24. KATZ, J., BENUMOF, J., KADIS, L. B.: Anesthesia and uncommon diseases. Philadelphia, London, Toronto, Sidney: Saunders 1981

25. KOWALSKY, S. F.: Cimetidine in anesthesia: does it minimize the complications of acid aspiration? Drug Intell. Clin. Pharmacol. 18, 382 (1984)

26. LeFROCK, J. L., CLARK, T. S., DAVIES, B., et al.: Aspiration pneumonia: a ten year review. Amer. Surg. 45, 305 (1979)

27. MANCHIKANTI, L., ROUSH, J. R.: Effect of preanesthetic glycopyrrolate and cimetidine on gastric fluid pH and volume in outpatients. Anesth. Analg. 63, 40 (1984)

28. MANCHIKANTI, L., COLLIVER, A. J., MARRERO, T. C., ROUSH, J. R.: Ranitidine and metoclopramide for prophylaxis of aspiration pneumonitis in elective surgery. Anesth. Analg. 63, 903 (1984)

29. MANCHIKANTI, L., ROUSH, J. R., COLLIVER, A. J.: Effect of preanesthetic ranitidine and metoclopramide on gastric contents in morbidly obese patients. Anesth. Analg. 65, 195 (1986)

30. MANCHIKANTI, L., COLLIVER, J. A., BLANE GROW, J., DEMEYER, R. G., HADLEY, C. H., ROUSH, J. R.: Dose-response effects of intravenous ranitidine on gastric pH and volume in outpatients. Anesthesiology 65, 180 (1986)

31. McCAMMON, R. L.: Pulmonary aspiration - protection and prevention. International Anesthesia Research Society - Review Course Lectures, p. 104, 1985

32. McCAUGHEY, W., HOWE, J. P., MOORE, J., DUNDEE, J. W.: Cimetidine in elective cesarean section. Anaesthesia 36, 167 (1981)

33. MODELL, J. H.: Aspiration pneumonitis. ASA Refresher Courses in Anesthesiology (ed. S. G. HERSHEY), vol. 10. Philadelphia: Lippincott 1982

34. MORISON, D. H., DUNN, G. L., FARGAS-BABJAK, A. M., MOUGDIL, G. C., SMESTAD, K., WOO, J.: A double-blind comparison of cimetidine and ranitidine as prophylaxis against gastric aspiration syndrome. Anesth. Analg. 61, 988 (1982)

35. NEMES, C., NIEMER, M., NOACK, G.: Datenbuch Anästhesiologie, 3. Auflage. Stuttgart, New York: Fischer 1985

36. OLSSON, J. L., HALLEN, B.: Pharmacological evacuation of the stomach with metoclopramide. Acta anaesth. scand. 26, 417 (1982)

37. OSTHEIMER, G. W., MORRISON, J. A., LAVOIE, C., SEPKOSKI, C., HOFFMAN, J., DATTA, S.: The effect of cimetidine on mother, newborn and neonatal behaviour. Anesthesiology 57, A 490 (1982)

38. REINHOLD, P.: Präventionsmöglichkeiten des Mendelson-Syndroms. In: Der Anästhesist in der Geburtshilfe (ed. J. B. BRÜCKNER). Anaesthesiologie und Intensivmedizin, Bd. 152. Berlin, Heidelberg, New York, Tokyo: Springer 1982

39. ROBERTS, SHIRLEY 1974

40. ROGERS, M. A., TOUNG, J. K., GURTNER, G., ROGERS, M. C., RAYSTMAN, R. J., CAMERON, J. L.: The effects of osmolarity on pulmonary damage in aspiration. Anesthesiology 61, A 490 (1984)

41. SALEM, M. R., JOSEPH, M., BELANI, B., HEYMAN, H. J.: Cricoid compression is effective in obliterating the esophageal lumen in the presence of a nasogastric tube. Anesthesiology 61, A 401 (1984)

42. SALEM, M. R., WONG, A. Y., MANI, M., BENNETT, E. J., TOYAMA, T.: Premedicant drugs and gastric juice pH and volume in pediatric patients. Anesthesiology 44, 216 (1976)

43. SOLANSKI, D. R., NICOLAS, D. A., WILLIAMS, K. R.: Comparative effects of Na-citrate and oral cimetidine on gastric pH in pediatric patients. Anesth. Analg. 65, 147 (1986)

44. STOCK, J. G., SUTHERLAND, A. D.: The role of H_2-receptor antagonist premedication in pregnant day care patients. Canad. Anaesth. Soc. J. 32, 463 (1985)

45. STOELTING, R. K.: Responses to atropine, glycopyrrolate, and riopan on gastric fluid pH and volume in adult patients. Anesthesiology 48, 367 (1978)

46. TOMKINSON, J., TURNBULL, A., ROBSON, G., et al.: Report on confidential enquiries into maternal deaths in England and

Wales 1976 - 78. London, Her Majesty's Stationery Office, 1982

47. TRYBA, M., YILDIZ, F., ZENZ, M., SCHWERDT, M.: Prophylaxe der Aspirationspneumonie mit Cimetidine. Anaesthesist $\underline{31}$, 584 (1982)

48. TRYBA, M.: Prävention des Mendelson-Syndroms. Atemweg-Lungenkrht. $\underline{11}$, 543 (1985)

49. TRYBA, M., YILDIZ, F., ZENZ, M.: Allgemeine und medikamentöse Maßnahmen zur Prophylaxe und Therapie der Aspirationspneumonie. In: Histamin- und Histamin-Rezeptor-Antagonisten (eds. A. DOENICKE, W. LORENZ). Sertürner Workshop Einbeck. Berlin, Heidelberg, New York, Tokyo: Springer 1985

50. TURNDORF, H., RODIS, I. D., CLARK, T. S.: Silent regurgitation during general anesthesia. Anesth. Analg. $\underline{53}$, 700 (1974)

51. WYNER, J., COHEN, S. E.: Gastric volume in early pregnancy: effect of metoclopramide. Anesthesiology $\underline{57}$, 209 (1982)

52. YOUNG, E. T., GOUDSOUZIAN, M. G., SHAH, B. S.: Effect of ranitidine on intragastric pH in children. Anesth. Analg. $\underline{65}$, 170 (1986)

Vermeidung von Lagerungsschäden

Von H. Strauss

Schäden, die Patienten durch die Lagerung zur Operation erleiden, sind so alt wie die Narkose selbst. Der seiner Schutzreflexe und Schmerzreaktionen beraubte Patient konnte so gelagert werden, wie es für die Operation günstig war. So erschienen bereits Ende des 19. Jahrhunderts erste Berichte über "Narkoselähmungen", insbesondere der oberen Extremität (5). Es wurde bald erkannt: Die "Narkoselähmung" ist ein Schaden während, nicht ein Schaden durch Narkose.

Im Bemühen um Vermeidung lagerungsbedingter Schäden überschneiden sich Aufgaben- und Verantwortungsbereiche von Operateur und Anästhesist; so schafft der Narkosearzt erst die Bedingungen, unter denen extreme Lagerungen möglich sind und es zu Schäden kommen kann (25, 35). Letztlich stellt jede Position auf dem OP-Tisch einen Kompromiß zwischen den berechtigten Wünschen des Operateurs zur eingriffspezifischen Erleichterung auf der einen Seite und der potentiellen Gefährdung des Patienten auf der anderen Seite dar. Treten dann doch Läsionen ein, so führt diese Konfliktsituation nahezu zwangsläufig auch zu juristischen Streitigkeiten. Prozesse mit unterschiedlichem Ausgang führten schließlich zu Vereinbarungen zwischen den Berufsverbänden der beteiligten Fachdisziplinen mit dem Ziel einer befriedigenden Aufgabenteilung (2).

So zeichnet der Anästhesist verantwortlich für die Extremitäten, die er für Monitoring- und Infusionszwecke benötigt, während auf der anderen Seite der Chirurg die initiale Lagerung auf dem OP-Tisch sowie alle intraoperativen (geplanten) Änderungen vertritt (26, 35, 36). Gleichwohl ist auch der Anästhesist als Partner des Operateurs gehalten, geplante, aber auch unbeabsichtigte Lagerungsänderungen zu überwachen. Diese Zusammenarbeit läßt sich mit dem Begriff der "kritischen Hilfsbereitschaft" umschreiben, wobei der Anästhesist jede Möglichkeit zur Hilfe für den Chirurgen suchen muß, aber die Sicherheit des Patienten nie aus den Augen verlieren darf.

Nun zu den Schäden selbst, die durch fehlerhafte Lagerung eintreten können (Tabelle 1). Am häufigsten sind beim Schadenseintritt Nervenläsionen mit Ausfallserscheinungen im sensiblen oder motorischen Bereich zu nennen (21, 27, 29, 31). Da es sich im allgemeinen um stumpfe Krafteinwirkungen handelt, findet sich das histologische Bild der Neuropraxie oder Axonotmesis, die bei erhaltener Nervenstruktur eine gute Rückbildungstendenz hat (3). Einzelnerven mit anatomisch exponiertem Verlauf oder Nervenplexus im Bereich präformierter Engstellen sind besonders gefährdet.

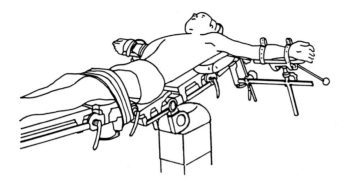

Mammaoperation

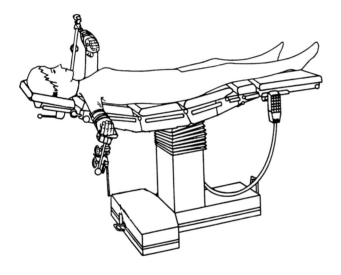

Appendektomie

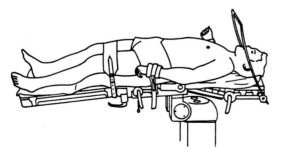

Magenresektion

Abb. 1. Rückenlage und Abwandlungen I (19, 30)

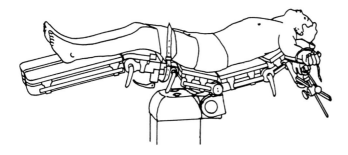

Strumaoperation
Standardform der Lagerung
zur HNO-Operation

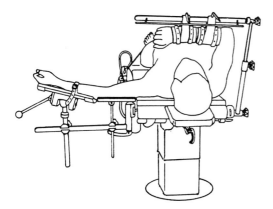

Arm-Hochlagerung am Narkosebogen

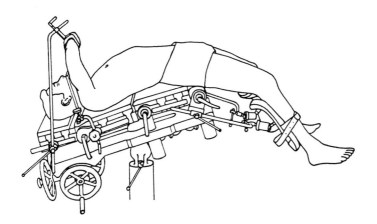

Blasenoperation
Prostatektomie
Gynäkologische Operation:
Abdominaler Eingriff

Abb. 1. Rückenlage und Abwandlungen I (19, 30)

Tabelle 1. Lagerungsbedingte Risikobereiche

Nerven und Nervenplexus
Haut an Auflageflächen
Organe in Hautniveau (z. B. Bulbi, Haare)
Gelenke und Bandapparat

An zweiter Stelle folgen Schäden im Bereich der Haut oder anderer oberflächlich gelegener Strukturen. Schließlich finden sich – bei entsprechend subtiler Fahndung – auch Schäden im Bereich gelenkiger Verbindungen, insbesondere im Wirbelsäulenbereich oder bei bereits bewegungseingeschränkten Gelenken.

Erstaunlicherweise finden sich in der Literatur überwiegend Veröffentlichungen über stattgehabte Schädigungen und nur selten finden sich konkrete Angaben über Hilfen zur Vermeidung von Läsionen; umfassende statistische Angaben fehlen (20).

Die Zahl möglicher Lagerungen für Eingriffe ist so vielfältig wie das operative Spektrum selbst. Die sich aus der einfachen Rückenlage ergebenden Grundpositionen lassen sich beliebig verändern und den jeweiligen aktuellen Anforderungen anpassen, so daß eine vollständige Übersicht jeden Rahmen sprengen würde. Für alle Lagerungen gilt, daß Schäden an peripheren Nerven oder Nervenplexus in erster Linie durch Druck- und Zugkräfte entstehen, weil hierdurch eine axonale Minderperfusion zustande kommt (3, 8, 29). Diese Situation wird durch systemische Einflüsse wie Hypotonie, Vasokonstriktion oder Hypothermie noch verstärkt. Prädilektionsorte sind an der oberen Extremität der N. radialis am Oberarm, der N. ulnaris am medialen Epikondylus sowie der Plexus brachialis auf seinem Weg aus der oberen Thoraxapertur durch die Skalenuslücke in die Axilla unter der Klavikula hindurch (3, 6, 9, 20, 22). Aber auch Läsionen im Bereich des N. axillaris (13), oberflächlicher Hautnerven oder Nerven des Erbschen Punktes sind beschrieben; schließlich finden sich als Rarität Läsionen des sympathischen Geflechts im zervikalen Anteil mit konsekutivem Horner-Syndrom (3, 12, 15, 23).

An der unteren Extremität sind der N. ischiadicus auf seinem langstreckigen Verlauf besonders durch Zugkräfte, der N. peronaeus lateral und der N. saphenus medial am Unterschenkel durch ihre oberflächliche Lage druckgefährdet.

Hautschäden sind vor allem beim unglücklichen Zusammentreffen mehrerer Faktoren, wie langdauernde Lage ohne Lageveränderung, verminderte Gewebsperfusion bei Hypotoniephasen oder verminderter Oxygenierung zu befürchten. Kommt dann noch eine lokale Druckeinwirkung hinzu, z. B. durch eine Hautfalte oder eine Verdickung des Lagerungsmaterials, muß mit Schäden gerechnet werden. Dies ist für eine regionale Alopezie im Rahmen von Eingriffen mit extrakorporaler Zirkulation belegt (17, 20, 28).

Eine gewisse Sonderstellung nimmt der Augenbulbus ein, dessen Läsionen zum einen durch Austrocknung im Bereich der Corneae zu

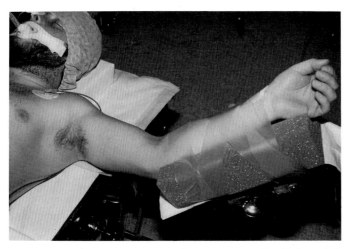

Abb. 2. Korrekte Armauslagerung mit Schaumstoff-Formteil

finden sind, während direkte Druckschäden durch chirurgische Assistenz oder anästhesiologisches Equipment bei abgedecktem Kopf des Patienten vorkommen ([1], [20]).

Schäden an Gelenken, insbesondere an den kleinen Gelenken der Wirbelsäule, entstehen durch forcierte Torsion oder Flexion der betroffenen Areale bei gleichzeitigem Vorhandensein degenerativer oder traumatischer Veränderungen mit Bewegungseinschränkung. So rührt ein Großteil der postoperativ vom Patienten geklagten Rückenbeschwerden von kleinen Schädigungen der Wirbelgelenke mit Mikrofrakturen, Hämatomen und Subluxationen her, die sich während der Positionierung ereignet haben ([4], [18], [20]).

Lassen Sie mich nun die wichtigsten Lagerungen im einzelnen vorstellen: Die normale Rückenlage (Abb. 1) erscheint nur auf den ersten Blick einfach. Mag die leichte Abknickung in Hüft- und Kniegelenken noch der Bequemlichkeit des Patienten dienen, so lauern bereits bei der Auslagerung der Arme Gefahren. Um jederzeit Zugang zur Infusionsstelle zu haben, werden nahezu immer ein oder auch beide Arme in der bekannten Art ausgelagert (Oberarm nicht unter Horizontalebene, Abduktion im Schultergelenk maximal 90°, Beugung im Ellbogengelenk um etwa 150°, Supinationsstellung der Hand) (Abb. 2) ([16]).

Wie wir in eigenen Untersuchungen mit der Laser-Doppler-Flowmessung zeigen konnten, sinkt bei dieser "einfachen" Lagerung des Armes die Hautperfusion bei stabilen Kreislaufverhältnissen um 14,8 %. Wird der Arm im Ellbogengelenk weiter gebeugt und nach oben zum Kopf hin verlagert, wie es z. B. bei Sternotomie nötig ist und einen ungehinderten Zugang zur arteriellen Linie bietet, so fällt die Durchblutung auf 62,7 % des Ausgangswertes ab. Aber auch beim angelegten Arm muß Vorsorge getroffen werden; die Verwendung einer gepolsterten Manschette beugt Druckschäden durch den OP-Tisch am Oberarm und Stauungen durch die Fixationsfessel im Unterarmbereich vor (Abb. 3).

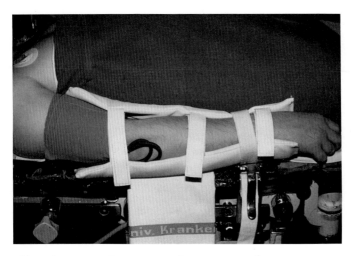

Abb. 3. Korrekte Armanlagerung mit Polstermanschette und Unterarmfessel

Die Alternative, eine Hochlagerung des Armes an den Narkosebügel, entzieht ihn nicht nur dem schnellen Zugang, sondern kann auch, wenn nicht ausgiebig Polstermaßnahmen ergriffen werden, zu erheblichen Druckschäden durch das Metallgestänge führen (3).

Bei der Lagerung zu Abdominaleingriffen kommt noch die zusätzliche Abknickung im Bereich der Lendenwirbelsäule hinzu, die bei entsprechender Ausprägung prädisponierte Patienten schädigen kann. Diese Gefahr droht insbesondere dann, wenn intraoperativ die Dorsalflexion auf Wunsch des Operateurs verstärkt werden soll.

Noch gravierender stellt sich dieser Befund bei der Lagerung zu Unterbaucheingriffen dar. Hier erstreckt sich die Wirbelsäulenbelastung bis auf die Bereiche des Os sacrum und des sakroiliakalen Überganges. Zusätzlich sind der N. ischiadicus im Glutealbereich und der N. peronaeus sowie der N. saphenus durch den Druck der gynäkologischen Beinhalter gefährdet.

Die Standardlagerung der zervikofazialen Chirurgie, die sogenannte Strumalagerung, hat ihre Hauptrisiken im Gesichtsbereich. Bei steril abgedecktem OP-Bereich sind Kontrollen der Gefahrenstellen nahezu unmöglich geworden. Deshalb ist die prophylaktische Einbringung von Augensalbe zur Verhinderung des Lagophthalmus sowie eine zuverlässige Abdeckung beider Augen zur Verhinderung jeglicher Druckeinwirkung, z. B. durch Augenklappen, absolute Notwendigkeit (Abb. 4).

Die Modifikation der einfachen Rückenlagerung mit beidseits ausgelegten Armen, wie sie aus Symmetriegründen z. B. bei Mammaoperationen, aber auch im Bereich der Herzchirurgie bei Kindern erforderlich ist, verdoppelt das Risiko einer Plexusläsion. Der

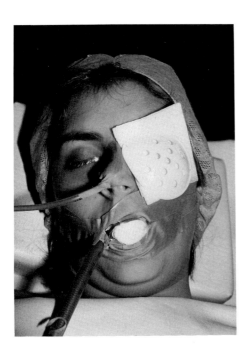

Abb. 4. Augenprotektion mit Augensalbe und Schutzklappe zur Strumaoperation

Einsatz schulterunterstützender Schienen und Polster ist wünschenswert, stößt aber oft auf Ablehnung durch den Operateur (24).

Die Kopftieflagerung (Abb. 5), wie sie für die Laparoskopie des kleinen Beckens oder - weniger ausgeprägt - zur Schockbekämpfung angewendet wird, zeichnet sich durch den Einbau von Schulterstützen aus. Damit wird zwar ein Abgleiten des Patienten vom Tisch verhindert, aber auch Druck auf die physiologische Enge im Bereich der ersten Rippe und der Klavikula ausgeübt. Nur bei einer Positionierung der Schulterstützen am akromeoklavikulären Gelenk können Nervenschäden vermieden werden.

Bei der Seitenlagerung zu Eingriffen im Thorax- oder Nierenbereich häufen sich die Gefahrenquellen. Druckschäden der untenliegenden Extremität müssen durch Polstermaterial vermieden werden; die Lagerung beider Arme ist durch eine Vielzahl von Bügeln und Halterungen erschwert und von unbeabsichtigten Druckstellen bedroht, die Wirbelsäule wird in ihrem gesamten Verlauf torquiert und gebeugt. Abknickung im Halswirbelsäulenbereich verschlechtert die kraniale Hämodynamik, und die sichere Lagerung des Kopfes unter Schonung der Augen fordert Erfahrung und Umsicht.

Mit eine der häufigsten Positionen auf dem OP-Tisch stellt die Steinschnittlage im chirurgischen, urologischen und gynäkologischen Bereich dar. Bei Kopftieflagerung müssen die Schulterstützen optimal angebracht werden, die größte Gefahr droht jedoch von seiten der Beinhaltung (20, 37). Druckschäden an den

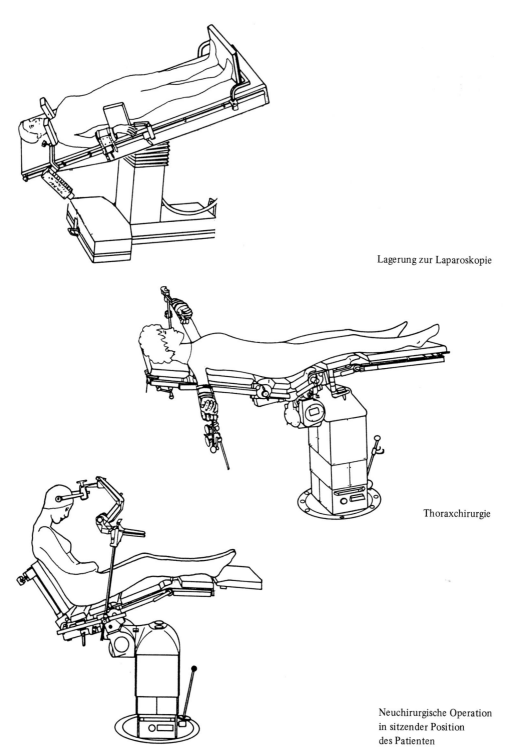

Lagerung zur Laparoskopie

Thoraxchirurgie

Neuchirurgische Operation in sitzender Position des Patienten

Abb. 5. Rückenlage und Abwandlungen II (19, 30)

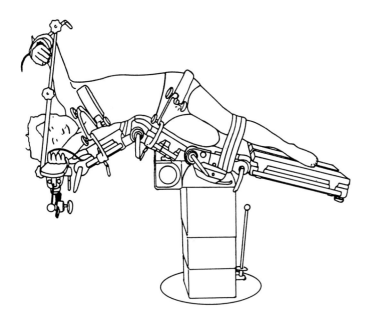

Nierenoperation

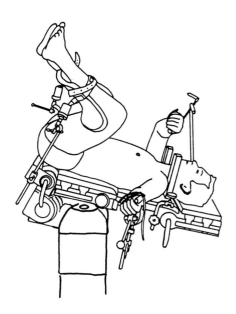

Rektumoperation in Rückenlage
mit hochgelagerten Beinen

Hämorrhoidenoperation

Gynäkologische Operation

Abb. 5. Rückenlage und Abwandlungen II (19, 30)

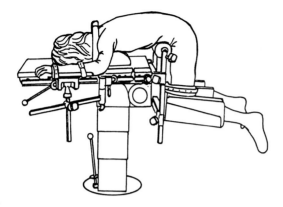

Wirbeloperation in Verbindung mit
einem speziellen Lagerungsaggregat
Rektumoperation: Bauchlage
mit Rektalaggregat

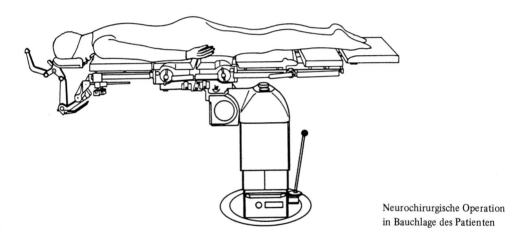

Neurochirurgische Operation
in Bauchlage des Patienten

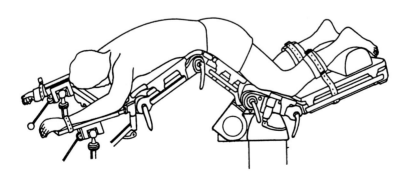

Wirbeloperation

Abb. 6. Bauchlage und Abwandlungen (19, 30)

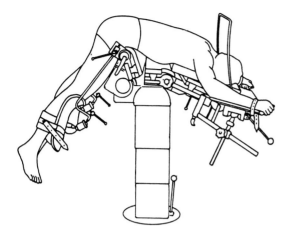

Rektumoperation: Bauchlage mit gynäkologischen Beinhaltern

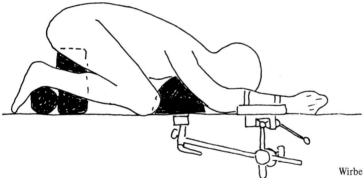

Wirbeloperation: Knie-Hock-Lage

Abb. 6. Bauchlage und Abwandlungen (19, 30)

beiden Risikonerven des Unterschenkels können durch Verwendung
großflächiger, anatomisch angepaßter Beinstützen mit dicker Polsterung vermieden werden, Schäden an Hüftgelenken lassen sich
nur durch vorsichtige Verstellung der Beinhalter unter Berücksichtigung der vorhandenen Beweglichkeit verhindern. Eine besondere Gefahr droht bei der Verstellung im Hüftbereich den Fingern einer angelegten oberen Extremität. Unter den OP-Tüchern
verborgen ist es bereits zu traumatischen Amputationen von Fingergliedern gekommen, die sich zwischen die Armaturen des OP-
Tisches eingeklemmt hatten.

Eine der schwierigsten Lagerungsvarianten überhaupt stellt die
sitzende Position in der Neurochirurgie dar. Neben den bekannten anästhesiologischen Komplikationen beinhaltet sie technische Herausforderungen bei der Lagerung. Stufenweise Aufrichtung aus der Rückenlage, sorgfältige Fixierung der Haltezwinge
am Schädel und Sicherung gegen unbefugt-unbeabsichtigte Änderungen sind allgemein anerkannt. Weniger berücksichtigt werden
hingegen Nervenschäden im Ischiadikusbereich durch Dehnung bei
Flexion im Hüftgelenk und Extension im Knie. Eine Schaumstoffrolle in der Kniekehle beugt dieses Gelenk und vermindert Zugkräfte; ferner vermindert sie die Gefahr einer regional begrenzten Druckeinwirkung auf das Wadenbeinköpfchen. Hautschäden
drohen in sitzender Position vermehrt durch die Stauung der Kapazitätsgefäße der unteren Extremität durch Hypostase. Die
obere Extremität ist in erster Linie durch unbeabsichtigten
Kontakt mit Lagerungsgestell oder Hilfsgeräten gefährdet.

Die andere Seite des Patienten zeigt uns die Bauchlage (Abb. 6).
Während eine weiche Unterlage Hautschäden und Schäden am Genitale verhindern kann, muß das Hauptaugenmerk auf der Lagerung der
Arme und des Kopfes liegen. Wie schon bei Operationen im Gesichtsbereich ist auch hier der Schutz der Augen durch Salbe,
Polsterung und Abdeckung unerläßlich. Ferner muß durch geschickte Anwendung von Lagerungshilfen eine freie Beweglichkeit von
Thorax und Abdomen zur leichten Beatmung sichergestellt werden.
Auflagestellen sind der vordere Teil des Schultergürtels, die
Beckenschaufeln sowie die Flanken des Rumpfes (34). Änderungen
der einfachen Bauchlage mit Abknickung und Armauslagerung erfordern gezielte Abpolsterung an den exponierten Stellen.

Die Knie-Ellenbogen-Lage zur Bandscheibenoperation ist weit verbreitet und birgt erhebliche Gefahren (10). Risikoareale sind
die obere Extremität, die nach den bekannten Regeln - jetzt allerdings um 180° gedreht - gelagert werden muß, das Gesicht mit
den druckempfindlichen Augen sowie Thorax und Abdominalregion
mit dem Ziel der freien Atemmöglichkeit.

Bauchlagerungen mit abgeknicktem Hüftgelenk bieten zwar einen
freiliegenden Thorax- und Oberbauchbezirk, fordern aber bezüglich der Armlagerung und der Gesichtsschonung gleiche Sorgfalt.
Zusätzlich muß jedoch auch auf Druckschäden im Bereich der Unterschenkel durch die benutzten Lagerungsaggregate geachtet werden (33).

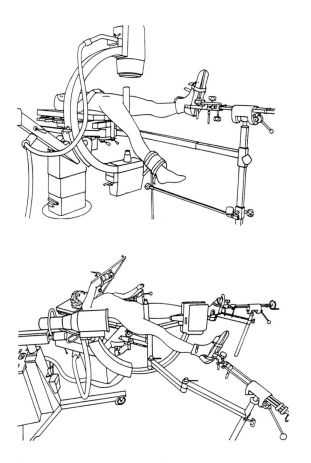

Abb. 7. Lagerung auf dem Extensionstisch (30)

Eine gewisse Sonderstellung nehmen die Lagerungen für unfallchirurgisch-orthopädische Operationen ein (Abb. 7). Unter Einsatz des Extensionstisches kommt es zu vielfältigen Varianten
mit der Einwirkung erheblicher Druck- und Zugkräfte. Besonders
gefährdet sind hierbei die am Widerlager im Bereich der Symphy-
se gelegenen Genitalien, die sorgfältig vor druckbelastetem
Kontakt geschützt werden müssen (32). Ferner werden in der Regel ein oder mehrere Röntgenbildwandler (sogenannte C-Bogen)
eingesetzt, deren Einstellung in andere Ebenen häufig geändert
wird. Nur ständige Kontrolle, zielgerichtete Absprache und ge-
konnte Improvisation können hier Lagerungsschäden verhindern.

Abschließend möchte ich noch eine Sonderlagerung ansprechen,
die in Zukunft mehr an Bedeutung gewinnen wird. Es ist dies die
Lagerung für bildgebende Diagnoseverfahren wie Computertomo-
graphie und Kernspintomographie. Die besondere Problematik besteht hier darin, daß der Patient zur Untersuchung in Narkose
nahezu vollständig in eine enge Röhre eingefahren wird und un-
zugänglich bleibt. Eine Erkennung und Ausschaltung schädlicher
Einflüsse ist erschwert, teilweise sogar unmöglich.

Tabelle 2. Präoperative Überlegungen

Lagerungsart - Umlagerung?
Anatomische Varianten?
Pathologische Veränderungen?
Neurologische vorbestehende Defizite?
→ Dokumentation!
→ Aufklärung (Grenzbereich)

Lassen Sie mich nun die Maßnahmen zusammenstellen, die dazu beitragen, Lagerungsschäden zu verhindern. Bereits bei der präoperativen Visite durch den Anästhesisten lassen sich potentielle Gefahren erkennen und erste Schritte zu ihrer Vermeidung einleiten (Tabelle 2). Anhand der zu erwartenden Lagerung und möglicher intraoperativer Umlagerungen muß das benötigte Lagerungsmaterial überdacht werden. Aber auch die vorliegenden technischen Untersuchungsergebnisse können wertvolle Hinweise liefern. So müssen anatomische Varianten oder pathologische Veränderungen erkannt und berücksichtigt werden, damit ihre Relevanz bezüglich der Lagerung auf dem OP-Tisch bedacht werden kann. Dies ersetzt allerdings nicht die ohnehin übliche körperliche Untersuchung des Patienten, die in den meisten Fällen präexistente Risikofaktoren der Lagerung aufzeigt. Klassische Beispiele für derartige Varianten sind unter anderem Halsrippen auf der Thoraxröntgenaufnahme, die bei der üblichen Armlagerung in vielen Fällen zu Plexusläsionen führen. In einem solchen Fall sollte überlegt werden, ob nicht auf eine Auslagerung verzichtet werden kann und eine untere Extremität zu Infusions- und Monitoringzwecke verwendet wird. Gerade auch bei älteren Patienten muß man mit bedeutsamen Veränderungen und degenerativen Erscheinungen an der Wirbelsäule mit ihren vielen kleinen Gelenken rechnen. Arthrotische Umbauprozesse müssen berücksichtigt werden, da bei Lagerungen mit erheblichen Abknickungen mit Schäden bis zu Frakturen zu rechnen ist. Der osteoporotische Knochen wird zudem bei Lagerungen für unfallchirurgisch-orthopädische Eingriffe auf dem Extensionstisch erheblich belastet und Schäden sind zu befürchten. Abschließend sei noch die Bewegungseinschränkung endoprothetisch versorgter Hüftgelenke erwähnt, bei der es im Rahmen der Steinschnittlage oder der Seitenlage zu Luxationen, aber auch Frakturen kommen kann.

Finden sich bei der anästhesiologischen Voruntersuchung Befunde, die für das geplante Vorgehen relevant sind, so sind diese sorgfältig zu dokumentieren und mit dem Operateur zu diskutieren. Präexistente neurologische Defizite sollten - falls irgend möglich - durch einen Fachkollegen verifiziert und festgehalten werden, um postoperativ geklagte Verschlimmerungen belegen oder entkräften zu können (11).

Im Falle besonderer Risiken sollte eine Aufklärung des Patienten über Lagerungsschäden durch den Anästhesisten oder den Operateur erfolgen; die bei uns verwendeten Anästhesie-Aufklärungsbögen enthalten bereits einen derartigen, allgemein gehaltenen Hinweis (11, 14).

Tabelle 3. Rückenlage - Überlegungen

Polstermatte
Silikongel-Matte
Ripple-Heat-Matte
Schaumstoffpolster
Armmanschette
Kopfring

Am OP-Tag selbst beginnt die Verhütung von Lagerungsschäden bei der Umlagerung auf den OP-Tisch (Tabelle 3). Obwohl die handelsüblichen Tische oder Lafetten bereits mit einer Polsterung versehen sind, sollte die Verwendung weiteren Materials großzügig gehandhabt werden (7). Bei uns haben sich routinemäßig verwendete Matten aus Silikongel bewährt, die durch ihre Verformbarkeit großflächiges Aufliegen ermöglichen und für eine minimale Druckbelastung der Haut sorgen. Ergänzt werden kann dieses Konzept durch die Anwendung von mehrläufigen Wassermatten, deren einzelne Kanäle getrennt perfundiert werden können. Somit kommt es zu einem periodischen Wechsel der Auflageflächen und verminderter Gefahr von Drucknekrosen (Ripple-Funktion). Zusätzlich tragen derartige Heizmatten auch zur Erhaltung der Körpertemperatur bei. Besonders Kinder erleiden wegen ihrer vergleichsweise großen Körperoberfläche relativ schnell durch Konvektion, Strahlung und Wärmeleitung Temperaturverluste, deren Auswirkungen auf das kardiozirkulatorische und auch hämostatische System große Probleme aufwerfen können. Bei langdauernden Eingriffen sind auch erwachsene Patienten, bedingt durch die im allgemeinen niedrigen Raumtemperaturen (um 20 °C), von Auskühlung bedroht. Während das sorgfältige Abdecken des Patienten durch den Operateur im OP-Gebiet sowie der übrigen Körperteile, z. B. mit Wattepackungen durch den Anästhesisten, konvektive und strahlungsbedingte Wärmeverluste deutlich mindern kann, werden leitungsbedingte Temperaturabfälle über den OP-Tisch nur durch heizbare Unterlagen vermindert. Bei entsprechender Steuerung und Überwachung ist in diesem Fall sogar eine Wiedererwärmung Unterkühlter auf Normothermie, in besonderen Fällen sogar auf Hyperthermie möglich. Gegenwärtig stehen zu diesem Zweck zwei verschiedene Konzepte an Wärmematten zur Verfügung: die bereits angesprochenen wasserdurchflossenen Kunststoffmatten und elektrisch beheizte, einem Heizkissen vergleichbare Unterlagen. Letztere erscheinen auf den ersten Blick von der Anwendung her einfacher, beinhalten jedoch ein nicht zu unterschätzendes Gefahrenpotential. Neben den bekannten Risiken der fehlerhaften Stromleitung ("Stromschlag") ist besonders die lokale Überhitzung zu berücksichtigen. Der durch die Temperaturvorwahl am Gerät resultierende Heizstrom ist so ausgelegt, daß bei einem gleichmäßigen Wärmeabtransport durch den Patientenkörper die angegebene Temperatur nicht überschritten wird. Wenngleich alle neueren Modelle mehrfache, zum Teil redundante Thermostatsicherungen besitzen, ist eine lokale Überhitzung, z. B. an Hautarealen mit verminderter Perfusion (Auflagestellen), möglich. Bei ungünstigem Zusammentreffen von Minderperfusion, Hypoxie und Hyperthermie sind hier Hautschäden bis zu tiefergehenden Verbrennungen mit Nekrosenbildung beschrieben.

Diese Risiken vermeiden die Systeme mit zirkulierendem Warmwasser. Da sich das Heizaggregat außerhalb der Matte befindet, ist ein Ansteigen der fokalen Hauttemperatur über den Wert des vorgewärmten Wassers nicht möglich. Ferner besteht bei einigen Geräten die Möglichkeit, mehrere Matten anzuschließen und diese, da sie flexibel sind, an den Körper des Patienten anzumodellieren, z. B. an den Extremitäten oder bei extremen Lagerungen.

Der Einsatz aller wärmeerhaltenden Maßnahmen, insbesondere der Heizmatten, hat nach sorgfältiger Indikationsstellung zu erfolgen und ist zu dokumentieren. Der erzielte Effekt sollte durch die Messung der Körpertemperatur (ösophageal/rektal) überwacht werden; eine Messung an den Auflageflächen als potentielle Schadensstellen wäre sicher wünschenswert, ist aber im Routinebetrieb technisch nicht machbar. Bewährt hat sich hingegen die Begrenzung der Heizleistung auf Werte der Normothermie oder nur knapp darüber. Bei uns gilt in der Regel eine Wasservorlauftemperatur von 38,5 °C als Maximum; bei Vorliegen verminderter peripherer Durchblutung wird dieser Wert auf 37 °C gesenkt oder die Heizmatte völlig ausgeschaltet.

Die Lagerung des Patienten auf dem OP-Tisch wird vervollständigt durch den Einsatz vorgeformter Schaumstoffteile oder Schaumstoffmatten, z. B. für Unterschenkel oder Unterarme. Angelegte Arme werden zusätzlich durch eine gepolsterte Manschette vor dem Kontakt mit dem OP-Tisch geschützt (Abb. 3).

Die weitere Lagerung zur Operation sollte im Beisein eines kompetenten Operateurs und des Anästhesisten erfolgen. Eine gute Kooperation, bei der die Belange des Chirurgen bezüglich der Lagerungswünsche und die Überlegungen des Anästhesisten bezüglich der Schadensvermeidung gebührend berücksichtigt werden, ist der Schlüssel zur Verhinderung von Läsionen. Bei Unstimmigkeiten sollte der ausdrückliche Wunsch des Operateurs zu einer bestimmten Lagerung und die Einwände des Anästhesisten dokumentiert werden. Risikobereiche, die bereits bekannt sind oder sich während der Lagerung ergeben, sollten mit den zur Verfügung stehenden Mitteln gesichert, d. h. im allgemeinen abgepolstert werden. Eine "geplante Improvisation" wird sich häufig nicht vermeiden lassen, stellt hohe Anforderungen an den Lagernden und verlangt Umsicht. Der Versuch, die Lagerung am eigenen Körper "nachzuvollziehen", deckt kritische Areale eindrücklich auf. Den Abschluß der Grundlagerung bildet eine nochmalige Überprüfung der Risikobereiche und eine Dokumentation der Lagerung durch kurze Beschreibung mit Stichworten oder ein Piktogramm (11, 26, 36).

Weitaus risikoträchtiger sind dagegen geplante oder auch unbeabsichtigte Umlagerungen oder Lagerungsveränderungen intraoperativ (Tabelle 4). Während bei beabsichtigten Manövern die Gefahrenpunkte zumindest erahnt werden können und so einer Überwachung und Kontrolle zugänglich sind, geschehen unbeabsichtigte Änderungen meist unbemerkt und entziehen sich so der Erkennung. Druck auf den Infusionsarm durch die chirurgische Assistenz, Lösen von Fixationspflastern, Lockern von Lagerungshilfen, Druckkontakt von Instrumententischen und Geräten kommen immer wieder

Tabelle 4. Umlagerung - Überlegungen

Risikobezirke identifizieren
Spezielle Schutz- und Polstermaßnahmen
Lagerung "nachvollziehen"
Unbeabsichtigte Lageänderungen
→ "Geplante Improvisation"

vor. Abhilfe kann hier nur die ständige Überwachung und wiederholte Kontrolle aller kritischen Punkte sein. Bemerkt der Narkosearzt eine gefahrenträchtige Änderung, so hat er sich mit dem Operateur zu verständigen und durch Lagerungsmodifikation, Einsatz von Polstermaterial und Improvisation einen Schaden zu verhindern. Dies ist eine Aufgabe, die nur allzu leicht vernachlässigt oder in kritischen Situationen übersehen wird.

Den Abschluß der Überwachung der operativen Lagerung bildet dann noch die postoperative Visite durch Anästhesist oder Operateur auf der Aufwachstation vor Verlegung des Patienten auf die Normalpflegestation. Eine kurze Kontrolle auf das Fehlen von lagerungsbedingten Schäden bzw. im Falle einer Läsion deren Dokumentation und sofortige Therapieeinleitung müssen ebenso selbstverständlich sein wie unsere sonstige Sorge um unsere Patienten (1).

Die operative Lagerung unserer Patienten führt leider immer noch ein Schattendasein im Grenzbereich zwischen Anästhesie und operativer Disziplin und wird nur zu gerne auf nichtärztliches Personal übertragen. Wenn jedoch Patienten vor Schäden bewahrt werden sollen, so sind alle Beteiligten gefordert, miteinander kritisch, aber auch hilfsbereit, mit sorgfältiger Planung, aber auch mit Improvisationstalent Lösungen zur Minimierung von Lagerungsschäden zu suchen.

Literatur

1. ALDRETE, J. A.: Complications of positioning - Recovery room assessment. In: Positioning in anesthesia and surgery (ed. J. T. MARTIN). Philadelphia, London, Toronto, Montreal, Sydney, Tokyo: Saunders 1987

2. Berufsverband Deutscher Anästhesisten: Verantwortung für die prä-, intra- und postoperative Lagerung des Patienten. Anästh. Intensivmed. 28, 65 (1987)

3. BRITT, A. B., GORDON, R. A.: Peripheral nerve injuries associated with anaesthesia. Canad. Anaesth. Soc. J. 11, 514 (1964)

4. BROWN, E. M., ELMAN, D. S.: Postoperative backache. Anesth. Analg. 40, 683 (1961)

5. BUDINGER, K.: Über Lähmungen nach Chloroformnarkosen. Arch. Klin. Chir. 47, 121 (1894)

6. CLAUSEN, E. G.: Postoperative ("anesthetic") paralysis of the brachial plexus. Surgery 12, 933 (1942)

7. COLVIN, M. P.: Patient position. In: Hazards and complications in anaesthesia (eds. T. H. TAYLOR, E. MAJOR). Edinburgh, London, Melbourne, New York: Churchill Livingstone 1987

8. DENNY-BROWN, D., DOHERTY, M. M.: Effects of transient stretching of peripheral nerve. Arch. Neurol. Psychiatr. 54, 116 (1945)

9. DHUNER, K. G.: Nerve injuries following operations: a survey of cases occuring during a six-year period. Anesthesiology 11, 287 (1950)

10. DINMORE, P.: A new operating position for posterior spinal surgery. Anaesthesia 32, 377 (1977)

11. EBERHARDT, L.: Ärztliche Haftpflicht bei intraoperativen Lagerungsschäden. Med. R. 3, 117 (1986)

12. GERBER, H., MAAR, K.: Horner-Syndrom: Eine Komplikation der Seitenlagerung. Anaesthesist 26, 357 (1977)

13. GWINNUTT, C. L.: Injury to the axillary nerve. Anaesthesia 43, 205 (1988)

14. HIRSCH, G., WEISSAUER, W.: Aufklärung über das Risiko von Lagerungsschäden. Anästh. Intensivmed. 27, 236 (1986)

15. JAFFE, T. B., McLESKEY, C. H.: Position-induced Horner's syndrome. Anesthesiology 56, 49 (1982)

16. LARSEN, R.: Anästhesie und Intensivmedizin. Berlin, Heidelberg, New York: Springer 1987

17. LAWSON, N. W., MILLS, N. L., OCHSNER, J. L.: Occipital alopecia following cardiopulmonary bypass. J. thorac. cardiovasc. Surg. 71, 342 (1976)

18. LINCOLN, J. R., SAWYER, H. P.: Complications related to body positions during surgical procedures. Anesthesiology 22, 800 (1961)

19. MARTIN, J. T.: Lagerungsschäden beim narkotisierten Patienten. In: Klin. Anästh. Current Reviews (4/1986), Graz 1986

20. MARTIN, J. T.: Complications associated with patient positioning. In: 1988 Review Course Lectures (ed. International Anesthesia Research Society). Cleveland, 1988

21. McALPINE, F. S., SECKEL, B. R.: Complications of positioning - The peripheral nervous system. In: Positioning in anesthesia and surgery (ed. J. T. MARTIN). Philadelphia, London, Toronto, Montreal, Sydney, Tokyo: Saunders 1987

22. MITTERSCHIFFTHALER, G., THEINER, A., POSCH, G.: Läsion des Plexus brachialis, verursacht durch fehlerhafte Operationslagerungen. Anästh. Intensivther. Notfallmed. 22, 177 (1987)

23. MOORE, R. A., GELLER, E., CLARK, D.: Superficial cervical plexus damage as a result of a back roll. Anesth. Analg. 61, 471 (1982)

24. OEHMIG, H.: Lagerungshilfe zur Vermeidung von Plexusirritationen während Narkosen. Anästh. Intensivmed. 27, 238 (1986)

25. OPDERBECKE, H. W.: Die Verantwortung für die operative Patientenlagerung. Anästh. Intensivmed. 28, 2, III (1987)

26. OPDERBECKE, H. W.: Lagerungsschäden. Anästh. Intensivmed. 26, 2, III (1985)

27. PARKS, B. J.: Postoperative peripheral neuropathies. Surgery 74, 348 (1973)

28. PATEL, K. D., HENSCHEL, E. O.: Postoperative alopecia. Anesth. Analg. 59, 311 (1980)

29. PAYAN, J.: Nerve injury. In: Hazards and complications in anaesthesia (eds. T. H. TAYLOR, E. MAJOR). Edinburgh, London, Melbourne, New York: Churchill Livingstone 1987

30. SCHINDLER, H.: Arbeitsgebiet Operationssaal. Stuttgart: Enke 1985

31. SCHMAUSS, A. K., ARLT, B.: Nervenläsionen nach Allgemeinnarkosen durch Fehler bei der Lagerung der Patienten für die Operation. Zbl. Chir. 98, 1711 (1973)

32. SCHULAK, D. J., BEAR, T. F., SUMMERS, J. L.: Transient impotence from positioning on the fracture table. J. Trauma 30, 173 (1979)

33. SMITH, R. H., GRAMLING, Z. W., VOLPITTO, P. P.: Problems related to the prone position for surgical operations. Anesthesiology 22, 189 (1961)

34. THUMSHIRN, W.: So könnt ihr Transfusionen vermeiden. Medical Tribune 36 (II/1988)

35. WEISSAUER, W.: Verantwortung für die Lagerung des Patienten. Anästh. Intensivmed. 28, 66 (1987)

36. WEISSAUER, W.: Haftung für Lagerungsschäden. Anästh. Intensivmed. 26, 65 (1985)

37. WINTERROTH, A., MÜLLER, D., CANZLER, E.: Sind iatrogene Femoralisparesen bei vaginalen Operationen vermeidbar? Zbl. Gynäk. 109, 1126 (1987)

Probleme der Quantifizierung des Volumenverlustes

Von A. Gauß

1 Einführung

Der Versuch einer Quantifizierung birgt nicht nur methodenspezifische Probleme, sondern dieser Trieb des wissenschaftlichen Intellekts, alles quantifizieren zu wollen, kann auch an sich in Frage gestellt werden:
"Daran erkenn ich den gelehrten Herrn!
Was Ihr nicht tastet, steht Euch meilenfern,
was Ihr nicht faßt, das fehlt Euch ganz und gar,
was Ihr nicht rechnet, glaubt Ihr, sei nicht wahr,
was Ihr nicht wägt, hat für Euch kein Gewicht,
was Ihr nicht münzt, das, meint Ihr, gelte nicht!" (10).

Gefragt ist aber nicht die Quantifizierung und schon gar nicht die intuitive Erfassung des Volumenverlustes. Die gefühlsmäßigen Angaben der Operateure zum Blutverlust haben sich als mehr als irrational erwiesen (26).

Zur Diskussion stehen die Probleme des Messens, Wiegens und Berechnens des Volumenverlustes, die auf die perioperativen Blutverluste beschränkt werden.

Zunächst stellt sich die Frage nach Sinn und Zweck der Quantifizierung des Blutvolumenverlustes. Das entscheidende Ziel der Quantifizierung ist die Optimierung der Volumensubstitution, um eine bestmögliche Sauerstoffversorgung des Organismus zu erreichen. Vereinfacht heißt dies, wir wollen wissen, wieviel und was wir wann substituieren müssen.

Eine Quantifizierung des Volumenverlustes ermöglicht aber auch, Operateure und unterschiedliche Narkose- und Operationsverfahren bezüglich des Blutverlustes zu vergleichen. Die verschiedenen Verfahren zur Messung und Berechnung des Volumenverlustes können in sogenannte direkte und indirekte Methoden unterteilt werden (Tabelle 1).

2 Direkte Methoden zur Messung des Blutvolumenverlustes

Ob die direkte Messung des Blutverlustes einfach, schwierig oder gar nicht praktikabel ist und welche Methode zum Einsatz kommen kann, hängt wesentlich von den Ausgangsbedingungen, nämlich von der Dringlichkeit der Operation (elektive Operation, Notfalloperation, Polytrauma), von der Art der Operation und vom Operateur ab (Abb. 1). Bei einem Polytrauma mit offenen

Tabelle 1. Methoden zur Quantifizierung des Volumenverlustes

1   Direkte Methoden
1.1   Direkte Messung des abgesaugten Blutes in Milliliter in Saugflaschen oder Drainagebehältern
1.2   Gravimetrische Methoden
1.3   Bestimmung der verlorengegangenen Blutmenge in Spülflüssigkeiten, Tüchern und ähnlichem
2   Indirekte Methoden
2.1   Anamnese und Diagnose
2.2   Klinische Kriterien

2.3   Hämodynamische Parameter
   - Herzfrequenz, Blutdruck, Schockindex
   - Herzzeitvolumen
   - Füllungsdrucke, Füllungsvolumina

2.4   Parameter der Mikrozirkulation
2.5   Labormethoden
2.6   Blutvolumenbestimmung

Frakturen und Blutverlust am Unfallort ist das Blut im wahrsten Sinne des Wortes für die Messung verlorengegangen. Bei Operationen in der Knochenchirurgie, wo oft ein großer Teil des Blutes in Tücher, OP-Kittel oder auf den Fußboden fließt, kann der Verlust ebenfalls schwierig zu bestimmen sein.

2.1   Direkte Messung des abgesaugten Blutes in Milliliter in Saugflaschen oder Drainagebehältern

Neben dem optimalen Saugereinsatz muß für diese Methode gefordert werden, daß Spülungen mit definierten Einzelmengen durchgeführt werden. Folgende Faktoren beeinträchtigen die Meßgenauigkeit:
- Absaugen von Körpersekreten (z. B. Aszites),
- Schaumbildung,
- Blutkoagel,
- Blutreste in den Absaugschläuchen (Neugeborenen-, Säuglingschirurgie),
- nicht geeichte Sammelgefäße.

Bei alleiniger Anwendung dieser Methode werden für die Bestimmung des Blutverlustes in Tupfern und Tüchern einfache Überschlagsrechnungen empfohlen, z. B. dem in der Saugflasche gemessenen Verlust wenigstens 30 - 50 % als Anteil in Tupfern und Tüchern hinzuzurechnen. Die Güte solcher Berechnungen hängt jedoch stark vom Anteil des Saugers bzw. der Tupfer bei der Operation ab.

2.2   Gravimetrische Methoden

Diese fast schon historischen Methoden basieren darauf, daß 1 ml Blut etwa 1 g wiegt. Damit läßt sich zusätzlich der Ver-

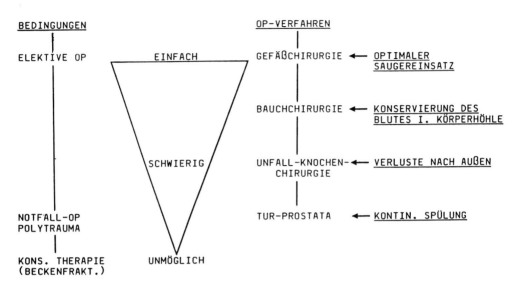

Abb. 1. Einflußfaktoren bei der direkten Quantifizierung des Volumenverlustes

lust in Tupfern und Tüchern bestimmen. Voraussetzungen dafür sind unter anderem die bevorzugte Verwendung von trockenen Tupfern von einheitlichem Gewicht und die Berücksichtigung der Gewichtsabnahme durch Verdunsten des Blutes. Die Genauigkeit dieser Messungen wird dadurch eingeschränkt, daß Verluste auf dem Fußboden schwer quantifiziert werden können. OP-Kittel und OP-Tücher können nicht sofort gewogen werden; das Blut in diesen Teilen ist nach ca. 2 h zu 80 % verdunstet (8).

2.3 Bestimmung der verlorengegangenen Blutmenge in Spülflüssigkeiten, Tüchern und ähnlichem

Mit dieser Methode können zum Teil die Ungenauigkeiten der gravimetrischen Messung (z. B. durch Verdunsten) eliminiert werden. Regelrechte "Blutverlustmonitore", waschmaschinenähnliche Apparate, wurden konstruiert, in denen die blutkontaminierten Teile in einem bekannten Flüssigkeitsvolumen ausgewaschen werden (14, 19). Der Blutgehalt kann dann mittels elektrischer Leitfähigkeitsmessung oder photometrisch bestimmt werden. Der Blutverlust berechnet sich bei diesen Verfahren wie bei kontinuierlichen Spülungen, beispielsweise bei der TUR-Prostata, immer nach demselben Prinzip (26):

$$\text{Blutverlust} = \frac{V_{SP} \times Hb_{SP}}{Hb_0}$$

V_{SP} = Volumen der Spülflüssigkeit
Hb_{SP} = Hb-Gehalt der Spülflüssigkeit

Die ausschließliche Berücksichtigung eines einzigen Ausgangs-Hb-Wertes (Hb_0) in dieser linearen Formel führt besonders bei anhaltenden Blutverlusten und gleichzeitigem Volumenersatz zu Fehlern (Unterschätzung des Plasmaverlustes), weil das verlorengegangene Blut immer weniger Hb enthält ([12]).

Alle Verfahren zur Verbesserung der Genauigkeit der direkten Messung des Blutverlustes haben den Nachteil des großen Zeit-, Personal- und zusätzlichen Geräteaufwands. Das entscheidende Ziel einer mit dem Verlust schritthaltenden Volumensubstitution wird damit nicht besser erreicht.

Weitere Schwierigkeiten bei der Berechnung des erforderlichen Substitutionsvolumens allein aus der direkten Messung des Blutverlustes ergeben sich dadurch, daß das effektiv erforderliche Blutvolumen (sogenanntes Bedarfsblutvolumen) nicht bestimmt werden kann und in vielen Fällen von Hypovolämie höher ist als die Normvolumina Gesunder. Dieses Bedarfsblutvolumen nimmt mit der Dauer des unbehandelten Schocks zu ([13]) (Abb. 2).

3 Indirekte Methoden zur Messung des Blutvolumenverlustes

3.1 Anamnese und Diagnose

Aus dem Verletzungsmuster bei traumatisierten Patienten kann grob das Ausmaß des Blutverlustes abgeschätzt werden ([7]). Man beachte jedoch die Variationsbreite der angegebenen Zahlen (Tabelle 2). Auch für Weichteilverletzungen wurden, basierend auf sehr ungenauen Schätzungen, wie z. B. Handfläche, Anhaltszahlen genannt ([20]). Für elektive Operationen liegen Erfahrungswerte über durchschnittliche Blutverluste vor ([5], [20]). Die Höhe des Blutverlustes kann im Einzelfall nie vorausgesagt werden und hängt ganz entscheidend vom Operateur ab. Bei Standardeingriffen können die Verluste um den Faktor 3 bis 6 variieren. Für die TUR-Prostata konnte eine signifikante Korrelation zwischen der Höhe des Blutverlustes und der Zeitdauer der Resektion sowie der Menge des resezierten Prostatagewebes in Gramm gefunden werden ([1]).

3.2 Klinische Kriterien

Klinische Zeichen wie feuchte und kalte Akren, verlängerte Kapillarfüllungszeit, zunehmende Differenz zwischen Körperkern- und Körperschalentemperatur und Oligurie geben erst bei intravasalen Verlusten über 30 - 40 % verläßliche Anhaltspunkte ([7]). Sie vermitteln zwar wichtige Hinweise für die Gesamtbeurteilung

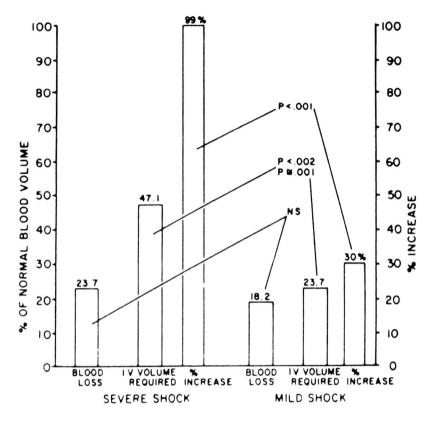

Abb. 2. Bedarfsblutvolumen bei schwerem und leichtem Schock. Das erforderliche Substitutionsvolumen bei Patienten mit schwerem Schock war doppelt so hoch (um 99 % höher) wie der Blutverlust, während Patienten mit leichtem Schock nur ein um 30 % höheres Bedarfsblutvolumen benötigen (Nach 13)

Tabelle 2. Blutvolumenverlust innerhalb der ersten drei Tage nach dem Unfall bei geschlossenen Frakturen (Nach 7)

Fraktur	Blutverlust (ml)
Humerus	100 – 800
Unterarm	50 – 400
Becken	500 – 5 000
Femur	300 – 2 000
Tibia	100 – 1 000

des Volumenstatus (Tabelle 3), sind aber letztlich für die Quantifizierung des Volumenverlustes ungenügend.

Tabelle 3. Klinische Kriterien zur Bestimmung des Blutverlustes

Volumenverlust (% des Soll-Blutvolumens)	Klinische Zeichen
0 - 10 %	-
10 - 25 %	Geringe periphere Vasokonstriktion
25 - 35 %	Schwitzen, Angst Unruhe Oligurie
35 - 50 %	Starke periphere Vasokonstriktion Verwirrtheit Oligo-, Anurie

3.3 Hämodynamische Parameter

3.3.1 Herzfrequenz, Blutdruck, Schockindex

Zwischen Herzfrequenzänderung und Volumendefizit besteht eine lineare Korrelation. Auch ist die Herzfrequenz im Gegensatz zum arteriellen Druck ein relativ frühes Zeichen des Volumenmangels; denn schon bei Blutverlusten über 10 % finden sich Anstiege der Herzfrequenz. Aber bei Blutverlusten über 33 % des Soll-Blutvolumens zeigt sich noch eine große Streuung der Einzelwerte (7) und im schweren hypovolämischen Schock steigt die Herzfrequenz meist nicht über 150/min an.

Zwischen der Abnahme des arteriellen Drucks und dem Ausmaß des Blutverlustes findet sich ebenfalls eine lineare Korrelation. Jedoch kann als Folge der kompensatorischen Vasokonstriktion mit Erhöhung des peripheren Widerstandes bei Blutverlusten bis zu 20 % des Soll-Blutvolumens in der Frühphase eines Schocks der Blutdruck stabil bleiben, oder es können sogar leicht erhöhte arterielle Drucke im Sinne einer "hypertonen Traumareaktion" auftreten. Demzufolge findet sich auch bei Blutverlusten über 33 % noch eine deutliche Streuung der Einzelwerte (7). Das Ausmaß des arteriellen Druckabfalls ist wie das des Herzfrequenzanstiegs von der Art der Verletzung abhängig. Intraperitoneale Blutungen führen zu geringeren Druckabfällen wie zu geringeren Herzfrequenzanstiegen als Blutungen nach Thorax- und Extremitätentrauma (7). Die bei kontinuierlicher arterieller Blutdruckmessung feststellbaren minimalen respiratorischen Druckschwankungen werden im Volumenmangel sehr ausgeprägt (sogenannter "Swing") und die Abnahme dieser Druckschwankungen unter Volumengabe ist ein zusätzlicher Hinweis für eine ausreichende Substitution.

Als Folge der Abnahme des systolischen Drucks bei Konstanz oder geringer Erhöhung des diastolischen Drucks kommt es zu einer Abnahme der Blutdruckamplitude.

Tabelle 4. Beziehung zwischen Blutverlust und Schockindex
(Nach 2)

Blutverlust	Schockindex
10 - 20 %	0,78 $\pm$ 0,046
20 - 30 %	0,99 $\pm$ 0,17
30 - 40 %	1,11 $\pm$ 0,12
40 - 50 %	1,38 $\pm$ 0,16

Aus dem Schockindex (Quotient aus Puls und Blutdruck) (Tabelle 4) sollen sich nach ALLGÖWER und BURRI (2) mehr Informationen ableiten lassen als aus den Einzelwerten. Zwischen dem natürlichen Logarithmus des Schockindex und dem Volumenverlust besteht eine lineare Korrelation, d. h. der Schockindex steigt mit dem Blutverlust exponentiell an.

Berechnungen des Schockindex, wie Messungen der Herzfrequenz, verlieren speziell bei Kindern, im höheren Alter und bei Schrittmacherpatienten an Zuverlässigkeit. Blutdruck und Herzfrequenz werden durch eine Vielzahl von Faktoren, insbesondere durch Medikamente (Anästhetika!), beeinflußt, ganz entscheidend aber von der Geschwindigkeit des Volumenverlustes. Beachtet werden sollte, daß mit der Messung von Herzfrequenz und Blutdruck kombinierte Effekte von primärem Defizit und neuralen bzw. neurohumoralen Kompensationsmechanismen erfaßt werden. Wegen den multifaktoriellen Möglichkeiten der Beeinflussung können die Einzelparameter wie der Index nur eine grobe Orientierung über den Schweregrad eines Volumenverlustes liefern, am Unfallort und zur Erstinformation jedoch hilfreich sein.

3.3.2 Herzzeitvolumen (HZV)
Bei Blutverlusten über 10 % des Soll-Blutvolumens kommt es zu einem Abfall des HZV. In der frühen Phase des Volumenverlustes kann das HZV jedoch aus kompensatorischen Gründen aufgrund des Herzfrequenzanstiegs und gesteigerter Kontraktilität noch konstant bleiben oder sogar leicht ansteigen. Die Abnahme des HZV geht der Abnahme des arteriellen Drucks voraus (11) und ist prozentual gesehen ausgeprägter. Wegen der Abhängigkeit des HZV nicht nur von der Vorlast, sondern auch von Nachlast, Kontraktilität und Herzfrequenz ist dieser Parameter zur Quantifizierung des Blutverlustes wenig geeignet.

3.3.3 Füllungsdrucke - Füllungsvolumina
Der zentrale Venendruck (ZVD) resultiert nach ARNDT (3) aus der Wechselbeziehung der zwei statischen Größen Blutvolumen und Kapazität des Niederdrucksystems und bietet sich daher zur Messung des Blutvolumenverlustes an. Die Compliance des Niederdrucksystems ist wesentlich größer als die des Hochdrucksystems. Volumenänderungen von beispielsweise 200 ml gehen im Niederdrucksystem in etwa mit Änderungen des Drucks von 1 mm Hg einher, im Hochdrucksystem genügen aber Volumenänderungen von 1 ml, um Druckänderungen von 1 mm Hg zu produzieren (3). Zwischen Blutvolumenänderung und ZVD-Änderung findet sich eine gut

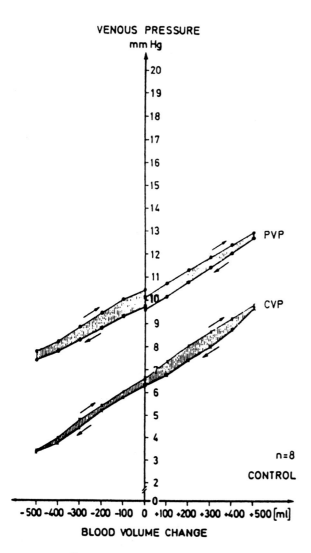

Abb. 3. Änderungen des zentralen Venendrucks (CVP) und des periphervenösen Drucks (PVP) während einer Änderung des Blutvolumens von ± 500 ml bei gesunden Probanden (Nach 9)

definierte lineare Beziehung (9) (Abb. 3), die sich in der klinischen Praxis, insbesondere für innere Blutungen und Extremitätenverletzungen, bestätigt hat. Ein Abfall des ZVD ist ein frühes Zeichen des Blutverlustes und tritt früher auf als Änderungen der Herzfrequenz und des Blutdrucks (3, 18). Bei negativen ZVD-Werten liegt in den meisten Fällen ein Volumendefizit von mehr als 25 % vor (6).

Intraperitoneale Blutungen führen dagegen zu signifikant geringeren Abnahmen des ZVD, und bei Thoraxtraumen konnte zwischen

Blutverlust und ZVD keine statistische Beziehung festgestellt werden (7). Wegen der großen Streuung der Normalwerte sind Einzelmessungen relativ wertlos. Zudem ist das Ausmaß der ZVD-Änderung bei gleichen Volumenänderungen individuell äußerst verschieden (3). Auch die Geschwindigkeit des Volumenverlustes beeinflußt das Ausmaß der ZVD-Änderung (6). Zusätzliche Unsicherheiten ergeben sich durch die Einflüsse weiterer Faktoren auf den ZVD, wie z. B. Nullpunktdefinition, Körperlage, Funktion des rechten Herzens und intrathorakaler bzw. intraabdomineller Druck.

Als Schlußfolgerung ergibt sich, daß es nicht möglich ist, die Höhe des Blutverlustes quantitativ mit der ZVD-Messung zu erfassen. Der Trend des ZVD bei Mehrfachmessung in der Frühphase nach Volumenverlust ist jedoch der wichtigste und einfachste Parameter für die Abschätzung des Blutverlustes und zur Kontrolle der Volumensubstitution.

Insbesondere bei Patienten mit Herzinsuffizienz bringt die Messung des pulmonalkapillären Verschlußdrucks (PCWP), der ein direktes Maß für den Füllungszustand des linken Herzens darstellt, zusätzliche Informationen. Die Überlegenheit des PCWP zeigt sich bei Rechtsherzinsuffizienz, wo erhöhte ZVD-Werte bei normalem PCWP festgestellt werden können und ein Volumenverlust unterschätzt werden kann, aber auch bei Linksherzinsuffizienz, bei der erhöhte PCWP-Werte mit niedrigem ZVD-Wert einhergehen können und die Gefahr einer Volumenüberladung bis zum iatrogenen Lungenödem besteht.

Für die Steuerung der Volumensubstitution hat sich in Situationen, wo uns die klinischen und einfachen hämodynamischen Parameter im Stich lasen, das Konzept der kontrollierten Volumensubstitution nach WEIL (27) (Abb. 4) bewährt. Dabei werden Einzelvolumina von 50 - 200 ml eines Volumenersatzmittels abhängig von den Ausgangsfüllungsdrucken über jeweils 10 min verabreicht und über eine weitere Volumengabe wird nach dem Verlauf der Druckwerte entschieden. In der prä- und postoperativen Phase unter kontrollierten Bedingungen ist dieses Vorgehen sicher wertvoll, intraoperativ müssen aber Füllungsdruckmessungen bei wechselnden Lagerungs- und Beatmungsbedingungen kritisch beurteilt werden. Das entscheidende Problem bleibt, daß von Füllungsdrucken auf Füllungsvolumina geschlossen wird (24). Verschiedene Faktoren machen den Schluß von Druck auf Volumen zum Problem (15) (Abb. 5). Ganz wesentlich ist die Störgröße einer erhöhten (z. B. Aorteninsuffizienz, Vasodilatatoren) oder erniedrigten (z. B. Aortenstenose, Ischämie, PEEP) ventrikulären Compliance. Einen Ausweg aus diesem Dilemma bieten Methoden, mit denen die Herzvolumina mehr oder weniger direkt gemessen werden können.

Für den perioperativen Bereich wurden in den letzten Jahren verschiedene bettseitige Methoden entwickelt:
1. Echokardiographie,
2. Radionuklidventrikulographie,
3. Baan-Katheter (4),
4. Pulmonaliskatheter mit "Fast-Response-Thermistor" zur Bestimmung von EF und rechtsventrikulärem enddiastolischem Volumen (16).

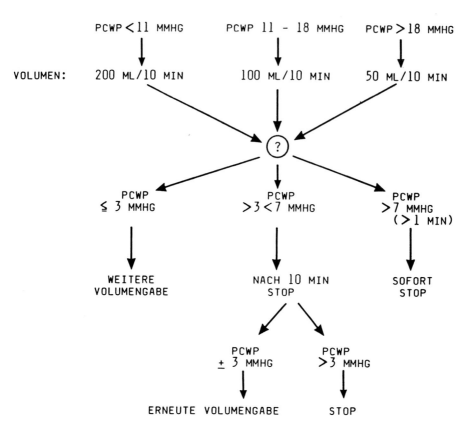

Abb. 4. Algorithmus der gezielten kontrollierten Volumensubstitution. PCWP = pulmonalkapillärer Verschlußdruck (Modifiziert nach 27)

Alle diese Verfahren haben das Stadium der allgemeinen klinischen Routine noch nicht erreicht.

In speziellen komplexen Situationen perioperativ kann heute am ehesten durch zusätzlichen Einsatz der transösophagealen Echokardiographie schnell und relativ wenig invasiv die Volumenfüllung des Herzens abgeschätzt werden. Eine Differenzierung zwischen Volumenmangel und Kontraktilitätsstörung kann hiermit erleichtert werden.

3.4 Parameter der Mikrozirkulation

Bei einem Volumenverlust kann bei ausschließlicher Betrachtung hämodynamischer Größen der Makrozirkulation keine sichere Aussage über die Effizienz der letztlich für den Stoffaustausch

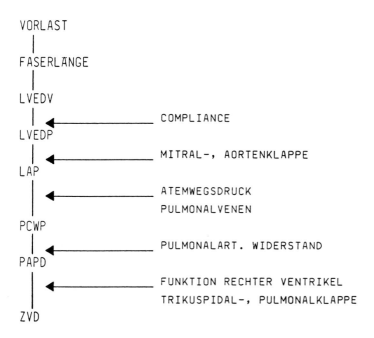

Abb. 5. Problematik beim Schluß von Druck auf Volumen (ZVD = zentraler Venendruck, PAPD = diastolischer Pulmonalarteriendruck, PCWP = pulmonalkapillärer Verschlußdruck, LAP = linksatrialer Druck, LVEDP = linksventrikulärer enddiastolischer Druck, LVEDV = linksventrikuläres enddiastolsiches Volumen) (Modifiziert nach 15)

Tabelle 5. Parameter der Mikrozirkulation - Verhalten im Schock

$\dot{V}O_2 \downarrow$
$avDO_2 \uparrow$
$SvO_2 \downarrow$

Laktat $\uparrow$
Negativer BE $\uparrow$
pH $\downarrow$

---

verantwortlichen Mikrozirkulation gemacht werden. Wie Untersuchungen von SHOEMAKER et al. (25) zeigen, sind Parameter, die die Sauerstoffversorgung des Organismus widerspiegeln, wie z. B. die Sauerstofftransportkapazität, bessere prognostische Indizes in der Frühphase von Schockzuständen als die hämodynamischen Parameter. Im Volumenmangelschock kommt es wegen der Störungen im Bereich der Mikrozirkulation zu einer Abnahme der totalen Sauerstoffaufnahme, gleichzeitig zu einer Zunahme der $avDO_2$ bei einer Abnahme der gemischtvenösen Sättigung (Tabelle 5).

Eine erfolgreiche Schockbehandlung läßt sich am Wiederanstieg des Sauerstoffverbrauchs unter der Volumensubstitution erkennen. Richtungsänderungen der Sauerstoffaufnahme haben hierbei größere Aussagekraft als absolute Meßwerte (23). Für Messungen des Serumlaktats wie auch für pH und BE ist zu beachten, daß es unter der erfolgreichen Therapie mit Verbesserung der Mikrozirkulation durch Mobilisierung der sauren Stoffwechselmetabolite initial sogar zu einem weiteren Anstieg des Laktatwertes wie des Basendefizits im Blut kommen kann.

Zur Beurteilung einer Schocksituation, insbesondere aber für die Erfolgskontrolle der Volumentherapie, bringt die Bestimmung der genannten Parameter weitere hilfreiche Informationen. Eine Quantifizierung der im Schock gestörten Mikrozirkulation oder gar des Volumenverlustes erlauben die genannten Parameter jedoch nicht.

3.5 Labormethoden

Theoretisch kann der Blutverlust aufgrund von Hb- bzw. Hk-Bestimmungen nach folgender Formel berechnet werden:

$$\text{Blutverlust} = \text{Soll-Blutvolumen} \cdot \frac{\text{Ausgangs-Hk} - \text{aktueller Hk}}{\text{Ausgangs-Hk}}$$

Werden Blutverluste nicht substituiert, bleiben Hb bzw. Hk initial wegen des gleichzeitigen Plasma- und Erythrozytenverlustes konstant. Die genannte Formel setzt also entweder den 100%igen Volumenersatz aufgrund direkter oder indirekter Methoden der Blutverlustbestimmung schon voraus. Oder sie erfordert ein 12- bis 24stündiges Abwarten bis zur abgeschlossenen endogenen Kompensation mit entsprechender Wiederherstellung des Soll-Blutvolumens durch Expansion des Plasmavolumens. Sind vor der Berechnung schon Erythrozyten substituiert worden, wird die Situation noch undurchsichtiger. Zur genauen Quantifizierung ist diese Methode daher in der Praxis nicht zielführend. Extrem niedrige Hb- bzw. Hk-Werte bei Polytraumen oder akuten inneren Blutungen nach begonnener Therapie mit Volumenersatzmitteln weisen jedoch auf massive Blutverluste hin.

3.6 Blutvolumenbestimmung

Die Abschätzung des Blutverlustes durch Blutvolumenbestimmung erfordert zusätzlich entweder die Messung oder die Berechnung des Ausgangs- oder Soll-Blutvolumens. Berechnungsformeln, die nur Körpergewicht und Geschlecht berücksichtigen, sind relativ ungenau (21, 22). Die aktuelle Blutvolumenbestimmung erfolgt am genauesten durch simultane Messung von Plasma- und Erythrozytenvolumen mittels Indikatordilutionsverfahren (21). Meist wird jedoch entweder das Erythrozyten- oder das Plasmavolumen bestimmt und anschließend das Gesamtblutvolumen über den Hk-Wert mit dem Problem der Korrektur des periphervenös gewonnenen Hk-Wertes (wegen der Differenz zum Gesamtkörper-Hk) berechnet (21). Mit halbautomatischen Geräten, wie z. B. dem Volemetron,

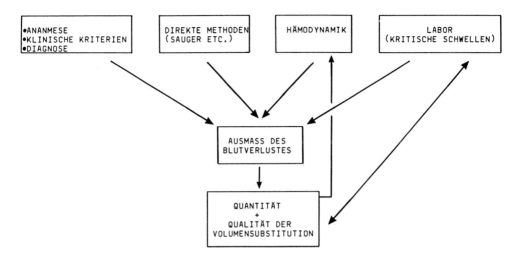

Abb. 6. Synopsis der Quantifizierung des Volumenverlustes

kann die Bestimmung mit geringerem Aufwand und in kurzer Zeit erfolgen (17).

Bei akuten Blutverlusten und im Schock beeinträchtigen jedoch folgende Faktoren die Meßgenauigkeit (13, 17):
- Homogene Mischung des Indikators wegen möglichen Mikrozirkulationsstörungen nicht gesichert;
- mögliche Indikatorverluste bei gestörter Gefäßpermeabilität.
Weiterhin sind Mehrfachmessungen in kurzen Abständen wegen ansteigender Hintergrundaktivität und bei radioaktiven Substanzen wegen der zunehmenden Strahlenbelastung ein Problem.

Aufgrund dieser Schwierigkeiten und des Problems des unbekannten Bedarfsblutvolumens hat sich die Blutvolumenbestimmung mit Indikatordilutionsverfahren zur Quantifizierung des akuten Volumenverlustes nicht behaupten können.

4 Zusammenfassung

Zusammenfassend läßt sich der Blutverlust nicht mit einem einzelnen Parameter oder einer Methode, sondern nur durch die Synopsis aus Anamnese, klinischer Untersuchung und Diagnose, grober direkter Messung der Verluste und hämodynamischen Messungen abschätzen (Abb. 6). Von den direkten Methoden hat sich allein die Messung des abgesaugten Blutes in Milliliter in Saug- bzw. Drainagebehältern als praktikabel erwiesen. Die Information des Operateurs über den offensichtlichen Blutverlust erklärt diesem nicht nur eventuell auftretende hämodynamische Folgen, sondern gibt ihm auch eine wichtige Rückmeldung für seine Ambition blutsparend zu operieren. Zusätzliche Berücksichtigung muß die zur Normalisierung der Hämodynamik und der Sauerstofftransportkapazität erforderliche Volumensubstitution finden; die Parameter der Mikrozirkulation müssen einbezogen werden. Basierend auf dieser Schätzung des Blutverlustes und dem gleichzeitig durchgeführten engmaschigen Labormonitoring kann die Quantität und Qualität der Volumensubstitution z. B. nach dem Berner oder Linzer Stufenkonzept festgelegt und wiederum kontrolliert werden.

Wegen der methodischen Grenzen der einzelnen Verfahren ist eine exakte Quantifizierung des Defizits in den meisten Fällen von Blutvolumenverlusten unmöglich; sie würde auch - wie gezeigt - nicht unbedingt zum Ziel einer optimierten Volumensubstitution führen. Dieses Eingeständnis müssen wir machen, obwohl wir uns von den Anfängen des gelehrten Herrn, dem einfachen Pulstasten am Bett des Patienten, meilenweit entfernt haben und inzwischen versuchen, den Blutverlust an der zentralen Überwachungsanlage mit dem Rechner zu quantifizieren.

Literatur

1. ABRAMS, P. H., SHAH, P. J. R., BRYNING, K., GACHES, C. G. C., ASHKEN, M. H., GREEN, N. A.: Blood loss during transurethral resection of the prostate. Anaesthesia 37, 71 (1982)

2. ALLGÖWER, M., BURRI, C.: "Schockindex". Dtsch. med. Wschr. 92, 1947 (1967)

3. ARNDT, J. O.: The low pressure system: the integrated function of veins. Europ. J. Anaesth. 3, 343 (1986)

4. BAAN, J., VAN DER VELDE, E. T., DE BRUIN, H. G., SMEENK, G. J., BUIS, B.: Continuous measurement of left ventricular volume in animals and humans by conductance catheter. Circulation 70, 812 (1984)

5. BONICA, J. J., LYTER, C. C. S.: Measurement of blood loss during surgical operations. Amer. J. Surg. 81, 496 (1951)

6. BURRI, C., ALLGÖWER, M.: Klinische Erfahrungen mit der Messung des zentralen Venendrucks. Schweiz. med. Wschr. 43, 1414 (1967)

7. BURRI, C., BECK, H., ECKE, H., JUNGBLUTH, K. H., KUNER, E. H., PANNIKE, A., SCHMIT-NEUERBURG, K. P., SCHWEIBERER, L., SCHWEIKERT, C. H., SPIER, W., TSCHERNE, H.: Unfallchirurgie. Berlin: Springer 1976

8. DAVENPORT, H. T., BARR, M. N.: Blood loss during pediatric operations. Canad. med. Ass. J. 89, 1309 (1963)

9. ECHT, M., DÜWELING, J., GAUER, O. H., LANGE, L.: Effective compliance of the total vascular bed and the intrathoracic compartment derived from changes in central venous pressure induced by volume changes in man. Circulat. Res. 34, 61 (1974)

10. GOETHE, J. W.: Faust II. Teil. Jubiläumsausgabe Bd. VI, p. 185. Frankfurt: Insel 1987

11. GUYTON, A. C.: Textbook of medical physiology. Philadelphia: Saunders 1986

12. HAHN, R. G.: Influence of variations in blood haemoglobin concentration of the calculation of blood loss and volumetric irrigating fluid balance during transurethral resection of the prostate. Brit. J. Anaesth. 59, 1223 (1987)

13. HARDAWAY, R. M.: Expansion of the intravascular space in severe shock. Amer. J. Surg. 142, 258 (1981)

14. JUST, O., NÜSSGEN, W.: Bedeutung und Bestimmung des intraoperativen Blutverlustes. Chirurg 31, 387 (1960)

15. KAPLAN, J. A.: Cardiovascular physiology. In: Anesthesia (ed. R. C. MILLER), p. 1168. New York: Churchill Livingstone 1986

16. KAY, H. R., AFSHARI, M., BARASH, P., WEBLER, W., ISKANDRIAN, A., BEMIS, C., HAKKI, A., MUNDTH, E. D.: Measurement of ejection fraction by thermal dilution techniques. J. Surg. Res. 34, 337 (1983)

17. KIRCHNER, E., HUNDSHAGEN, H., GRAUL, E. H.: Über die Fehlerbreite der "Blutvolumenbestimmung" mit RISA im Volemetron. Atompraxis 9, 373 (1963)

18. KIRWAN, T., SCHURR, C. F., SMITH, G. B.: Cardiovascular changes during controlled blood loss and replacement. Anaesthesia 36, 1127 (1981)

19. LEVEEN, H. H., RUBRICIUS, J. L.: Continuous, automatic, electronic determinations of operative blood loss. Surg. Gynec. Obstet. 106, 368 (1958)

20. LUTZ, H.: Anästhesiologische Praxis. Berlin: Springer 1986

21. MOORE, F. D.: Metabolic care of the surgical patient. Philadelphia: Saunders 1964

22. NADLER, S. B., HIDALGO, J. U., BLOCH, T.: Prediction of blood volume in normal human adults. Surgery 51, 224 (1962)

23. NEUHOFF, H., HEY, D., GLASER, E., WOLF, H., LASCH, H. G.: Schocküberwachung durch kontinuierliche Registrierung der Sauerstoffaufnahme und anderer Parameter. Dtsch. med. Wschr. 98, 1227 (1973)

24. RAPER, R., SIBBALD, W. J.: Misled by the wedge? The Swan-Ganz catheter and the left ventricular preload. Chest 89, 427 (1986)

25. SHOEMAKER, W. C., BLAND, R. D., APPEL, P. L.: Therapy of critically ill postoperative patients based on outcome prediction and prospective clinical trials. Surg. Clin. N. Amer. 65, 811 (1985)

26. THORNTON, J. A., SAYNOR, R., SCHROEDER, H. G., TAYLOR, D. G., VEREL, D.: Estimation of blood loss with particular reference to cardiac surgery. Brit. J. Anaesth. 35, 91 (1963)

27. WEIL, M. H.: Principles of fluid challenge for routine treatment of shock. In: Critical care medicine manual (eds. M. H. WEIL, P. L. DALUZ), p. 121. New York: Springer 1978

Vermeidung von Komplikationen bei der Bluttransfusion

Von K. Th. Schricker und H. Bergmann

60 - 70 % aller Transfusionen werden an operative Patienten verabreicht. Davon werden über 50 % aller Erythrozytenpräparationen unter der Verantwortlichkeit des Anästhesisten transfundiert. Dies sollte Grund genug sein, daß der Anästhesist transfusionsmedizinischen Problemen erhöhte Aufmerksamkeit schenkt und sich auf diesem Gebiet entsprechende Kenntnisse, die auch die Organisation betreffen, aneignet. Eine enge Zusammenarbeit mit dem Transfusionsmediziner ist unbedingt erforderlich.

Wenn man über die Vermeidung von Transfusionsreaktionen sprechen soll, so muß man sich über die Ätiologie und Pathogenese dieser Zwischenfälle im klaren sein. Man muß zur Kenntnis nehmen, daß der Begriff "Bluttransfusion" heute nicht nur Vollblut, sondern auch die zellulären und nichtzellulären Bestandteile des Blutes umfaßt und daß man schließlich neben den eigentlichen transfusionsmedizinischen Fragen auch die organisatorische Seite der Bluttransfusion mitzubeachten hat.

Die Transfusionskomplikationen kann man in zwei große Abschnitte unterteilen, in immunologische und nichtimmunologisch bedingte Komplikationen (Tabelle 1).

1 Immunologische Komplikationen

1.1 Hämolytische Reaktionen durch Erythrozytenantikörper

Ursache: Reaktion von Alloantikörpern beim Empfänger mit Antigenen beim Spender mit oder ohne Komplementaktivierung.

Schwere hämolytische Transfusionsreaktionen mit Schock, Hämoglobinabfall, Nierenversagen und letalem Verlauf sind selten. Sie sind aber auch heute noch mit Recht die am meisten gefürchteten Komplikationen der Bluttransfusion. Mit Sofortreaktionen rechnet man bei 1 : 10 000, mit verzögerten Reaktionen bei 1 : 600 - 700 Patienten.

Nach SPIELMANN und SEIDL (11) dürfte bei vorsichtiger Schätzung auf ca. 5 000 Transfusionen ein Hämolysezwischenfall kommen; jedoch ist nur ein Bruchteil, etwa 10 % dieser Zwischenfälle, mit Lebensgefahr verbunden.

Bei der Antigen-Antikörper-Reaktion spielen beim Empfänger die Konzentration des Antikörpers im Plasma und seine Fähigkeit zur Komplementaktivierung und auf der Spenderseite bei den Antigenen die Rezeptorendichte auf der Erythrozytenoberfläche eine

Tabelle 1.

Immunologische Komplikationen
1. Hämolytische Reaktionen durch Erythrozytenantikörper
2. Febrile, nicht hämolytische Reaktionen
    a) Thrombozyten-, Lymphozyten- und Granulozytenantikörper
    b) Posttransfusionspurpura (PTP)
    c) Allergische Reaktionen durch Plasmabestandteile
    d) Graft versus host disease (GVHD) durch immunkompetente Spenderlymphozyten
    e) Immunologische Transfusionslunge durch Alloantikörper gegen Granulozyten

Nichtimmunologische Transfusionskomplikationen
1. Virusinfektion
    a) Posttransfusionshepatitis (PTH)
    b) HIV-Infektion (AIDS)
    c) CMV-Infektion
2. Bakterielle Infektion
3. Lues und Malaria
4. Kreislaufüberlastung und Luftembolie
5. Mikroaggregate
6. Physikalisch oder chemisch bedingte Hämolyse
7. Zitratintoxikation
8. Transfusionshämosiderose
9. Weichmacher
10. Additive Lösungen zur Erythrozytenkonservierung

Tabelle 2. Faktoren, die das Ausmaß einer Antigen-Antikörper-Reaktion beeinflussen

Antikörper beim Empfänger:	Antigene beim Spender:
Plasmakonzentration	Rezeptorendichte auf der Erythrozytenoberfläche
Komplementaktivierung	Transfusionsmenge inkompatibler Erythrozyten

entscheidende Rolle. Erheblichen Einfluß auf die klinische Relevanz einer hämolytischen Reaktion hat auch die im Verhältnis zur vorhandenen Antikörpermenge anfallende Menge an inkompatiblen Erythrozyten, d. h. das Transfusionsvolumen.

Für klinische Belange ist eine Aufteilung der hämolytischen Transfusionsreaktionen in eine Gruppe mit vorwiegend intravasalem Untergang der Erythrozyten und in eine Gruppe mit extravasaler Zerstörung sinnvoll.

Die regulären IgM-Antikörper des ABO-Systems führen bei einer ABO-Inkompatibilität durch eine Aktivierung des Komplementsystems bei der Antigen-Antikörper-Reaktion zu einer sofortigen, vorwiegend intravasalen Hämolyse. Die Mortaliät liegt nach MOLLISON (3) bei 10 %, nach SCHNEIDER (7) sogar noch höher.

Tabelle 3. Ursachen hämolytischer Transfusionsreaktionen

Intravasale Hämolyse:	Extravasale Hämolyse:
IgM-Antikörper (AB0-Inkompatibilität)	IgG-Antikörper (parenterale Sensibilisierung durch inkompatible Bluttransfusion oder Schwangerschaft)
Aktivierung des Komplementsystems	Nicht komplementbindend
Schwere Sofortreaktionen	Markierung der fremden Antigenstruktur
Mortalität 10 % und höher	Auflösung im RES (Milz, Leber) Verzögerte Reaktion

Auch irreguläre, nicht physiologisch vorkommende Alloimmun-IgG-Antikörper, die infolge einer parenteralen Sensibilisierung durch inkompatible Bluttransfusionen oder Schwangerschaften gebildet wurden, können Hämolysezwischenfälle hervorrufen. Hierzu zählen Antikörper des Rh-, Kell-, Duffy-, Lutheran- und Kidd-Systems. Diese nicht komplementbindenden IgG-Antikörper markieren die fremden Antigenstrukturen an der Erythrozytenoberfläche (Opsonifikation). Ihre Auflösung erfolgt verzögert extravasal im retikuloendothelialen System, vorwiegend in Milz und Leber. Die Reaktionen sind im allgemeinen leichter als bei intravasaler Hämolyse. Es gibt jedoch auch Fälle mit schwerer, oft verzögerter Reaktion und letalem Verlauf, z. B. durch Antikörper des Rh-, Kidd- und Duffy-Systems. Die Klärgeschwindigkeit inkompatibler Erythrozyten hängt von der Kapazität des retikuloendothelialen Systems ab. Das RES vermag nach MOLLISON (3) nicht mehr als 400 ml Erythrozyten pro Tag zu klären, so daß 24 h nach Transfusion von mehreren unverträglichen Blutkonserven noch eine große Menge inkompatibler Erythrozyten im Kreislauf nachgewiesen werden kann.

Tritt die Hämolyse erst einige Zeit nach der Blutübertragung auf, so muß man auch an einen Boostereffekt bei einem bereits vorhandenen sehr schwachen Antikörper denken. Antikörper, die in so niedriger Konzentration vorhanden sind, daß sie bei einer sachgemäßen Durchführung von Antikörpersuchtest und Kreuzprobe in vitro unentdeckt bleiben, rufen in vivo in der Regel auch keine schwerwiegenden Reaktionen hervor.

Ursachen des Hämolysezwischenfalls
Die überwiegende Mehrzahl hämolytischer Reaktionen beruht auf menschlichem Versagen, wie Identifikationsfehler, Verwechslung des Patienten oder der Blutkonserve sowie Fehlinterpretation der Befunde. Nur sehr selten kommt es zu Fehlbestimmungen der Blutgruppenmerkmale oder zum Übersehen eines klinisch bedeutsamen Antikörpers beim Antikörpersuchtest oder bei der Kreuzprobe. Über 98 % aller mit schwerer Hämolyse einhergehenden Transfusionszwischenfälle sind auf eine AB0-Inkompatibilität zurück-

zuführen. Da die Ursache der Transfusionszwischenfälle meist
Verwechslungen sind, muß die Identitätssicherung höchste Priorität in der Blutbank, auf Station, im Labor und beim transfundierenden Arzt haben. Dazu gehört auch die Überprüfung der Blutgruppe mittels Bedside-Test, der unmittelbar vor der Transfusion durchzuführen und obligat vorgeschrieben ist.

Von der Mayo-Klinik wurde Ende 1970 die Häufigkeit einer Verwechslung mit 1 : 500, von BERGMANN (1) mit 1 - 2 : 10 000, die
jedoch alle durch den Bedside-Test aufgeklärt werden konnten,
angegeben. Über 60 % aller hämolytischen Transfusionszwischenfälle mit letalem Verlauf beruhen auf einer Verwechslung und in
über 50 % lag eine Inkompatibilität im ABO-System vor. Neben
der Verwechslung und Fehlinterpretation von Befunden sind als
serologische Gründe für hämolytische Transfusionsreaktionen zu
nennen: nicht ausreichende Testtechniken bei der Antikörperbestimmung, Abkürzung der Kreuzprobe im Dringlichkeitsfall, Verwendung eines Universalspenders mit Hämolysinen oder zu frühes
Zurückgehen auf die Empfängerblutgruppe nach Gabe großer Mengen
Vollblut eines Universalspenders.

Um Verwechslungen auszuschalten, müssen sämtliche Tätigkeiten
von der Blutentnahme bis zur Transfusion (Beschriftung der Spender- und Empfängerproben, serologische Untersuchungen, Karteiführung) gewissenhaft durchgeführt und überwacht werden. Man
vermeidet hämolytische Transfusionsreaktionen durch ein solides
Organisationskonzept, wobei sich der Kliniker bewußt sein muß,
daß für alle aus einer Akutanforderung entstehenden Minderungen
der Sicherheit er die volle Verantwortung übernimmt und daß eine Pseudoakutsituation unbedingt vermieden werden muß. Wenn eine Akutchirurgie notwendig ist, kann man durch frühzeitige Einsendung der Blutprobe während der Diagnostik des Klinikers auch
die erforderlichen blutgruppenserologischen Untersuchungen vollständig durchführen. Schließlich müssen die Anforderungskriterien stimmen und der Bedside-Test obligat und ordnungsgemäß
durchgeführt werden. Die Blutbank selbst übernimmt auf der Spenderseite die volle Verantwortung für das, was sie beschriftet
und ausgibt, und sie muß in ihrem Konzept Mehrfachkontrollen
netzförmig über den Gesamtablauf verteilen.

1.2 Febrile, nicht hämolytische Reaktionen

a) Alloantikörper gegen Leukozyten und Thrombozyten
Alloantikörper im Empfängerplasma gegen Spenderleukozyten oder
Spenderthrombozyten können in 0,5 - 1,0 % zu febrilen Reaktionen führen, bei vorausgegangenen Reaktionen ähnlicher Genese
liegt diese Quote bei bis zu 15 %. Derartige Reaktionen können
durch leukozytenarme bzw. leukozytenfreie Erythrozytenpräparationen vermieden werden. Der Grenzwert für Buffy-coat-freie,
leukozytenarme Erythrozytenkonzentrate liegt bei $< 1,2 \times 10^9$,
für leukozytenfreie, gefilterte Präparate bei $< 0,5 \times 10^8$ Leukozyten. Die immunogene Dosis der Leukozyten liegt bei $2,5 \times 10^8$ Leukozyten, d. h. die gefilterten Erythrozytenkonzentrate
liegen deutlich unter dieser Dosis.

b) Posttransfusionspurpura (PTP)

Alloantikörper gegen Thrombozyten bedeuten selten eine Gefährdung für den Patienten. Eine Ausnahme macht das seltene, jedoch bedrohliche klinische Bild der Posttransfusionspurpura (PTP). Verantwortlich für die PTP sind Thrombozytenalloantikörper. Es überwiegt bei weitem die Spezifität Anti-Zw^a(Pl A$_1$) bei Zw(a-)-Patienten. Ausnahmen sind Anti-Zw^b(Pl A$_2$), Anti-B ak^a und Anti-B ak^b.

Die PTP ist eine verzögerte Transfusionsreaktion, die etwa eine Woche (fünf bis zehn Tage) nach Transfusion plättchenhaltiger Konserven auftritt. Sie ist Folge einer sekundären Immunantwort präimmunisierter Patienten, meist Frauen mit mehreren Schwangerschaften oder Personen mit vorausgegangenen Transfusionen. Die Wahrscheinlichkeit, daß Blut von Spendern Zw(a+) ist, ist sehr hoch, da 97,5 % der Bevölkerung Zw(a+) sind.

Die Transfusion von inkompatiblen (Zw^a-positiven) Thrombozyten führt zu einem oft drastischen Abbau der autologen Thrombozyten mit hämorrhagischer Diathese, die lebensbedrohliche Ausmaße annehmen kann. Der Thrombozytenabfall kann so fulminant sein, daß die Thrombozyten auf kaum meßbare Werte zurückgehen. Die Mortalität der PTP beträgt 10 - 20 %.

Es gibt keine Möglichkeit der Vermeidung, außer man stellt die Indikation für die Gabe von Thrombozyten äußerst streng. Lebensbedrohliche Blutungen bei der PTP erfordern neben einer raschen Diagnose eine rasche Therapie. Kortikoide haben keinen gesicherten Effekt. Berichte über den Einfluß von Plasmopheresen sind widersprüchlich. Die Gabe von hochdosiertem IgG i.v. ist wirksam und dürfte sich als Therapie der Wahl durchsetzen. Auch über günstige therapeutische Effekte mit Interferon wurde berichtet.

c) Allergische Reaktionen durch Plasmabestandteile

Allergische Reaktionen werden ausgelöst durch Antikörper gegen lösliche Bestandteile im Plasma. Allergische Reaktionen sind durch das klinische Bild definierte Reaktionen, für die im Spenderplasma gelöste Antigene verantwortlich gemacht werden, jedoch nur in seltenen Fällen nachgewiesen werden können.

Zwei Formen werden unterschieden: der lebensbedrohliche anaphylaktische Zwischenfall (1 : 20 000 Transfusionen) und die häufig blande urtikarielle Reaktion mit 2 - 3 %.

Besonders gefährdet sind Patienten, die kein IgA besitzen, aber infolge von Schwangerschaften oder früheren Bluttransfusionen Anti-IgA gebildet haben. Der Nachweis von Anti-IgA gelingt nur in etwa 8 % der Patienten mit allergischen Reaktionen. Nicht alle, wahrscheinlich nur wenige der anaphylaktischen und urtikariellen Reaktionen sind jedoch durch Anti-IgA bei IgA-Mangel bedingt. Anti-Gm-bedingte allergische Reaktionen sind äußerst selten. Der direkte Weg (IgE-Immunantwort) der anaphylaktischen Reaktion ist bedingt durch Antikörper der IgE-Klasse, sie führen zur Sofortreaktion. Die Antikörper der IgE-Klasse binden sich via Fc an Mastzellen. Die Reaktion des aktuell applizierten Antigens mit den an Mastzellen gebundenen Antikörpern führt zur Ausschüttung vasoaktiver Amine (Histamin, Serotonin) und des plättchenaktivierenden Faktors aus Mastzellen, der aus Thrombozyten vasoaktive Amine freisetzt mit den Folgen der Gefäßdilatation, Permeabilitätssteigerung, Konstriktion der großen Gefäße und der glatten Muskulatur. Beim indirekten Weg (Immunkomplexe aus IgM/IgG plus Antigen) der humoralen Immunantwort werden lösliche Antigene an Antikörper der IgG- und/oder der IgM-Klasse gebunden, und es kommt zur Aktivierung der Mediatorsysteme durch die zirkulierenden Immunkomplexe mit Aktivierung von Komplement, Bildung von Anaphylatoxinen (Kininsystem-Prostaglandine-Leukotriene) und Freisetzung vasoaktiver Amine. Es kommt zur Sofortreaktion der Immunkomplex-Anaphylatoxie.

Die verzögerte Immunkomplexreaktion (Serumkrankheit) mit Fieber, Urtikaria, Polyarthritis und Vaskulitis ist dagegen Folge der Infiltration persistierender Immunkomplexe in Gefäßwänden und Organen.

Praktisch alle allergischen Transfusionsreaktionen sind Sofortreaktionen. Serumkrankheit-ähnliche Bilder nach Transfusionen sind äußerst selten.

Lokale urtikarielle Reaktionen sind sehr häufig, eine generalisierte Urtikaria selten. Die lokale urtikarielle Reaktion ist die einzige Transfusionsreaktion, bei der die Transfusion vorübergehend unterbrochen werden kann, bis die Symptome nach Applikation eines Antihistaminikums zurückgegangen sind. Bei generalisierter Urtikaria mit Exanthem über den gesamten Körper wird Transfusionsabbruch und Transfusion einer anderen Konserve, sobald das Exanthem unter Antihistaminika abgeklungen ist, empfohlen. Patienten, die häufig eine transfusionsbedingte Urtikaria entwickeln, sollten mit Antihistaminika vorbehandelt werden oder gewaschene oder tiefgefrorene Erythrozytenkonzentrate erhalten.

Beim anaphylaktischen Schock muß die Transfusion sofort abgebrochen werden, der intravasale Zugang aber offengehalten werden. Adrenalin in einer Dosis von 0,05 - 0,1 mg sollte sofort injiziert werden, eine Steroidtherapie sollte sich anschließen.

IgA-Defiziente mit nachgewiesenen Anti-IgA müssen IgA-freie Produkte erhalten. Hier bietet sich die autologe Transfusion an. Bei Gabe von homologen Erythrozyten müssen die Erythrozyten mehrfach gewaschen werden, oder es können tiefgefrorene Erythrozyten verwendet werden. Schwierig wird es, wenn plasmahaltige Komponenten gebraucht werden. Hier kann man nur autologes Plasma oder Plasma von IgA-defizienten Spendern transfundieren.

d) Graft versus host disease (GVHD)
Die GVHD ist Folge immunkompetenter Lymphozyten und wahrscheinlich auch Stammzellen des Spenders im immundefizienten (angeborenen oder erworbenen) oder immunsupprimierten Empfänger (Zytostatika, Bestrahlung). Die GVHD ist eine der gefürchtetsten Kom-

plikationen der Bluttransfusion. Mehr als die Hälfte der beim Erwachsenen beschriebenen Fälle mit GVHD wurden nach Transfusion von Granulozytenkonzentraten, die viele Lymphozyten enthielten, beschrieben. Sie kann aber auch nach Transfusion von Erythrozytenkonzentraten auftreten.

Die Spenderlymphozyten setzen sich nicht nur im Empfänger fest, sondern überleben dort und vermehren sich noch. Voraussetzung für die Ansiedlung allogener Lymphozyten ist die Defizienz autologer Lymphozyten, die sonst allogene Lymphozyten eliminieren. Es wird angenommen, daß eine GVHD sich aufgrund von Inkompatibilität zwischen Histokompatibilitätsantigenen von Empfänger und Spender entwickeln. Es wurde auch die Hypothese aufgestellt, daß aberrierte autologe T-Suppressorzellen die Entstehung autozytotoxischer Zellen nicht mehr unterbinden.

Die Inzidenz der GVHD ist selten. Das Krankheitsbild ist gekennzeichnet durch Fieber, Hautausschlag, Ikterus, Darmkrämpfe, Diarrhö, und andere allergieartige Symptome, Knochenmarkdepression und Infekte. Es führt häufig zum Tode.

Als kritische Grenze, unterhalb derer die Gefahr einer GVHD besteht, wird eine Lymphopenie von 500 Lymphozyten/µl angesehen. Eine GVHD kann verhindert werden durch Bestrahlung aller Blutkomponenten, die Lymphozyten enthalten. Eine Dosis von 1 500 - 5 000 rad wird empfohlen. Sie schaltet die Replikationsfähigkeit von 85 - 95 % der Lymphozyten aus, ohne die Funktion der übrigen Blutbestandteile zu beeinträchtigen.

e) Immunologische Transfusionslunge
Die immunologische Transfusionslunge ist sehr selten. Die Lungeninfiltrate sind allergisch-entzündliche Prozesse, die bevorzugt nach Granulozytentransfusionen auftreten. Sie äußern sich klinisch in respiratorischer Insuffizienz bei Lungenödem. Das Bild gleicht dem des "Acute respiratory distress syndrome" (ARDS) nach Polytrauma.

Ursache dieser Infiltrate ist eine Sequestration von Granulozyten in den Lungenkapillaren, wobei diskutiert wird, ob es sich um eine Einwanderung von Granuloyzten in bereits infizierte Lungenbezirke oder ob es sich um Granulozytenaggregate handelt, die durch agglutinierende Alloantikörper gegen Granulozyten (Leukozytenagglutinine) gebildet wurden. Die agglutinierten Alloantikörper können im sensibilisierten Empfänger vorliegen und mit den transfundierten Granulozyten reagieren oder sie können vom Spender stammen und mit den Granulozyten des Empfängers reagieren. Die Granulozytenaggregate können aber auch Folge einer Komplementaktivierung sein. Die Komplementaktivierung kann ausgelöst werden durch Endotoxine bei Patienten mit Sepsis durch gramnegative Keime, durch die Leukoagglutininreaktion oder durch die bei der Sequestration der Granulozyten freiwerdenden Enzyme (Proteasen) oder durch einen Summationseffekt verschiedener Systeme.

Initialsymptome sind Husten, Kurzatmigkeit, erhöhte Atemfrequenz und Fieber, das sich bis zum Vollbild der respiratorischen Insuffizienz steigern kann. Die Transfusion muß abgebrochen werden, Kortikosteroide sind angezeigt. Die meisten Patienten erholen sich innerhalb von 12 - 24 h.

Eine Prävention durch Berücksichtigung von Granulozytenantikörpern bei Empfängern und Spendern ist nicht praktikabel. Granulozytenkonzentrate sind heute nicht mehr indiziert. Granulozytenarme Erythrozytenkonzentrate können durch Entfernung des Buffycoat, leukozytenfreie Erythrozytenpräparate durch Filtration oder durch Tieffrieren der Erythrozyten hergestellt werden.

2 Nichtimmunologische Transfusionskomplikationen

2.1 Virusinfektion

a) Posttransfusionshepatitis (PTH)
Das eigentliche Hauptproblem der Übertragung von Infektionen durch Bluttransfusionen ist auch heute noch die Hepatitis. Zwei Typen von Viren sind bekannt, die eine Posttransfusionshepatitis (PTH) hervorrufen können: das Hepatitis-B-Virus (HBV) und der Erreger der Hepatitis Non-A-non-B (HNANB). Die PTH verläuft häufig anikterisch und wird deshalb in retrospektiven Studien nicht erfaßt. Die Häufigkeit der Hepatitis bei Blutempfängern, ermittelt in vergleichbaren Studien, liegt weltweit zwischen 2 und 17 %. Wir liegen in der Bundesrepublik mit rund 4 % im unteren Bereich, nicht zuletzt deswegen, weil in der Bundesrepublik schon seit langem Blutkonserven mit erhöhten SGPT-Werten nicht zur Transfusion freigegeben werden. Nach neueren Schätzungen von SEIDL und HOLZBERGER (10) wird die Wahrscheinlichkeit der PTH mit ca. 1 % aller Transfusionen veranschlagt.

Die absolut dominierende Rolle bei der PTH spielt die Hepatitis Non-A-non-B, die in allen Ländern mehr als 90 % der transfusionsassoziierten Fälle ausmacht. Daß der Hepatitis B nur noch eine geringe Bedeutung zukommt, ist auf das obligate Hb_S-Ag-Spenderscreening zurückzuführen. Wie eminent bedeutend das Problem der transfusionsassoziierten Hepatitis Non-A-non-B ist, geht aus folgender Überlegung von SUGG (12) hervor. In der Bundesrepublik werden jährlich von den 3 Millionen abgenommenen Bluteinheiten rund 2 Millionen transfundiert. Bei einer durchschnittlichen Transfusionsmenge von drei Einheiten pro Patient werden damit an die 700 000 Patienten pro Jahr versorgt. Geht man von einer Hepatitisinzidenz nach Transfusion von 4 % aus, so ist in der Bundesrepublik jährlich mit dem Neuauftreten von 28 000 Hepatitis-Non-A-non-B-Erkrankungen zu rechnen. Etwa 30 - 50 % der akuten Fälle von Hepatitis Non-A-non-B nach Transfusion werden chronisch und etwa die Hälfte davon nimmt einen ungünstigen Verlauf. Zieht man die aus anderen Gründen Verstorbenen ab, so dürften pro Jahr ungefähr 2 500 Patienten mit chronisch aktiver Hepatitis bzw. Leberzirrhose nach Bluttransfusion anfallen.

Eine Vermeidung der PTH ist nur durch autologes Blut möglich. Auf der Spenderseite ist eine sorgfältige Spenderauswahl, die sich auf Anamnese und Laboruntersuchungen stützt, die wirkungsvollste Maßnahme zur Qualitätssicherung von Blutkonserven.

Anamnese: Ausschluß von Personen, die nachweislich an einer Hepatitisübertragung beteiligt waren, Zurückstellung für mindestens fünf Jahre von Personen mit Hepatitis, für sechs Monate bei Kontakt mit Hepatitispatienten oder bei Aufenthalt in Ländern mit erhöhtem Hepatitisrisiko.

HB_S-Ag-Spenderscreening: Die Frequenz HB_S-Ag-positiver Personen wird mit 0,1 - 0,2 % angegeben (Spenderausschluß 1 : 500 - 1 : 1 000). Seit Einführung dieses Testes ist die Hepatitis B nur noch für 5 - 10 % aller PTH-Fälle verantwortlich.

SGPT- und Anti-HBc-Bestimmung: Eines der größten Probleme für die Diagnostik der Hepatitis Non-A-non-B ist bis heute das Fehlen eines geeigneten serologischen Testes als Spenderscreening. Da die Transfusion von Spenderblut mit erhöhten Transaminasewerten (SGPT $\geq$ 30 IU/L) und mit positivem Anti-HBc in einem höheren Prozentsatz eine Non-A-non-B-Hepatitis verursachte, hat man diese beiden Bestimmungen als unspezifische Ersatzteste (Surrogate tests) herangezogen. Der Spenderverlust wird bei Berücksichtigung beider Parameter auf 5 - 8 % geschätzt. Dem steht eine Reduzierung der NANB-PTH um bis zu 40 % gegenüber.

Bis Ende 1989 soll ein spezifischer Test zum Nachweis von HCV-Antikörpern für die Diagnostik der Non-A-non-B-Hepatitis vorliegen, damit wird es dann möglich sein, die NANB-PTH weiter zu reduzieren, wie das nach Einführung des Hb_S-Ag-Spenderscreening bei der transfusionsassoziierten Hepatitis B der Fall war.

Vermeidung der PTH durch nichtzelluläre Blutbestandteile mit Hilfe von Virusinaktivierung: Für die Virusinaktivierung (Sterilisierung) von Plasmapräparaten (Albumin, Gammaglobulin, Gerinnungsfaktoren) steht heute eine Reihe von Verfahren (Kaltsterilisation, Hitzebehandlung, Dampfbehandlung unter Druck, ST-Behandlung-TNBP-Phosphat) zur Verfügung. Nicht sterilisierte Präparate sollten deshalb nicht mehr verwendet werden.

Als hepatitissicher gelten pasteurisierte Albumin- und Plasmaproteinlösungen, virusinaktivierte Gerinnungspräparate und Gammaglobuline. Eine gewisse Einschränkung bezüglich der Non-A-non-B-Hepatitis besteht nach Berichten aus England für bestimmte intravenös applizierbare Immunglobuline.

Nicht hepatitissicher sind Vollblut, Erythrozytenkonzentrat, Thrombo- und Leukozytenkonzentrate sowie Fresh-frozen-Plasma (FFP).

b) HIV-Infektion. Erworbenes Immundefektsyndrom (AIDS)

Das erworbene Immundefektsyndrom (Acquired immunodeficiency syndrome = AIDS) ist die schwerste Verlaufsform einer Infektion mit meist letalem Ausgang. Das Human immunodeficiency virus (HIV_1

und HIV_2) kann mit Blut und Blutderivaten übertragen werden. Das Anti-HIV_2 spielt in Österreich keine, in der Bundesrepublik nur eine geringe Rolle.

Bei einer Gesamtzahl von 39 263 registrierten AIDS-Fällen in den USA (Juli 1987, CDC-Daten) sind 818 transfusionsassoziierte AIDS-Fälle, das entspricht 2,1 %. Nach Angaben des Bundesgesundheitsamtes vom Mai 1989 sind in der Bundesrepublik 3 194 AIDS-Fälle gemeldet, davon wurden vorwiegend vor Einführung des HIV-Testes 76 Patienten (2,4 %) durch Blut und Blutkomponenten und 150 Hämophile (4,7 %) durch Gerinnungspräparate infiziert.

Seit Oktober 1985 werden alle Blutkonserven auf Anti-HIV_1 und seit März 1989 von mehreren Blutspendediensten auf $HIV_{1/2}$-Antikörper untersucht. Die Mehrzahl der kommerziell angebotenen HIV-Antikörper-Elisa-Teste erfüllen die erforderlichen Qualitätskriterien. Durch zusätzliche HIV-Antigen- und Anti-HIV-IgM-Bestimmungen konnte das Restrisiko nicht weiter gesenkt werden. Eventuell kann durch den direkten Nachweis des viralen Genoms ohne Antigen- und ohne Antikörperbestimmung in einigen Jahren die HIV-Infektion durch Blut völlig vermieden werden.

Die Inzidenz Anti-HIV-positiver Personen liegt bei 1 : 20 000 bis 1 : 30 000 in der Bevölkerung, das ist auch die Größenordnung bei den Blutspendediensten.

Die Anti-HIV-Testung der Blutkonserven, die Aufklärung der Bevölkerung, die bessere Spenderauswahl, der Ausschluß von Risikogruppen und der Selbstausschluß von Blutspendern reduzierte die HIV-Infektion durch Vollblut, Erythrozyten-, Thrombozyten- und Leukozytenkonzentrate sowie Fresh-frozen-Plasma auf ein äußerst geringes Restrisiko.

Im allgemeinen werden HIV-Antikörper etwa nach vier bis 12 Wochen nach Infektion, bei einzelnen Personen auch erst später nachweisbar und in manchen Fällen können spezifische Antikörper selbst bei manifester AIDS-Erkrankung fehlen (sogenannte Non responder). Dies ist der Grund für das minimale Restrisiko einer Infektion mit Erregern von HIV nach Gabe von zellulären Blutbestandteilen, das mit 1 : 500 000 bis 1 : 3 Millionen angegeben wird.

Das Risiko einer HIV-Infektion völlig auszuschließen, ist nur durch autologes Blut möglich. Für die Virusinaktivierung von plasmatischen Blutprodukten gelten die gleichen Verfahren wie bei der Hepatitis. Das HIV ist jedoch empfindlicher und leichter zu inaktivieren als die Hepatitisviren.

c) Zytomegalieinfektion (CMV)
Das Zytomegalievirus (CMV) zählt zu den häufigsten Infektionserregern beim Menschen. Die Primärinfektion tritt bei Personen auf, die noch keine CMV-Antikörper besitzen (seronegative Personen). Eine Reaktivierung kann bei seropositiven Personen erfolgen. Zu einer Reinfektion kann es durch einen CMV-Virusstamm anderer Antigenität als bei der Erstinfektion kommen.

Die Durchseuchung der Bevölkerung mit CMV-Antikörpern beträgt in der Bundesrepublik 50 - 60 %, in den Entwicklungsländern aufgrund ungünstiger sozioökonomischer Bedingungen 80 - 100 %.

Eine Übertragung des CMV-Virus ist durch Bluttransfusion, Organtransplantation, Sexualkontakt sowie bei der Geburt von der Mutter auf das Kind möglich. Da das CMV vorwiegend an Leukozyten gebunden ist, haben Granulozytentransfusionen ein besonders hohes CMV-Infektionsrisiko. Dies unterstreicht bei Erythrozytensubstitution die Wichtigkeit einer Verwendung von weitgehend leukozytenfreien Erythrozytenkonzentraten. Eine Gefährdung durch die CMV-Infektion ergibt sich in der Regel nur für abwehrgeschwächte Patienten, wie unreife Neugeborene, immunsupprimierte Patienten mit malignen Erkrankungen unter Chemotherapie und für Patienten nach Organtransplantation. Nur diese immundefizienten Patienten sollten, wenn sie prätransfusionell seronegativ waren, d. h. wenn sie keine CMV-Antikörper besitzen, Anti-CMV-negative Blutkonserven und Blutprodukte erhalten. In speziellen Fällen kann zur Vermeidung einer CMV-Infektion eine passive Immunisierung mit CMV-Hyperimmunglobulin versucht werden.

2.2 Bakterielle Infektion

Durch Kontakt des Empfängers mit gramnegativen Keimen (meist Pseudomonas, Citrobacter freundii und Escherichia coli) aus der Konserve kann es zur Septikämie und durch Freisetzung von Endotoxinen zum septischen Schock kommen. Eine Kontamination der Konserve durch bakterielle Pyrogene kommt heute kaum mehr vor. Bakterielle Lipopolysaccharide sind die bekanntesten Pyrogene. Bereits 0,1 µg führen beim Erwachsenen zu Fieber und Leukopenie mit anschließender Leukozytose.

Die Inzidenz beträgt nach einer von HOPPE (2) vorgelegten Studie von 1976 bis 1987 in den USA bei 220 Millionen Blutprodukten auf 46 Millionen Empfänger 421 Todesfälle nach Bluttransfusionen, das ist 1 : 110 000. 7 % davon waren 29 Todesfälle durch bakterielle Kontamination, das sind 2,6 Tote pro Jahr.

Da Blut während der ersten 12 h der Lagerung über eine beachtliche bakterizide Kapazität verfügt, führt eine eventuelle geringe bakterielle Kontamination der Blutkonserve nicht zwangsläufig zu einer raschen Vermehrung der Keime und damit zu einer Infektion des Empfängers. Diese Fähigkeit des Blutes zur "Selbststerilisation" hängt allerdings von der Menge der bakteriellen Inokulation ab. Eine besondere Aktualität hat das Problem der Transfusionssepsis durch die seit einigen Jahren bei Raumtemperatur durchgeführte mehrtägige Lagerung der Thrombozytenkonzentrate erhalten. In den USA wurde ein sprunghafter Anstieg bakteriell bedingter Zwischenfälle nach Transfusion von Thrombozytenkonzentraten beobachtet.

Eine bakterielle Kontamination einer Blutkonserve verrät sich oft durch einen charakteristischen schwefelartigen Geruch und durch eine Violettfärbung des Plasmas, die durch Hämolyse hervorgerufen wird. Eine schwach grünliche Verfärbung des Plasmas hingegen kann durch eine erhöhte Coeruloplasminkonzentration infolge oraler Kontrazeption auftreten.

Eine bakterielle Kontamination von Blut und Blutkomponenten wird durch Ausschluß von Spendern mit anamnestischem oder klinischem Hinweis auf eine Infektion sowie durch temporäre Zurückstellung nach Zahnextraktion und durch Verwendung geschlossener Systeme weitgehend vermieden. Eine sorgfältige Hautdesinfektion des Spenders vor der Abnahme ist oberstes Gebot. Sterile Bedingungen von der Blutentnahme bis zur Verabreichung durch den Kliniker müssen strikt eingehalten werden. Die Kühlkette der Konserve sollte nicht länger als 30 min unterbrochen werden. Eine ausgegebene Konserve muß sofort transfundiert werden. Eine einmal angestochene oder geöffnete Blutkonserve gilt als verbraucht und ist zu eliminieren, auch wenn sie nicht beim Patienten war.

2.3 Lues und Malaria

Die Lues-Infektiosität von bei +4 °C gelagertem Zitratblut ist nach 48 - 72 h vollständig erloschen. Über die differenzierte Hämotherapie mit vermehrtem Einsatz von Frischblut und frischen Blutzellpräparationen wurde das Problem der Transfusionslues, deren momentane Häufigkeit unbekannt ist, wieder aktuell.

Durch die Luesserologie wird eine Luesübertragung weitgehend vermieden. Ein Restrisiko bleibt dennoch bestehen, da in der Inkubationsperiode, in der die Tranfusionslues meist übertragen wird, seronegative, aber dennoch infektiöse Spender vorkommen.

Fälle von Transfusionsmalaria sind in der westlichen Welt äußerst selten. Die Häufigkeit liegt bei einem Fall pro einer Million verabreichter Blutkonserven. Nach Schätzungen beträgt die Gesamtzahl der zwischen 1950 und 1982 registrierten Fälle mit Posttransfusionsmalaria etwa 3 500.

Wegen der heutzutage großen Mobilität der Spender, die sie beruflich oder im Urlaub in Malariaendemiegebiete führt, darf das Problem der Malariaübertragung nicht außer acht gelassen werden. Die Prävention erfolgt über eine gezielte Befragung der Spender und bei Aufenthalt in Malariagebieten eine Sperrung vom Blutspenden.

2.4 Kreislaufüberlastung (Hypervolämie) und Luftembolie

Die Kreislaufüberlastung durch eine zu rasche Transfusion oder durch zu große Volumina war früher einmal eine Hauptkomplikation. Im Zeitalter des hämodynamischen Monitorings ist sie von wesentlich geringerer Bedeutung, was aber nicht ausschließt, daß sie bei Kindern mit kleinen Blutvolumen, bei älteren Menschen ohne größere Belastbarkeitsreserven des Kreislaufs und bei chronischen Anämien mit erhöhtem Plasmavolumen immer mal wieder vorkommt.

Man vermeidet eine Hypervolämie bei diesen Risikogruppen, indem man kein Vollblut, sondern nur Erythrozytenkonzentrate langsam über 24 h verteilt transfundiert und die Tropfgeschwindigkeit so einstellt, daß nicht mehr als 1 ml/kg Körpergewicht pro Stunde unter Überwachung der Kreislaufsituation und unter Kontrolle der Blutvolumenbilanz infundiert wird.

Die Gefahr der <u>Luftembolie</u> ist seit Einführung der Plastikbeutel vorbei. Beim <u>Anlegen</u> der Transfusion muß man darauf achten, daß man entsprechend hohe Spiegel in der Tropfkammer anlegt. Die Zufuhr weniger Luftblasen ist harmlos, die Zufuhr größerer Mengen Luft muß jedoch vermieden werden. Als kritische Grenze werden immer wieder 20 ml Luft angegeben.

2.5 Mikroaggregate

Im gelagerten Konservenblut entstehen zunehmend Mikropartikel aus aggregierten Leukozyten, Thrombozyten und Fibrin, die einen Standardfilter mit einer Porengröße von 170 µm passieren können, aber von Filtern mit einer Porengröße von 40 µm zurückgehalten werden. Deshalb werden diese Filter mit einer Porengröße von 40 µm heute vielerorts als Standardfilter verwendet. Sie sollten regelmäßig eingesetzt werden im Intensivbereich, bei Patienten mit pulmonalen Komplikationen und wenn vermutlich mehr als drei Einheiten Blut gegeben werden. Es ist sicher nicht gerechtfertigt, Mikrofilter routinemäßig einzusetzen. Bei der Transfusion von Frischblut und Thrombozyten sind Mikrofilter kontraindiziert.

2.6 Physikalisch oder chemisch bedingte Hämolysen

Einfrieren von Erythrozyten ohne kryoprotektive Zusätze und Erwärmung über +40 °C führen zur Hämolyse. Medikamente, hyper- oder hypotone Lösungen können ebenfalls Hämolysen bedingen, wenn sie mit Blut gemischt oder gleichzeitig mit Blut infundiert werden. Deshalb dürfen zur Verbesserung der Fließfähigkeit Erythrozytenkonzentrate nur in elektrolythaltigen, isotonen Lösungen, wie z. B. physiologischer 0,9%iger NaCl-Lösung, aufgeschwemmt werden. Die Zugabe von Medikamenten zu Blutkonserven ist nicht zulässig. Eine posttransfusionelle Hämoglobinämie und Hyperbilirubinämie kann aber auch durch unsachgemäße Konservenbehandlung, wie Unterbrechung der Kühlkette oder Lagerung in einem nicht erschütterungsfreien Kühlschrank oder nach Retransfusion von mechanisch destruierten Erythrozyten durch die Herz-Lungen-Maschine oder durch Autotransfusionspumpen, auftreten. Nicht vergessen sollte man die Resorptionshyperbilirubinämie bei ausgedehnten Hämatomen und die medikamentös induzierte Hämolyse, die beide nicht der Transfusion angelastet werden können.

2.7 Zitratintoxikation

Eine Zitratintoxikation durch Senkung des verfügbaren ionisierten Kalziums und die damit verknüpfte Natriumintoxikation kann bei Austauschtransfusion von Neugeborenen, bei Massivtransfusionen und bei Patienten mit schweren Leberfunktionsstörungen auftreten. Bei Verwendung von Buffy-coat-freien Erythrozytensuspensionen in additiven Nährlösungen wird dem Patienten überhaupt kein Zitrat mehr zugeführt. Der Begriff der sogenannten Zitratintoxikation im Zusammenhang mit dem Stabilisator ist nur sehr eingeschränkt zu sehen, weil große bis größte Mengen an Zitrat kurzfristig gegeben werden müßten, um nach MOLLISON (3) den Blutspiegel an Zitrat über den Grenzwert von 80 mg/dl anzuheben. So können beim Erwachsenen unbedenklich vier Einheiten Vollblut innerhalb von 20 min transfundiert werden.

2.8 Transfusionshämosiderose

Jede Erythrozytenkonserve enthält etwa 250 mg Eisen, das an Hämoglobin gebunden ist. Die tägliche Eisenelimination beträgt dagegen nur etwa 1 mg. Die Gefahr einer Eisenakkumulation besteht also bei Patienten, die oft Erythrozyten erhalten müssen, ohne zu bluten (z. B. aplastische Anämien, kongenitale hyperplastische hämolytische Anämien, Thalassaemia major). Eine Transfusionshämosiderose wird manifest nach Transfusion von etwa 100 Erythrozytenkonserven.

2.9 Weichmacher

Der Standard-PVC-Blutbeutel enthält als Weichmacher Di(2-Ethylhexyl)phthalat (DEHP). Bei dem Plastikbeutel zur Thrombozytenlangzeitlagerung verwendet man als Weichmacher Tri-(2-Ethylhexyl)trimellitat. Es gibt keine Belege, daß diese Weichmacher klinisch relevante Bedeutung bei Transfusionszwischenfällen hatten.

2.10 Additive Nährlösungen zur Erythrozytenkonservierung

Additive Lösungen mit Sorbit zur Erythrozytenkonservierung sollten bei Fruktoseintoleranz, im Neugeborenen- und Kindesalter nicht eingesetzt werden.

Zusammenfassung

Der Anästhesist als transfundierender Arzt ist klinischer Alltag. Er ist in über 50 % aller operativ verabreichten Blutkonserven für Transfusionen verantwortlich. Fachliche und rechtliche Gründe sollten ihn daher bewegen, der Transfusionsmedizin erhöhte Aufmerksamkeit zu schenken.

Die Transfusion von Blut und seinen Bestandteilen birgt das Risiko zahlreicher Komplikationen in sich. Sie reichen von leichter Beeinträchtigung bis zum Tod des Empfängers. Die meisten schweren Zwischenfälle gehen auf menschliches Versagen zurück.

Zu einer Transfusion sollte man sich erst dann entschließen, wenn ein abzusehender Erfolg die Risiken überwiegt. Neben einem metabolischen und einem immunologischen Risiko ist der Blutempfänger einem Infektionsrisiko ausgesetzt. Das Hauptproblem ist auch heute noch die Posttransfusionshepatitis Non-A-non-B.

Literatur

1. BERGMANN, H.: Konzept zur Vermeidung menschlichen und technischen Versagens in der Anästhesie. Vortrag, Meran 1988

2. HOPPE, P. A.: Safe blood products: Past experience and current concerns. XX. Congr. Int. Soc. Blood Transfusion. London, 1988

3. MOLLISON, P. L.: Blood transfusion in clinical medicine, 7th ed. Oxford: Blackwell 1983

4. MUELLER-ECKHARDT, C.: Annotation, Posttransfusionspurpura. Brit. J. Haematol. 64, 419 (1986)

5. MUELLER-ECKHARDT, C.: Transfusionsmedizin. Berlin, Heidelberg, New York, London, Paris, Tokyo: Springer 1988

6. Richtlinien zur Blutgruppenbestimmung und Bluttransfusion. Wissenschaftlicher Beirat der Bundesärztekammer und des Bundesgesundheitsamtes 1987. Köln: Deutscher Ärzte-Verlag 1988

7. SCHNEIDER, W., SCHORER, R.: Klinische Transfusionsmedizin. Weinheim, Deerfield Beach/Florida, Basel: Edition Medizin 1982

8. SCHRICKER, K. Th.: Der Transfusionszwischenfall - Ursachen und Therapie. Anästh. Intensivmed. 29, 37 (1988)

9. SCHRICKER, K. Th.: Blutung und Blutersatz. In: Lehrbuch der Chirurgie (eds. K. VOSSCHULTE, F. KÜMMERLE, H. J. PEIPER, S. WELLER). Stuttgart, New York: Thieme 1982

10. SEIDL, S., HOLZBERGER, G.: Durch Transfusionen übertragbare Krankheiten (Hepatitis, Cytomegalie, HIV). Wie hoch ist das Risiko? Vortrag Deutscher Anästhesiekongreß. Mannheim, 1988

11. SPIELMANN, W., SEIDL, S.: Einführung in die Immunhämatologie und Transfusionskunde. Weinheim/Bergstraße: Verlag Chemie 1980

12. SUGG, U.: Risiken der Transfusion von Blut und Blutderivaten. Anästh. Intensivmed. 28, 343 (1987)

13. WEISSAUER, W.: Rechtsprobleme in der Transfusionsmedizin. Vortrag Deutscher Anästhesiekongreß. Mannheim, 1988

Stabilisierung des perioperativen Wärmehaushalts
Von E. Turner, C. Gütl und U. Braun

1 Physiologische Vorbemerkungen

Negative Wärmebilanzen sind unter den heutigen Bedingungen im Operationssaal häufig. Bei völlig ausgeschaltetem Stoffwechsel wäre eine negativ exponentiell abnehmende, asymptotisch an die Raumtemperatur verlaufende Kurve der mittleren Körpertemperatur zu erwarten. Jedoch verlangsamt die körpereigene Wärmeproduktion den Temperaturabfall. Die Wärmebilanz (W) läßt sich aus der Gleichung:
ΔW = Wärmeproduktion - Wärmeabgabe
theoretisch errechnen.

Dabei besteht die Wärmeabgabe aus den Verlusten durch Verdunstung von Wasser (E), durch Strahlung (R) und Wärmeleitung an die Umgebung: Konduktion (C) und Konvektion (C'). Von der Wärmeproduktion (M) muß eine geleistete körperliche Arbeit (A) im physikalischen Sinne, z. B. in Form von statischer Energie, abgezogen werden. Die Gleichung lautet also in kalter Umgebung:
ΔW = M - A - E - R - C - C'

Eine physikalische Arbeit wird vom narkotisierten Patienten nicht geleistet, so daß lediglich der Metabolismus (M) und die Wärmeabgabe für die Wärmebilanz bestimmend sind. Ist der Metabolismus größer als die Wärmeabgabe, wird die Wärmebilanz positiv, ist er kleiner, wird die Wärmebilanz negativ. In warmer Umgebung wird unter Umständen von der Körperperipherie Wärme aufgenommen, R und C werden dann positiv.

In thermoneutraler Umgebung (28 °C Lufttemperatur, hohe Luftfeuchtigkeit) treten unter Ruhebedingungen bei Sauerstoffverbräuchen im Grundumsatzbereich und gesunden Probanden weder positive noch negative Wärmebilanzen auf. Wird nun die Umgebungstemperatur abgesenkt, so kommt es beim wachen Probanden über die Kaltrezeptoren der Haut zu einer Aktivierung der Thermoregulation, und zwar zunächst zu einer sympathogenen vasokonstriktorischen Kälteantwort, vor allem im Bereich der Hautgefäße der Extremitäten, und mit leichter Verzögerung zu Umsatzsteigerungen und damit zur Erhöhung der Wärmeproduktion. Diese Umsatzsteigerungen sind möglich durch die sogenannte zitterfreie Thermogenese, bei der durch hormonelle Einflüsse der Umsatz im braunen Fettgewebe bis zu 40 % gesteigert werden kann und durch Muskelzittern mit Umsatzsteigerungen bis zu 500 %. Bei kälteadaptierten Menschen (nordamerikanische Indianerstämme, Eskimo) kann auf diese Weise in leicht bekleidetem Zustand und in Ruhe eine Umgebungstemperatur (trocken) von +5 °C ohne negative Wärmebilanzen toleriert werden.

Bei der von uns anästhesiologisch zu versorgenden Bevölkerung
ist die primäre Kälteabwehr behaviouristisch. Die Wärmeabgabe
wird bei kalten Umgebungstemperaturen durch entsprechende Kleidung oder Aufsuchen geheizter Räume vermindert. Eine Wegnahme
dieser Möglichkeiten wird als äußerst unangenehm erlebt. Läßt
sich die Kältebelastung jedoch nicht vermeiden, so wird bei Unterschreiten der Schwellenwerte für die Hauttemperatur die Thermogenese aktiviert. Diese Schwellenwerte liegen bei gesunden
Probanden mit einer zentralen Temperatur um 37 °C bei einer
mittleren Hauttemperatur von ca. 30 °C. Die Thermogenese kann
jedoch auch durch einen Abfall der zentralen Temperatur, bei
Hauttemperaturen im Bereich von 32 °C aktiviert werden. Hier
liegen die Schwellenwerte bei gesunden Probanden um 36,4 °C zentral (1, 9). Die Kälteantwort sistiert bei Erreichen hoher zentraler Temperaturen, deren Werte leicht über dem sogenannten
Soll-Wert liegen. Die Verknüpfung der peripheren (Haut) und zentralen (Rückenmark, Gehirn) Meßfühler der Thermoregulation und
deren Effekte wurden von BENZINGER (1) mit dem Begriff: "Peripheral cold defense and central warm inhibition" umschrieben.
Unklar ist, ob der sogenannte Soll-Wert durch ein Referenzsignal bestimmter Neurone oder durch eine bestimmte Verknüpfung
thermosensitiver Neurone in den Regelkreis eingegeben wird
(11).

2 Einfluß von Narkose, Operation und Umgebungsbedingungen auf den perioperativen Wärmehaushalt

Narkose und Operation können nun auf vielfältige Weise in das
komplexe System des Wärmehaushalts eingreifen und so bei niedrigen Umgebungstemperaturen zu negativen Wärmebilanzen führen
(siehe Tabelle 1).

Zunächst wird durch Prämedikation und Narkose dem Patienten die
Möglichkeit genommen, selbst durch geeignete Maßnahmen seine
Wärmeabgabe zu reduzieren. Außerdem wird die Thermoregulation
abgeschwächt und die metabolische und vasokonstriktorische Kälteantwort unterdrückt. Ebenfalls wird der basale Stoffwechsel
durch die Narkose abgesenkt und damit die nicht regulative Wärmeproduktion vermindert. Negative Wärmebilanzen in Narkose entstehen eher durch Vasodilatatoren und Muskelrelaxanzien als
durch verschiedene Anästhetika, die sich in der Wirkung auf die
Wärmebilanz bei gleicher Narkosetiefe kaum voneinander unterscheiden (18). Die Kombination von Allgemein- und Regionalanästhesie erhöht durch die typische Sympathikolyse die Wärmeverluste signifikant (17). Alter und Geschlecht des Patienten spielen eine geringere Rolle als der Quotient von Körperoberfläche
und Gewicht. Die übrigen Faktoren, die zu einer negativen Wärmebilanz führen, sind durch die Umgebung bedingt. Dazu gehören
die Verluste durch:

- die Beatmung mit trockenen, nicht angewärmten Gasen, die die
  Wärmebilanz mit ca. 8 - 15 kcal/h je nach Atemminutenvolumen
  und Ausatmungstemperatur belasten,
- die Infusion kalter Lösungen, die die Wärmebilanz mit
  17 kcal/l belasten und

Tabelle 1. Einfluß von Narkose, Operation und Umgebungsbedingungen auf den perioperativen Wärmehaushalt hinsichtlich der Erzeugung negativer Wärmebilanzen

Narkose	Wegnahme behaviouristischer Möglichkeiten Abschwächung der Thermoregulation Vasodilatation Verminderung des Stoffwechsels Muskelrelaxierung Infusion kalter Lösungen Beatmung mit kalten, trockenen Gasen
Operation	Desinfektion mit verdunstenden Lösungen Abdeckung des Patienten zu gering Exposition von Körperhöhlen Spülung mit kalten Lösungen
Umgebungsbedingungen	Niedrige Raumtemperatur Niedrige Luftfeuchtigkeit Hohe Luftströmung
Postoperative Phase	Wegnahme der Abdeckung Transport in den Aufwachraum ohne Decke Kein angewärmtes Bett Häufiges Zurückschlagen der Bettdecke

- die Verluste durch
  Strahlung ca. 80 kcal/h,
  Konvektion ca. 20 kcal/h nach Abdeckung,
  Konduktion und Evaporation ca. 15 kcal/h.

Insgesamt wird der Organismus also mit einem Wärmeverlust von ca. 140 kcal/h belastet. Dem steht eine Wärmeproduktion von ca. 70 kcal/h in Narkose gegenüber, so daß die negative Wärmebilanz etwa 70 kcal/h betragen kann. Diese Bilanzrechnung bezieht sich jedoch nur auf die ersten zwei Operationsstunden, da bei der Berechnung von 37 °C Kerntemperatur und 30 °C Oberflächentemperatur ausgegangen wurde und mit abnehmender Körper- und Hauttemperatur die Verluste durch Strahlung, Konduktion und Evaporation deutlich zurückgehen.

In eigenen Untersuchungen betrug die negative Wärmebilanz 0,5 - 1,8 kcal/kg für eine dreistündige Bauchoperation bei Raumtemperaturen um 20 °C. Diese Zahlen decken sich in etwa mit der Literatur (10). Bei kleineren Eingriffen treten die größten Wärmeverluste nach Einleitung der Narkose bis zur Abdeckung des Patienten und beim Transport in den Aufwachraum auf (Abb. 1). Negative Wärmebilanzen werden auch bei der Regionalanästhesie beobachtet (6), da die endogene Wärmeproduktion zur Kompensation der hohen Wärmeabgabe nicht ausreicht. Während des Eingriffs wird bei kleineren Operationen die Wärmebilanz nicht weiter negativ, bei großen Eingriffen mit Eröffnung von Bauch und/oder Thorax werden die Verluste durch Strahlung und Verdunstung trotz Abdeckung des Patienten wieder etwa auf die Werte beim

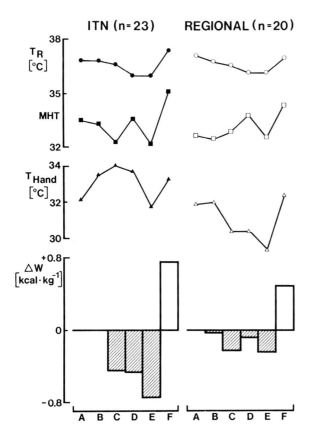

Abb. 1. Rektaltemperatur (T_R), mittlere Hauttemperatur (MHT), Hauttemperatur der Hand (T_{Hand}) und Wärmebilanz (ΔW) bei Hüft- und Kniegelenksoperationen in Allgemein- und Regionalanästhesie. Meßpunkt A vor Narkoseeinleitung, Meßpunkt B nach Narkoseeinleitung, Meßpunkt C nach Desinfektion des OP-Feldes, Meßpunkt D am OP-Ende, Meßpunkt E bei Aufnahme im Aufwachraum, Meßpunkt F bei Verlegung aus dem Aufwachraum. Die Wärmebilanzen werden durch die Desinfektion und den Transport in den Aufwachraum stark belastet

Unbekleideten erhöht. In der postoperativen Phase beobachten wir einen großen Abfall der Wärmebilanz, falls der Patient unbekleidet transportiert wird. Dieser Verlust kann den Hauptteil der gesamten perioperativen negativen Wärmebilanz ausmachen. Weitere negative Wärmebilanzen werden durch nicht angewärmte Betten und unbedeckte Körperteile im Aufwachraum erzeugt.

3 Konsequenzen negativer Wärmebilanzen

In Narkose beobachten wir einen Abfall der Kern- und der Körperschalentemperatur. Die periphere Durchblutung sinkt ab. Da die Wärmeverluste sich durch die absinkende Körpertemperatur und

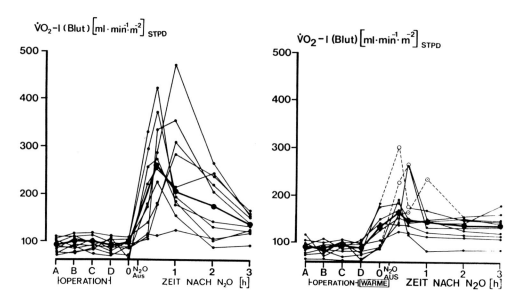

Abb 2. Sauerstoffverbrauch ($\dot{V}O_2$-I) bei Muskelzittern. Links: mit 34,5 °C Rektaltemperatur aufwachende Patienten. Rechts: normotherm aufwachende Patienten nach vergleichbaren Eingriffen. Der postoperative Sauerstoffverbrauch wird vorwiegend durch Kältebelastung gesteigert

die abnehmende periphere Durchblutung im Laufe der Zeit bei gleichen Umgebungstemperaturen vermindern und der Sauerstoffverbrauch im Laufe der Operation etwas zunimmt, verläuft der Abfall der Kerntemperatur nicht exponentiell asymptotisch an die Raumtemperatur, sondern exponentiell an eine wesentlich höhere Temperatur, die auch bei langdauernden Eingriffen selten unter 32 °C liegt. In einigen Fällen wird während der Operation sogar ein Anstieg der Kerntemperatur beobachtet. Das Erreichen kritisch niedriger Werte für die Kerntemperatur ist daher normalerweise nicht zu befürchten. Hingegen darf auch schon bei Temperaturen zwischen 33 und 34 °C ein protektiver Effekt der Hypothermie erwartet werden, falls bei Komplikationen eine ischämische Belastung, z. B. des Gehirns, auftritt. Daher ist die Aufrechterhaltung einer normalen Körpertemperatur (mit Ausnahme der Kinderanästhesie, da hier die externe Wiedererwärmung mitunter schlecht toleriert wird) nicht von vornherein sinnvoll. Komplikationen entstehen jedoch, wenn der Patient mit niedrigen Körpertemperaturen aus der Narkose erwacht, da durch die Aktivierung der Thermoregulation folgende Reaktionen hervorgerufen werden:

- Anstieg des Sauerstoffverbrauchs bis zum Vierfachen des Grundumsatzes (Abb. 2) bei Muskelzittern,
- periphere Vasokonstriktion (siehe Handtemperaturen Abb. 1),
- extreme Katecholaminausschüttung, wobei das Zehnfache der Spiegel in Narkose erreicht wird,

- Anstieg von arteriellem Druck, Herzfrequenz und pulmonalarteriellem Druck mit ischämischen EKG-Veränderungen (21) und Herzversagen mit absinkendem Herzzeitvolumen bei Patienten nach extrakorporalem Kreislauf (20),
- subjektives Unbehagen.

Diese Reaktionen in der Aufwachphase sollten vermieden werden. Dazu sind prinzipiell zwei Wege möglich: Entweder werden intranarkotische Wärmeverluste vermieden, was in der Regel nur bei kleineren Eingriffen gelingt. Die Patienten können dann am Operationsende extubiert werden; oder, wenn bei größeren Eingriffen negative Wärmebilanzen nicht vermieden werden können: die postoperative Wiedererwärmung in Narkose. Erst bei Erreichen normaler Temperaturen wird die Narkose ausgeleitet und der Patient bei normalen kardialen und respiratorischen Funktionen extubiert.

4 Methoden zur Verminderung negativer Wärmebilanzen

Erhöhung der Raumtemperatur
MORRIS (15) konnte einen Abfall der zentralen Temperatur nur bei Raumtemperaturen über 24 °C vermeiden. Bei einer Raumtemperatur um 24 °C konnte HOLDCROFT (10) Wärmeverluste nicht vermeiden. Da höhere Raumtemperaturen häufig für den wärmer bekleideten Chirurgen nicht erträglich sind, das Risiko von Infektionen möglicherweise steigt (4) und die Aktivierung der Thermoregulation in der Aufwachphase häufig dennoch nicht vermieden werden kann, sollte die Raumtemperatur lediglich während der Narkoseeinleitung und Desinfektion so hoch wie möglich eingestellt werden. Nach Abdeckung des Patienten kann die Temperatur mit schnell reagierenden Thermostaten vermindert werden. Hiermit würde gerade der initial hohe Wärmeverlust eingeschränkt.

Beatmung mit angewärmten und befeuchteten Gasen
Der Wärmeverlust, der durch Anwärmung und Anfeuchtung vermieden werden kann, beträgt etwa 10 - 15 kcal/h, d. h. etwa 15 % der Gesamtwärmeabgabe. Dementsprechend können negative Wärmebilanzen bei ausschließlicher Anwendung dieser Methode selbst bei peripherer Gefäßchirurgie nicht verhindert werden (19). Passive Wärme und Feuchtigkeitsaustauscher haben einen noch geringeren Effekt.

Wassermatratzen
Die Anwendung von Wassermatratzen mit einer Temperatur von 40 °C, die unter dem Patienten liegen, ist hinsichtlich des Absinkens der zentralen Temperatur bei großen Baucheingriffen und peripherer Gefäßchirurgie nicht effektiv (16, 19). Bei Körperoberflächen unter 0,5 m² ist diese Methode jedoch empfehlenswert (5).

Reflektierende Decken
Reflektierende Decken mit metallbeschichtetem Plastik sind nach Berechnungen von ENNEMOSER (3) bei der Bergrettung aus Umgebungstemperaturen von -20 °C der effektivste Schutz vor weiteren Wärmeverlusten und führen zu einem Anstieg der zentralen

Temperatur von 2,5 °C/h durch den Stoffwechsel des Patienten. Im OP sind diese Decken sinnvoll, wenn mehr als 60 % der Körperoberfläche damit bedeckt werden können (2). Wärmeverluste werden jedoch nicht vollständig vermieden.

Anwärmung von Blut und Infusionen
Eine Belastung von 17 kcal/l Infusionslösung, die mit Raumtemperatur infundiert wird, rechtfertigt die Anwärmung von Infusionen. Die Infusion von 1 l Blut bei Kühlschranktemperatur (4 °C) führt zu einem Abfall der zentralen Temperatur von 0,5 - 1 °C und die Transfusion von 5 l Blut mit Kühlschranktemperatur kann einen hypothermen Herzstillstand hervorrufen. Transfusionen müssen daher auf 38 °C angewärmt werden.

Ösophageale Wärmezufuhr über wasserdurchströmte Sengstaken-Sonde oder Modifikationen
Bei der Behandlung der akzidentellen Hypothermie publizierte LEDINGHAM (13) eine Methode, bei der über eine Sengstaken-Sonde, die mit warmem Wasser durchströmt war, Wärme zentral zugeführt wurde. Der Temperaturanstieg betrug etwa 1,5 °C/h bei einer Wassertemperatur von 42 °C. Für den OP-Bereich scheint dieses Verfahren zusammen mit einer Raumtemperatur von 21 °C zur Vermeidung von Hypothermie effektiv zu sein (12). Ein intraoperativer Temperaturabfall kann bei kleineren Eingriffen nur durch die Kombination von mindestens drei Verfahren, bei großen Höhleneingriffen wahrscheinlich gar nicht erreicht werden. Hier sind wir auf die postoperative Wiedererwärmung angewiesen.

Postoperative Methoden
Wärmelampen erhöhen die Hauttemperatur und können daher bei nicht zu stark abgefallener zentraler Temperatur Muskelzittern vermindern. Die Hauttemperaturen müssen dabei über 33 °C und die zentralen Temperaturen über 36,5 °C liegen. Es besteht jedoch ein hohes Verbrennungsrisiko. Wärmedecken, vorzugsweise mit 40 °C heißem Wasser durchströmte Matratzen, führen zu einer Wiedererwärmung von 1 - 1,5 °C/h, wenn der Patient vollständig damit bedeckt ist (21). Die postoperative Phase verläuft bei Risikopatienten mit großem Wärmedefizit am komplikationsärmsten, wenn die Wiedererwärmung in Narkose (N_2O, Fentanyl, Benzodiazepine) erfolgt.

Literatur

1. BENZINGER, T. H.: Heat regulation: Homeostasis of central temperature in man. Physiol. Rev. 49, 671 (1969)

2. BOURKE, D. C., WURM, H., ROSENBERG, M., RUSSEL, R. N.: Intraoperative heat conservation using a reflective blanket. Anesthesiology 60, 151 (1984)

3. ENNEMOSER, O., AMBACH, W., FLORA, G.: Akzidentelle Hypothermie: Vollständige Wärmeisolierung führt zur größten Erwärmung. Notfallmedizin 10, 289 (1984)

4. FALLACARO, M. D., FALLACARO, N. A., RADEL, T. J.: Inadvertent hypothermia. AORN J. 44, 54 (1986)

5. GOUDSOUZIAN, N. G., MORRIS, R. H., RYAN, J. F.: The effects of warming blanket on the maintainance of body temperature in anesthetized infants and children. Anesthesiology 39, 351 (1973)

6. GÜTL, C., TURNER, E., BRAUN, U.: Einfluß der Anästhesieform auf den perioperativen Wärmehaushalt. Anaesthesist 37, (Suppl.), 167 (1988)

7. HASLAN, K. R., NIELSEN, C. H.: Do passive heat and moisture exchangers keep the patient warm? Anesthesiology 64, 379 (1986)

8. HENNEBERG, C., EKLUND, H., JOACHIMSSON, P. O., STJERNSTRÖM, H., WIKLUND, L.: Effects of a thermal ceiling on postoperative hypothermia. Acta anaesth. scand. 29, 602 (1985)

9. HOLDCROFT, A.: Body temperature control in anaesthesia, surgery and intensive care. London: Baillière Tindall 1980

10. HOLDCROFT, A., HALL, G. M.: Heat loss during anaesthesia. Brit. J. Anaesth. 50, 157 (1978)

11. HOROWITZ, J. O. C., HOROWITZ, B. A.: An overview of neural models postulated for thermoregulation. In: Body temperature regulation (eds. P. LOMAX, E. SCHÖNBAUM). Modern pharmacology toxicology, vol. 16, p. 25. New York: Dekker 1979

12. KRISTENSEN, G., GULDAGER, H., GRAVESEN, H.: Prevention of peroperative hypothermia in abdominal surgery. Acta anaesth. scand. 30, 314 (1986)

13. LEDINGHAM, I. Mc. A., DOUGLAS, I. H. S., ROUTH, G. S., McDONALD, A. M.: Central rewarming system for treatment of hypothermia. Lancet 1980 1, 1168

14. MORLEY-FOSTER, P. K.: Unintentional hypothermia in the operating room. Canad. Anaesth. Soc. J. 33, 516 (1986)

15. MORRIS, R. H.: Influence of ambient temperature on patient temperature during intraabdominal surgery. Ann. Surg. 173, 230 (1971)

16. MORRIS, R. H., KUMAR, A.: The effect of warming blankets on maintainance of body temperature of the anesthetized, paralysed adult patient. Anesthesiology 36, 408 (1972)

17. SEARLE, I. F.: Incidental hypothermia during surgery for peripheral vascular disease. Brit. J. Anaesth. 43, 1095 (1971)

18. SESSLER, D. I., RUBINSTEIN, E. H, EGER II, E. I.: Core temperature changes during N_2O Fentanyl and Halothane/O_2 anesthesia. Anesthesiology 67, 137 (1987)

19. TOLLOFSRUD, S. G., GUNDERSEN, Y., ANDERSEN, R.: Peroperative hypothermia. Acta anaesth. scand. 28, 511 (1984)

20. TURNER, E., BRAUN, U., LEITZ, K. H., HILFIKER, O.: Überwachung der Gesamtsauerstoffaufnahme bei coronarchirurgischen Eingriffen. Anaesthesist 31, 280 (1982)

21. TURNER, E.: Pathophysiologie der Aufwachphase. In: Anaesthesiologie und Intensivmedizin (eds. H. BERGMANN, J. B. BRÜCKNER, M. GEMPERLE, W. F. HENSCHEL, O. MAYRHOFER, K. MESSMER, K. Peter), Bd. 179. Berlin, Heidelberg, New York, London, Paris, Tokyo: Springer 1986

Sicherheitsrelevante Besonderheiten bei Säuglingen und Kleinkindern

Von G. B. Kraus

1961 veröffentlichte RACKOW eine der ersten Untersuchungen zur Mortalität bei Kinderanästhesien (18). Die Inzidenz eines Herz-Kreislauf-Stillstandes betrug bei Säuglingen 1 : 600, bei Kindern 1 : 1 700 und bei Erwachsenen 1 : 2 500. Er kam zu dem Schluß, daß Hypoxie und unzureichender Volumenersatz mit darauffolgendem Herz-Kreislauf-Zusammenbruch die Hauptursachen anästhesiebedingter kindlicher Todesfälle darstellen. In der Zwischenzeit ist eine Reihe von Publikationen erschienen, die zeigen, daß Kinder unter zwei Jahren trotz verbesserter Vordiagnostik, der optimierten Ausrüstungen und Überwachungsmaßnahmen eine dreimal so hohe Narkosemortalität aufweisen wie Erwachsene (6, 12, 20, 23).

Grundlegende Unterschiede bestehen bereits bei der Kommunikation mit den Patienten, um anamnestische Daten zu gewinnen. So erhält man durch die Kindervorsorgeuntersuchung, die Fremdanamnese der Eltern, die körperliche Untersuchung sowie Labordaten wichtige Hinweise, trotzdem wird die augenblickliche Befindlichkeit und vor allem das aktuelle Schmerzniveau nur unzureichend erfaßt.

Eine zweite Schwierigkeit liegt bei der Applikation von Medikamenten bzw. Infusionsmengen: Nicht nur die immer latente Gefahr durch die ungewohnt kleinen Dosierungen und Flüssigkeitsvolumina stellen hier ein Problem dar. Viele Medikamente sind sowohl von der Substanz als auch vom Wirkprofil und den Dosierungsempfehlungen der Hersteller für Neugeborene und junge Säuglinge nicht getestet, z. B. sämtliche Opiate, Etomidat etc. Hinzu kommt die Unkenntnis, in welchem Stadium der Organreife sich der kleine Patient befindet, die von der zeitlichen Entwicklung der verschiedenen Metabolisierungskapazitäten abhängt.

Die Kontroverse der Dosierung nach Körperoberfläche oder Körpergewicht sollte für die Anästhesie als beigelegt gelten: Rezeptorspezifische Pharmaka, wie z. B. Substanzen mit einer hohen Affinität zum ZNS, werden nach Körpergewicht, Substanzen, die sich im extrazellulären Flüssigkeitsvolumen verteilen und ausschließlich renal eliminiert werden, wie z. B. Antibiotika, nach Körperoberfläche dosiert.

Bereits bei der Lagerung zur Operation haben die unterschiedlichen Proportionen des Kindes mit seinem im Verhältnis zum Körper großen Kopf pathophysiologische Konsequenzen: So wurden von HARRIS bei Kraniotomien von Säuglingen in flacher Rückenlage in 66 % echokardiographisch Luftpartikel im rechten Herzen nachgewiesen (9). Erwachsene haben in dieser Position nur eine Inzidenz von 14,6 %. Neben der im Säuglingsalter schwieriger zu diagnostizierenden Hypovolämie durch den operativen Eingriff

spielt sicherlich die Erleichterung des Lufteintritts in das
venöse System durch die größere Distanz zwischen Kopf und Herz-
vorhofhöhe die entscheidende Rolle. Die Überwachungsmaßnahmen
müssen natürlich auf diese Komplikationsmöglichkeiten ausgerichtet sein.

Das Neugeborene setzt pro Tag 50 % seines Extrazellulärvolumens
um, der Erwachsene dagegen nur ca. 14 %. Hypoglykämien werden
bei Kindern unter vier Jahren wesentlich häufiger beobachtet
und sind durch die geringen Glykogenreserven erklärbar (22).
Deshalb muß die enge Begrenzung der Nüchternheitszeiten vor allem bei Säuglingen beachtet und dokumentiert werden, im Bedarfs-
fall sollte großzügig von einer präoperativen Infusionsbehandlung unter Zusatz von Glukose Gebrauch gemacht werden.

Die sich in letzter Zeit durchsetzende orale bzw. rektale Medikation von Kleinkindern hat zwar ihre unbestreitbaren Vorteile
bezüglich ihrer Patientenfreundlichkeit, der ruhigeren und damit sichereren Narkoseeinleitungsphase, andererseits ist vor
allem die Resorption rektal applizierter Medikamente naturgemäß
ungenauer und kann zu Über- bzw. Unterdosierungen führen, die
während der Einleitungsphase und der sich anschließenden Narkose medikamentös ausgeglichen werden müssen.

Ventilation

Der bei Säuglingen und Kindern für das Wachstum notwendige doppelt so hohe Sauerstoffbedarf bedingt eine große störungsfreie
Ventilationskapazität, und es ist nicht verwunderlich, daß gerade Ventilationsstörungen und Hypoxie zu der erhöhten Anästhesie-
mortalität von Kindern entscheidend beitragen. Das Atemzugvolumen, die funktionelle Residualkapazität (FRC) und das Totraumvo-
lumen pro kg KG ist bei Neugeborenen und Erwachsenen gleich
(10). Allerdings stellt die FRC des Neugeborenen im Verhältnis
zu seiner hohen alveolären Ventilation einen weniger effektiven
Puffer zwischen der Atmosphäre und der pulmonalen Zirkulation
dar, so daß die Inspirationsgase schneller mit dem pulmonalkapillären Blut äquilibrieren. So führt z. B. ein Abfall der
inspiratorischen O_2-Konzentration schneller zu Hypoxämie und
Zyanose. Das Closing volume des Neugeborenen, Säuglings und Kindes ist viel größer als beim Erwachsenen und erreicht die FRC
(16). Die kindliche Lunge ist also am Ende der Exspiration nahe
an der Atelektase, ein weiterer Grund, warum Kinder wesentlich
schneller zyanotisch werden. Die im Vergleich zu Erwachsenen
doppelt so hohe Ventilation wird ausschließlich durch eine erhöhte Atemfrequenz erbracht. Damit ist eine eventuell erforderliche kompensatorische Steigerung der Atemfrequenz nur eingeschränkt möglich. Vergleicht man die Atemmechanik bei Erwachsenen und Säuglingen, so fällt auf, daß mehrere Faktoren die Atemfunktion bei Säuglingen zusätzlich einschränken: Der Thorax-
und Schultergürtel ist wenig entwickelt, das Thoraxgerüst sehr
dehnbar, so daß die Entwicklung und Aufrechterhaltung der FRC
schwieriger sind. Das Zwerchfell ist beim Säugling der einzige
Atemmuskel, da die Rippen durch ihre primär horizontale Anordnung bei der Inspiration nicht zu einer Vergrößerung des Brust-

korbes beitragen können. Die Atemhilfsmuskulatur ist also in diesem Alter nicht effektiv. Dementsprechend wird eine intraabdominelle Druckerhöhung durch Luft im Magen oder einen Ileus rasch zu einer beeinträchtigten Spontanatmung beim Säugling führen. Zusätzlich nimmt das Herz überproportional viel Platz im Thorax ein.

Die kleindimensionierten Luftwege und geringen Lungenvolumina haben einen wesentlich höheren Atemwegswiderstand zur Folge, wobei der Anteil der peripheren Abschnitte prozentual größer ist als bei Erwachsenen (11). Aus diesem Grund ist eine Bronchitis bzw. Bronchiolitis für Säuglinge und Kleinkinder ein lebensbedrohlicher Zustand, der zu einer akuten respiratorischen Insuffizienz führen kann, so daß sich elektive operative Eingriffe in dieser Phase verbieten.

Bei der Intubation muß den Unterschieden in der Anatomie wie der prominente Hinterkopf, die große Zunge, der hochstehende Kehlkopf, die gefaltete Epiglottis und die Neigung der Stimmbänder durch eine geeignete Technik und angepaßtes Instrumentarium entsprochen werden. Die Tatsache, daß das Krikoid aus einem zirkulären Knorpelring besteht und damit die einzige nicht dehnbare Struktur der oberen Luftwege und deren engste Stelle darstellt, muß besonders beachtet werden. Die verschiebliche, locker dem Bindegewebe aufliegende Trachealschleimhaut kann durch chemische oder mechanische Irritation anschwellen und zu massiven Stenosierungen führen. Während eine Schleimhautschwellung von 1 mm beim Erwachsenen zu einer unbedeutenden Reduktion des Trachealdurchmessers führt, ist eine gleiche Schwellung beim Säugling mit einer um den Faktor 4 erhöhten Widerstandszunahme bzw. Atemarbeit verbunden. Die adäquate Größe eines längenmarkierten ungeblockten Einmaltubus, der eine Leckage bei einem inspiratorischen Spitzendruck von 20 - 25 cm H_2O erlaubt, und eine atraumatische Intubation sind von entscheidender Bedeutung, um akute Störungen wie eine Schleimhautschwellung oder Residualzustände wie Granulationen, die eventuell sogar eine Tracheotomie erfordern, vermeiden zu können. Geblockte Tuben sind im Säuglings- und Kleinkindesalter obsolet: Die richtige Plazierung des Cuffs in der kurzen Trachea ist kaum möglich, der Cuff beansprucht Platz auf Kosten des verwendbaren Tubusdurchmessers und der nur leichte Prüfdruck auf den Kontrollballon hat bereits eine massive Cuffdruckerhöhung mit möglicher Schleimhautschädigung zur Folge.

Da die Neugeborenentrachea kurz und die Bifurkation eher symmetrisch ist, stellt eine zu tiefe Intubation bzw. versehentliche Extubation leider keine Rarität dar. Um derartige Komplikationen auszuschließen, ist die beidseitige Auskultation bei flektiertem und überstrecktem Kopf zu empfehlen und der Tubus besonders sorgfältig zu fixieren.

Auf einen Anstieg des CO_2 reagiert das Neugeborene wie der Erwachsene mit Hyperventilation, Hyperoxie führt zu einer Depression, Hypoxie zu einer Stimulation der Atmung. Befindet sich das Neugeborene in der ersten Lebenswoche allerdings in einer kühlen Umgebung von 25 - 28 °C, so bleibt die Hypoxieantwort

aus. Sieht man in den ersten sechs Lebenswochen häufiger eine
periodische Atmung mit schnellen Atemzügen und Apnoephasen unter 10 s bei normalem PO_2 und normaler Herzfrequenz, so entwickeln manche Frühgeborene Apnoen, die über 20 s andauern und
zu Bradykardie und Zyanose führen. Sie sind besonders gefürchtet und können mit IRDS, Sepsis, Hypoglykämie, Meningitis, Herzinsuffizienz oder intrakraniellen Blutungen vergesellschaftet
sein. Untersuchungen von STEWARD zufolge können in 33 % ehemalige Frühgeborene postoperativ lebensbedrohliche Apnoen entwickeln, so daß diese Patienten bis einschließlich 60. Gestationswoche grundsätzlich postoperativ stationär verbleiben und
48 h intensiv überwacht werden müssen (8, 13, 14, 21, 25).

Die Beatmung muß sich an den pathophysiologischen und anatomischen Besonderheiten orientieren: Säuglinge tolerieren eine
intubationsbedingte Apnoe aufgrund ihres hohen O_2-Bedarfs nur
sehr kurz. Die physiologisch erhöhte Atemfrequenz muß beachtet
und möglichst ein PEEP von 2 - 4 cm H_2O installiert werden, um
einer Atelektasenbildung vorzubeugen. Die tubusbedingte Atemwiderstandserhöhung erfordert in jedem Fall eine assistierte oder
kontrollierte Beatmung, eine Spontanatmung bei liegendem Tubus
ist im Neugeborenen- und Säuglingsalter obsolet. Ist für periphere Eingriffe eine druckbegrenzte Beatmung ausreichend, so
sollte bei allen thorakalen und abdominellen Operationen der volumenkonstanten Beatmung der Vorzug gegeben werden. Die Überwachung der Ventilation ist im Säuglings- und Kleinkindesalter besonders problematisch: Zum einen fehlt eine technisch bis jetzt
nicht realisierte Messung des Atemzug- bzw. Atemminutenvolumens, andererseits steht zur Messung des endexspiratorischen
CO_2 in dieser Altersgruppe lediglich ein direkt im Atemstrom
messendes Gerät zur Verfügung, so daß für längerdauernde Eingriffe lediglich die kapilläre oder arterielle Blutgasanalyse
sowie als Trendmonitor die transkutane PCO_2- bzw. PO_2-Messung
in Frage kommen. Einen unbestreitbar großen Fortschritt hat besonders für die Kinderanästhesie die Pulsoxymetrie gebracht.
Sie dokumentiert in idealer Weise ohne zeitliche Verzögerung
die ausreichende Sauerstoffbereitstellung durch Ventilation und
Herz-Kreislauf-System (1, 2).

Herz-Kreislauf-System

DAWES und seine Arbeitsgruppe beschrieben 1954 den Kreislauf
des Neugeborenen als spezifisch abweichend von den funktionellen und morphologischen Verhältnissen des fetalen und des Erwachsenenkreislaufs (3). Während man bis dahin der Überzeugung
war, die funktionellen, mit dem Atmungsbeginn verbundenen Änderungen des Kreislaufs vollzögen sich prompt und relativ abrupt zum Zeitpunkt der Geburt, wiesen diese Untersucher nach,
daß die postfetalen Veränderungen nicht plötzlich auftreten,
sondern Stunden oder Tage zur Herausbildung der vom Erwachsenen
bekannten Kreislaufsituation benötigen. Zum Zeitpunkt der Geburt haben beide Ventrikel etwa die gleiche Wandstärke, der
Systemblutdruck ist niedrig und das hohe Herzzeitvolumen muß
ausschließlich durch die physiologische Tachykardie erbracht
werden. Der sogenannte transitorische Kreislauf mit nur funk-

tionell geschlossenem Ductus Botalli und Foramen ovale zeichnet
sich aus durch die Tatsache, daß die Lungengefäße die ungewöhnliche Fähigkeit besitzen, bei Hypoxie und/oder Azidose jeder Genese sich maximal zu kontrahieren (19). Dies führt zu einer Erhöhung des pulmonalarteriellen Drucks, Erniedrigung des Lungenkapillarblutflusses, einem Abfall des linksatrialen Drucks, einer Dilatation des Ductus und damit in Verbindung mit der systemischen Hypotonie zu einem Rechts-links-Shunt durch Foramen
ovale und wiedereröffnetem Ductus. So kann der transitorische
Kreislauf in sein fetales Kreislaufmuster zurückfallen, wenn es
nicht gelingt, den PaO_2 über 50 Torr und das pH auf über 7,25
zu erhöhen.

Das Herz des Neugeborenen reguliert aufgrund seiner kleinen
Compliance das Schlagvolumen nur eingeschränkt auf dem oberen
Anteil der Frank-Starling-Kurve, eine Hypervolämie oder Afterloaderhöhung werden deshalb merklich schlechter toleriert als
beim Erwachsenen (4). Im Gegensatz zur parasympathischen Innervation ist die sympathische des Herzens noch nicht abgeschlossen, die Katecholaminrezeptoren aber voll funktionsfähig, so
daß sich eine erhöhte Wirkung von exogen zugeführtem Adrenalin
und Noradrenalin ergibt. Der arterielle Gefäßtonus des Neugeborenen wird aber offenbar mehr über vasoaktive Hormone als über
das vegetative Nervensystem reguliert. Der Säugling besitzt darüber hinaus eine außerordentliche Fähigkeit zur Vasokonstriktion großer Arterien. Ein Blutverlust von nur 7,5 - 15 % führt
beim wachen Neugeborenen zu einem 20- bis 33%igen Abfall des
Herzzeitvolumens, ein Abfall von 20 - 25 % des Blutvolumens
führt zu einer Reduktion des arteriellen Blutdrucks um 50 %. In
Narkose wird durch die Beeinträchtigung des Barorezeptorreflexes eine entsprechende Tachykardie ausbleiben (5, 7, 17). Als
generelle Regel gilt, daß der Blutdruck beim anästhesierten
Neugeborenen und Säugling eng mit dem zirkulierenden Blutvolumen korreliert und damit als unverzichtbarer Parameter in der
Abschätzung von Volumenverlusten dient.

Nierenfunktion

Die Nierenfunktion ist erst mit dem Abschluß des ersten Lebensjahres ausgereift. Die glomeruläre Filtrationsrate des Neugeborenen beträgt nur 30 % der Erwachsenenwerte und die tubulären
Funktionen, insbesondere die Reabsorption von Natrium, Glukose,
Bikarbonat, anorganischen Phosphaten und Aminosäuren, sind deutlich geringer. Die Konzentrationsfähigkeit des Urins beträgt maximal 700 - 800 mosmol/l im Gegensatz zu 1 200 - 1 400 mosmol/l
beim Erwachsenen. Deshalb muß die perioperative Elektrolyt- und
Flüssigkeitstherapie besonders engmaschig überwacht und den aktuellen Bedürfnissen angepaßt werden, ein spezieller Bilanzbogen hat sich hierfür bewährt. Vor allem ist auf eine natriumreiche Infusionslösung zu achten.

Besonderheiten des ZNS

Frühgeborene sind in besonderem Maße durch die Entwicklung intraventrikulärer Blutungen gefährdet (15, 24). Die bevorzugte Vaskularisation der tieferen Hirnregionen, und damit auch der subependymalen germinalen Matrix, und die unter Hypoxiebedingungen ausgeschaltete Autoregulation der zerebralen Durchblutung mit druckpassiver Durchblutungszunahme bei Anstieg des arteriellen Blutdrucks lassen diese Gefäße leicht rupturieren. So ist besonders bei Früh- und Neugeborenen auf die Vermeidung größerer Blutdruckschwankungen, wie sie z. B. bei der Intubation eines wachen Säuglings auftreten können, zu achten.

Die relative Unreife retinaler Gefäße bis zur 44. Gestationswoche ist der Grund für die Entwicklung einer retrolentalen Fibroplasie beim Neugeborenen. Ein ansteigender PaO_2 führt zu einer massiven Vasokonstriktion mit Anoxie der Retina und konsekutiv zu einer Neovaskularisation. Diese sich neu entwickelnden Gefäße bluten leicht, dadurch kommt es zu retinalen Narbenbildungen bzw. Retinaabhebung mit nachfolgender Blindheit. Es ist deshalb eine besonders sorgfältige Überwachung der inspiratorischen O_2-Konzentration mit der Vermeidung einer Hyperoxie, in diesem Fall einem PaO_2 über 100 mm Hg, zu fordern.

Wärmehaushalt

Schon 1900 beschrieb Pierre BUDIN eine drastische Senkung der Säuglingsmortalität von 98 % bei einer rektalen Temperatur unter 32 °C auf 23 % bei normaler rektaler Temperatur.

Bereits das Früh- und Neugeborene ist ein homöothermes Wesen, welches trotz unterschiedlicher Umgebungstemperaturen eine stabile Kerntemperatur aufrechtzuerhalten sucht, wegen seiner zum Gewicht großen Körperoberfläche ist ihm die Erreichung dieses Zieles allerdings nur eingeschränkt möglich.

O_2-Verbrauch und Wärmeproduktion nehmen dabei proportional zur Differenz zwischen Haut- und Umgebungstemperatur zu. Beträgt diese 2 - 4 °C, so resultiert der geringste Sauerstoffverbrauch, man spricht vom sogenannten thermoneutralen Zustand. Eine Zunahme der Temperaturdifferenz kann nur durch eine Steigerung des Metabolismus mit einem hohen Sauerstoff- und Substratbedarf gedeckt werden. Ein Abfall der Körperkerntemperatur setzt Noradrenalin aus sympathischen Nervenendigungen frei, das zu pulmonaler und systemischer Vasokonstriktion führt. Dies kann in einem verstärkten Rechts-links-Shunt durch den nur funktionell verschlossenen Ductus Botalli und das Foramen ovale mit Hypoxie und Azidose und zu einem Zurückfallen in das fetale Kreislaufverhalten führen. Säuglinge beziehen den größten Teil ihrer Wärmeproduktion durch Mechanismen, die nicht dem Kältezittern des Erwachsenen entsprechen. Noradrenalin agiert als Mediator des braunen Fettgewebes, welches stark vaskularisiert und mit sympathischen Nervenendigungen ausgestattet ist. Es macht 2 - 6 % des Gewichts des Neugeborenen aus und ist hauptsächlich in der Nackenregion, substernal und um Nieren und Nebennieren lokalisiert. Die Wärmeproduktion setzt bereits ein, wenn eine nur kleine Haut- oder Schleimhautregion abkühlt. Der Wärmeverlust des Säuglings wird durch das oft spärliche subkutane Fettgewebe und die insensiblen Wasserverluste akzentuiert, welche unter thermoneutralen Bedingungen 25 % des gesamten Wärmeverlustes ausmachen, 8 % gehen dabei über den Respirationstrakt verloren. Eine Beatmung mit trockenen Narkosegasen kann diese Verluste steigern, besonders bei der Verwendung hoher Frischgasvolumina. Die Anfeuchtung erwärmter Atemgase kann sehr effektiv diese Verluste minimieren, allerdings wird dabei eine tubusnahe Temperaturmessung erforderlich. Durch den Einsatz von Narkosekreissystemen mit CO_2-Absorber und niedrigem Frischgasflow reduzieren sich die Wärmeverluste ebenfalls. Ganz erhebliche Wärmeverluste können durch Verdunstung auftreten, so daß feuchte Tücher, Windeln etc. unbedingt zu vermeiden sind und das Kind möglichst trocken gehalten werden sollte. Eine Plastikklebefolie hat sich hier als sehr effektiv erwiesen.

Wenn auch die intraoperative Hypothermie im allgemeinen das häufigere Problem vor allen Dingen des jungen Säuglings darstellt, so muß auch eine Hyperthermie unbedingt rechtzeitig erkannt und therapiert werden, ein banaler Wärmestau unter abdeckenden Tüchern vermieden werden. Lebensbedrohlich kann die bei Kindern siebenmal häufigere, fast ausschließlich narkosebedingte maligne Hyperthermie werden, die besonders durch Medikamente wie halogenierte Inhalationsnarkotika und Succinylcholin ausgelöst wird, Substanzen also, die besonders in der Kinderanästhesie Verwendung finden. Daraus ergibt sich die Forderung, bei jeder pädiatrischen Narkose die Körpertemperatur zu messen.

Jeder Anästhesist, der Kinder narkotisiert hat, weiß auch aus eigener Erfahrung, mit welcher Geschwindigkeit sich Komplikationen, vor allem die Ventilation und Hämodynamik betreffend, oft ohne faßbare Vorzeichen ausbilden können. Reaktionsschnelles, adäquates Handeln ist oft die einzige Chance, die Katastrophe abzuwenden. Außer ständiger Aufmerksamkeit, andauernder klinischer Überprüfung von Atmung, Kreislauf, Abschätzen von Volumenverlusten und -bedarf sind deshalb vor allem Monitore, die kontinuierlich und verzögerungsfrei Meßwerte liefern, für den Einsatz in der Kinderanästhesie geeignet.

Literatur

1. COHEN, D. E., DOWNES, J. J., RAPHAELY, R. C.: What difference does pulse oximetry make? Anesthesiology 68, 181 (1988)

2. COTÉ, C. J., GOLDSTEIN, E. A., COTÉ, M. A., HOAGLIN, D. C., RYAN, J. F.: A single-blind study of pulse oximetry in children. Anesthesiology 68, 184 (1988)

3. DAWES, G. S.: Fetal and neonatal physiology: a comparative study of the changes at birth. Chicago: Year Book Medical Publishers 1968

4. DOWNING, S. E.: Metabolic and reflex influences on cardiac function in the newborn. In: Pathophysiology of congenital heart disease (eds. F. H. ADAMS, H. J. C. SWAN, E. V. HALL). Los Angeles: University of California Press 1970

5. DUNCAN, P. G., GREGORY, G. A., WADE, J. G.: The effect of nitrous oxide on baroreceptor function in newborn and adult rabbits. Canad. Anaesth. Soc. J. 28, 339 (1981)

6. GRAFF, Th. D., PHILLIPS, O. C., MENSON, D. W., KELLY, E.: Baltimore anesthesia study committee: Factors in pediatric anesthesia mortality. Anesth. Analg. 43, 407 (1964)

7. GREGORY, G. A.: The baroresponses of preterm infants during halothane anesthesia. Canad. Anaesth. Soc. J. 29, 105 (1982)

8. GREGORY, G. A., STEWARD, D. J.: Live-threatening perioperative apnea in the ex-"premie". Anesthesiology 59, 495 (1983)

9. HARRIS, M. M., YEMEN, T. A., DAVIDSON, A., STRAFFORD, M. A., ROWE, R. W., SANDERS, St. P., ROCKOFF, M. A.: Venous embolism during craniectomy in supine infants. Anesthesiology 67, 819 (1987)

10. HATCH, D. J., SUMMNER, E.: Current topics in anaesthesia series. 5. Neonatal anaesthesia (eds. S. A. FELDMAN, C. F. SCURR). London: Arnold 1981

11. HOGG, J. C., WILLIAMS, J., RICHARDSON, J. B., MACKLEM, P. T., THURLBECK, W. M., PATH, M. C.: Age as a factor in the disturbing of lower-airway conductance and in the pathologic anatomy of obstructive lung disease. NEJM 282, 1283 (1970)

12. KEENAN, R. L., BOYAN, P. C.: Cardiac arrest due to anesthesia. JAMA 253, 2373 (1985)

13. KURTH, D. D., SPITZNER, A. R., BROENNLE, A. M., DOWNES, J. J.: Postoperative apnea in preterm infants. Anesthesiology 66, 483 (1987)

14. LIU, L. M., COTÉ, C. J., GOUDSOUZIAN, N. G., RYAN, J. F., FIRESTONE, S., DEDRICK, D. F., LIU, P. L., TODRES, D.: Life-threatening apnea in infants recovering from anesthesia. Anesthesiology 59, 506 (1983)

15. LOU, H. C., LASSEN, N. A., FRIIS-HANSEN, B.: Impaired autoregulation of cerebral blood flow in the distressed newborn infant. Pediatrics 94, 118 (1979)

16. MANSELL, A., BRYAN, C., LEVISON, H.: Airway closure in children. J. appl. Physiol. 33, 711 (1972)

17. MURAT, I., LAPEYRE, G., SAINT-MAURICE, C. L.: Isoflurane blunts baroreflex control of heart rate in human neonates. Anesthesiology 69 A, 754 (1988)

18. RACKOW, H., SALANITRE, E., GREEN, L. T.: Frequency of cardiac arrest associated with anesthesia in infants and children. Pediatrics 28, 697 (1961)

19. RUDOLPH, A. M., YUAN, S.: Response of the pulmonary vasculature to hypoxia and H^+-ion concentration changes. Clin. Invest. 45, 399 (1966)

20. SALEM, R., BENNET, E. J., SCHWEISS, J. F., BARAKA, A., DALAL, F. Y., COLLINS, V. J.: Cardiac arrest related to anesthesia. JAMA 233, 238 (1975)

21. STEWARD, D. J.: Preterm infants are more prone to complications following minor surgery than are term infants. Anesthesiology 56, 304 (1982)

22. THOMAS, D. K. M.: Hypoglycaemia in children before operation: its incidence and prevention. Brit. J. Anaesth. 46, 66 (1974)

23. TURNBULL, K. W., FANCOURT-SMITH, P. F., BANTING, G. C.: Death within 48 hours of anaesthesia at the Vancouver General Hospital. Canad. Anaesth. Soc. J. 27, 159 (1980)

24. VOLPE, J. J.: Current concepts in neonatal medicine. NEJM 304, 886 (1981)

25. WELBORN, L. G., NAMIREZ, N., OH, T. H., RUTTIMANN, U. E., FINK, R., GUZZETTA, Ph., EPSTEIN, B. S.: Postanesthetic apnea and periodic breathing in infants. Anesthesiology 65, 658 (1986)

Vermeidung technischer Komplikationen bei der rückenmarksnahen Leitungsanästhesie

Von W. Seeling

1 Vorbemerkungen zur Eingrenzung des Themas

Unter Technik verstehen wir die Kunstfertigkeit, etwas Bestimmtes zu erreichen. Das betrifft die Gesamtheit der für diese Tätigkeit erforderlichen Hilfsmittel und Verfahren (Werk-, Hilfsstoffe, Handwerkszeug, Maschinen) unter Berücksichtigung von Gesetzmäßigkeiten und Beachtung von Kunstregeln.

Zur Technik der Regionalanästhesie gehören
- schöpferische Idee: Der Patient hat Vorteile von der Anwendung einer Regionalanästhesie;
- die Durchführung eines anerkannten Regionalanästhesieverfahrens nach den Regeln der Kunst: Benützung von Kanülen, Kathetern, Nervstimulatoren, Infusionspumpen, Lokalanästhetika, Adjuvanzien (Handwerkszeug, Maschinen, Wirkstoffe, Hilfsstoffe).

Eine Komplikation ist eine Verwicklung, Verflechtung oder Schwierigkeit. Eine Komplikation bei der Regionalanästhesie ist die unbeabsichtigte, ungewünschte und unerwünschte Nebenwirkung, die für den Patienten nachteilig ist und zu Morbidität und Letalität führt.

Unter technischen Komplikationen der Regionalanästhesie verstehen wir Nebenwirkungen aus der Gesamtheit der notwendigen Verfahren und Hilfsmittel, die zu anhaltender Schädigung des Patienten führen, wobei "anhaltend" zeitlich nicht exakt definiert werden kann.

Wir schließen in der folgenden Betrachtung nach dieser Definition Komplikationen aus, die sich aus
- menschlichem Fehlverhalten,
- ungenügendem Ausbildungsstand,
- nicht den Regeln entsprechendem Verhalten,
- falscher Indikationsstellung,
- Dosierungsfehlern
ergeben.

2 Wann ist eine Nebenwirkung eine Komplikation?

Nebenwirkungen durch die Technik müssen wohl immer als Komplikationen gewertet werden. Nebenwirkungen durch die pharmakologische Aktion der verwendeten Medikamente sind

- Komplikationen (siehe Definition) oder
- "Adverse effects": Widrige, ungünstige, nachteilige Nebenwirkungen, die besonders dann zu Komplikationen führen, wenn sie nicht, inadäquat oder falsch behandelt werden. In diesem Sinn ist die Hypotonie bei rückenmarksnaher Leitungsanästhesie eine "ungünstige Nebenwirkung", die zur Komplikation (kardiale, zentralnervöse Ischämie) führen kann.

Wir werten einen Versager nicht als Komplikation im obigen Sinn. Es fehlte entweder an der Kunstfertigkeit, den gewünschten Effekt zu erreichen, oder die anatomischen Verhältnisse waren dem Anästhesieerfolg widrig. Eine ausbleibende Wirkung ist aber keine Nebenwirkung und somit keine Komplikation.

Man kann allerdings auch gegenteiliger Meinung sein: Es ist für Patienten, Anästhesisten und Operateure extrem unerwünscht, wenn das angestrebte Ziel nicht erreicht wird. Aus der Situation können sehr wohl Komplikationen erwachsen, z. B. durch zu hohe Dosierung des Lokalanästhetikums, um doch noch zum Erfolg zu kommen (Komplikation: Intoxikation), durch unangebracht hohe Dosierung oder Kombination von Sedativa, Analgetika oder sogar Narkotika, um die inadäquate Regionalanästhesie zu kompensieren (Komplikation: Atem- und Kreislaufdepression). Diese Komplikationen haben wir aber als "Dosierungsfehler" bzw. "nicht den Regeln entsprechendes Verhalten" von unseren Betrachtungen ausgeschlossen.

Natürlich kann das Ausbleiben der angestrebten Wirkung mit einer schweren Komplikation verbunden sein (z. B. die versehentlich intravasale Injektion des Lokalanästhetikums bei der epiduralen Anästhesie, einer der unangenehmsten Zwischenfälle der Regionalanästhesie).

3 Technische Komplikationen der epiduralen Anästhesie/Analgesie

"Die schwerste Komplikation der Epiduralanästhesie ist die massive Injektion des Lokalanästhetikums am falschen Ort (subarachnoidal, subdural, intravasal). Diese Komplikation tritt ein, wenn die Nadel falsch plaziert wurde oder wenn der Katheter durch die Dura und die Arachnoidea oder eine Venenwand penetrierte ([11]).

3.1 Die intravasale Nadel- oder Katheterlage bei Epiduralanästhesie

Auch wenn man median punktiert (Plexus venosus vertebralis internus weniger gefäßreich als lateral), ist es nicht immer zu vermeiden, daß die Spitze der Epiduralkanüle oder der durch diese eingeführte Katheter in ein Gefäß des epiduralen Venenplexus zu liegen kommt. Es handelt sich zunächst um eine "ungünstige Nebenwirkung" (Adverse effect), aus welcher als Komplikation die massive intravenöse Injektion des Lokalanästhetikums ([5], [20], [50]) oder ein epidurales Hämatom ([35]) erwachsen kann.

In der Regel erkennt man die inkorrekte Nadel- oder Katheterlage daran, daß Blut aus der Nadel abtropft oder im Katheter zurückkommt. Dies ist aber leider nicht immer der Fall. Auch die Art der Katheteröffnung(en) läßt die intravasale Lage nicht mit Sicherheit erkennen (seitliche Öffnungen sollen eher als eine endständige von der Venenwand verschlossen werden).

Wenn eine solche Fehllage eines Katheters sicher erkennbar ist, sollte man diesen entfernen und erneut punktieren. Zurückziehen des Katheters, bis er offensichtlich das Gefäß verlassen hat, ist unsicher und schützt nicht gegen die intravasale Injektion (76).

Es wird immer wieder empfohlen, zur Testdosierung ein adrenalinhaltiges Lokalanästhetikum zu verwenden. Man injiziert damit 15 - 25 µg Adrenalin intravasal und wird durch Herzfrequenz- und Blutdruckanstieg auf die mögliche Komplikation aufmerksam. Dieses Verfahren kann unsicher sein (Anwendung von Tokolytika in der Geburtshilfe, Hypertoniker, Sick-sinus-Syndrom, Patienten unter Betaantagonisten), ist aber eine sinnvolle Vorsichtsmaßnahme. Auch die Injektion von 5 mg Succinylbischolin wurde empfohlen (22), hat sich aber nicht durchgesetzt.

Eine weitere Möglichkeit zur Prophylaxe der massiven intravasalen Injektion ist die titrierte Applikation des Lokalanästhetikums in 5-ml-Dosen. Am Ausbleiben des Anästhesieerfolgs bzw. an den weniger schwerwiegenden systemischen Nebenwirkungen (Parästhesien, Kribbeln auf der Zunge, Geschmacksempfindungen, Schwindel, Ohrensausen, Tremor, Angstgefühl) erkennt man die Fehllage.

Ist man in Zweifel, kann eine Röntgenkontrolle des Katheters Aufschluß geben. Dabei ist der Abfluß des Kontrastmittels über epidurale Venen nur erkennbar, wenn die Injektion desselben am Monitor beobachtet wird bzw. wenn der Röntgenfilm während der Injektion belichtet wird. Macht man die Aufnahme erst nach der Injektion, sieht man unter Umständen nichts.

Noch schwerer zu erkennen ist die sekundäre intravasale Penetration eines Katheters bei längerer Liegedauer. Entsprechende Fallberichte sind uns nicht bekannt.

Die trotz aller Vorsichtsmaßnahmen mögliche massive intravasale Injektion eines Lokalanästhetikums bedeutet eine schwere Komplikation mit vitaler Bedrohung des Patienten. Die kunstgerechte Therapie dieses Zwischenfalls verhütet Dauerschäden oder den Tod des Patienten.

In der Regel werden kardiozirkulatorische und zerebrale Stimulation oder Depression gemeinsam auftreten (in der Regel zerebraler Krampfanfall zusammen mit Herzrhythmusstörungen, Blutdruckabfall, Bradykardie, Asystolie oder Kammerflimmern).

Folgende Therapieschritte werden gleichzeitig bzw. unmittelbar hintereinander durchgeführt (Voraussetzung: Zu jeder Regionalanästhesie steht alles Notwendige zur Beherrschung eines Zwischenfalls bereit):

- Sofortige Beatmung des Patienten mit Sauerstoff.
- Durchbrechung eines zerebralen Krampfanfalls mit einem Barbiturat (z. B. 3 - 5 mg/kg Thiopental) oder einem Benzodiazepin (10 - 15 mg Midazolam).
- Relaxierung und Intubation. Wir empfehlen, auf eine längere Maskenbeatmung zu verzichten, da im Falle einer notwendigen Reanimation der intubierte Patient im Vorteil ist.
- Bei notwendiger kardiopulmonaler Reanimation frühzeitige Anwendung einer vollen Reanimationsdosis von Adrenalin (1 mg).
- Wurde der Zwischenfall durch Bupivacain (eventuell 0,75 %) ausgelöst, ist eine längere Reanimationsdauer zu erwarten.

Komplikationen durch ein raumforderndes epidurales Hämatom werden später besprochen.

3.2 Verletzungen des inneren Durablattes

Diese Komplikation tritt in großen, gut dokumentierten Serien zwischen 0,02 und 2,8 % der Fälle auf (1, 8, 15, 20, 22). Die Nadel oder der Katheter kann seltener das innere Durablatt allein (subdurale Injektion) oder häufiger dieses zusammen mit der Arachnoidea (subarachnoidale Injektion) durchdringen. Der Katheter kann primär oder, was mißlicher ist, sekundär perforieren. Die Duraperforation muß selbst schon als Komplikation gewertet werden, denn postpunktionelle Kopfschmerzen treten mit hoher Inzidenz auf. Gefürchtetste Folge ist die massive subdurale oder subarachnoidale Injektion des Lokalanästhetikums.

Bleibende Schäden entstehen aus
- inadäquater Stabilisierung der Vitalfunktionen bei der hohen Spinalanästhesie,
- durch neurologische Schäden des Rückenmarks und der Spinalnervenwurzeln bei Anwendung eines Lokalanästhetikums mit "neurotoxischen" Eigenschaften (z. B. 2-Chloroprocain).

Punktion des Subarachnoidalraumes: Die akzidentelle Dura- plus Arachnoideaperforation ist lumbal und tiefthorakal am häufigsten (1). Perforiert die Nadel, wird spontan Liquor abfließen. Dringt erst der Katheter in den Subarachnoidalraum ein, kann man die Situation durch vorsichtige Aspiration (2-ml-Spritze) erkennen. Cave: Die Liquoraspiration ist nicht möglich, wenn die Öffnung(en) des Katheters verdeckt ist (sind) oder wenn der Schraubverschluß am Konnektor zu fest angezogen wird. Die Aspiration sollte ohne Bakterienfilter erfolgen. In jedem Fall muß eine Testdosis des Lokalanästhetikums durch den Katheter injiziert werden, die genügend groß ist, um eine Spinalanästhesie sicher erkennen zu lassen. Jeder Nachinjektion über einen liegenden Periduralkatheter sollten Aspirationsversuch und Testinjektion vorausgehen.

Bei der extrem seltenen subduralen Nadel- oder Katheterlage lassen uns Aspirationsversuch und Testinjektion im Stich (73). Man darf annehmen, daß einige Literaturberichte über ungewöhnlich rasch aufsteigende und stark ausgeprägte Periduralanästhesien auf subduraler Katheterlage beruhten (34, 49).

Wenn trotz aller Vorsichtsmaßnahmen eine hohe ,oder totale Spinalanästhesie ("Bulbärhirnsyndrom") durch versehentliche massive subarachnoidale Injektion des Lokalanästhetikums eintritt, ist rasches Handeln nötig, um Folgeschäden zu vermeiden. In der Regel klagt der Patient schon während oder unmittelbar nach der Injektion über Lähmungen der Arme und Atemnot. Bewußtlosigkeit und Atemstillstand treten kurz danach ein. Die Pupillen werden weit und lichtstarr, der Patient wirkt "dezerebriert". Er wird bradykard, der Blutdruck ist kaum noch meßbar (57). Was tun?
- Beatmung mit Sauerstoff und Intubation (ist ohne Medikamente möglich),
- Injektion von Adrenalin (fraktioniert in Einzeldosen von 100 µg, bis Herzfrequenz und Blutdruck befriedigende Werte aufweisen),
- Fortführung der Beatmung, Dopamin in kreislaufwirksamer Dosierung.

Wenn es gelingt, die Vitalfunktionen rasch zu stabilisieren, wird der Patient nach 1 - 3 h aus dem Koma erwachen. In diesem Zusammenhang macht BROMAGE (11) auf eine Besonderheit von Bupivacain aufmerksam: Bei diesem Lokalanästhetikum kann die Apnoe die Bewußtlosigkeit überdauern. Man extubiere den Patienten also nicht in der ersten Freude darüber, daß alles so gut überstanden ist, sondern überzeuge sich von der suffizienten Atemfunktion. Es kann sein, daß man den Patienten jetzt (noch) sedieren muß, damit er die weitere Beatmung toleriert.

3.3 Massive epidurale Blockade

Verschiedene Dosierungsschemata und das titrierte Einspritzen des Lokalanästhetikums in den epiduralen Raum sollen davor schützen, daß eine Epiduralanästhesie sich weiter als gewünscht ausbreitet.

Manche Patienten bedürfen geringerer Mengen des Lokalanästhetikums für die gewünschte Ausbreitung, in der Regel, weil ihr epiduraler Raum kleiner ist bzw. die Foramina intervertebralia sklerosiert, knöchern eingeengt oder verschlossen sind. Unter folgenden Bedingungen muß man mit einer um 25 - 40 % weiteren Ausbreitung als üblich rechnen (11):
- hohes Lebensalter,
- Arteriosklerose,
- Diabetes mellitus,
- Überfüllung des Plexus venosus vertebralis bei Schwangerschaft, Leberzirrhose, Beckenvenenthrombose, Hypernephrom mit Kavathrombus und anderes.

Die massive epidurale Blockade bei subduraler Injektion wurde erwähnt.

Unerwünschte Folgen einer massiven epiduralen Blockade sind Kreislauf- und Atemdepression, besonders in Verbindung mit zusätzlicher Analgosedierung und stärkeren Blutverlusten.

3.4 Katheterabriß, Katheterabscherung

Das Zurückziehen eines (Epidural-)Katheters durch eine Nadel in situ ist ein regelwidriges Verhalten. Jeder Anästhesist weiß das und richtet sich danach. Aber seien wir ehrlich, wer von uns hat nicht schon einmal folgende Situation erlebt: Nach sicherer Identifikation des epiduralen Raums, in der Regel im Lumbalbereich, stößt der Katheter 1 - 2 cm, nachdem er die Nadelspitze passiert hat, auf ein Hindernis, was nicht zu überwinden ist. Wer ist nicht schon verführt worden, den Katheter "mit Gefühl" einige Millimeter zurückzuziehen, damit er bei erneutem Vorschieben eine andere Richtung nehme. Um einen Katheter an der Spitze der Touhy-Nadel abzuschneiden, bedarf es einer gewissen Kraft, so daß diese Gefahr bei vorsichtiger Korrektur der Katheterlage um wenige Millimeter kaum besteht.

Es gibt andere Möglichkeiten einen Katheter abzureißen:
- Der Katheter wird in der Regel bei größtmöglicher Beugung der Wirbelsäule eingeführt. Er kann bei späterer Entfernung zwischen knöchernen Strukturen eingeklemmt sein, wenn der Patient aufrecht sitzt. Bei abruptem Zug kann er abgerissen werden.
- Schleifen-, Schlingen- und Knotenbildungen des Katheters im Epiduralraum sind kein seltenes Ereignis (9, 22, 77). Es besteht die Gefahr, daß eine Schleife oder Schlinge beim (Zurück-)Ziehen zum Knoten wird. Dabei sind Verletzung von Nervenwurzeln und Katheterabriß möglich.

Bei eingetretenem Katheterabriß wird der Patient darüber aufgeklärt. Das inerte Plastikteil bleibt in situ und macht in der Regel keine Beschwerden (Fallberichte). Nur bei anhaltendem Wurzelreiz wird das Katheterende operativ entfernt (eventuell über ein Myeloskop).

3.5 Dosierungsfehler mit Pumpen

Die kontinuierliche Infusion von Lokalanästhetika oder Opioiden über einen epiduralen Katheter bietet gewisse Vorteile gegenüber "Top-ups" bei der postoperativen Analgesie. Dabei können folgende Fehler und Gefahren auftreten ("A devil lurks in every machine" (11)):
- Überdosierung,
- Unterdosierung,
  (durch falsche Einstellung, falsche Konzentration, falsche Spritze).

Die heutige Vielfalt von Infusions- und Spritzenpumpen verlangt die strenge Einhaltung eines einheitlichen Regimes. Am besten verwendet man stets die gleiche Pumpe und dieselbe Konzentration desselben Medikaments im selben Spritzentyp. Überdosierungen sind schwerwiegender (kardiorespiratorische Zwischenfälle) als Unterdosierungen (Schmerzphasen). Letztere kommen unter anderem bei undichtem Leitungssystem vor (Konnektoren und Bakterienfilter neigen zu Rissen).

Besonders gefürchtet ist die sekundäre subarachnoidale Perforation der Katheterspitze unter laufender Infusion. Passiert dies bei einem schlafenden Patienten und nicht ausreichender Überwachung, so könnte eine fatale Komplikation die Folge sein. Fallberichte liegen hierüber unseres Wissens bisher nicht vor.

3.6 Injektion oder Infusion einer falschen Lösung

Jeder liegende Katheter verführt dazu, etwas einzuspritzen oder eine Infusion anzuschließen. Über die Injektion von Thiopental, hypertoner Kochsalzlösung oder konzentrierter Kaliumchloridlösung berichteten verschiedene Autoren (zitiert nach 11). Wie wir von anderen Medikamenten wissen (Ketamin, Somatostatin, Clonidin und andere), verdaut der epidurale Raum viele Medikamente ohne bleibende Schäden.

Die Anzahl von Spritzenpumpen pro Patient ist in den letzten Jahren bei uns drastisch angestiegen. Kaum ein kardiopulmonalmetabolischer Risikopatient ist ohne zwei bis drei Perfusoren. Diese Patienten werden postoperativ häufig über einen epiduralen Katheter analgetisch versorgt. So kam es vor, daß Hydrokortison (alkoholische Lösung!) und Insulin über den Epiduralkatheter liefen und Bupivacain intravenös. Kortison und Insulin waren wirksam, Bupivacain nicht.

An solche Verwechslungen sollte man denken und bei Patienten mit mehreren Infusions- und Spritzenpumpen darauf achten, daß jedes Medikament seinen richtigen Weg nimmt.

4 Technische Komplikationen der subarachnoidalen Anästhesie (Spinalanästhesie)

4.1 Liquorverlustsyndrom und postspinaler Kopfschmerz

Jede Punktion des Subarachnoidalraums hinterläßt einen Stichkanal im Stratum meningeale der Dura mater spinalis. Die Dura mater (Pachymeninx) ist eine feste, fibröse, gefäßarme Haut, in welcher Reparationsvorgänge wie in jedem bradytrophen Gewebe unter Umständen lange dauern. Bedingt durch die subarachnoidalepidurale Druckdifferenz kann Liquor durch den Stichkanal fließen und zu einem kontinuierlichen Liquorverlust führen (ca. 250 ml/Tag). Warum dieser nun, zumindest bei einigen Patienten, nicht durch vermehrte Liquorproduktion kompensiert wird, ist unbekannt. Der kontinuierliche Liquorverlust kann zur Abnahme der gesamten Liquormenge mit Liquorhypotonie führen. Die Wasserkissenfunktion für das ZNS fehlt. Zug an und Dehnung von Leptomeninx und Gefäßen an der Hirnbasis führen zum sogenannten Liquorverlustsyndrom: typische, lageabhängige Kopfschmerzen, Nackensteifigkeit, Übelkeit, Brechreiz und Paresen der Hirnnerven III bis VIII (28, 42, 83).

Nachdem schwere Nebenwirkungen und Komplikationen nach Spinalanästhesie, die bleibende Schäden hinterlassen, heute so gut wie nicht mehr vorkommen (sollen), ist im Liquorverlustsyndrom eine kaum vorhersagbare und schwer zu beherrschende Nebenwirkung des Verfahrens verblieben, die für den davon Betroffenen mehr als nur lästig ist.

Die Häufigkeit des postspinalen Kopfschmerzes hat sich entgegen allgemeiner Meinung in den letzten 50 Jahren kaum geändert. In einer Literaturübersicht des Jahres 1940 (47) lagen die meisten Häufigkeitsangaben zwischen 1 und 25 % (65 500 Patienten, 15 Literaturstellen, Häufigkeitsmedian 1,2 %! min. 0,1 %, max. 83 %). In einer Übersicht aus dem Jahre 1987 bei GERIG (28) findet man den Wert 16,1 % für Kopfschmerzen nach Lumbalpunktion. Vergleicht man Literaturangaben mit großen Patientenzahlen, so findet man zwei Häufigkeitsmaxima, einmal zwischen 10 und 25 % (24, 83), zum anderen zwischen 1 und 4 % (3, 51, 58). Nach "Lehrbuchmeinung" sollte die Häufigkeit postspinaler Kopfschmerzen nach korrekter Patientenauswahl und geeignetem Instrumentarium heute um oder unter 1 % liegen (3, 42, 79).

Es wird in der Literatur zwischen typischen, lageabhängigen Kopfschmerzen (Liquorverlustsyndrom) und atypischen, nichtlageabhängigen postspinalen Kopfschmerzen unterschieden, wobei die letzteren von der chemischen Struktur des Lokalanästhetikums (gehäuft bei Lidocain, Articain, früher Stovain) abhängen sollen (83, 88).

Zweifelsfrei stellt der postspinale Kopfschmerz eine technische Komplikation dar. Seine Häufigkeit ist von einer Reihe von Faktoren abhängig:
- Frauen sind ca. doppelt so häufig betroffen wie Männer. Die Inzidenz bei geburtshilflicher Spinalanästhesie ist höher als bei anderen Indikationen (24, 28, 46, 83). Dagegen spielt das "psychische Erleben" keine Rolle für die Häufigkeit (24, 64).
- In höherem Lebensalter (> 50 Jahre) treten postpunktionelle Kopfschmerzen seltener auf als in jüngerem oder mittlerem (28, 83).
- Von der Art der verwendeten Nadel. Dieser Zusammenhang ist allerdings nicht sehr streng. Je dünner die Spinalkanüle, desto enger der Stichkanal. Nadeln mit stumpfer Spitze drängen die Durafasern nur auseinander, zerschneiden sie nicht und erlauben diesen, nach Entfernung der Kanüle wieder zusammenzurücken (28, 79).
- Besonders groß ist die Inzidenz postpunktioneller Kopfschmerzen nach diagnostischer Lumbalpunktion, Myelographie, akzidenteller Duraperforation bei geplanter Epiduralanästhesie (wiederum besonders in der Geburtshilfe), Kopfschmerzanamnese, im Alter zwischen 15 und 30 Jahren und nach Mehrfachpunktionen.

Daraus ergeben sich folgende Empfehlungen, die Häufigkeit postspinaler Kopfschmerzen zu minimieren:
- Auswahl der Patienten. Strengere Indikationsstellung in jüngerem Lebensalter. Verkrümmungen der Wirbelsäule lassen Mehrfachpunktionen erwarten. Man greift dann auch eher zur dickeren Spinalnadel. Bei Kopfschmerzanamnese lieber Epiduralanäs-

thesie, Indikation zur geburtshilflichen Spinalanästhesie streng stellen.
- Spinalnadel. Möglichst dünne Nadeln verwenden. Führungskanüle benützen. Schliff bei Perforation der Dura senkrecht stellen. Atraumatische, stumpf geschliffene Kanülen verwenden (Pencilpoint; Whitacre-Kanüle, Sprotte-Nadel).
- Körperhaltung. Ausnützung des Kulissenphänomens: Der Patient sitzt oder liegt mit maximal möglicher Rückenkrümmung. Entspannt er sich nach der Punktion, so sollen sich inneres Durablatt und Arachnoidea geringfügig gegeneinander verschieben, so daß die Spinngewebshaut das Duraleck verschließt.

Dennoch ist es im Einzelfall möglich, daß
- eine 34jährige Frau mit Kopfschmerzanamnese, bei der es zur Duraperforation bei geburtshilflicher Epiduralanästhesie kam, keine Kopfschmerzen entwickelt,
- ein 84jähriger Mann, bei dem eine komplikationslose Spinalanästhesie (25-Gauge-Nadel, einmalige Punktion, 3 ml 0,5%iges Bupivacain ohne Zusatz) zur TUR durchgeführt wurde, eine Woche lang typische, lageabhängige postspinale Kopfschmerzen hat (eigene Beobachtung).

Alle Maßnahmen zur Prophylaxe postpunktioneller Kopfschmerzen haben geringen oder keinen Wert (28). Dazu gehören
- 24stündige Bettruhe bei Flachlagerung (33),
- erhöhte Flüssigkeitszufuhr,
- prophylaktischer Blutpatch,
- Maßnahmen zur Erhöhung der Liquorproduktion.

Die Therapie postspinaler Kopfschmerzen soll kurz angesprochen werden, da sie weiteres Leiden des Patienten oder seltene schwere Komplikationen wie kraniales, subdurales Hämatom durch Einreißen von Brückenvenen (39, 65, 67) verhindern kann:
- Bettruhe ist zur Therapie sinnvoll,
- Analgetika aus der Gruppe der Zyklooxygenasehemmer,
- Betreuung durch den Anästhesisten, damit sich der Patient nicht mit seinem Leiden alleingelassen vorkommt.
- Ist eine akzidentelle Duraperforation bei beabsichtigter Epiduralanästhesie passiert, sollte man unbedingt versuchen, den Katheter ober- oder unterhalb der primären Punktionsstelle dennoch einzuführen. Die Infusion von 1 500 ml isotoner Kochsalzlösung oder Ringer-Laktatlösung über 24 h (zwei bis drei Tage lang) vermeidet ein Liquorverlustsyndrom sehr oft.
- Blutplombe. Bei innerhalb von 48 h konservativ nicht beherrschbaren postpunktionellen Kopfschmerzen soll man mit der Eigenblutplombe nicht zögern:
Der Patient wird zur periduralen Punktion vorbereitet.
Hautdesinfektion einer gut punktierbaren Vene am Arm (Einwirkdauer 30 s).
Punktion des Epiduralraums in der Nähe der primären Zugangshöhe.
Abnahme von 10 ml Eigenblut durch eine Hilfsperson (sterile Handschuhe, sterile Spritze).
Injektion des Eigenblutes langsam über die Periduralnadel.
Anschließend Bettruhe für 1/2 - 1 h. In der Regel sind die Kopfschmerzen anschließend verschwunden.

Einzelheiten des Verfahrens, Kontraindikationen und Komplikationen siehe bei GERIG (28).

4.2 Meningomyelopathien

Bleibende Schäden an Meningen, Nervenwurzeln oder der grauen und weißen Substanz des Rückenmarks waren bis zur Mitte unseres Jahrhunderts gefürchtete Komplikationen der Spinalanästhesie (4, 10, 23, 26, 29, 54, 59, 68, 71). Es handelte sich in der Regel um chemisch-toxische Schäden durch unverträgliche Lokalanästhetika, Adjuvanzien oder Verunreinigungen, die meist bei der Sterilisation der Medikamente als Rückstände verblieben (75, 78). Pathologisch-anatomisch fand man subakute oder chronische Entzündungen der Leptomeninx, die dort am stärksten auftraten, wo die Agenzien in höchster Konzentration einwirkten (Cauda-equina-Syndrom), aber auch um aufsteigende Prozesse (adhäsive Arachnoiditis), die Meningen und große Areale des Rückenmarks zerstörten. Seit allgemein akzeptierte Techniken, verträgliche Lokalanästhetika und nur mehr Glukose oder Adrenalin als Adjuvanzien angewendet werden, konnten selbst in großen Serien keine bleibenden Schäden mehr festgestellt werden (24, 69), so daß BERGMANN 1977 behauptete, Meningomyelopathien als Folge von Spinalanästhesien seien "historisch" (3). Daß dem vielleicht doch nicht ganz so ist, lassen die Erfahrungen mit Chloroprocain (Nescain) vermuten. Es wurden Meningomyelopathien sowohl nach korrekt durchgeführten (geburtshilflichen) Epiduralanästhesien als auch nach akzidentell subarachnoidaler Injektion großer Mengen von Chloroprocain beschrieben (62, 66). Sensomotorische Ausfälle hielten mehrere Monate an und wurden sowohl auf eine Cauda-equina-Schädigung als auch auf adhäsive Arachnoiditis und Spinalis-anterior-Syndrom zurückgeführt. Es wurde später allgemein vermutet, daß die sehr sauren 2%igen und 3%igen Chloroprocainlösungen (pH 3,2) direkt oder nach Penetration in den Liquor über Duramanschetten diese Meningomyelopathien verursacht hätten. Da adrenalinhaltige Zubereitungen von Bupivacain und Lidocain ebenfalls recht sauer reagieren (pH 3,7 - 4,0), könnten ähnliche Schäden durch diese Lösungen auf die gleiche Weise hervorgerufen worden sein (19, 21), vor allem, da es dem Liquor an Pufferkapazität mangelt (18).

Da Chloroprocain bei uns nicht zugelassen ist, können wir uns Diskussionen über Vermeidung dieser Komplikationen ersparen. Interessant erscheint die Empfehlung des Liquoraustauschs gegen isotone Kochsalzlösung, falls die oben genannten "gefährlich sauren" Lokalanästhetikazubereitungen akzidentell subarachnoidal injiziert worden sind (18).

Auf alle Fälle führte die Diskussion 1981 dazu, daß KANE (40) die Problematik neurologischer Defizite nach Spinal- (und Epidural-)anästhesien noch einmal aufgriff. Er kam zu dem Schluß, daß die heute gebräuchlichen Lokalanästhetika (außer Chloroprocain) keine neurotoxischen Wirkungen haben. Dies gilt, wie NOLTE et al. (55) bestätigen, auch für 0,5%iges Bupivacain. KANE (40) wiederholte aber eine Warnung, die in allen älteren Arbeiten, so unter anderem auch von VANDAM und DRIPPS (87) immer

wieder anklang: Präexistente Erkrankungen des Rückenmarks, der
Rückenmarkshäute, des Spinalkanals und der Wirbelsäule können
vor einer Spinalanästhesie übersehen und durch diese manifest
werden oder exazerbieren. Dies sei die häufigste Ursache von
"anhaltenden neurologischen Schäden" nach subarachnoidalen (weniger epiduralen) Anästhesiemethoden.

Soll man nun jeden Patienten vor einer Spinalanästhesie (warum
nicht auch vor einer Epiduralanästhesie?) vom Nabel abwärts auf
Berührungs-, Tast-, Temperaturempfinden und Reflexe untersuchen? Eine solche Forderung wäre sicher unerfüllbar und die
Untersuchung wäre auch nur valide, wenn sie von einem Neurologen durchgeführt würde.

Soll man alle Patienten mit Polyneuropathien (Diabetiker, Alkoholkranke), Diskopathien oder Knochenmetastasen in Wirbelkörpern von einer Spinalanästhesie ausschließen, wenn diese indiziert ist? Wir sind der Meinung: nein! Eine umfassende Aufklärung des Patienten über die Problematik ist aber unbedingt erforderlich, bei schon bestehender neurologischer Symptomatik
auch eine Diskussion mit dem Neurologen über das Für und Wider
einer Spinalanästhesie (Neurologen raten selten davon ab, eher
schon von einer Narkose).

5 Technische Komplikationen, die epiduraler und subarachnoidaler Anästhesie/Analgesie gemeinsam sind

5.1 Epidurale/subarachnoidale Blutung

Die Punktion eines meist venösen Gefäßes im Epiduralraum ist
bei Spinal- und Epiduralanästhesie nicht selten (1, 22). In der
Regel wird das sich ausbreitende epidurale Hämatom, intakte Hämostase vorausgesetzt, klein und symptomlos bleiben. Sehr selten gibt es subdurale und subarachnoidale Blutungen bei Spinalanästhesie oder akzidenteller Durapunktion, wobei Blut im Liquor zu meningomyelitischen Zuständen führen kann (30).

Spontane epidurale Hämatome kommen häufiger zervikothorakal als
lumbal vor. Es handelt sich aber um ein extrem seltenes Ereignis (74), so daß ein raumforderndes Hämatom nach rückenmarksnaher Leitungsanästhesie oder Lumbalpunktion entsprechend dem
Grundsatz "res ipsa loquitur" (29) auf die Punktion zurückgeführt wird und nicht auf ein zufälliges Ereignis. Man kann die
Gefahr einer epiduralen, subduralen oder subarachnoidalen Blutung nicht vermeiden (Aufklärung?), aber durch bestimmte Vorsichtsmaßnahmen minimieren:
- Die Anamnese kann Hinweise auf Störungen der Blutgerinnung
  geben.
- In vielen Kliniken werden Quick, PTT, TZ und Thrombozytenzahl
  vor einer rückenmarksnahen Leitungsanästhesie bestimmt. (Zur
  Erfassung von Thrombopathien und vaskulären Blutungsübeln wäre zusätzlich die Bestimmung der subaqualen Blutungszeit sinnvoll.)

- Keine rückenmarksnahe Leitungsanästhesie bei Störungen der Blutgerinnung oder Antikoagulanzientherapie. Grenzwerte: Quick 50 %, PTT und TZ nicht verlängert, Thrombozyten über 100 000 pro mm³. Die Indikation zur epiduralen Schmerztherapie bei Patienten mit konsumierenden Systemerkrankungen (Thrombopenien und -pathien häufig) sollte man streng stellen (90).
- Umstritten sind Low-dose-Heparinisierung, vorübergehende hochdosierte Heparinanwendung in der Gefäßchirurgie und die Therapie mit ASA. Vorsichtige Autoren empfehlen, unter diesen Umständen von einer Epiduralanästhesie abzusehen (11). Andere verlangen nur bei der Anlage einer Katheterepiduralanästhesie ungestörte Gerinnungsverhältnisse, während die Anwendung von Heparin im weiteren Verlauf - unter minutiöser Überwachung - toleriert wird (56, 61, 80).
- Bei Patienten, die unter ASA stehen, sind während der Therapie alle Thrombozyten funktionell geschädigt. Bei einer Thrombozytenlebensdauer von ca. zehn Tagen werden (nach Absetzen der Therapie) täglich ca. 30 000 pro mm³ funktionsfähige Thrombozyten nachgebildet, so daß man vier Tage nach Absetzen von ASA eine Epiduralanästhesie anlegen kann.
- Überwachung. Ein raumforderndes epidurales Hämatom veruracht eine akute Neurologie (35) bis hin zur Querschnittssymptomatik. Bei lumbaler Katheterepiduralanästhesie und postoperativer Anwendung von Lokalanästhetika zur Analgesie muß man sich davon überzeugen, daß Paresen auf die Lokalanästhesie und nicht auf ein Hämatom zurückzuführen sind. Auch kontinuierliche Infusion von sehr niedrigen Lokalanästhetikumkonzentrationen (z. B. 0,125%iges Bupivacain) können anhaltende Paresen der Beine verursachen (nach eigener Beobachtung mehr als 12 h). Thorakale epidurale Anästhesien mit segmentaler Ausbreitung erleichtern die entsprechende Überwachung.
- Bei Verdacht auf epidurale Raumforderung: neurologische Untersuchung, CT, Myelographie, schnellstmögliche Laminektomie.

5.2 Infektionen

Die Kombination von Rückenschmerzen, Fieber und örtlicher Berührungsempfindlichkeit weist auf eine epidurale Infektion hin (Abszeß, Empyem). Wie bei Blutungen ist auch hier das spontane Auftreten beschrieben (2, 84), so vor allem bei Bakteriämien (hämatogen) oder per continuitatem bei Infektionen im Bereich der Wirbelsäule. Mögliche Wegbereiter sind Traumen der Wirbelsäule, Schwangerschaft, Diabetes mellitus, Drogenabhängigkeit und konsumierende Erkrankungen. Es gibt eine Reihe von Fallberichten über epidurale Abszesse oder sogar Meningitis nach Epiduralanästhesie bzw. Lumbalpunktion (6, 25, 45, 60, 92).

Das Vordringen von Hautkeimen entlang eines epiduralen Katheters ist möglich (44), stellt aber sicher einen außergewöhnlich seltenen Infektionsweg dar. Bei aseptischem Vorgehen und Pflege der Kathetereintrittsstelle ist die Gefahr einer Infektion auf diesem Weg extrem gering. Über den Nutzen von Bakterienfiltern bei kontinuierlicher Infusion sind die Meinungen geteilt, in der Regel werden sie empfohlen (37, 81) und benutzt. Lokalanästhetika wirken in gebräuchlichen Konzentrationen hemmend auf das Bakterienwachstum (43, 72, 91), so daß eine Infektion über das Lokalanästhetikum wohl kaum möglich ist. Bei fieberhaften Zuständen, septischen Erkrankungen, bewußtlosen Intensivpatienten (Diagnostik!) halten wir einen längerliegenden Epiduralkatheter für eine gewisse Gefahr (Fremdkörper im Epiduralraum, Locus minoris resistentiae). Bei entsprechender Symptomatik (siehe oben) sollte man auch an eine epidurale Infektion denken. Diagnostik: CT, Myelographie, Punktion; Therapie: Laminektomie, Drainage und längerfristige antibiotische Therapie (84).

5.3 Rückenschmerzen

Mehrfachpunktionen, traumatische Punktionen oder Injektion des Lokalanästhetikums in extradurale Weichteile können Hämatome oder Gewebsirritationen in Muskulatur, Bändern, Faszien und Periost verursachen (86). Nicht selten leiden Patienten dadurch wochen- oder monatelang unter Rückenschmerzen. Diese Komplikation vermeidet man durch eine entsprechende Patientenauswahl (bei ausgeprägten anatomischen Veränderungen der Wirbelsäule sollte man auf eine rückenmarksnahe Leitungsanästhesie verzichten) und gekonntes Arbeiten (nicht fächerförmig mit der Punktionsnadel im Gewebe herumsuchen). Schmerzhafte Punktionen machen Patienten unter Umständen anfällig für postpunktionelle Rückenschmerzen. Bei Epiduralanästhesie daher großzügige Infiltrationsanästhesie von Haut, Subkutis, Ligamentum supraspinale und interspinale sowie Periost des Wirbelbogens.

5.4 Neurologische Schäden durch Punktionsnadel und Katheter

Bei der Spinalanästhesie und der lumbalen Epiduralanästhesie punktiert man unterhalb von L2 und vermeidet damit eine Verletzung des Conus medullaris. Man denke daran, daß das kaudale Ende des Rückenmarks auch tiefer liegen kann. In jedem Fall sollte man vermeiden, daß die Spinalkanüle an die Rückseite des Wirbelkörpers stößt. Verletzungen der Cauda equina (subarachnoidal) bzw. von Spinalnerven(wurzeln) epidural und extradural können zu Wurzelreizsyndromen mit Parästhesien, Taubheit und Schmerzen führen (Aufklärung).

Bei thorakaler (und zervikaler) Epiduralanästhesie befindet sich die Oberfläche des Rückenmarks nur wenige Millimeter vor der Spitze der korrekt liegenden (Touhy-)Nadel. Verletzungen von Nervenwurzeln (laterales Eindringen in den Epiduralraum) oder der Rückenmarksoberfläche wurden in großen Serien wiederholt beschrieben (1, 8, 11). Der "verkantete Spritzenstempel" (Glasspritze mit Metall- oder Glaskolben) wurde früher immer als mögliche Ursache dafür hingestellt, daß man den Widerstandsverlust nicht merke und zu weit vordringt. Bei Plastikspritzen mit Gummikolben sollte dieses Mißgeschick nicht vorkommen.

Vielerorts werden epidurale Katheter beim Patienten in Narkose gelegt. Dies sollte keine Routine sein. Nur der wache Patient bemerkt eine Wurzelverletzung oder die Berührung der Rückenmarksoberfläche mit der Punktionskanüle sofort. Bei sehr schlanken Patienten kann man den epiduralen Raum schon nach kürzestem Punktionsweg erreicht haben. (Eigene Beobachtung: 38 kg schwere Patientin, M. Crohn, thorakale Epiduralanästhesie durch Facharzt, Vorschieben der Touhy-Nadel um 2 - 3 cm von der Hautoberfläche ab, Entfernung des Mandrins und Aufsetzen der mit Kochsalz gefüllten Spritze, bei weiterem Vorschieben der Nadel "überhaupt kein Widerstand", Abnehmen der Spritze, Ausströmen von Liquor! Schon beim initialen Vorschieben lag die Nadelspitze im Epiduralraum.)

"Abruptes über den Bogen gleiten": Manche Patienten werden von der dem Wirbelbogen aufsitzenden Nadel rhythmisch vor- und zurückbewegt. Der vom Anästhesisten ausgeübte Vorschub der Nadel ist gefühllos und zu kräftig. Man sieht (oder merkt), wie die Nadel plötzlich abrupt mehrere Millimeter "vorschießt". Sie ist unkontrolliert über den oberen Bogenrand geglitten. Dabei kann es zu Verletzungen von nervösen Strukturen (und/oder zur akzidentellen Duraperforation) kommen. Die Gefahr besteht besonders bei sklerosierten oder verkalkten Bändern. Das sichere Wissen "Flavumgefühl" bzw. "dieser Widerstand ist Knochen" schützt vor solchen Zwischenfällen.

5.5 Die anhaltende massive Hypotonie

Ein Blutdruckabfall ist regelmäßige Begleiterscheinung einer rückenmarksnahen Leitungsanästhesie, deren Obergrenze Th_5 übersteigt. Bei Dehydratation, Volumenmangel, Senkung des zentralen Sympathikotonus (kräftige Prämedikation, zusätzliche Narkose) können anhaltende Hypotonien die Folge sein. Patienten, die am Morgen des Operationstages noch Antihypertonika, Betablocker, Kalziumantagonisten usw. einnahmen, sind besonders gefährdet.

Die reflektorische Blutdruckregulation ist bei hoher rückenmarksnaher Leitungsanästhesie eingeschränkt oder aufgehoben. Intraoperative Blutverluste (7) oder endogene Ausschüttung vasodilatierender Prostaglandine (Eventerationssyndrom) vermindern zusätzlich venösen Rückstrom und diastolische Ventrikelfüllung. Beim wachen Patienten ist die bradykarde Hypotonie letzte Warnung vor der Asystolie (11, 27). Bei zusätzlicher Narkose können bradykarde Hypotonien stundenlang andauern (und es ist erstaunlich, wie oft und lange sie in entsprechenden Publikationen toleriert wurden). Myokardischämie, Hirninfarkt und Spinalinfarkt (nicht okklusives Spinalis-anterior-Syndrom) können die Folge sein (12, 32, 36, 85). Man vermeidet diese Komplikation, indem man den MAP nicht unter 70 mm Hg abfallen läßt. Bei uns ist hierfür immer noch Akrinor das Mittel der Wahl. Welches Sympathikomimetikum (mit Alpha- und Betawirkung) man immer wählt (82), bleibt der eigenen Erfahrung überlassen. Blut- oder Flüssigkeitsverluste sind vor jeder rückenmarksnahen Leitungsanästhesie zu korrigieren oder während der Operation minutiös zu ersetzen. Bei Patienten im Volumenmangel soll man keine rückenmarksnahe Leitungsanästhesie anlegen. Bei Kombination von (thorakaler) Epiduralanästhesie und Allgemeinanästhesie verwende man niedrig konzentrierte Lokalanästhetika. Bei Patienten unter Antihypertonika, Betablockern, ACE-Hemmern, Kalziumantagonisten und Diuretika als Dauermedikation überlege man sich den Nutzen einer rückenmarksnahen Leitungsanästhesie sehr gut.

5.6 Akute kardiopulmonale Zwischenfälle

Manche Patienten wollen auch bei Regionalanästhesien "nichts sehen und nichts hören" und sind oft nur unter diesen Bedingungen bereit, sich in rückenmarksnaher Leitungsanästhesie operieren zu lassen. Dies führt dazu, daß Patienten auch bei gutsitzender, kräftiger und hoch aufsteigender Epiduralanästhesie oder Spinalanästhesie sediert werden. Dieses Vorgehen birgt die Gefahr der nichterkannten Hypoxie, aus welcher heraus abrupt - quasi ohne Vorwarnung - ein Herz-Kreislauf-Stillstand auftreten kann (1, 14, 41). Außerdem ist bei diesem Ausmaß der Sympathikolyse die Reanimation erschwert, besonders wenn Adrenalin und kolloidale Volumenersatzmittel zu spät eingesetzt wurden (14).

Zur Vermeidung solch schwerwiegender Komplikationen halte man sich an folgende Empfehlungen:
- Der verbale Kontakt mit einem Patienten unter Regionalanästhesie ist wichtiger als jede medikamentöse Ruhigstellung.
- Wünscht der Patient eine Sedierung, so sind anxiolytische Benzodiazepine (Dikaliumclorazepat, Lorazepam, Lormetazepam) günstiger als hypnotische. Opioide, Neuroleptika oder sogar Hypnotika (Barbiturate) sollten nicht verwendet werden.
- Ein Pulsoxymeter ist bei der Regionalanästhesie genauso wichtig wie bei der Narkoseüberwachung.
- Bei einem Zwischenfall (bradykarde Hypotonie) oder einem hypoxischen Herz-Kreislauf-Stillstand soll man frühzeitig Adrenalin in voller Reanimationsdosis (1 mg i.v.) einsetzen.

5.7 Atemdepression bei epiduraler und intrathekaler Opioidanalgesie

Wegen fehlender Kreislaufwirkungen haben sich epidurale oder intrathekale Opioide vielerorts zur postoperativen Analgesie durchgesetzt. Die gefährlichste Komplikation dieser Applikationsart ist die frühe und späte Atemdepression (17, 31, 52, 53, 63).

Die Gefahr der frühen Atemdepression besteht bei allen Opioiden, vornehmlich bei den gut diffusiblen lipophilen. Ursache der Atemdepression sind rasche Liquordiffusion bzw. systemische Wirkung meist in Kombination mit zusätzlichen systemischen Gaben von Opioiden, Benzodiazepinen oder dem Überhang von Narkotika und Muskelrelaxanzien (13, 17).

Gefährlicher ist die Spätatemdepression, die nicht vorhersehbar zwischen 6 und mehr als 20 h auftritt. Sie wird ausschließlich bei hydrophilen Substanzen (Morphin) beobachtet. Zeitpunkt und Ausmaß der maximalen Atemdepression scheinen dosisabhängig zu sein. Die Gefahr ist in höherem Lebensalter größer. Die Inzidenz wird mit 0,09 - 7 % sehr unterschiedlich angegeben (16, 53, 63, 89).

Die Gefahr der Atemdepression ist bei opioidgewöhnten Patienten mit chronischen Schmerzen geringer (17). Multiple Dosen epiduralen Morphins erhöhen die Gefahr phasenhafter Bradypnoen oder Apnoen (70). In Einzelfällen wurden schwere Atemdepressionen auch nach epiduraler Gabe des Agonist-Antagonisten Buprenorphin beobachtet (38, 48).

Man kann der Gefahr einer schweren Atemdepression durch verschiedene Maßnahmen begegnen:
- Verwendung lipophiler Opioide.
- Lückenlose Überwachung der Patienten (Intensiv-, Wachstation, Pulsoxymeter).
- Keine gleichzeitige systemische Gabe von Opioiden und/oder Benzodiazepinen.
- Dosisreduktion in höherem Lebensalter.
- Bei ungenügender analgetischer Wirksamkeit nicht multiple Dosen, sondern Kombination mit Lokalanästhetika.

Literatur

1. ANONYM: Major complications in continuous epidural anesthesia. Chinese Med. J. 93, 194 (1980)

2. BAKER, A. S., OJEMANN, R. G., SWARTZ, M. N., RICHARDSON, E. P.: Spinal epidural abscess. New Engl. J. Med. 293, 463 (1975)

3. BERGMANN, H.: Spinalanaesthesie. Langenbecks Arch. Chir. 345, 515 (1977)

4. BERGNER, R. P., ROSEMAN, E., JOHNSON, H., SMITH, W. R.: Severe neurologic complications following spinal anesthesia: report of six cases. Anesthesiology 12, 717 (1951)

5. BHATE, H.: Zerebraler Krampfanfall bei einer Periduralanästhesie (Systemische Reaktion nach Bupivacain 0,75 %). Regional-Anaesthesie 6, 66 (1983)

6. BODEN, O.: Letale Komplikation einer extraduralen Spinalanästhesie. Anaesthesist 3, 127 (1954)

7. BONICA, J. J., KENNEDY, W. F., AKAMATSU, T. J., GERBERSHAGEN, H. U.: Circulatory effects of peridural block: III Effects of acute blood loss. Anesthesiology 36, 219 (1972)

8. BONICA, J. J., BACKUP, P. H., ANDERSON, C. E., HADFIELD, D., CREPPS, W. F., MONK, B. F.: Peridural block: analysis of 3637 cases and a review. Anesthesiology 18, 723 (1957)

9. BRIDENBAUGH, L. D., MOORE, D. C., BAGDI, P., BRIDENBAUGH, P. O.: The position of plastic tubing in continuous-block techniques: An X-ray study of 552 patients. Anesthesiology 29, 1047 (1968)

10. BROCK, S., BELL, A., DAVISON, C.: Nervous complications following spinal anesthesia. A clinical study of seven cases, with tissue study in one instance. J. Amer. med. Ass. 106, 441 (1936)

11. BROMAGE, P. R.: Epidural analgesia. Philadelphia, London, Toronto: Saunders 1978

12. BROMAGE, P. R.: Paraplegia following epidural analgesia: a misnomer. Anaesthesia 31, 947 (1976)

13. BULLINGHAM, A. E. S., McQUAY, H. S., MOORE, R. A.: Unexpectedly high plasma fentanyl levels after epidural use. Lancet 1980 2, 1361

14. CAPLAN, R. A., WARD, R. J., POSNER, K., CHENEY, F. W.: Unexpected cardiac arrest during spinal anesthesia. A closed claims analysis of predisposing factors. Anesthesiology 68, 5 (1988)

15. CARR, M. F., HEHRE, F. W.: Complications of continuous lumbar peridural anesthesia. I. Inadvertant lumbar puncture. Anesth. Analg. Curr. Res. 41, 349 (1962)

16. CLERGUE, F., MONTEMBAULT, C., DESPIERRES, O., GHESQUIRE, F., HARIARI, A., VIARS, P.: Respiratory effects of intrathecal morphine after upper abdominal surgery. Anesthesiology 61, 677 (1984)

17. COUSINS, M. J., MATHER, L. E.: Intrathecal and epidural administration of opioids. Anesthesiology 61, 276 (1984)

18. COVINO, B. G., MARX, G. F., FINSTER, M., ZSIGMOND, E. K.: Prolonged sensory/motor deficits following inadvertent spinal anesthesia. Anesth. Analg. 59, 399 (1980)

19. CRAIG, D. B., HABIB, G. G.: Flaccid paraparesis following obstetrical epidural anesthesia: possible role of benzyl alcohol. Anesth. Analg. 56, 219 (1977)

20. CRAWFORD, J. S.: Some maternal complications of epidural analgesia for labour. Anaesthesia 40, 1219 (1985)

21. CUERDEN, C., BULEY, R., DOWNING, J. W.: Delayed recovery after epidural block in labour. Anaesthesia 32, 773 (1977)

22. DAWKINS, C. J. M.: An analysis of the complications of extradural and caudal block. Anaesthesia 24, 554 (1969)

23. DINSDALE, T.: Spinal analgesia and cauda equina lesions. Anaesthesia 2, 17 (1947)

24. DRIPPS, R. D., VANDAM, L. D.: Long-term follow-up of patients who received 10,098 spinal anesthetics. Failure to discover major neurological sequelae. J. Amer. med. Ass. 156, 1486 (1954)

25. FERGUSON, J. F., KIRSCH, W. M.: Epidural empyema following thoracic extradural block. J. Neurosurg. 41, 762 (1974)

26. FERGUSON, F. R., WATKINS, K. H.: Paralysis of the bladder and associated neurological sequelae of spinal anaesthesia (cauda equina syndrome). Brit. J. Surg. 25, 735 (1937)

27. GERBERSHAGEN, H. U., KENNEDY, W. F.: Herzstillstand nach hoher Spinalanaesthesie. Anaesthesist 20, 192 (1971)

28. GERIG, H. J.: Postpunktionelle Kopfschmerzen und Blutplombe. Regional-Anaesthesie 10, 43 (1987)

29. GREENE, N. M.: Neurological sequelae of spinal anesthesia. Anesthesiology 22, 682 (1961)

30. GREENSITE, F. S., KATZ, J.: Spinal subdural hematoma associated with attempted epidural anesthesia and subsequent continuous spinal anesthesia. Anesth. Analg. 59, 72 (1980)

31. GUSTAFSSON, L. L., SCHILDT, B., JACOBSEN, K.: Adverse effects of extradural and intrathecal opiates: Report of a nationwide survey in Sweden. Brit. J. Anaesth. 54, 479 (1982)

32. HARRISON, P. D.: Paraplegia following epidural analgesia. Anaesthesia 30, 778 (1975)

33. HILTON-JONES, D., HARRAD, R. A., GILL, M. W., WARLOW, C. P.: Failure of postural manoevres to prevent lumbar puncture headache. J. Neurol. Neurosurg. Psychiat. 45, 743 (1982)

34. HOLMBOE, J., KONGSRUD, F.: Delayed respiratory arrest after bupivacaine. Anaesthesia 37, 60 (1982)

35. HONKOMP, J.: Zur Begutachtung bleibender neurologischer Schäden nach Periduralanaesthesie. Anaesthesist 15, 246 (1966)

36. JACOBI, K., RÖSSLER, W.: Ischämische Rückenmarksnekrose bei Epiduralanästhesie - kasuistischer Beitrag. Anaesthesiol. Reanimat. 10, 299 (1985)

37. JAMES, F. M., GEORGE, R. H., NAIEM, H., WHITE, G. J.: Bacteriologic aspects of epidural analgesia. Anesth. Analg. Curr. Res. 55, 187 (1976)

38. JENSEN, F. M., JENSEN, N. H., HOLK, I. K., RAVNBORG, M.: Prolonged and biphasic respiratory depression following epidural buprenorphine. Anaesthesia 42, 470 (1987)

39. JONSSON, L. O., EINARSSON, P., OLSSON, G. L.: Subdural haematoma and spinal anaesthesia. Anaesthesia 38, 144 (1983)

40. KANE, R. E.: Neurologic deficits following epidural or spinal anesthesia. Anesth. Analg. 60, 150 (1981)

41. KEATS, A. S.: Anesthesia mortality - A new mechanism (editorial). Anesthesiology 68, 2 (1988)

42. KILLIAN, H.: Subdurale Anästhesiemethoden. In: Lokalanästhesie und Lokalanästhetika (ed. H. KILLIAN), p. 293. Stuttgart: Thieme 1973

43. KLEINFELD, J., ELLIS, P.: Inhibition of microorganisms by topical anaesthetics. Appl. Microbiol. 15, 1296 (1967)

44. KNITZA, R.: Subkutaner Abszeß nach Langzeitkatheterperiduralanästhesie. Anaesthesist 30, 198 (1981)

45. KÖNIG, H.-J., SCHLEPP, J., KRÄHLING, K. H.: Ein Fall von Querschnittsyndrom nach Kontamination eines Periduralkatheters. Regional-Anaesthesie 8, 60 (1985)

46. KORTUM, K., NOLTE, H., KENKMANN, H. J.: Die Geschlechtsabhängigkeit subjektiver Beschwerden nach Spinalanaesthesie. Regional-Anaesthesie 5, 1 (1982)

47. LIGHT, G., SWEET, W. H., LIVINGSTONE, H., ENGEL, R.: Neurological changes following spinal anesthesia. Surgery 7, 138 (1940)

48. MARTEGANI, G., VARESIO, V., AGOSTA, I.: Segnalazione di un caso di depressione respiratoria riferibile all' impiego di buprenorphina per via peridurale. Minerva Anest. 53, 141 (1987)

49. MAYCOCK, E.: An epidural anaesthetic with unusual complications. Anaesth. intens. Care 6, 263 (1978)

50. MOORE, D. C., BALFOUR, R. I., FITZGIBBONS, D.: Convulsive arterial plasma levels of bupivacaine and the response to diazepam therapy. Anesthesiology 50, 454 (1979)

51. MOORE, D. C., BRIDENBAUGH, L. D.: Spinal (subarachnoid) block. A review of 11,574 cases. J. Amer. med. Ass. 195, 907 (1966)

52. MORGAN, M.: Editorial. Quidquid agas, prudenter agas, et respice finem. Anaesthesia 37, 527 (1982)

53. MORGAN, M.: Epidural and intrathecal opioids. Anesth. intens. Care 15, 60 (1987)

54. NICHOLSON, M. J., EVERSOLE, U. H.: Neurologic complications of spinal anesthesia. J. Amer. med. Ass. 132, 679 (1946)

55. NOLTE, H., SCHIKOR, K., GERGS, P., MEYER, J., STARK, P.: Zur Frage der Spinalanästhesie mit isobarem Bupivacain 0,5 %. Anaesthesist 26, 33 (1977)

56. ODOOM, J. A., SIH, I. L.: Epidural analgesia and anticoagulant therapy. Anaesthesia 38, 254 (1983)

57. OWUSU-AFRAM, J., SCHIFFTER, R.: Bulbärhirnsyndrom bei Epiduralanaesthesie mit Bupivacain. Anaesthesist 26, 196 (1977)

58. PHILLIPS, O. C., EBNER, H., NELSON, A. T., BLACK, M. H.: Neurologic complications following spinal anesthesia with lidocaine. Anesthesiology 30, 284 (1969)

59. RABINER, A. M.: Concerning neurologic complications following spinal anesthesia. N. Y. St. J. Med. 50, 2546 (1950)

60. RANGELL, L., GLASSMAN, F.: Acute spinal epidural abscess as a complication of lumbar puncture. J. nerv. ment. Dis. 102, 8 (1945)

61. RAO, T. L. K., EL-ETR, A. A.: Anticoagulation following placement of epidural and subarachnoid catheters. Anesthesiology 55, 618 (1981)

62. RAVINDRAM, R. S., BOND, W. K., TASCH, M. D., GUPTA, C. D., LUERSSEN, T. G.: Prolonged neural blockade following regional analgesia with 2-chloroprocaine. Anesth. Analg. 59, 447 (1980)

63. RAWAL, N., ARNÉR, S., GUSTAFSSON, L. L., ALLVIN, R.: Present state of extradural and intrathecal opioid analgesia in Sweden. Brit. J. Anaesth. 59, 791 (1987)

64. REDLICH, F. C., MOORE, B. E., KIMBELL, I.: Lumbar puncture reactions: relative importance of physiological and psychological factors. Psychosom. Med. 8, 386 (1946)

65. REINHOLD, P., LINDAU, B.: Chronisch subdurales Hämatom nach Periduralanästhesie. Anästh. Intensivther. Notfallmed. 15, 428 (1980)

66. REISNER, L. S., HOCHMAN, B. N., BLUMER, M. H.: Persistent neurologic deficit and adhesive arachnoiditis following intrathecal 2-chloroprocaine. Anesth. Analg. 59, 452 (1980)

67. RUDEHILL, A., GORDON, E., RÄHN, T.: Subdural haematoma. A rare but life-threatening complication after spinal anaesthesia. Acta anaesth. scand. 27, 376 (1983)

68. SADOVE, M. S., LEVIN, M. J.: Neurological complications of spinal anesthesia. A statistical study of more than 10,000 consecutive cases. Illinois med. J. 105, 169 (1954)

69. SADOVE, M. S., LEVIN, M. J., RANT-SEJDINAJ, I.: Neurologic complications of spinal anesthesia. Canad. Anaesth. Soc. J. 8, 405 (1961)

70. SANDLER, A. N., CHOVAZ, P., WHITING, W.: Respiratory depression following epidural morphine: a clinical study. Canad. Anaesth. Soc. J. 33, 542 (1986)

71. SCHILDT, E.: Low spinal cord injuries following spinal anesthesia. Acta chir. scand. 95, 1101 (1947)

72. SCHMIDT, R. M., ROSENKRANZ, H. S.: Antimicrobial activity of local anaesthetics: lidocaine and procaine. J. infect. Dis. 121, 597 (1970)

73. SCHULTE-STEINBERG, O.: Totale Spinalanästhesie bei Epiduralanästhesie und Testinjektion. Arteria spinalis anterior Syndrom. Regional-Anaesthesie 3, 19 (1980)

74. SCHWARTZ, R. B., MÜKE, R., LÜDECKE, D.: Spontanes spinales epidurales Hämatom. In: Spinale raumfordernde Prozesse (eds. W. SCHIEFER, H. H. WIECK), p. 55. Erlangen: Straube 1976

75. SEARLES, P. W., NOWILL, W. K.: The role of a sterilizing solution in the cauda equina syndrome following spinal anesthesia. N. Y. St. J. Med. 50, 2541 (1950)

76. SEELING, W., HEINRICH, H.: Versehentlich intravasale Lage eines Periduralkatheters. Regional-Anaesthesie 7, 137 (1984)

77. SIDHU, M. S., ASRANI, R. V., BASSELL, G. M.: An unusual complication of extradural catheterization in obstetric anaesthesia. Brit. J. Anaesth. 55, 473 (1983)

78. SKAGGS, M. L.: Relation of neurological complications of subarachnoid block to some unseen dangers of new techniques. Calif. Med. 71, 130 (1949)

79. SPROTTE, G., SCHEDEL, R., PAJUNK, H., PAJUNK, H.: Eine "atraumatische" Universalkanüle für einzeitige Regionalanaesthesien. Regional-Anaesthesie 10, 104 (1987)

80. STANLEY, T., LUNN, J. K.: Anticoagulants and continuous epidural anesthesia. Anesth. Analg. 59, 394 (1980)

81. STRASSER, K., HIRSCH, I., TOMASCHOFF, E.: Bakteriologische Nachuntersuchungen von Epidural-Kathetern. Anaesthesist 23, 351 (1974)

82. TAKASAKI, M.: Cardiovascular support drugs during thoracic epidural analgesia. Anesthesiology 68, 175 (1988)

83. THORSÈN, G.: Neurological complications after spinal anaesthesia and results from 2493 follow-up cases. Acta chir. scand. 95, Suppl 121, 1 (1947)

84. TYSVAER, A.: Akutt spinal epidural abscess. Tidskr. Nor. Laegeforen 100, 1 (1980)

85. USUBIAGA, J. E.: Neurological complications following epidural anesthesia. Int. Anesthesiol. Clin. 13, 1 (1975)

86. VANDAM, L. D., DRIPPS, R. D.: A long-term follow-up of 10,098 spinal anesthetics. II. Incidence and analysis of minor sensory neurological defects. Surgery 38, 463 (1955)

87. VANDAM, L. D., DRIPPS, R. D.: Long-term follow-up of patients who received 10,098 spinal anesthetics. IV. Neurological disease incident to traumatic lumbar puncture during spinal anesthesia. J. Amer. med. Ass. 172, 1483 (1960)

88. WILDER-SMITH, O. H. G., GÜRTNER, T.: Kopfschmerzen nach Spinalanaesthesie: Auch ein Problem des verwendeten Lokalanaesthetikums? Regional-Anaesthesie 10, 59 (1987)

89. WRITER, W. D. R., EDELIST, G., EVANS, D., FOX, G. S., NEEDS, R. E., HOPE, C. E., FORREST, J. B.: Epidural morphine prophylaxis of postoperative pain: report of a double-blind multicenter study. Canad. Anaesth. Soc. J. 32, 330 (1985)

90. WULF, H., MAIER, C., STRIEPLING, E.: Epidurales Hämatom nach Katheterperiduralanaesthesie bei Thrombozytopenie. Regional-Anaesthesie 11, 26 (1988)

91. ZAIDI, S., HEALY, T. E. J.: A comparison of the antibacterial properties of six local analgesic agents. Anaesthesia 32, 69 (1977)

92. ZOHLEN, E.: Periduralanästhesie mit Meningitis. Chirurg 21, 603 (1950)

Vermeidung technischer Komplikationen bei peripheren Nervenblockaden

Von O. H. G. Wilder-Smith

1 Einführung

In den letzten Jahrzehnten hat sich die Regionalanästhesie einen festen Platz im Repertoire des Anästhesisten erobert. Besonders geschätzt wird diese Methodik wegen ihrer - im Vergleich zur Allgemeinanästhesie - geringeren Beeinträchtigung der Homöostase, insbesondere des Gehirns und der Lunge, sowie der guten und länger anhaltenden postoperativen Analgesie. Deshalb hat sich die Anwendung der Regionalanästhesie besonders bei bestimmten Patienten- und Risikogruppen (z. B. Geriatrie, Urologie, Orthopädie/Traumatologie, Gynäkologie) durchsetzen können ([1], [3], [15]). Weitere Vorteile der Regionalanästhesie, d. h. der peripheren Blockaden, sind ihre allgemeine Anwendbarkeit für ambulante Eingriffe sowie das Wegfallen der Notwendigkeit einer postoperativen Überwachung im Aufwachraum.

Dennoch ist die Regionalanästhesie weder unumstritten noch ohne ihre spezifischen Probleme. Probleme bestehen nach wie vor in der Auswahl des Patienten (nicht jeder Patient will wach sein), durch das Erreichen toxischer Blutspiegel der benutzten Medikamente, in Hinsicht auf spezifische, anatomisch bedingte Komplikationen sowie in der Zuverlässigkeit und Anschlagdauer der verschiedenen Blockaden ([4], [8], [9]). Hierzu kommt die Notwendigkeit einer aufwendigeren Führung (inklusive Sedierungsstrategien) des Patienten während des Eingriffs.

2 Präoperativ

2.1 Indikationsstellung

Eine Regionalanästhesie ist nicht für jeden Patienten und erst recht nicht für jeden operativen Eingriff geeignet. Deshalb bedarf jede Regionalanästhesie einer festen Indikationsstellung.

2.1.1 Patient

Zur Regionalanästhesie muß ein bestimmtes Mindestmaß an Patientenkooperation existieren, nicht nur zur Durchführung des Blocks, sondern - und dieses wird oft vernachlässigt - auch intraoperativ. Dabei wird häufig vergessen, daß die intraoperative Kooperation durch Sedierungsversuche oft nur schlechter wird.

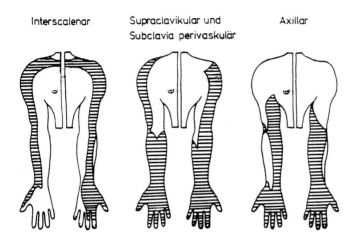

≡ bei mehr als 66% der Patienten nach 20min blockiert

Abb. 1. Anästhesierte Gebiete bei den verschiedenen Zugängen des Plexus brachialis (Aus 6)

Die beste Voraussetzung für Kooperation ist ein informierter und motivierter Patient. Der Anästhesist muß sich deshalb bemühen, diese Bedingungen zu schaffen (cf. 2.2). Es sollte ihm bewußt sein, daß ein "Überreden" des primär die Regionalanästhesie ablehnenden Patienten große Probleme in dieser Richtung schaffen kann. Bei diesen Patienten sollte - sofern handfeste medizinische Gründe fehlen - bei weiterem Ablehnen eine Vollnarkose unbedingt vorgezogen werden.

2.1.2 Operativer Eingriff

Die ausgewählte Regionalanästhesie soll das ganze operative Gebiet zuverlässig betäuben. Hierbei müssen sowohl somatische als auch viszerale Afferenzen berücksichtigt werden (z. B. Peritoneum bei Kaiserschnitt oder Herniotomie). Blutsperren verursachen einen besonders unangenehmen ischämischen Schmerz und sind dadurch häufig Ursache des Versagens einer Regionalanästhesie; sie müssen deshalb unbedingt in die Erwägungen einbezogen werden.

Die Plexusblockaden der oberen Extremität (6, 9) unterscheiden sich sowohl in den am besten blockierten Gebieten als auch in der Qualität des Blocks (siehe Abb. 1): Der interskalenäre Zugang eignet sich gut für Eingriffe von der Schulter bis zum mittleren Unterarm, der supraklavikuläre Zugang für Operationen am gesamten Arm ab oberen Oberarm und an der Hand, der axilläre Zugang für Eingriffe am Arm ab unterem Oberarm und an der Hand. Die Techniken, welche Parästhesien auslösen (insbesondere interskalenärer und supraklavikulärer Zugang), haben eine höhere Treffsicherheit, eine kürzere Anschlagzeit und resultieren in einem "dichteren" sensorischen und motorischen Block. Weil beim axillären Block (6, 9, 10, 13) häufig der N. musculocutaneus ausgespart ist, wird die Blutsperre oft schlecht toleriert.

Auch bei der intravenösen Regionalanästhesie (IV-RA) wird die Blutsperre öfters schlecht toleriert, sie eignet sich deshalb eher - auch bei Doppelblutsperre! - für kürzere Eingriffe. Die Blockade der großen Nervenstränge kann bei der IV-RA, trotz ansonsten befriedigender Anästhesie, inadäquat sein.

Die peripheren Blockaden (z. B. Femoralisblock, 3-in-1-Block) der unteren Extremität (11) sind generell nur partiell (9). Ausgedehntere Eingriffe oder solche, die einer Oberschenkelblutsperre bedürfen, sind deshalb für diese Techniken nur bedingt geeignet. Für kleinere, limitierte Eingriffe, insbesondere wenn sie ambulant erfolgen, sind sie durchaus angebracht.

Extremlagerungen können für Patienten in Regionalanästhesie sehr belastend sein, z. B. bei älteren Patienten, die eine Flachlagerung nicht nur aus kardiopulmonalen Gründen, sondern auch wegen Wirbelsäulenproblemen schlecht tolerieren. Hier ist auch die Dauer maßgeblich: Das Stilliegen ist selbst in "bequemer" Lage über längere Zeiten (> 2 - 3 h) problematisch. Wenn solche Lagerungen notwendig sind oder bei voraussichtlich deutlich längerer OP-Dauer sollte die Allgemeinanästhesie erwogen werden. Das gleiche gilt für Operationen, die mit hohem Volumenersatz einhergehen - nicht nur wegen der Homöostaseschwankungen, die der Patient unangenehm miterlebt, sondern auch wegen der möglicherweise inadäquaten Oxygenierung des spontanatmenden Patienten, des psychischen Stresses durch die resultierende Hektik und der Schmerzen, die durch Schnell- und Druckinfusion verursacht werden.

Ambulante Operationen sind gut für die Regionalanästhesie geeignet. Die verwendete Technik darf jedoch keine Komplikationen nach sich ziehen, die zu Hause ernsthafte Probleme verursachen. Für die obere Extremität ist somit der supraklavikuläre Zugang zur Blockade des Plexus brachialis wegen der Gefahr des Pneumothorax kontraindiziert.

2.1.3 Chirurg und System

Das Gelingen der Regionalanästhesie bedarf auch der Kooperation des Chirurgen sowie einer auf die Belange der Regionalanästhesie abgestimmten OP-Organisation. Vom Chirurgen werden in diesem Komplex zum Teil sanftere Operationstechniken oder auch andere verbale Umgangsformen (der Patient hört mit!) gefordert. Die Bestellung der Patienten hat früh genug zu erfolgen, um genügend Zeit für Setzen und Anschlagen des Blocks zu erlauben. Hierdurch werden Verzögerungen im OP-Programm und unnötige Belastungen für den Patienten durch noch nicht ganz sitzende Blocks vermieden.

2.1.4 Sonderindikationen

Unter bestimmten Umständen ist die postoperative Weiterführung der Regionalanästhesie - meistens in Kathetertechnik - nützlich. Es handelt sich hierbei um zwei Hauptgebiete:
1. Postoperative Analgesie, insbesondere um eine Bewegungstherapie zu erleichtern oder zu ermöglichen;
2. Sympathikusblockade, hauptsächlich um die Durchblutung der Extremität zu verbessern.

Diese Indikationen sollten <u>präoperativ</u> abgeklärt sein, damit die erforderliche Kathetertechnik primär zur Operation durchgeführt wird.

2.2 Aufklärung

Wie schon oben erwähnt, ist die Aufklärung eine wichtige Voraussetzung für eine erfolgreiche Regionalanästhesie. Der Patient muß hierbei nicht nur über die postoperativen Folgen der regionalanästhetischen Technik (und Methoden zu ihrer Vermeidung) informiert werden ("Komplikationen"), sondern auch über den Verlauf beim Setzen des Blocks. Der Patient sollte in etwa wissen, was auf ihn im Laufe des Anlegens des Blocks zukommt, z. B. Lagerung, Parästhesien, inwieweit er kooperieren muß, wie die Betäubung anschlägt usw. Auch sollte ihm die "Qualität" des Blocks (z. B. inkomplette motorische Blockade, "daß er noch etwas mitbekommt, aber keine Schmerzen hat") erklärt werden.

2.3 Prämedikation

Ziel der Prämedikation ist vor allem eine <u>Anxiolyse</u> des Patienten bei gut erhaltener Fähigkeit zur Kooperation. Gerade Patienten in Regionalanästhesie empfinden eine Sedierung mit Neuroleptika oder Barbituraten als äußerst unangenehm, da diese das Bewußtsein beeinträchtigen.

Unter Berücksichtigung dieser Tatsachen haben wir bei uns die orale Prämedikation durch Benzodiazepine mit gutem Erfolg eingeführt. Eine intramuskuläre (oder intravenöse) Prämedikation mit Opiaten ist Patienten mit Schmerzen (z. B. akute Verletzungen) vorbehalten.

3 Durchführung

3.1 Patientenführung

Das Anlegen des Blocks wird sicherer und einfacher, wenn die <u>volle</u> Kooperation des Patienten beim Anlegen des Blocks vorhanden ist. Voraussetzung hierzu ist der laufende Kontakt mit dem Patienten, um ihn zu informieren und zu beruhigen. Der Patient muß wissen, was mit ihm geschieht! Gleichzeitig ist es wichtig, auf etwaige Äußerungen oder Wünsche des Patienten einzugehen.

3.2 Technik

Die technischen Fehler bei den peripheren Blockaden (9) lassen sich in drei Hauptkategorien einteilen: Auswahl des Instrumentariums, Einhaltung der Asepsis und Positionierung der Kanüle. (Fehler in Zusammenhang mit dem Lokalanästhetikum siehe 3.3.) Es sollte nicht vergessen werden, daß beim Anlegen dieser Blockaden ein Narkosegerät (Sauerstoff, Beatmungsmöglichkeit), eine Intubationsausrüstung sowie ein aufgezogenes Medikamenten-Set hierzu (Benzodiazepin für leichtere Krampfanfälle, kurzwirksames Barbiturat, Muskelrelaxans, z. B. Succinylcholin, sowie kreislaufwirksame Medikamente) vorhanden sein müssen.

3.2.1 Instrumentarium

Für Nerven- und Plexusblockaden der oberen und unteren Extremität sollten halbstumpf geschliffene Kanülen benutzt werden. Ein solcher Schliff verbessert das Gefühl für die verschiedenen Gewebsschichten, die durchquert werden, und verringert vor allem die Gefahr von Nervenschäden (direkt oder durch intraneurale Injektion). Außerdem ist auf die korrekte Kanülenlänge zu achten!

Für viele periphere Blockaden hat sich die Verwendung eines Nervenstimulators als nützlich erwiesen: Er erhöht nicht nur die Treffsicherheit, sondern ermöglicht auch eine besonders schonende Technik. Wichtig ist hierbei ein gespreiztes Band im niedrigen Stimulationsbereich sowie die Verwendung entsprechend isolierter Kanülen, die einen punktuellen Stromfluß nur an der Kanülenspitze erlauben. Werden diese Punkte nicht beachtet, so resultiert eine hohe Versagerquote.

Hauptursache von Zwischenfällen bei der IV-RA (4, 7, 8, 9) bleibt die undichte Blutsperre. Eine zuverlässige, doppelte Druckmanschette mit kontinuierlicher Drucküberwachung (Manometer) ist für diese Methode deshalb obligat.

3.2.2 Asepsis

Die Plexus- und Nervenblockaden der oberen und unteren Extremität sollten unter aseptischen Kautelen durchgeführt werden. Als besonders geeignet haben sich vorgepackte Einmal-Sets für die verschiedenen Blockaden erwiesen. Zeitdruck und Hektik beeinträchtigen das sterile Arbeiten und sollten vermieden werden (cf. 2.1.3). Bei Einsatz von "nicht sterilen" Helfern (z. B. zum Spritzen der Medikamente durch Verlängerungsschläuche) muß ihrerseits auf Einhalten der Asepsis geachtet werden.

3.2.3 Kanülenposition

Die intravasale Injektion eines Lokalanästhetikums kann gravierende Komplikationen (4, 8, 9) hervorrufen. Die resultierenden hohen systemischen Spiegel ziehen vor allem kardiovaskuläre und neurologische Konsequenzen nach sich (Tabelle 1). Diese Kompli-

Tabelle 1. Symptomatik bei Überdosierung von Lokalanästhetika
(Nach 9)

	Stimulation	Depression
Zentrales Nervensystem	Unruhe Delirium Krämpfe	Sedierung Koma Atemdepression
Kardiovaskuläres System	Tachykardie Hypertonie Hautrötung	Bradykardie Hypotonie Herzstillstand Hautblässe

kation ist durch Aspiration in zwei Ebenen vor jeder Injektion zu vermeiden.

Gibt der Patient beim Spritzen des Lokalanästhetikums einen ziehenden, sich verschlimmernden Schmerz mit Tendenz zur sofortigen Taubheit an, so liegt die Kanülenspitze intraneural. Hierdurch können langwierige, manchmal sogar permanente Neuritiden oder Nervenschäden (5, 13) hervorgerufen werden, die für den Patienten sehr unangenehm sind. Am schlimmsten ist die Komplikation bei großen Nervenstämmen (wie z. B. beim Plexus axillaris). Die intraneurale Kanülenlage und Applikation des Lokalanästhetikums muß unbedingt vermieden werden, und zwar durch:
- halbstumpf geschliffene Kanülenspitzen,
- schonende Punktionstechnik,
- konstanten Kontakt mit dem Patienten,
- sofortiges Zurückziehen der Kanüle um 3 - 4 mm bei anhaltenden Parästhesien oder charakteristischen Schmerzen.

Intraneurale Kanülenlagen sind bei Nervenstimulator-assistierten Techniken äußerst selten.

Generell hängen Erfolgsquote und Anschlagdauer des Nerven- bzw. Plexusblocks (6, 10, 13) davon ab, wie nah das Lokalanästhetikum an die Nerven injiziert wurde. Somit sind Techniken, die Parästhesien auslösen, ob mechanisch durch die Nadel (z. B. Kuhlenkampff oder Winnie) oder elektrisch (Nervenstimulator), am erfolgreichsten. Versager werden in diesem Kontext durch inadäquates Fixieren der Kanüle beim Injizieren des Lokalanästhetikums oder durch zu hohe Endreizströme beim Nervenstimulator verursacht.

Durch ihre anatomischen Gegebenheiten bieten der interskalenäre und supraklavikuläre Block des Plexus brachialis besondere Probleme (6, 9).

Weil der interskalenäre Zugang zum Plexus brachialis auch höhere zervikale Abgänge betäubt, sind Horner-Syndrom sowie ipsilaterale Phrenikusparese sehr häufige Nebenwirkungen. Vor dem Anlegen einer interskalenären Plexusblockade sollte deshalb eine kontralaterale Phrenikusparese bzw. Zwerchfellfehlfunktion ausgeschlossen werden.

Tabelle 2. Empfohlene Maximaldosierungen der Amid-Lokalanästhetika (Nach 9)

	Ohne Adrenalin	Mit Adrenalin
Lidocain	300 mg	500 mg
Mepivacain	300 mg	500 mg
Prilocain	400 mg	600 mg
Bupivacain	75 mg	150 mg
Etidocain	300 mg	450 mg

Beim interskalenären Block ist die Plexuskanüle schon bei korrekter Lage sehr nahe an der Wirbelsäule. Wird die Kanüle zwischen die zervikalen Wirbelkörper plaziert, so besteht die große Gefahr einer hohen Spinalanästhesie. Vermieden wird diese Komplikation durch folgende Maßnahmen:
- strikt horizontale Kanülenführung,
- mehrfache, besonders aufmerksame Aspirationsversuche vor dem Injizieren des Lokalanästhetikums,
- erst Parästhesien auslösen, dann injizieren!

Die supraklavikuläre Plexusblockade ist mit einer Pneumothoraxrate von ca. 1 % behaftet. Zum Glück sind die meisten dieser Pneumothoraces klein und nicht behandlungsbedürftig. Jedoch sollte sich diese Quote durch folgende Überlegungen reduzieren lassen:
- strikte Indikationsstellung, Ausschluß insbesondere von Patienten mit deutlichem Lungenemphysem, Bullae oder einer Anamnese von rezidivierenden Pneumothoraces,
- nur halbstumpf geschliffene Kanülen korrekter Länge benutzen,
- beim Punktieren unbedingt an der ersten Rippe orientieren,
- enger Kontakt mit dem Patienten, vor allem auf Warnzeichen (Husten!) achten.

3.3 Medikamente

Für die verschiedenen Lokalanästhetika gibt es - aufgrund ihrer verschiedenen Toxizitäten und Absorptionsraten - allgemeine Maximaldosierungen (Tabelle 2). Diese Dosierungen werden durch folgende Faktoren beeinflußt und müssen der jeweiligen Situation angepaßt werden:
- Gewicht und Größe des Patienten,
- Begleiterkrankungen des Patienten,
- Vaskularisierung des Gebietes, in dem der Block gesetzt wird (z. B. sind die Lokalanästhetikaspiegel beim supraklavikulären Plexus deutlich höher als beim axillären Plexus),
- Verwendung von Vasokonstriktoren (N. B. auf Höchstdosierungen achten!).

Allgemein gilt die Regel: So wenig wie möglich, aber so viel wie nötig!

Auch die Wahl der Konzentration des Lokalanästhetikums ist wichtig: Generell schlagen Blocks mit höherprozentigem Lokalanästhe-

tikum schneller an und halten auch länger. Sie machen jedoch
mehr Probleme mit überhöhten Blutspiegeln sowie direkter Neurotoxizität (z. B. Bupivacain) (2). Manche Formen der Regionalanästhesie bedürfen (anatomiebedingt) hoher Volumina des Lokalanästhetikums (insbesondere interskalenärer und axillärer Plexus, IV-RA, 3-in-1-Block) (6), dazu können niedrigprozentige
Lösungen benutzt werden, um die Maximaldosierungen einzuhalten.
Mischungen von verschiedenen metabolisierten Lokalanästhetika
können hierzu auch verwendet werden.

Maßgeblich ist außerdem das Lokalanästhetikum selbst. Die Auswahl sollte nach folgenden Kriterien erfolgen:

Toxizität: Von den Lokalanästhetika des Amidtyps (die Ester werden vor allem wegen allergischer Probleme heute wenig benutzt)
sind Bupivacain und Etidocain am toxischsten (9). Prilocain ist
am wenigsten toxisch (aber: cave Methämoglobinämie! (12)), Mepivacain, Articain und Lidocain nehmen eine mittlere Position
ein. Es ist sinnvoll, die weniger toxischen Lokalanästhetika zu
benutzen, wenn die Dauer des Eingriffs dies zuläßt (oder Kathetertechniken verwendet werden).

Penetrationsvermögen: Prilocain und Etidocain haben ein gutes
Penetrationsvermögen, Bupivacain diffundiert schlecht. Mepivacain, Lidocain und Articain nehmen wiederum eine mittlere Position ein. Bei Regionalanästhesien ohne Parästhesieauslösung
(z. B. axillärer Plexus) empfiehlt sich die Verwendung eines
gut penetrierenden Lokalanästhetikums, um die Fehlquote niedrig
zu halten (10, 13).

Wirkdauer: Für Single-shot-Techniken ist diese wichtig. Langanhaltend sind Bupivacain und Etidocain (bis zu 8 h bei peripheren
Blockaden); die anderen Amid-Lokalanästhetika haben ähnliche,
kürzere Wirkdauern (generell 2 - 3 h bei peripheren Blocks).

3.4 Überprüfung auf ausreichende Wirkung des Blocks

Nichts schadet der Regionalanästhesie mehr als eine nicht ausreichende Blockade, bei welcher der Patient dann Schmerzen beim
Operieren erleidet. Darum muß jede Regionalanästhesie adäquat
vom Anästhesisten überprüft werden, ehe der Patient zur Operation freigegeben wird. Diese erfolgt in der Regel klinisch
durch Austestung motorischer und sensorischer Funktionen. Zunehmend gibt es auch Bestrebungen, diese Überprüfung zu objektivieren, z. B. durch Messen des Hautwiderstandes (14).

3 Intraoperatives Vorgehen

Da der Patient in der Regel intraoperativ wach ist, spielt die
Führung des Patienten eine wichtige Rolle und trägt auch maßgeblich zum Gelingen dieser Narkoseform bei - auch in Hinsicht
auf zukünftige Eingriffe.

4.1 Psychologische Führung

Der Patient muß immer einen Betreuer bei sich haben, er darf nicht das Gefühl haben, alleine zu sein oder dem Geschehen hilflos ausgeliefert zu sein. Wie oben beschrieben (3.1), ist der gut informierte Patient generell auch der kooperationsfreudigste. Es lohnt sich also, den Patienten über Ablauf und Geschehen zu informieren. Das Hören von Musik (über Kopfhörer) hat sich als nützlich erwiesen.

4.2 Sedierung

Bei relativ vielen Patienten reicht die verbale Führung alleine nicht aus, sie muß dann durch eine Sedierung supplementiert werden. Diese Sedierung dient lediglich zur Anxiolyse; eine tiefe Sedierung negiert den Zweck der Regionalanästhesie. Am besten geignet sind <u>niedrig</u> dosierte Benzodiazepine (z. B. 1 - 3 mg Midazolam i.v.). Höhere Dosierungen führen nur zu Problemen (soziale Desinhibition, die den Patienten nicht mehr führbar macht; paradoxe Reaktionen - häufiger bei alten Patienten oder bei Alkoholabusus). Wie schon zuvor erwähnt (2.3), eignen sich Neuroleptika oder Barbiturate hierfür nicht.

Bei geringfügigen Schmerzen, insbesondere wenn sie nicht vom Operationsbereich kommen (Rückenschmerzen, eventuell leichte Schmerzen von der Blutsperre), ist die Applikation von niedrigen Dosen eines Analgetikums (z. B. 3,5 - 5 mg Piritramid i.v.) erwägenswert. Hierbei ist auf eine eventuelle Atemdepression zu achten.

4.3 Indikation zur Vollnarkose

Ist die oben erwähnte Sedierungsstrategie nicht erfolgreich - insbesondere bei nicht komplett sitzendem Block -, sollte eine Allgemeinanästhesie durchgeführt werden (9). Weitere Sedierungsversuche sind generell erfolglos und können zu unkontrollierbaren Situationen oder schwer beherrschbaren Nebenwirkungen führen. In diesem Kontext ist der frühe Entscheid zur Vollnarkose sicherlich schonender für den Patienten und das ganze Operationsteam.

Literatur

1. BERGGREN, B., et al.: Postoperative confusion after anesthesia in elderly patients with femoral neck fractures. Anesth. Analg. <u>66</u>, 497 (1987)

2. COOMBS, D. W., FRATKIN, J. D.: Neurotoxicity of spinal agents. Anesthesiology <u>66</u>, 724 (1987)

3. CRAIG, D. B., et al.: Panel summary: Geriatric anaesthesia. Canad. J. Anaesth. <u>34</u>, 156 (1987)

4. GÜRTNER, T.: Lokalanästhesie: Gefahren und Komplikationen. Diagnostik 10, 38 (1987)

5. HAAS, H. G., GÜRTNER, T., MEYER, C. H.: Neuropathien nach handchirurgischen Eingriffen in supraklavikulärer Plexusanästhesie. Handchirurgie 9, 15 (1977)

6. LANZ, E., THEISS, D.: Beurteilung der Plexus-brachialis-Blockade - Vergleich verschiedener Zugänge. Zentraleuropäischer Anaesthesiekongreß, Bd. 2, p. 60. Berlin, Heidelberg, New York: Springer 1981

7. MAGORA, F., et al.: Prolonged effect of bupivacaine hydrochloride after cuff release in i.v. regional anaesthesia. Brit. J. Anaesth. 52, 1131 (1980)

8. MILEWSKI, P.: Komplikationen nach Leitungsanästhesien und ihre Prophylaxe. Anästh. Prax. 16, 29 (1979)

9. NOLTE, H.: Die Lokalanästhesie. In: Anaesthesiologie, Intensivmedizin und Reanimatologie (eds. H. BENZER, R. FREY, W. HÜGIN, O. MAYRHOFER), 5. neubearbeitete Auflage, p. 454. Berlin, Heidelberg, New York: Springer 1982

10. PARTRIDGE, B. L., KATZ, J., BENIRSCHKE, K.: Functional anatomy of the brachial plexus sheath: Implications for anesthesia. Anesthesiology 66, 743 (1987)

11. RIZZI, R., DA RIN BETTA, V., CANTANNA, R.: Die Ischiadicus-femoralis-Blockade für chirurgische Eingriffe an den unteren Extremitäten. Zentraleuropäischer Anaesthesiekongreß, Bd. 2, p. 110. Berlin, Heidelberg, New York: Springer 1981

12. RUPIEPER, N., STOECKER, L.: Haemiglobinspiegel unter Lokalanaesthesie mit Bupivacain, Carticain und Etidocain. Regional-Anaesthesie 4, 23 (1981)

13. SELANDER, D.: Axillary plexus block: Paresthetic or perivascular? Anesthesiology 66, 726 (1987)

14. SMITH, G. B., et al.: Predicting successful brachial plexus block using changes in skin electrical resistance. Brit. J. Anaesth. 60, 703 (1988)

15. TONCZAR, L., et al.: Vergleichende Untersuchungen cerebraler Funktionen nach NLA und Regionalanästhesie geriatrischer Patienten. Zentraleuropäischer Anaesthesiekongreß, Bd. 2, p. 49. Berlin, Heidelberg, New York: Springer 1981

Zusammenfassung der Diskussion zum Thema: „Risikofaktor Anästhesietechnik"

FRAGE:
Die Punktion der Arteria radialis zur kontinuierlichen Druckmessung gehört heute bei größeren operativen Eingriffen zur Routine. Ist die Durchführung des Allen-Tests hierfür bindende Voraussetzung?

ANTWORT:
Über die Wertigkeit dieses Tests wird kontrovers diskutiert. Da er den Patienten nicht gefährdet, sollte er in jedem Falle gemacht und das Ergebnis dokumentiert werden. Keine einheitliche Meinung wurde auch bei der Frage erreicht, ob ein unterlassener Allen-Test juristisch als Fehler zu bezeichnen wäre. ULSENHEIMER vertritt die Meinung, daß es in jedem Falle besser sei, wenn nachgewiesen werden kann, daß zumindest eine Methode angewandt worden ist.

Auch die Kombination von Allen-Test mit Pulsoxymetrie scheint keine zusätzliche Information zu bringen. Eindeutig ist jedoch die Aussage, daß eine Arteria-radialis-Punktion dann nicht statthaft ist, wenn der Allen-Test positiv ausfällt.

FRAGE:
Ist die periphervenöse Infusion von Kaliumlösungen und von Dopamin erlaubt?

ANTWORT:
Es existieren Fälle, bei denen schwere Nekrosen an der Injektionsstelle aufgetreten sind. Nicht auszuschließen ist, daß es sich hier um paravenöse Injektionen gehandelt hat. Vorsicht ist bei allen hochprozentigen Lösungen geboten. In jedem Fall vermieden werden sollte eine periphervenöse Zufuhr von Noradrenalin.

FRAGE:
In der klinischen Routine kommt es immer wieder unerwartet zu schwierigen Intubationen. Welche organisatorischen und technischen Vorbereitungen kann und soll man dafür treffen?

ANTWORT:
Keinesfalls sollte man versuchen, Methoden einzusetzen, die zwar in der Literatur als empfehlenswert in diesen Situationen angegeben werden, die man aber bis dahin selbst noch nie geübt hat. Diese Versuche in Notsituationen müssen scheitern. Es ist

daher zu empfehlen, ein Organisationsschema zu erstellen, wie in schwierigen Fällen vorzugehen ist und was vorgehalten werden soll. Das Wichtigste bei diesem Schema ist jedoch das Üben des Notfalls, d. h. das Beherrschen der dabei einzusetzenden Methoden. Sie müssen Routineverfahren darstellen, um sie in schwierigen Fällen technisch problemlos einsetzen zu können.

Weiterhin ist zu beachten, daß Patienten, bei denen Schwierigkeiten bei der Intubation aufgetreten sind, dies unbedingt mitgeteilt werden muß, am besten in Form eines kurzen Schreibens, um bei einer späteren Intubation nicht erneut überrascht zu werden.

FRAGE:
Welche Methoden der Intubation empfehlen sich bei erwarteter schwieriger Intubation?

ANTWORT:
Es ist auf jeden Fall empfehlenswert, zu einer schwierigen Intubation so rasch wie möglich einen zweiten Anästhesisten zu rufen. Die Erfahrung zeigt, daß schon allein eine etwas modifizierte Technik der Einstellung in vielen Fällen eine erfolgreiche Intubation ermöglicht. Unter Umständen gelingt sie auch blind nasal. Voraussetzung hierfür ist jedoch der spontan atmende Patient. Prinzipiell soll zudem auf eine Nachrelaxierung ohne die Möglichkeit einer ausreichenden Maskenbeatmung verzichtet werden.

Als das optimale Verfahren bei erwarteter schwieriger Intubation gilt heute die fiberoptische Intubation. Voraussetzung hierfür ist jedoch die Beherrschung dieser Methode. Die Technik der fiberoptischen Intubation sollte allen Mitarbeitern vermittelt werden. Auf längere Sicht ist anzustreben, ein Fiberskop zumindest in jedem Arbeitsbereich rasch anfordern zu können.

OTTENI empfiehlt in Fällen einer unerwarteten unmöglichen Intubation die Punktion der Trachea mit einer Tuohy-Nadel. Sie dient zunächst zur Insufflation von Sauerstoff (Öffnung der Nadel kaudalwärts), anschließend wird die Nadel mit der Öffnung nach oben gedreht und ein Periduralkatheter über die Stimmritze in den Pharynx vorgeschoben, wo er mit einem Finger oder einer Faßzange herausgezogen werden kann. Über diese Leitschiene ist eine retrograde endotracheale Intubation möglich.

Von WOLFF empfiehlt bei Schwierigkeiten der Einstellung des Larynxeinganges die Verwendung des Oxford-Tubus mit Führungsstab, der seiner Erfahrung nach in nahezu allen Fällen eine Intubation auch ohne direkte Sicht auf die Stimmbänder erlaubt.

FRAGE:
Wie soll sich ein Gutachter verhalten, wenn von mehreren Kollegen die richtige Lage eines Tubus bestätigt worden ist, der Patient aber dennoch an einem Sauerstoffmangel gestorben ist?

ANTWORT:
Der Gutachter kann und darf sich nur auf die Befunde stützen, die ihm vorliegen. Er kann nicht von einem fehlerhaften Verhalten sprechen aufgrund des Endzustandes einer Entwicklung, sondern muß überprüfen, ob alle Sorgfaltsmaßregeln in dieser Situation eingehalten worden sind.

FRAGE:
Wie ist das Gebot der Nüchternheitskarenz zu beurteilen? In einer kürzlich erschienenen Studie (1, 3) wurde getestet, wieviel Flüssigkeit 3 h nach Applikation von 150 ml Orangensaft bzw. Kaffee im Magen verblieben war. Es fand sich in keinem Falle ein Rest von Flüssigkeit, so daß in dieser Studie an einer Notwendigkeit der Flüssigkeitskarenz von 6 h gezweifelt wird.

ANTWORT:
Aus guten Gründen fordern wir eine Zeitspanne, die normalerweise eine gewisse Sicherheitsmarge beinhaltet. Wenn es aufgrund einer nicht eingehaltenen Nüchternheitskarenz zu Erbrechen und einer Aspiration kommt, kann dies für den Patienten lebensbedrohlich sein. Umgekehrt ist eine Flüssigkeitskarenz von 6 h für den Patienten mit einer erhöhten Sicherheit verbunden, so daß die Routine der Nahrungskarenz weiterhin eingehalten werden sollte. Im übrigen tolerieren wir eine gewisse Flüssigkeitsaufnahme durch die inzwischen übliche orale Prämedikation, die ja auch mit der Aufnahme eines Schluck Wassers verbunden ist.

Schließlich soll nicht vergessen werden, daß es sich beim nicht nüchternen Patienten häufig um Patienten handelt, die nicht nur Flüssigkeit, sondern auch feste Nahrung zu sich genommen haben. In diesen Fällen ist immer mit einer verlängerten Entleerungszeit zu rechnen. Dies gilt speziell für Notfallpatienten, bei denen wir weit über die 6-Stunden-Grenze noch mit einem vollen Magen rechnen müssen.

FRAGE:
Soll bei einem Ileuspatienten die Magensonde vor Einleitung der Narkose gezogen oder belassen werden?

ANTWORT:
In jedem Falle ist vor Einleitung der Narkose ein Magenschlauch zu legen und der Mageninhalt sorgfältig abzusaugen. Wegen des Schienungseffektes sollte die Magensonde vor Einleitung der Narkose zumindest über den Ösophagussphinkter zurückgezogen werden. Die Sonde sollte jedoch im Ösophagus belassen werden, um bei einer eintretenden Regurgitation jederzeit absaugen zu können. Unabhängig davon ist selbstverständlich der Sellicksche Handgriff anzuwenden.

FRAGE:
Wie verhält man sich bei einem Patienten, der direkt präoperativ noch geraucht hat? Es ist bekannt, daß durch das Rauchen die Magensaft- und -säureproduktion angeregt wird.

ANTWORT:
Selbstverständlich sollte ein Patient direkt präoperativ nicht rauchen. In bezug auf den Sphinktertonus des Mageneingangs ist jedoch bekannt, daß die relaxierende Wirkung des Rauchens bereits nach 8 min wieder nachläßt. Fürchten wir aufgrund anderer Risikofaktoren die erhöhte Säureproduktion, bietet sich an, präoperativ Natriumzitrat zu applizieren und einen H_2-Blocker zu geben. Insgesamt scheint das Rauchen jedoch keinen so hohen Stellenwert zu besitzen, daß deswegen ein Eingriff verschoben werden muß.

FRAGE:
Wie weit geht die Dokumentationspflicht über bestimmte Lagerungen?

ANTWORT:
Der BGH hat eindeutig entschieden, daß spezielle Lagerungen dokumentiert werden müssen. Dies gilt z. B. für Bauch- oder Seitenlagerungen. Selbstverständlich gilt dies auch für besondere neurochirurgische Lagerungen.

Speziell bei der Lagerung gilt, daß unterschieden werden muß, ob es sich um Schäden durch Narkose oder Schäden während der Narkose handelt. Die Tatsache, daß ein Lagerungsschaden in Narkose aufgetreten ist, kann und darf keinesfalls bedeuten, daß nur der Anästhesist dafür verantwortlich wäre. Um dies klarzustellen, haben die Berufsverbände der Anästhesisten und Chirurgen eine entsprechende Vereinbarung abgeschlossen, in der die Verantwortlichkeiten geregelt sind. Zu beachten ist, daß es sich bei Fragen der Lagerung um ärztliche Aufgaben handelt, die zwar an den Pflegebereich delegiert werden können, in der Verantwortlichkeit jedoch beim Arzt bleiben.

FRAGE:
In Amerika wird auf die Durchführung von Kreuzproben verzichtet. Warum wird in Deutschland darauf bestanden?

ANTWORT:
Der Antikörpersuchtest, der in Amerika die Kreuzprobe überflüssig machen soll, ist nicht unbedingt verläßlich. Die Kreuzprobe bietet in jedem Falle eine zusätzliche und damit größere Sicherheit, auf die nicht verzichtet werden sollte. Außerdem wird sie in den Richtlinien der Deutschen Gesellschaft für Transfusionsmedizin und Immunhämatologie und der Bundesärztekammer gefordert (4).

Vor Ort wird lediglich noch einmal die AB0-Blutgruppe des Empfängers bestimmt, die Blutgruppe der Konserve braucht nicht mehr erneut bestimmt zu werden. Hier darf und muß man sich auf die abnehmende Blutbank verlassen können.

FRAGE:
Müssen bei der Transfusion Mikrofilter eingesetzt werden?

ANTWORT:
Es gilt weiterhin, daß bei der Verwendung von Buffy-coat-armen Erythrozytenkonzentraten sich der Einsatz eines Mikrofilters erübrigt. Dies gilt auch für Frisch- und Warmblut. Die einzige Indikation, bei der Mikrofilter noch verwendet werden könnten, ist die Transfusion von größeren Mengen (ab drei bis vier Einheiten) gelagerten Vollblutes oder von Buffy-coat-haltigen Erythrozytenkonzentraten.

FRAGE:
Wann ist die Gabe von tiefgefrorenem Frischplasma im Rahmen der Massivtransfusion angezeigt?

ANTWORT:
Das übliche Verfahren ist heute, daß ab etwa dem siebenten Erythrozytenkonzentrat zusätzlich Frischplasma substituiert wird, und zwar pro drei Erythrozytenkonzentraten eine Einheit (ca. 250 ml) Frischplasma.

FRAGE:
Ab welcher Körpertemperatur ist eine Nachbeatmung indiziert?

ANTWORT:
Dies ist weniger eine Frage der absoluten Temperatur, sondern eine Frage des Zustands des Patienten. Schon ein geringer Temperaturabfall kann über ein reflektorisch ausgelöstes Kältezittern einen erhöhten Sauerstoffbedarf hervorrufen und Risikopatienten gefährden. Um das Kältezittern zu verhindern, werden häufig Sedativa oder Analgetika gegeben, so daß die Atmung eventuell nicht suffizient bleibt. In diesen Fällen bietet es sich an, den Patienten überbrückend nachzubeatmen.

Zu beachten ist, daß das Kältezittern am ausgeprägtesten zwischen Temperaturen von 35 und 36 °C auftritt. Dies bedeutet, daß nicht der tief ausgekühlte Patient der gefährdete ist, sondern jeder Patient, der Kältezittern aufweist bzw. bei dem damit gerechnet werden muß.

FRAGE:
Welche Medikamente sind zur oralen Prämedikation bei Kindern am ehesten zu empfehlen?

ANTWORT:
Am besten bewährt sich zur Zeit das Midazolam in einer Dosierung von 0,3 mg/kg KG. Die sedierende Wirkung setzt sehr rasch ein, die Kinder bleiben jedoch erweckbar. Das Chloroprotixen hat den Nachteil eines langsamen Wirkungsbeginns und wirkt stark sedierend. Weiterhin stört seine zu lange Wirkung. Bei langdauernden Eingriffen ist Rohypnol in einer Dosierung von 0,05 - 0,1 mg/kg KG zu empfehlen.

FRAGE:
Welche Einleitungsform empfiehlt sich bei Kindern am ehesten?

ANTWORT:
Die ideale Form ist sicherlich die intravenöse Einleitung. Klinisch brauchbar ist durchaus die Inhalationseinleitung, wenngleich zugegeben werden muß, daß die Kinder dazu gut prämediziert sein müssen. Die rektale Einleitung bleibt speziellen Fällen vorbehalten, z. B. bei absolut inkooperativen Kindern. Die intramuskuläre Injektion muß wegen ihrer Schmerzhaftigkeit als ungünstig bezeichnet werden.

FRAGE:
Welche Technik der Einleitung mit Inhalationsanästhetika empfiehlt sich?

ANTWORT:
Zunächst soll mit einem Gemisch von Sauerstoff-Lachgas 1 : 2 begonnen werden. Nach 1/2 min kann Halothan zugeschaltet werden und in 0,5-Vol.%-Schritten gesteigert werden. Als Inhalationsanästhetika kommen in Erlangen Ethrane und Halothan zum Einsatz, anderswo auch Isofluran.

Klinisch bewährt hat sich die Verwendung von Duftstoffen auf die Maske, die die unangenehmen Gerüche des Inhalationsanästhetikums und der desinfizierten Masken nimmt.

FRAGE:
Ist die Narkose von Kleinkindern in Spontanatmung akzeptabel?

ANTWORT:
Zumindest bei Kindern bis zum ersten Lebensjahr sind die Atemreserven so gering, daß sich in jedem Fall eine assistierte Beatmung empfiehlt. Auch bei älteren Kindern ist die Indikation zur assistierenden Beatmung großzügig zu stellen. Insgesamt gilt der Grundsatz, daß je jünger ein Kind ist, desto eher ist die Indikation für eine Intubation und Beatmung zu stellen.

FRAGE:
Welche Bedeutung haben neurologische Komplikationen bei der
Spinal- bzw. Periduralanästhesie?

ANTWORT:
Die Übersichtsarbeit von KANE (2) von 1981 zeigt eine Komplikationsrate von 1 : 3 000 bei akuten und 1 : 6 000 bei chronischen Komplikationen.

Vor dem Versuch, eine schlechtsitzende Regionalanästhesie mit einer Sedierung oder intravenösen Analgesie komplettieren zu wollen, sei gewarnt. Hier sind die Komplikationen schon voraussehbar. Mit dieser Methode der "bilanzierten Regionalanästhesie" ist immer die Gefahr der schleichenden Hypoxie verbunden.

FRAGE:
Welche Bedeutung hat der postspinale Kopfschmerz und welche Möglichkeiten bestehen, seine Häufigkeit zu verringern?

ANTWORT:
Alle Statistiken sprechen dafür, daß der postspinale Kopfschmerz bei jüngeren Patienten häufiger auftritt als bei älteren. Dies schließt die Möglichkeit eines Auftretens bei alten Patienten jedoch keinesfalls aus. In der klinischen Praxis hat sich bewährt, bei jüngeren Patienten möglichst dünne Spinalnadeln zu verwenden, bei älteren Patienten scheint die Verwendung von etwas dickeren Nadeln (bis 22 Gauge) eher vertretbar zu sein. Über den Nutzen der Sprotte-Nadel wurde kontrovers diskutiert.

Treten postspinale Kopfschmerzen auf, wird entweder die Infusion von Kochsalz empfohlen oder das Einbringen von 10 ml Eigenblut. Von WOLFF berichtet, daß er mit dem zweiten Verfahren in 95 % aller Fälle Erfolg hatte. Technisch geht er dabei so vor, daß er venöses Blut über eine peridural gelegte Touhy-Nadel injiziert. Zusätzlich bekommt der Patient noch 1 000 ml Kochsalzlösung intravenös infundiert.

FRAGE:
Ist der routinemäßige Zusatz von Adrenalin zur Erstinjektion eines Lokalanästhetikums zur Erkennung einer versehentlichen intravasalen Lage der Nadel gerechtfertigt?

ANTWORT:
Die Idee des Adrenalinzusatzes ist, bei einer versehentlichen intravasalen Lage der Nadel oder des Katheters durch die Applikation von Adrenalin einen Puls- und Blutdruckanstieg auszulösen. Hierfür wird eine Dosierung von 3 ml Lokalanästhetikum und 15 µg Adrenalin (1 : 200 000) empfohlen. So sinnvoll die Methode auf den ersten Blick erscheint, so eingeschränkt ist ihre klinische Tauglichkeit. Bei jungen gesunden Patienten mit norma-

ler Pulsfrequenz und normalem Blutdruck stellt diese Methode sicher eine geeignete Möglichkeit dar. Bei Hypertonikern oder bei Patienten mit Tachykardie oder auch behandelter Tachykardie ist die Reaktion jedoch keinesfalls eindeutig auszulösen. Hier schließt ein negativer Befund eine versehentliche intravasale Lage keinesfalls aus.

FRAGE:
Stellt eine Vorbehandlung mit Antikoagulanzien eine Kontraindikation für eine Periduralanästhesie dar?

ANTWORT:
Nach den Untersuchungen von USUBIAGA (5) tritt das epidurale Hämatom insgesamt sehr selten auf. Dennoch ist eine Vollheparinisierung selbstverständlich eine Kontraindikation. Die Low-dose-Heparinisierung wird dagegen als gefahrlos angesehen. Wenn immer möglich, sollte der Periduralkatheter am Tag vor der Operation gelegt werden, d. h. vor der Heparinisierung, um in jedem Falle eine Sicherheitsmarge zu haben.

Thrombozytenaggregationshemmer sollten einige Tage vorher abgesetzt werden, die Empfehlungen schwanken zwischen drei und zehn Tagen.

Auch bei liegendem Periduralkatheter sollte der Quick-Wert nicht unter 50 % gesenkt werden.

FRAGE:
Wie lange muß ein Patient nach Anlegen einer Peridural- oder Spinalanästhesie vom Anästhesisten überwacht werden?

ANTWORT:
Für den Kreißsaal wurde diese Zeit auf 30 min festgelegt. Für Regionalanästhesieverfahren für operative Eingriffe sollte die Regel gelten, daß der Patient bis zum Abklingen der Wirkung der Regionalanästhesie in Überwachung des Anästhesisten verbleibt. Es muß jedoch klargestellt werden, daß dies nicht in allen Fällen möglich ist, z. B. bei längerfristiger Anwendung von Regionalanästhesieverfahren zur Mobilisierung von Gelenken. Hier muß das Stationspersonal auf mögliche Komplikationen hingewiesen und klare Anweisungen über therapeutische Möglichkeiten gegeben werden.

FRAGE:
Welches Opioid empfiehlt sich für die epidurale Applikation?

ANTWORT:
Wahrscheinlich am günstigsten sind stark lipophile Medikamente mit Agonistenwirkung, z. B. das Fentanyl; eher ungünstig sind Opioide mit agonistisch-antagonistischer Wirkung.

FRAGE:
SELANDER hat 1987 ausgeführt, daß die Komplikationsrate bei Plexus-brachialis-Blocks je nach verwendeter Technik unterschiedlich sei. Welche Technik empfiehlt sich heute?

ANTWORT:
Nach heutigem Stand des Wissens ist die Verwendung einer stumpf geschliffenen Nadel mit einem Nervstimulator vorteilhaft, um die richtige Lage der Nadelspitze zu objektivieren. Unter diesem Regime liegt die Rate von Nervenläsionen deutlich niedriger als bei Verwendung von spitzen Nadeln.

Literatur

1. HUTCHINSON, A., MALTBY, J. R., REID, C. R. G.: Gastric fluid volume and pH in elective inpatients. Part I: coffee or orange juice versus overnight fast. Canad. J. Anaesth. 35, 12 (1988)

2. KANE, R. E.: Neurologic deficits following epidural or spinal anesthesia. Anesth. Analg. 60, 150 (1981)

3. MALTBY, J. R., REID, C. R. G., HUTCHINSON, A.: Gastric fluid volume and pH in elective inpatients. Part II: coffee or orange juice with ranitidine. Canad. J. Anaesth. 35, 16 (1988)

4. Richtlinien zur Blutgruppenbestimmung und Bluttransfusion. Köln: Deutscher Ärzte-Verlag 1988

5. USUBIAGA, J. E.: Neurological complications following epidural anesthesia. Int. Anesthesiol. Clin. 13, 1 (1975)

Sicherheit der Narkosebeatmungsgeräte

Von J. Kilian

Die zunehmende Technisierung in der Medizin und die damit anwachsenden Möglichkeiten der Diagnostik und Therapie einerseits, die nahezu täglichen Meldungen über Fehler und Gefahren bei der Anwendung dieser Geräte andererseits führten zur Verunsicherung der Anwender und zu zunehmenden Forderungen an die Ausstattung medizinisch-technischer Geräte mit Sicherheitseinrichtungen, die Komplikationen ausschließen oder zumindest erkennbar werden lassen sollen. Die tägliche Erfahrung zeigt nun jedoch, daß eine Sicherheit nicht beliebig gesteigert werden kann, da bestimmte Voraussetzungen erfüllt sein müssen, um einen wirklich sichereren Zustand zu erreichen.

Bei dem Versuch, den Ausdruck Sicherheit zu definieren, wird klar, daß es sich hier um eine subjektive Interpretation handelt. Eine absolute Sicherheit wird nie realisierbar sein, anzustreben ist hingegen das Ziel "zumutbares Risiko" (Abb. 1) (9). Dieses zu tolerierende Risiko (freiwillig oder notgedrungen) muß von Fall zu Fall festgelegt werden (Beispiel: Messung des Atemzugvolumens bei Kleinkindern ist zweifelsohne wünschenswert; solange sie noch nicht möglich ist, müssen Alternativen akzeptiert werden im Sinne des zumutbaren Risikos).

Wir müssen anerkennen, daß es verschiedene Stufen der Sicherheit gibt (Tabelle 1), wobei unbenommen bleibt, ein möglichst hohes Maß an Sicherheit anzustreben. Erste Voraussetzung dafür ist die sichere Konstruktion eines Gerätes, die die Fragen der Anwendungssicherheit nicht ausklammert. Sicherheit bedeutet aber nicht nur die sichere Konstruktion eines Gerätes, sondern auch das rechtzeitige Erkennen einer gefährdenden Situation. Hierzu sind zielorientierte Alarme notwendig, da die Aufmerksamkeit des Anwenders bei den heute üblichen komplex aufgebauten Geräten kaum ausreichen dürfte, um alle Funktionen ununterbrochen im Auge behalten und bewerten zu können. Ein Alarm muß deshalb durch jedes akute Ereignis ausgelöst werden, das zu einer Gefährdung der Patientensicherheit führen kann. Diese Definition bedeutet, daß wir festzulegen haben, was bzw. welche Situation den Patienten gefährden kann - dies ist eine prinzipielle Entscheidung; sie hat zur Folge, daß diese Alarmierung in jedem Falle sichergestellt sein sollte (Primärmonitoring). Darüber hinaus ist individuell zu entscheiden, wie die Sicherheit eines bestimmten Patienten garantiert werden kann (Beispiel: Zusätzlich zum üblichen Beatmungsmonitoring empfiehlt sich bei einer schlechten Lungenfunktion eine Blutgasanalyse).

Schließlich ist bei der Philosophie der Alarmierung der Faktor Zeit zu berücksichtigen. Eine potentielle Schädigung des Patienten wird nach einer bestimmten Zeit zu befürchten sein. Unser Bestreben muß sein, die gefährdende Situation so rasch wie mög-

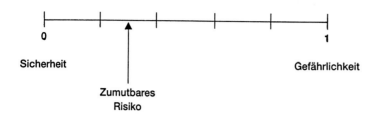

Abb. 1. Sicherheit als "zumutbares Risiko"

Tabelle 1. Drei Stufen der Sicherheitsmaßnahmen

Stufe I: <u>Unmittelbare Sicherheitstechnik</u>
Bau von Geräten, die keine Gefahr hervorrufen können

Stufe II: <u>Mittelbare Sicherheitstechnik</u>
Einbau von Sicherheitsvorkehrungen (Schutzeinrichtungen) im Gerät und Raum

Stufe III: <u>Hinweisende Sicherheitstechnik</u>
Hinweis auf Sicherheitsregeln, die unbedingt beachtet werden müssen

lich zu erkennen <u>und</u> den Patienten wieder in einen ungefährdeten Zustand zu bringen (Abb. 2). Die Zeitspanne zwischen Eintritt der Störung und Alarmierung sollte natürlich kurz sein. (In der Realität heißt das, daß die entsprechenden Warngrenzen an die spezifischen Bedürfnisse des Patienten adaptiert sein müssen.) Wesentlich und bei der heutigen Struktur des Narkosearbeitsplatzes unbefriedigend gelöst ist der weitere Ablauf (<u>6</u>, <u>7</u>). Die Zuordnung des Alarms zur auslösenden Ursache und die Beseitigung der Störung nimmt häufig unnötig viel Zeit in Anspruch und läßt die Gefahr eines Schadens steigen. Zu beachten ist schließlich noch, daß mit Beseitigung der auslösenden Ursache noch keineswegs wieder ein sicherer Zustand hergestellt ist. Auch hier müssen also Sicherheitsaspekte berücksichtigt werden, z. B. die kurzfristig mögliche Erhöhung der inspiratorischen Sauerstoffkonzentration.

Überwachung des Narkosebeatmungssystems

Mit der Übernahme der Atmung eines Patienten versetzen wir ihn in einen Zustand, der bei unbemerktem Versagen der Technik oder falscher Bedienung zu seinem Tode führen würde. Es verwundert daher nicht, daß diesem Verfahren hinsichtlich sicherheitstechnischer Forderungen besondere Aufmerksamkeit gewidmet wird. Zu beachten ist hier besonders, daß die Aufgaben der Atmung, Aufnahme von Sauerstoff und Abgabe von Kohlendioxyd, durch unterschiedlichste Störungen im Gesamtsystem eines Narkosegerätes,

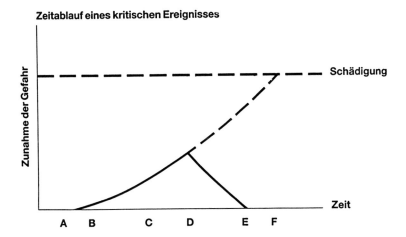

Abb. 2. Zeitlicher Ablauf einer Störung vom Eintritt bis zu einer potentiellen Schädigung oder Behebung der Störung
A = Auslösende Ursachen
B = Alarm
C = Zuordnung des Fehlers
D = Fehler beseitigt
E = Sicherer Zustand
F = Beginnende Schädigung

aber auch aus pulmonalen Ursachen beeinträchtigt werden können. Dementsprechend vielschichtig sind auch die geforderten Überwachungsanforderungen (Tabelle 2).

Um Fehler oder Abweichungen in der Sauerstoffversorgung zu verhindern, sie zu erkennen bzw. in ihren Auswirkungen zu verzögern, sind heute Überwachungs- bzw. Sicherheitssysteme in unterschiedlichen Gerätefunktionen integriert (4):

1. Konstruktive Sicherheiten:
- die gasartspezifischen Steckverbindungen,
- die Lachgassperre.

2. Therapeutische Sicherheiten:
- die Handbeatmung,
- die Beatmung mit atmosphärischer Luft,
- der O_2-Bypass.

Eine den Bedürfnissen entsprechende Beatmung und damit CO_2-Elimination wird entweder durch die Messung des Atemzug- oder Atemminutenvolumens überwacht oder direkt anhand der endexspiratorischen CO_2-Konzentration gemessen. Auf die Grenzen dieser Überwachungsgrößen wird an anderer Stelle eingegangen.

3. Alarmvorrichtungen:
- das Sauerstoffmangelsignal,
- die inspiratorische Sauerstoffmessung,
- der Diskonnektionsalarm.

Tabelle 2. Sicherheitsanforderungen nach DIN 13252
an ein Narkosebeatmungsgerät (Auszug)

Allgemeine Anforderungen
1. Sauerstoff als Antriebsgas ist zulässig
2. Narkosegasfortleitung ist sicherzustellen
3. Checkliste obligatorisch
4. Netzausfall ist anzuzeigen

Spezielle Anforderungen an die Ausstattung
1. Steckverbindungen unverwechselbar
2. Sauerstoffmangelsignal
3. Lachgassperre
4. Sauerstoffbypass
5. Handbeatmung
6. Beatmung mit atmosphärischer Luft
7. Sauerstoffmessung
8. Meßgerät für Beatmungsdruck
9. Diskonnektionsalarmvorrichtung
10. Stenosealarmvorrichtung
11. Meßgerät für Beatmungsvolumen
12. Maximaldruckbegrenzung
13. Alternative Ventilationsüberwachung,
    z. B. endexspiratorische CO_2-Messung

Eine Reihe von Einstellelementen erlaubt eine genaue Definition der Beatmungscharakteristika (1). Im einzelnen sind dies:

- die Gaszusammensetzung (FiO_2),
- die Gasmenge (Atemzugvolumen, Atemminutenvolumen),
- die Formfaktoren der Beatmung (Strömungsmuster, inspiratorisches Plateau, exspiratorisches Plateau - PEEP),
- die Zeitfolge (I-zu-E-Verhältnis, Atemfrequenz).

Deren übersichtliche Anordnung und Überwachung kommt speziell in bezug auf die Sicherheit ein hoher Stellenwert zu. Neben den bereits erwähnten Meßgrößen muß auch hier die Notwendigkeit der Alarmierung genannt werden. Die Einstellung einer unteren Druckgrenze und die Messung des Atemminutenvolumens ermöglicht das Erkennen einer Leckage, im ausgeprägtesten Falle einer Diskonnektion (5). Eine Überblähung der Lunge oder ein Abknicken des Tubus muß durch eine obere Druckalarmierung erkannt werden. Um ein Barotrauma der Lunge zu vermeiden, darf ein Beatmungsgerät außerdem keinen höheren Arbeitsdruck als 100 mbar entwickeln.

Zu diskutieren ist der Einsatz der endexspiratorischen CO_2-Messung zur Überwachung. Wir halten diese Meßgröße in diesem Sinne für durchaus geeignet, sehr skeptisch stehen wir allerdings der Überlegung gegenüber, diesen Meßwert zur Steuerung der Beatmung einzusetzen (8).

In der klinischen Routine noch nicht durchgesetzt haben sich die Bestimmung der Lungen-Thorax-Compliance und die Berechnung des Atemwegswiderstandes. Als Summengrößen könnten sie in Zukunft durchaus dazu dienen, eine Optimierung des Beatmungsmusters bei ungestörtem Beatmungsverlauf bzw. eine Alarmierung bei Störungen unterschiedlichster Genese zu ermöglichen. Weitere klinische Erfahrungen sind notwendig, um die Steuerung der Beatmung nach diesen Größen zu evaluieren.

Eine andere Form der Sicherheit ist angesprochen, wenn es um die technische Konzeption der Beatmungsgeräte geht. Ein Narkosebeatmungsgerät muß heute die gewünschte Beatmung gewährleisten unabhängig von Veränderungen des Atemwegswiderstandes oder der Lungen-Thorax-Compliance des Patienten (3). Dies schließt die Verwendung druckgesteuerter Geräte für diese Indikation aus (1, 8). Das Narkosebeatmungsgerät sollte heute ein volumen- oder zeitgesteuerter Flowgenerator sein, der ein eingestelltes Atemzugvolumen unabhängig von Änderungen der Lungenfunktion gewährleistet. Prinzipiell geeignet wären hierfür alle in der Langzeitbeatmung eingesetzten Geräte, äußerst nachteilig im Hinblick auf Ökonomie und Ökologie wirkt sich jedoch der bei diesen offenen Systemen hohe Narkosegasverbrauch aus. Es ist zu erwarten, daß im Hinblick auf diese Sicherheitsaspekte, die die Umwelt und die Kosten betreffen, das halbgeschlossene oder das geschlossene Kreissystem bevorzugt eingesetzt bleiben wird (3).

In diesem Zusammenhang ist auch zu überprüfen, welche im Bereich der Intensivmedizin üblichen Beatmungsformen im Verlauf einer Narkose eingesetzt werden. Ganz im Vordergrund stehen hier die Spontanatmung und die kontrollierte Beatmung. Zu diskutieren bleibt die assistierende Beatmung, sei es als getriggerte intermittierende positive Druckbeatmung oder als assistierte Spontanatmung. Bisher konnten wir uns nicht von der Notwendigkeit einer IMV-Funktion in einem Narkosebeatmungsgerät überzeugen. Dagegen steht zweifelsohne die Notwendigkeit einer möglichen PEEP-Einstellung fest.

Bei dem hohen Stellenwert, der einer Beatmung im Rahmen der Narkose heute zukommt, ist zu erwarten, daß das Narkosebeatmungsgerät immer mehr integraler Bestandteil eines Narkosegerätes wird. Dennoch wird weiterhin ein Bedarf für eine einfach zuschaltbare "mechanische Hand" des Anästhesisten bestehen bleiben, die bei unkomplizierten Narkoseverläufen den Anästhesisten zu entlasten vermag.

Zusammenfassung
─────────────

Ein sicherer Einsatz eines Narkosebeatmungsgerätes erfordert sichere Anschlußbedingungen, einen sicheren Betrieb und eine sichere Anwendung. Alle diese Komponenten sind vor und während des Einsatzes kontinuierlich zu überprüfen, wobei durch die Checkliste festgelegt ist, was vor Einsatz des Gerätes zu überprüfen ist. Durch Einschalten der Warngrenzen ist festzulegen, was während des Einsatzes zu kontrollieren ist.

SPOONER und KIRBY (8) haben folgende Maßnahmen vorgeschlagen, um durch Anästhesiegeräte bedingte Fehler zu verhindern bzw. zu dokumentieren, welcher Sicherheitsstandard eingehalten wurde:

1. Routinemäßiger Einsatz eines Sauerstoffmeßgerätes im Patientenkreisteil.
2. Überwachung der Atmung bzw. Beatmung (Ausatemvolumen, untere Druckgrenze, endexspiratorische CO_2-Messung), um eine Diskonnektion zu erkennen. Wichtig ist die richtige Einstellung der Alarmgrenzen.
3. Überwachung der oberen Druckgrenze, um ein Barotrauma zu verhindern.
4. Überprüfen des Gerätes vor Einsatz anhand einer Checkliste.
5. Regelmäßige Überprüfung des Gerätes und aller seiner Funktionen durch einen Techniker.
6. Dokumentation der erhobenen Beatmungsdaten und der eingestellten Alarmgrenzen im Narkoseprotokoll.

Literatur

1. BAUM, M.: Der Einfluß des Beatmungsmusters auf Gasaustausch und Lungenmechanik. In: Akutes Lungenversagen (eds. F. W. AHNEFELD, H. BERGMANN, C. BURRI, W. DICK, M. HALMAGYI, G. HOSSLI, E. RÜGHEIMER), p. 120. Berlin, Heidelberg, New York: Springer 1978

2. BLITT, C. D.: Monitoring in anesthesia and critical care medicine. New York, Edinburgh, London, Melbourne: Churchill Livingstone 1985

3. BROWN, B. R.: Future anesthesia delivery systems. Philadelphia: Davis 1984

4. DIN 13252: Inhalationsnarkosegeräte: Sicherheitstechnische Anforderungen und Prüfung. Zitiert in: Anästh. Intensivmed. $\underline{24}$, 193 (1983)

5. DUBERMAN, St. M., BENDIXEN, H. H.: Concepts of fail-safe in anesthetic practice. In: Analysis of anesthetic mishaps (eds. E. C. PIERCE, J. B. COOPER), p. 149. Boston: Little, Brown 1984

6. PETTY, C.: The anesthesia machine, chapter 11: Safety features of the anesthesia machine, p. 183. New York, Edinburgh, London, Melbourne: Churchill Livingstone 1987

7. RENDELL-BAKER, L.: Standards for anesthetic and ventilatory equipment. In: Problems with anesthetic and respiratory therapy equipment (ed. L. RENDELL-BAKER), p. 171. Boston: Little, Brown 1982

8. SPOONER, R. B., KIRBY, R. R.: Equipment-related anesthetic incidents. In: Analysis of anesthetic mishaps (ed. E. C. PIERCE, J. B. COOPER), p. 133. Boston: Little, Brown 1984

9. STREU, B. K.: Sichere Geräte - sichere Installation - sichere Handhabung. In: Medizintechnische Geräte im Krankenhaus (eds. O. ANNA, C. HARTUNG, H. KLIE), p. 61. Kongreßband Hannover 1980

10. WYANT, G. M.: Mechanical misadventures in anaesthesia. Toronto: University Toronto Press 1978

Dosiergeräte, Konzentrationsüberwachung und Narkosesysteme

Von H. Götz und A. Obermayer

Einleitung

Eine verantwortungsbewußte Narkoseführung kann nur mit einem sicher und genau funktionierenden Narkosegerät und dem dazu gehörigen Monitoring erfolgen. Dabei wird die Zuverlässigkeit der eingesetzten Geräte durch die hygienische und technische Sicherheit charakterisiert. Während der Umfang der hygienischen Sicherheit mit Reinigung, Desinfektion und Sterilisation umschrieben werden kann, wird die technische Belastbarkeit von Meßgeräten durch folgende Anforderungen bestimmt (Tabelle 1):

Neben einer geringen Ausfallwahrscheinlichkeit muß ein solches Gerät eine ausreichende Meßgenauigkeit für die einstellbaren Parameter aufweisen. Die Erfassung zeitabhängiger Meßwertänderungen darf nicht zu sehr durch Querempfindlichkeitsphänomene wie Feuchtigkeit, Temperatur und verschiedene Narkosegase beeinträchtigt werden. Nicht zuletzt sind die zeitliche Konstanz der Meßqualität - also eine tolerable Drift - und die analoge bzw. digitale Darstellung der gemessenen Daten notwendige Voraussetzungen für die Zuverlässigkeit eines Gerätes. Unterzieht man den Anästhesiearbeitsplatz einer solchen sicherheitstechnischen Betrachtung, dann muß dieses System in seine Funktionsbereiche aufgegliedert werden. Dabei werden das Gefährdungspotential der einzelnen Komponenten und die Risiken aus ihrem Zusammenwirken abgeschätzt.

Bei Narkosegeräten bietet sich aufgrund des klaren konstruktiven Aufbaues eine Aufteilung dieser Komponenten in vier Gruppen an (Abb. 1):
1. Gasversorgung,
2. Dosiereinheit für Sauerstoff/Lachgas,
3. Narkosemitteldosierung,
4. Narkose-/Atemsystem.

1 Gasversorgung

Durch die Farb- und mechanische Kodierung der Steckkupplungen ist eine Verwechslung unmöglich geworden. Selbstverständlich muß man bei Flaschenbetrieb die Sauerstoff- und Lachgasreserven über das Manometer dauernd berechnen bzw. kontrollieren, wobei dies für das Lachgas erst möglich ist, wenn der flüssige Aggregatzustand aufgebraucht ist. Da aber ein Lachgasmangel nicht vital bedrohlich und N_2O durch andere Anästhetika ersetzbar ist, kann die Kontrollmöglichkeit über die Druckanzeige als ausreichend erachtet werden.

Tabelle 1. Technische Sicherheit von Meßgeräten umfaßt:

Geringe Ausfallwahrscheinlichkeit
Ausreichende Meßgenauigkeit
Ausreichende Schnelligkeit
Geringe Querempfindlichkeit (z. B. Feuchtigkeit)
Zeitliche Konstanz der Meßqualität

Geeignete Darstellung der Meßwerte (analog/digital)

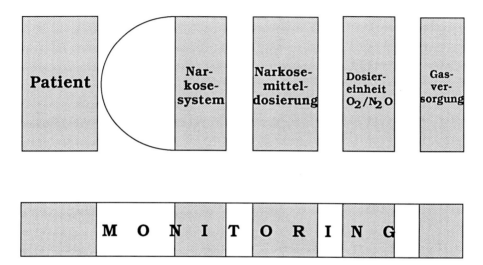

Abb. 1. Funktionskomponenten des Narkosearbeitsplatzes

Die Funktionsfähigkeit der zentralen Gasversorgung wird durch das Sauerstoffmangelsignal überwacht, das akustisch alarmiert, wenn die O_2-Versorgung ausfällt bzw. der Sauerstoffdruck abfällt. In diesem Fall verhindert die Lachgassperre die reine Lachgasbeatmung. Ausfälle der zentralen Gasversorgung kommen aber so gut wie nicht mehr vor.

2 Dosiereinheit für Sauerstoff und Lachgas

Die herkömmliche Gasdosiereinrichtung (Firma Dräger) mit getrennten Durchflußmeßröhren für Sauerstoff und Lachgas sind für den normalen Betrieb im High-flow-Bereich ausreichend. Die maximal erreichbare Einstellgenauigkeit der Schwebekörper von ± 10 % (13) ist einerseits auf die visuelle Einstellung und auf die Druckschwankungen seitens der Gasversorgung wie auch der Beatmung herzuleiten. Weiterhin wird die Genauigkeit beeinflußt durch Einflüsse der Umgebungstemperatur sowie der Temperatur

Tabelle 2. Technische Problematik der Narkosemittelverdunster

Probleme:
Flow-konstante Konzentrationsabgabe
Temperaturkompensation
Pumping-Effekt
Gasabhängige Konzentration

Risiken:
Überfüllung
Kippen des Vapors
Falschfüllung

---

der Narkosegase selbst. Auch der durch Trockenheit und Reinheitsgrad charakterisierte aktuelle Gaszustand bestimmt die Genauigkeit dieses Meßsystems. Trotz Lachgassperre ist es aber bei dieser Gasdosiereinheit möglich, mit reinem Lachgas zu beatmen, wenn aus Versehen der Sauerstoffanteil des Gasgemisches abgedreht wird. Bei Vorschaltung eines Sauerstoff-Lachgas-Mischers und Verwendung einer für beide Gase gemeinsamen Flow-Meßröhre, wie dies z. B. beim AV1 der Fall ist, beeinflußt die variable Gasmischung die Dosiergenauigkeit (2). Bei Eichung der Meßröhre mit 40 % Sauerstoff und 60 % Lachgas wird bei zunehmendem Sauerstoffanteil, durch die reduzierte Dichte und Viskosität des Mischgases, der reale Gasfluß größer als durch den Schwebekörper angezeigt. Da vor allem im Low-flow-Bereich ausgeprägte Driftphänomene auftreten, kann die Dosiergenauigkeit durch die Verwendung von Low-flow-Meßröhren der Firma Dräger (3) verbessert werden. Der Einsatz von digitalgesteuerten Feindosiereinheiten ermöglicht eine Einstellgenauigkeit von $\pm$ 1 % für Sauerstoff und Lachgas (4).

3 Narkosemitteldosierung

Die technischen Probleme der Narkosemittelverdunster sind im Bereich hoher Frischgasströme gelöst (Tabelle 2). So besteht, durch die Bypasstechnik bedingt, eine flow-konstante Abgabe der Konzentration zwischen 1,0 l und 15 l/min (Abb. 2) (8). Erst unterhalb eines Flows von 1 l/min ist die Konzentrationsabgabe der Vaporen nicht mehr linear (5). Durch den Einbau der automatischen Temperaturkompensation wird die Temperaturabhängigkeit der Siedelinien der einzelnen Narkosemittel zwischen 15 °C und 35 °C egalisiert.

Während die Schwankungen in der Konzentrationsabgabe, verursacht durch Einwirkung wechselnder Beatmungsdrucke und als Pumping-Effekt bezeichnet werden (10), durch konstruktive Maßnahmen beseitigt sind, müssen die durch unterschiedliche Gaszusammensetzungen verursachten Schwankungen der Konzentrationsabgabe vor allem bei niedrigem Frischgasflow beachtet werden. Da die Vaporen gegen Luft kalibriert werden (8, 11), ändert sich die

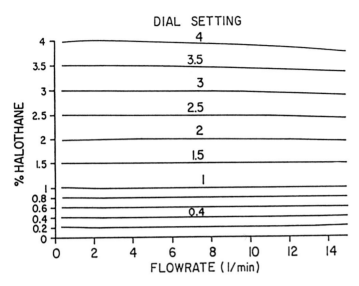

Abb. 2. Flow-konstante Konzentrationsabgabe.
Beispiel: Dräger Vapor 19,1 für Halothan

Frischgasbeladung bei Einstellung eines Narkosegasgemisches. So kommt es bei einem Verhältnis von 30 % Sauerstoff zu 70 % Lachgas zu einem Konzentrationsabfall und Etablierung eines neuen Plateaus, verursacht durch die Änderung der Gasdichte, Viskosität und Lösung von Lachgas im flüssigen Anästhetikum (Abb. 3). Umgekehrt führt die Einstellung auf 100 % Sauerstoff zu einer Erhöhung des Plateaus um bis zu 10 %. Diese Abweichung und ihre zeitliche Dauer sind um so größer, je kleiner der Frischgasflow ist, je weniger Narkosemittel sich im Verdunster befindet, je höher die eingestellte Konzentration und je extremer die Gasänderungen sind. Bedingungen also, die vor allem bei Anästhesien mit reduziertem Frischgasflow zur Verlägerung des Narkosezustandes führen können.

Nach Einführung einer Überfüllsicherung muß den möglichen anwenderverursachten Komplikationen des Kippens und der Falschfüllung weiterhin Aufmerksamkeit gelten. Bei versehentlicher Kippung eines gefüllten Vapors sowohl im ein- wie auch im ausgeschalteten Zustand gerät flüssiges Narkosemittel in die Konzentrationsregelung und kann so zu falsch niedrigen oder falsch hohen Konzentrationsabgaben führen (11). Eine bewußte Falschfüllung des Vapors ist trotz großen technischen Aufwandes von Herstellerseite auch weiterhin möglich. Das Öffnen zur Nachfüllung während des Narkosebetriebs sollte technisch verhindert werden.

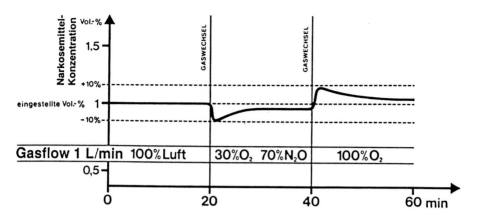

Abb. 3. Einfluß der Trägergaszusammensetzung auf die Narkosemittelkonzentration (11)

4 Überwachung der Narkosegaskonzentration

Das Monitoring der Gaskonzentration im Narkosesystem, der Schnittstelle zwischen Narkosegerät und Patient ist notwendig, um die Applikation hypoxischer Gasgemische, Diskonnektionen und fehlerhafter Flowmetereinstellungen zu vermeiden. Für diese Kontrolle werden alle Prinzipien der uns zur Verfügung stehenden Meßverfahren eingesetzt. So ist es für den Umgang und die Beurteilung dieser Werte ausschlaggebend, ob im Haupt- oder Nebenstrom gemessen wird bzw. ob universelle oder spezifische Meßmethoden eingesetzt werden.

4.1 Haupt- und Nebenstrommessung (Tabelle 3)

Die Hauptstrommessung mit ihrer direkten verzögerungsfreien Meßwertaufnahme hat den Nachteil, daß momentan noch relativ schwere und großvolumige Meßköpfe im Kreisteil fixiert werden müssen und zu Totraumvergrößerungen führen. Außerdem wird die Messung durch unmittelbare Irritation mit Feuchtigkeit bzw. Sekret und Blut beeinträchtigt.

Bei der Nebenstromtechnik ist zwar der zwischengeschaltete Adapter kleiner und die Meßkopfbeanspruchung geringer, aber es muß die durch Aspiration des Probegases zeitversetzte Analyse, eine dadurch auftretende Dämpfung der Verlaufscharakteristik und die Gefährdung der Volumenkonstanz beachtet werden. Vor allem bei Kindernarkosen mit kleinen Beatmungsvolumina und hohen Frequenzen findet das Nebenstrommeßprinzip sehr schnell seine Grenzen.

Tabelle 3. Haupt- und Nebenstrommessung

Meßverfahren:

	Hauptstrom	Nebenstrom
Vorteile:	Messung direkt Verzögerung gering	Handhabung einfach Nullpunkteichung sicher Meßkopfbeanspruchung geringer Kosten geringer
Nachteile:	Meßkopf schwer Totraumvergrößerung Tubusbelastung Irritation durch Feuchtigkeit Sekret Blut	Volumenkonstanz gefährdet Analyse zeitversetzt Verlaufscharakteristik gedämpft Verstopfung der Aspirationskapillare Gefahr der Kontamination des Probegases

Tabelle 4. Monitoring von Gaskonzentrationen

Meßverfahren: Massenspektrometrie Magnetfeldprinzip Quadrupolprinzip	
Vorteile	Nachteile

- Meßgenauigkeit hoch
- Simultane Messung von
  O_2, N_2O, CO_2,
  Inhalationsanästhetika, Edelgase
- Ansprechzeit kurz
- Überwachung mehrerer Arbeitsplätze
	- Teuer
	- Unhandlich
	- Nebenstromverfahren

4.2 Universelle und spezifische Meßverfahren

4.2.1 Massenspektrometrie (Tabelle 4)

Als universelles Meßverfahren hat die Massenspektrometrie den Vorteil, mehrere Gaskonzentrationen simultan messen und registrieren zu können. Dabei werden die angesaugten Gasmoleküle in einer Ionisationskammer mit Elektronen beschossen, die entstehenden Ionen mittels Magnetfeld beschleunigt und fokussiert sowie im Analysebereich nach Abhängigkeit zu ihrem Masse-Ladungs-Verhältnis registriert. Der Vorteil dieses Magnetfeldverfahrens besteht in der hohen Meßgenauigkeit und der Simultanmessung aller anästhesiologisch interessanten Gase. Hauptnachteil ist der relativ teuere und großformatige Aufbau, wobei Geräte, die diese Ionen mit der Quadrupoltechnik ablenken, insgesamt handlicher und kompakter sind.

4.2.2 Spezifische Meßverfahren

4.2.2.1 Sauerstoffmeßverfahren (Tabelle 5)

In Atemgasen kann der Sauerstoff elektrochemisch mit der Brennstoffzelle nach Hersch oder mit der polarographischen Elektrode nach Clark gemessen werden (6). Das gemeinsame Grundprinzip beider Verfahren besteht darin, daß spezielle Edelmetallkathoden und -anoden in eine basische Elektrolytlösung wie KCl oder KOH eintauchen. Der Sauerstoff des Meßgases diffundiert durch eine die Zelle abschließende Kunststoffmembran. Bei Anlegen einer Spannung wird er an der Kathode reduziert; dabei ist die Beziehung von Sauerstoffpartialdruck und entstehendem Reduktionsstrom linear. Bei dem polarographischen Verfahren wird die zur Reduktion erforderliche Spannung von außen angelegt, die Brennstoffzelle erzeugt diese Spannung selbst. Diffusionscharakteristik der Membran und geometrische Anordnung der Elektroden im Sensor beeinflussen Einstellgeschwindigkeit und Meßgenauigkeit (14).

Die paramagnetische Methode zur Sauerstoffbestimmung beruht auf dem Prinzip, daß sich Sauerstoff als ein freies Radikal mit zwei ungepaarten äußeren Elektroden, in Anwesenheit eines inhomogenen statischen Magnetfeldes in den Bereich des größten ma-

Tabelle 5. Monitoring von Gaskonzentrationen

O_2-Meßverfahren:

	Vorteil	Nachteil
Galvanische Zelle (Oxycom, Oxidig)	Hauptstrom	Sensor groß Feuchtigkeit Lebensdauer begrenzt
Polarographische Elektrode (Oxicheck)	Hauptstrom Sensor klein	Kalibrierung Lebensdauer begrenzt Feuchtigkeit
Paramagnetisches Prinzip (Capnomac)	Meßgenauigkeit hoch Fremdgasinert Lebensdauer unbegrenzt	Nebenstrom Feuchtigkeit

gnetischen Flusses drängt. Dadurch wird eine hantelförmige Drehwaage ausgelenkt, deren Gasballone mit Stickstoff gefüllt sind. Diese Auslenkung, mit einem optischen System dargestellt, ist proportional zur Konzentration des Sauerstoffs (9). Die Genauigkeit dieses Meßprinzips ist insgesamt größer, da die Drehwaage im konstanten Magnetfeld des Systems arbeitet und fremdgasinert ist. Die elektrochemischen Verfahren haben teils durch Elektrodenabnutzung, teils durch Elektrolytverbrauch eine begrenzte Lebensdauer und werden durch Lachgas und volatile Inhalationsanästhetika beeinflußt.

Diese Sensoren reagieren sehr sensibel auf Feuchtigkeit, die sich auf die Oberfläche der Meßzellen niederschlägt. Durch Zwischenschaltung unterschiedlicher Kondensatoren kann dieses Querempfindlichkeitsphänomen beherrscht werden. Dadurch kommt es aber zur Verzögerung der Meßzeit (Abb. 4). Wird die Sauerstoffmeßzelle direkt in den Narkosegasstrom eingesetzt, erfaßt sie 90 % der Sauerstoffkonzentrationsänderung von 21 % auf 100 % innerhalb von 10 s. Bei Zwischenschaltung von Kondensatoren neuerer Bauart verlängert sich diese T90-Zeit auf 22 s und bei älteren Modellen sogar auf über 100 s.

4.2.2.2 CO_2-Messung (Tabelle 6)

Die CO_2-Konzentration wird mit dem Infrarotabsorptionsverfahren bestimmt. CO_2-Moleküle absorbieren im Spektralbereich von 4,3 μm infrarotes Licht, wobei die Absorption proportional der Molekülanzahl im Lichtstrahl ist. Bei der Messung im Hauptstrom wird die Inspirationsluft zur Nullpunkteichung herangezogen. Diese Methode kann nur dann korrekte Werte liefern, wenn die Inspiration sicher CO_2-frei ist (1). Bei Anstieg der CO_2-Konzentration im Inspirationsgas, etwa bei Pendelvolumen oder Atemkalkerschöpfung (2), besteht die Gefahr, daß durch Nullpunktwanderung paradox niedrige Werte angezeigt werden. Dagegen können bei CO_2-Messungen im Nebenstromprinzip die Referenzwerte mit Messungen der Intensität des Lichtstrahls durch eine sichere CO_2-freie Küvet-

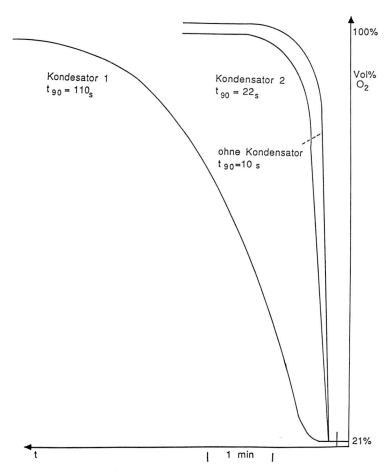

Abb. 4. Änderungen der T_{90}-Zeiten von O_2-Meßzellen ohne Kondensator und mit zwischengeschalteten Kondensatoren

te erhoben werden. Dabei wird das Infrarotlicht mit einer Zerhackerscheibe abwechselnd durch die Meßkammer oder die Referenzkammer geleitet. Querempfindlichkeiten bestehen mit Lachgas- und Feuchtigkeitsphänomenen.

4.2.2.3 Messung volatiler Anästhetika
Die volatilen Anästhetika Halothan, Ethrane und Isoflurane werden kristall-oszillometrisch oder durch Infrarotabsorption gemessen, wobei jedes Gas mit einer speziellen Wellenlänge bestimmt wird. Während das Gerät Emma der Firma Engström im Hauptstrom messend relativ feuchtigkeitsempfindlich ist (7, 12), kann das Gerät Servo 120 (Firma Siemens) als ein im Nebenstrom messendes Gerät sehr gut eingesetzt werden. Die Irina (Firma Dräger) hat eine sehr geringe Nullpunktdrift, bleibt bei einmaliger Eichung pro Tag stabil und somit hinreichend zuverläs-

Tabelle 6. Monitoring von Gaskonzentrationen

CO_2-Meßverfahren: Infrarotabsorption

	Vorteil	Nachteil
Hauptstrommessung (Capnolog)	Messung direkt	Sensor groß Nullpunkteichung mit Inspirationsgas Feuchtigkeit Sekret
Nebenstrommessung (Normocap)	Nullpunkteichung sicher mit CO_2-freiem Referenzgas	Verstopfung der Aspirationskapillare

sig. Die Feuchtigkeit der Beatmungsgase führt aber vor allem im inspiratorischen Schenkel gelegentlich zu Alarm- bzw. Heizungsphasen.

5 Narkosesysteme

Narkosesysteme stellen die Verbindung her zwischen Narkosegerät und dem Patienten. Als technisches Bindeglied bestimmen sie entscheidend die Zusammensetzung des Inspirationsgases und damit die Führung der Narkose. Die Differenzierung der Narkosesysteme und der teilweise parallele Gebrauch von unterschiedlich sich überschneidenden Begriffen läßt sich sehr einleuchtend vom Frischgas her entwickeln (Abb. 5). Offene Systeme mit undefiniertem Frischgas sind heute unwichtig. Ist der Frischgasflow größer oder gleich dem Atemminutenvolumen, dann wird im halboffenen Nichtrückatemsystem beatmet. Die Vorteile liegen auf der Hand (Tabelle 7): Da der Inspirationsflow in der Zusammensetzung dem Frischgasflow entspricht, wird keine CO_2-Absorption benötigt, Leckagen lassen sich sehr einfach kompensieren und die Narkose ist ohne großen technischen Aufwand gut und sicher steuerbar. Durch das geringe Monitoring, das zur sicheren Narkoseführung im halboffenen System nötig ist, wird die Neigung zur Hyperventilation gefördert. Mit dem trockenen und kalten Frischgas kommt es zur Austrocknung und Auskühlung der Atemwege.

Wird der Frischgasflow kleiner als das Atemminutenvolumen, bleibt aber größer als die Aufnahme, also die Menge an Sauerstoff, N_2O und Narkosemittel, die der Patient gerade benötigt, dann wird im halbgeschlossenen System rückgeatmet (Abb. 5). Je mehr der Frischgasflow reduziert wird, um so größer wird der Anteil des durch den CO_2-Absorber gereinigten Rückatemgases. Low-flow- und Minimal-flow-Techniken sind Sonderformen des halbgeschlossenen Systems, wobei der Frischgasfluß von 1,0 bzw. 0,5 l reduziert wird (Tabelle 8).

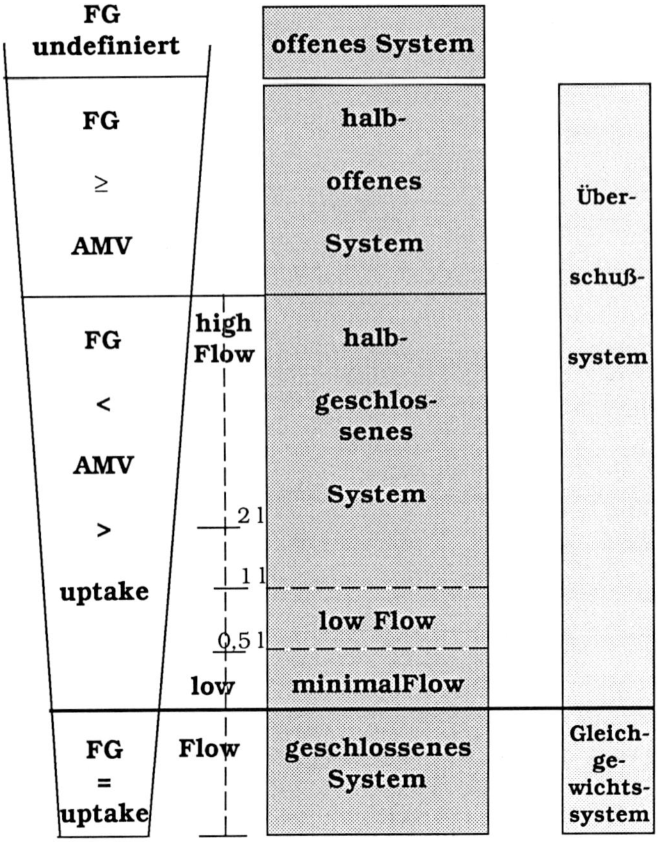

FG undefiniert		offenes System	
FG ≥ AMV		halb-offenes System	Über-schuß-system
FG < AMV > uptake	high Flow —2 l —1 l 0,5 l low Flow	halb-geschlos-senes System low Flow minimalFlow	
FG = uptake	Flow	geschlossenes System	Gleich-ge-wichts-system

Abb. 5. Narkosesystem. Differenzierung nach Frischgasflow (FG)

Je mehr der Frischgasflow reduziert wird, um so ausgeprägter wird die Einsparung von Narkosegas und Narkosemittel. Die Erhaltung von Feuchtigkeit und Temperatur im Kreissystem kommt erst im Low-flow-Bereich zum Tragen. Einblicke in die Dynamik der Narkosegase werden ab dem Minimal-flow-Bereich möglich. Das medizinische Risiko besteht im High-flow-Bereich des halbgeschlossenen Systems in der Hyperventilation, da sich das Atemminutenvolumen aus dem Balgvolumen mal Frequenz und dem während der Inspiration einströmenden Frischgasfluß zusammensetzt. Im Low-flow-Bereich droht durch unsicher werdende Zusammensetzung des Inspirationsvolumens die akzidentelle Hypoxie sowie die Kumulation von CO_2; Leckagen werden immer gefährlicher und die Zusammensetzung des Frischgasflows wird in den Grenzbereichen der Dosierung unsicher. Das Überschußsystem ist gekennzeichnet durch einen Frischgasflow, der größer ist als die über die Alveolarmembran ins Blut abdiffundierende Gasmenge. Ist der Frischgasflow gleich der Aufnahme, haben wir ein Gleichgewichtssystem hergestellt und gewinnen über den Sauerstoffverbrauch ein zusätzliches Monitoring, während die Dichtigkeit des Systems, die Narkoseführung im Übergang in das geschlossene System und die

Tabelle 7. Vor- und Nachteile der Nichtrückatmung im halboffenen System

Nichtrückatmung halboffen

Vorteile	Nachteile	
	medizinisch	technisches Risiko
Geringer technischer Aufwand	Neigung zur Hyperventilation	Gasversorgung
Definierte Zusammensetzung des Inspirationsgases = FG	Austrocknung	Diskonnektion
Gute Steuerbarkeit	Auskühlung der Atemwege	Mangelnde Überprüfung der Geräte
Keine CO_2-Absorption		Hoher Narkosegas- und Narkosemittelverbrauch
Leckagekompensation		Umweltbelastung
Geringes Monitoring nötig		

Tabelle 8. Vor- und Nachteile der Rückatmung im halbgeschlossenen und geschlossenen System

Rückatmung halbgeschlossen - geschlossen

	Vorteile	Nachteile medizinisch	Nachteile technisches Risiko
Halb-geschlossen	Narkosegas- und Narkosemitteleinsparung	Hyperventilation durch Frischgasaddition	Zusammensetzung des Inspirationsgases unsicher Leckage wird wichtig
Low flow	Feuchtigkeits- und Temperaturerhalt	Akzidentelle Hypoxie	Zusammensetzung des Frischgasflows unsicher
Minimal flow	Einblick in Dynamik und Kinetik von Narkosegasen	Kumulation von CO_2	
G.S. C.C.	O_2-Verbrauch = nichtinvasives Monitoring		Probleme der Dichtigkeit des Überganges der Feuchtigkeit

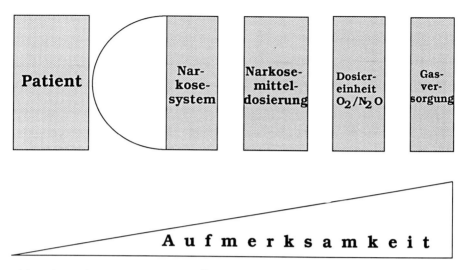

Abb. 6. Schwerpunkte der Überwachung

Feuchtigkeit der Atemgase im Kreis zu weiteren zusätzlichen Problemen werden.

Die Entwicklung der Narkosegeräte war zuerst aus wirtschaftlichen Gründen auf die Rückatmungstechnik ausgelegt, deren Vorteile, wie bereits ausgeführt, aber für den Patienten erst bei niedrigem Frischgasfluß voll zur Geltung kommen. Die sicherheitsorientierte Narkoseführung im halboffenen System mit der gleichzeitigen Verwendung des Kreisteils war gerechtfertigt durch die technischen Unzulänglichkeiten des Monitorings der wichtigsten Gaskonzentrationen. Das gleiche gilt für die Narkoseführung im halbgeschlossenen System bei hohem Frischgasflow.

Nach einer stürmischen Entwicklung des Monitorings steht uns nun ein hinreichend genaues und robustes Frühwarnsystem zur Verfügung, dessen Einsatz durch DGAI-Empfehlungen und DIN-Vorschriften (DIN-Norm 13252) gesetzlichen Charakter besitzt. Dieses mögliche Messen vieler Parameter birgt die Gefahr, daß über den Informationsgewinn hinaus die Aufmerksamkeit des Anästhesisten zur Geräteseite hin verlagert, ja gefesselt wird (Abb. 6). Diese Tendenz wird noch dadurch verstärkt, daß die auf höchstem Niveau befindlichen Monitore mit Narkosegeräten kombiniert werden, deren technische Grundprinzipien seit ca. 20 Jahren unverändert bestehen. Nur die Weiterentwicklung der Gerätetechnik mit
digitalgesteuerter Gasdosierung,
hoher Systemdichtigkeit,
frischgasunabhängiger Narkosemitteldosierung und
computermäßigen Regelkreisverknüpfungen,
verbunden mit einem ergonometrisch gestalteten Arbeitsplatz, kann die Aufmerksamkeit des Anästhesisten dorthin führen, wo sie hingehört: auf die Seite des Patienten.

Literatur

1. ALTEMEYER, K.-H., FÖSEL, Th., LOTZ, P., AHNEFELD, F. W.: CO_2-Monitoring – Methoden und Stellenwert. In: Die Inhalationsnarkose: Steuerung und Überwachung (eds. P. LAWIN, V. v. LOEWENICH, H.-P. SCHUSTER, H. STOECKEL, V. ZUMTOBEL). Intensivmedizin, Notfallmedizin, Anästhesiologie, Bd. 58, p. 73. Stuttgart, New York: Thieme 1987

2. BAUM, J.: Praxis der Minimal-Flow-Anaesthesie. In: Intensivmedizin, Notfallmedizin, Anästhesiologie, Bd. 64. Stuttgart, New York: Thieme 1988

3. FRANKENBERGER, H., WALLROTH, C. F.: Technische Konzeption für ein geschlossenes Narkosesystem. Internationales Symposium: Geschlossenes System für Inhalationsnarkosen. Düsseldorf, 7. – 8.5.1982

4. GÖTZ, H., OBERMAYER, A.: Wie zuverlässig ist die Narkosegasmessung bei niedrigem Frischgasflow? Symposion: Narkosebeatmung, Low Flow, Minimalflow, Geschlossenes System. Mainz, 30.4.1988

5. GRAVENSTEIN, J. S., PAULUS, D. A.: Clinical monitoring practice, second edition. Philadelphia: Lippincott 1987

6. KOPP, K. H., GUTTMANN, J.: Sauerstoffmessung im Atemgas. In: Die Inhalationsnarkose: Steuerung und Überwachung (eds. H. SCHWILDEN, H. STOECKEL). Intensivmedizin, Notfallmedizin, Anästhesiologie, Bd. 58, p. 67. Stuttgart, New York: Thieme 1987

7. OBERMAYER, A.: Abschlußbericht zum BMFT-Projekt: Geschlossenes Narkosesystem. Institut für Anaesthesiologie der Universität Erlangen-Nürnberg 1985

8. PETTY, C. L.: The anesthesia machine. New York, Edinburgh, London, Melbourne: Churchill Livingstone 1987

9. PROFOS, P.: Handbuch der industriellen Meßtechnik, p. 675. Essen: Vulkan-Verlag 1978

10. SCHREIBER, P.: Anaesthesia equipment, performance, classification and safety. In: Anaesthesiologie und Wiederbelebung, Bd. 59. Berlin, Heidelberg, New York: Springer 1972

11. SIEGEL, E.: Narkosemittelverdunster Vapor 19.3. In: Praktische Gerätetechnik (eds. K. FREIBOTH, H. SONNTAG, K. ZÜCHNER). Nürnberg: MCN-Verlag 1987

12. TAMMISTO, T.: Monitoring der Konzentration volatiler Anaesthetika. In: Die Inhalationsnarkose: Steuerung und Überwachung (eds. H. SCHWILDEN, H. STOECKEL). Intensivmedizin, Notfallmedizin, Anästhesiologie, Bd. 58, p. 33. Stuttgart, New York: Thieme 1987

13. WALLROTH, C. F., JAKLITSCH, R., WIED, H. A.: Design requirements for quantitative anaesthesia equipment. 5th International Congress Belgium, Society of Anesthesia and Reanimation. Brüssel/Belgien, 14. - 17.9.1988

14. ZÜCHNER, K., FREIBOTH, K.: Gasmonitoring. In: Gasmonitoring (eds. K. FREIBOTH, H. SONNTAG, K. ZÜCHNER). Nürnberg: MCN-Verlag 1987

Erkennung und Vermeidung der Diskonnektion im Beatmungssystem

Von U. von Hintzenstern

Einleitung

Einer der häufigsten Zwischenfälle bei beatmeten Patienten in Anästhesie und Intensivmedizin ist die Diskonnektion im Beatmungssystem (3). Darunter wird der ungewollte Zustand einer teilweisen oder vollständigen Trennung zweier von Hand zusammensteckbarer Teile in diesem System verstanden.

Diskonnektionsbegünstigende Faktoren

Eine Verbindung wird immer dann diskonnektiert, wenn eine Zugkraft oder ein zusätzliches Drehmoment auf sie einwirkt, deren Betrag größer ist als der der Haftreibungskraft bzw. des -moments, die die Verbindung gewährleisten. In der Praxis sind dafür Kräfte ausreichend, die geringer sind als die Gewichtskraft einer Masse von 1,5 kg (4). Mögliche Ursachen sind Zug an den Beatmungsschläuchen, aktive oder passive Bewegungen des Patienten sowie hoher Druck im Beatmungssystem, der zu "schlagenden" Bewegungen der Schläuche führen kann.

Die Haltekraft einer Verbindung ist von zwei Faktoren abhängig: Ausführung der Konnektion und Konnektormaterial bzw. dessen Oberflächenbeschaffenheit. Die Bedeutung der Art und Weise, wie die Verbindung zustande kommt, läßt sich anschaulich am Beispiel einer Konnektion aus zwei konischen Komponenten, wie sie z. B. zwischen Tubusadapter und Y-Stück besteht, demonstrieren (16). Grundsätzlich besteht dabei zwischen der Kraft, die zur Konnektion aufgewendet wird, und der Kraft, die zur Diskonnektion erforderlich ist, eine lineare Beziehung. Wird ein Kegelstumpf senkrecht in eine konusförmige Fassung gesteckt, so ist die zur Diskonnektion dieser Verbindung benötigte Kraft geringer als die aufgebrachte Konnektionskraft. Erfolgt die Kupplung der beiden Konnektoren noch mit einer zusätzlichen Drehbewegung, so muß etwa der doppelte Betrag der Konnektionskraft zur Trennung aufgewendet werden. Daraus ergibt sich für die Praxis, daß es möglich ist, ein und dasselbe konische Konnektorsystem so unterschiedlich zusammenzufügen, daß sich bezüglich Haltbarkeit dieser Verbindung eine Schwankungsbreite ergeben kann, die von "extrem lose" bis "beinahe untrennbar" reicht. Die Verwendung von Konnektoren aus verschiedenen Materialien führt zu einer Verminderung der Haltekraft der Verbindung (16). Dieser Tatbestand spielt insbesondere dann eine Rolle, wenn die Kupplung mit Druck und Drehmoment durchgeführt wird. Eine Konnektion, die aus einem Kunststoff-Y-Stück und einem Metall-Tubusadapter

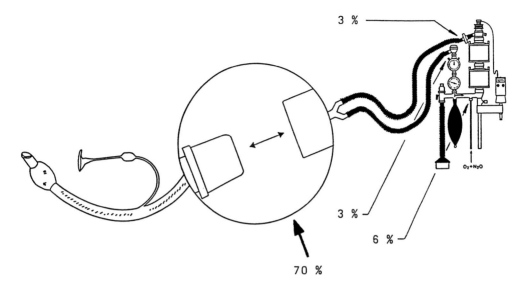

Abb. 1. Die wichtigsten Diskonnektionslokalisationen (Nach 2)
(Zahlenangaben als prozentualer Anteil der 110 bezüglich ihrer
Lokalisation untersuchten Diskonnektionen)

besteht, ist also prinzipiell weniger stabil als eine entsprechende Verbindung, bei der beide Teile entweder aus Metall oder aus Kunststoff hergestellt sind. Ist ein einwandfreier Form- und Reibschluß der Verbindungsteile nicht möglich, so wird dadurch die Haltekraft der Verbindung ebenfalls beeinträchtigt. Dies ist z. B. der Fall, wenn die Konnektoren nicht den genauen Normgrößen entsprechen oder ihre Kontaktflächen durch Kraft- oder Chemikalieneinwirkung beschädigt oder durch thermische Einflüsse verformt sind. Dies kann prinzipiell auch eine Ursache für Leckagen sein.

Hauptsächliche Diskonnektionslokalisationen

COOPER (2) überprüfte Angaben von 110 Diskonnektionsfällen bezüglich der Lokalisation und fand heraus, daß es in ca. 70 % der Berichte zu einer Diskonnektion zwischen Y-Stück und Tubusadapter gekommen war (Abb. 1). Diese "Schwachstelle" kann insbesondere bei Operationen im Kopf- und Halsbereich zu Problemen führen, da sie in diesen Fällen wegen der Abdeckung des Umfelds des Operationsgebiets weder optisch noch manuell überprüfbar ist. In jeweils 6 % der Fälle trat die Diskonnektion am Frischgasauslaß bzw. am Geräteaus- oder -eingang auf. Möglich ist schließlich auch eine ungewollte Trennung von Tubus und Tubuskonnektor.

Häufigkeit der Diskonnektion

Eine allgemeine Aussage über die Häufigkeit des Auftretens von Diskonnektionen läßt sich praktisch nicht treffen, da die Haltekraft einer Verbindung vom Typ der verwendeten Konnektorsysteme und -schläuche sowie von der individuellen Art der Kupplung abhängig ist (siehe oben). Ausführliche Untersuchungen von COOPER (2, 3) zum Thema "vermeidbare gefährliche Narkosezwischenfälle" ergaben, daß ca. 7,5 % der von ihm untersuchten Fälle eine Diskonnektion im Beatmungssystem zugrunde lag.

Mögliche Auswirkungen einer Diskonnektion

Die Auswirkungen einer Diskonnektion für den Patienten sind von verschiedenen Umständen abhängig. Entscheidend sind die Fähigkeit des Patienten zur Spontanatmung sowie die Dauer der Diskonnektion. So ist die prinzipielle Auswirkung einer Diskonnektion für einen relaxierten oder stark sedierten Patienten ungleich gefährlicher als für einen Patienten, der sich problemlos im SIMV-Modus "beatmen" läßt. Die Dauer einer Diskonnektion ist abhängig von der Vigilanz des Anästhesisten bzw. der Pflegeperson sowie von dem verwendeten Monitoring bzw. der Einstellung der Alarmgrenzen (siehe unten). Die statistische Erfassung von Diskonnektionsfolgen ist aufgrund methodischer Schwierigkeiten mit großen Problemen verbunden. Die Wahrscheinlichkeit, daß eine Diskonnektion so spät erkannt wird, daß es aufgrund der daraus resultierenden Hypoxie zu einem irreversiblen Hirnschaden oder gar zum Tod kommt, ist jedoch sicherlich als sehr gering einzuschätzen (20). Schwierig beurteilbar ist, inwieweit es aufgrund der wohl überwiegenden Anzahl von relativ kurzen, d. h. "rechtzeitig" erkannten Diskonnektionen postoperativ zu leichten psychischen oder neurologischen Beeinträchtigungen kommen kann.

Erkennung der Diskonnektion

Tritt eine Diskonnektion während manueller Beatmung des Patienten auf, so kommt es durch den sofortigen Druckabfall im System zum Kollaps des Handbeatmungsbeutels. Dies macht die Fortführung der Handbeatmung unmöglich. Durch diesen Tatbestand wird der Anästhesist also "automatisch" zur unverzüglichen Fehlersuche gezwungen. Bei maschineller Beatmung dagegen ist diese nahezu verzögerungsfreie Fehlererkennung keinesfalls zwangsläufig gegeben.

NEWBOWER (18) untersuchte 62 Diskonnektionszwischenfälle während maschineller Beatmung unter dem Gesichtspunkt der Umstände ihrer Entdeckung (Tabelle 1). Die Überwachung von Patient und Beatmung war in diesen Fällen nur durch Inspektion, Auskultation, Messung von Herzfrequenz und Blutdruck, Elektrokardiographie sowie teilweise durch routinemäßige arterielle Blutgasuntersuchungen erfolgt. Etwa die Hälfte der Diskonnektionen wurde erst entdeckt, nachdem auffällige Symptome beim Patienten auf-

Tabelle 1. Entscheidende Faktoren für die Entdeckung von 62 Diskonnektionen während maschineller Beatmung (Nach 18)

Hinweis	n	%
Veränderung von Herzfrequenz und/oder Blutdruck	16	26
Direkte Beobachtung des Diskonnektionszustandes	15	24
Zeichen der Zyanose	10	16
Veränderungen im Ventilatorbetrieb	8	13
Fehlen von Atemgeräuschen	8	13
Fehlen von Brustkorbbewegungen	7	11
Andere physiologische Zeichen	4	6
Abnahme des arteriellen Sauerstoffpartialdrucks (Befund bei routinemäßiger Blutgasuntersuchung)	3	5
EKG-Veränderungen	2	3
Herzstillstand	1	2
	74*	119*

* Bei sechs Zwischenfällen führten jeweils zwei Hinweise gleichzeitig zur Entdeckung der Diskonnektion

getreten waren. Die Wahrnehmung der Trennung zweier vorher verbundener Teile im Beatmungssystem sagt nichts über die Dauer dieses Zustands aus, d. h. garantiert keinesfalls, daß die Diskonnektion erst vor kurzem aufgetreten ist. So wurden bei einem Patienten, der im Zusammenhang mit der Diskonnektion sogar zu Tode kam, offensichtliche Zeichen der vitalen Bedrohung völlig übersehen und das Problem erst durch einen zufälligen Blick auf die getrennten Konnektoren realisiert. Nur bei sechs der insgesamt 17 Patienten mit Ösophagusstethoskop erfolgte der entscheidende Hinweis auf die Diskonnektion aufgrund des veränderten oder fehlenden Atemgeräusches. Bei den 11 anderen Patienten mit Ösophagusstethoskop spielte das Atemgeräusch als Faktor zur Diskonnektionserkennung keine Rolle, was im nachhinein teilweise auf erhöhte Hintergrundgeräusche im Operationssaal zurückgeführt wurde. Immerhin gab bei drei dieser 11 Patienten statt dessen eine mit dem Ösophagusstethoskop festgestellte Änderung des Herzgeräusches bzw. -rhythmus den entscheidenden Hinweis auf ein vorliegendes Problem. In fünf Fällen wurde die Diskonnektion erst durch einen anderen Anästhesisten entdeckt, der zur Ablösung des Kollegen erschienen war.

Die Untersuchung von NEWBOWER zeigt, daß insbesondere bei der Verwendung der herkömmlichen Konnektorsysteme unbedingt mindestens eine zuverlässige Monitoringmethode vorhanden sein muß, die kontinuierlich die Gewähr bietet, daß mit ihr der Eintritt einer Diskonnektion unverzüglich erkannt werden kann.

Bewertung von nichtinvasiven Methoden des Monitorings oder der Parameterüberwachung im Zusammenhang mit Diskonnektionen

Inspektion und Auskultation
Parameter: - Wahrnehmung der Diskonnektion,

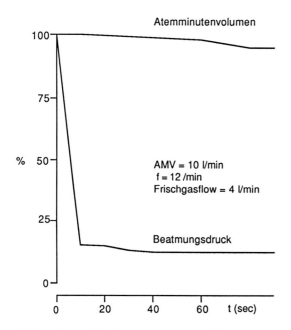

Abb. 2. Relative Parameteränderung des Beatmungsdrucks und des Atemminutenvolumens nach einer Diskonnektion im halbgeschlossenen System (Nach 8)
t = Zeit nach Eintritt der Diskonnektion (t = 0)
% = Relative Parameteränderung bezogen auf den Ausgangswert (t = 0)

  - zyanotische Veränderungen (Haut, Nagelbett, Lippen, Blut),
  - fehlende Bewegungen des Brustkorbs,
  - Ausbleiben des Atemgeräusches,
  - Änderung des Respiratorengeräusches.
Bewertung: Basismonitoring; keine Gewähr für kontinuierliche Überwachung, so z. B. Möglichkeit der Ablenkung durch andere Aufgaben. Abhängigkeit vom Vigilanzgrad. Hypoxie auch ohne deutliche Zyanosezeichen möglich.

Herzfrequenz und Blutdruck
Parameter: - Tachykardie, später Bradykardie,
          - Hypertonie, später Hypotonie.
Bewertung: Basismonitoring; unspezifische und verzögerte Reaktion.

Elektrokardiographie
Parameter: - Rhythmusstörungen,
          - Veränderungen des Kurvenbildes.
Bewertung: Basismonitoring; zur (unverzüglichen) Diskonnektionserkennung nicht geeignet.

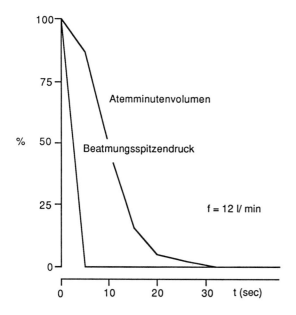

Abb. 3. Relative Parameteränderung des Beatmungsdrucks und des Atemminutenvolumens nach einer Diskonnektion im halboffenen System (Nach 8)
t = Zeit nach Eintritt der Diskonnektion (t = 0)
% = Relative Parameteränderung bezogen auf den Ausgangswert (t = 0)

Beatmungsdruck
Parameter: - Sofortiger Abfall des Spitzendrucks auf einen Wert, der nur vom Widerstand des dann noch durchströmten Leitungssystems bestimmt wird (Abb. 2 und 3).
Bewertung: "Diskonnektionsalarm", da schnellste Reaktion (neben Kapnographie). Bei geringen Druckabfällen bereits relativ große Volumenverluste möglich (10). Daher Einstellung des Alarmgrenzwertes immer relativ dicht unter dem Spitzendruck notwendig zur zuverlässigen Erfassung von unvollständigen Diskonnektionen.
Bei großen abdominalen und thorakalen Operationen erhebliche Schwankungsbreite des Spitzendrucks. Deshalb jeweils Anpassung des Alarmgrenzwertes an die veränderte Drucksituation erforderlich. Fehlermöglichkeit: Konstanthaltung des Beatmungsdrucks bei gleichzeitigem Auftreten einer unvollständigen Diskonnektion und einer Obstruktion oder Stenose (13).

Atemminutenvolumen (AMV)
Parameter: - Abfall des Meßwertes je nach System (Abb. 2 und 3).
Bewertung:
a) Halbgeschlossenes System: Raumluftansaugung durch den Respirator und "Vortäuschung" einer Beatmung am Volumeter, d. h. ungeeignet zur Diskonnektionserkennung.
b) Halboffenes System: optimales Monitoring bezüglich Leckagen und Diskonnektionen.

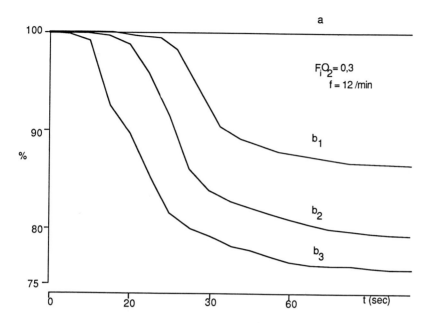

Abb. 4. Relative Änderung der inspiratorischen Sauerstoffkonzentration nach einer Diskonnektion (Nach 8)
a) Halboffenes System
b) Halbgeschlossenes System:
   b_1: AMV = 5 l/min, b_2: AMV = 7,5 l/min, b_3: AMV = 10 l/min
t = Zeit nach Eintritt der Diskonnektion (t = 0)
% = Relative Änderung der inspiratorischen Sauerstoffkonzentration bezogen auf den Ausgangswert (t = 0)

Inspiratorische Sauerstoffkonzentration (FiO_2)
Parameter: - Abfall des Meßwertes im halbgeschlossenen System (Abb. 4).
Bewertung:
a) Halbgeschlossenes System: (relativ langsames) Absinken der Konzentration auf einen Wert über 21 Vol.% in Abhängigkeit vom AMV und Frischgasflow.
b) Halboffenes System: Konstanthaltung des Ausgangswertes, wenn die Diskonnektion nach dem O_2-Meßfühler erfolgt, d. h. in der Praxis unbrauchbar zur Erkennung einer Diskonnektion.

Temperatur der Exspirationsluft
Parameter: - Absinken der Temperatur.
Bewertung: ermöglicht rasche Diskonnektionserkennung (6).

Pulsoxymetrie
Parameter: - Abfall des Meßwertes (Abb. 5).
Bewertung: Signifikanter Abfall der pulsoxymetrisch bestimmten Sauerstoffsättigung erst nach einer relativ langen Latenzzeit (abhängig von FiO_2 und AMV). Dennoch bisher prinzipiell optimales "Oxygenationsmonitoring". Bei geringer Pulsamplitude (z. B. aufgrund von Hypovolämie, Hypotonie oder Hypothermie) eventuell Messung nicht möglich (11).

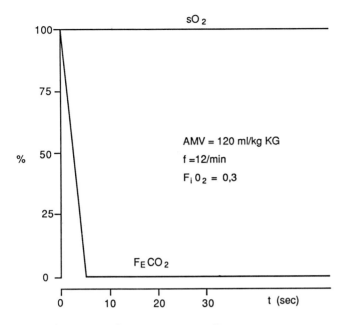

Abb. 5. Relative Parameteränderung der pulsoxymetrisch bestimmten Sauerstoffsättigung (SO_2) und der endexspiratorischen Kohlendioxydkonzentration (F_eCO_2) nach einer Diskonnektion (Nach 9 und 14)
t = Zeit nach Eintritt der Diskonnektion (t = 0)
% = Relative Parameteränderung bezogen auf den Ausgangswert (t = 0)

Kapnographie
Parameter: - Abfall des Meßwertes gegen Null oder Oszillation mit verminderter Amplitude (Abb. 5).
Bewertung: zeigt Diskonnektionen sofort und zuverlässig an.

Transkutane Sauerstoff- und Kohlendioxydpartialdruckmessung
Parameter: - Abfall des PO_2-Meßwertes (Abb. 6).
         - Anstieg des PCO_2-Meßwertes (Abb. 6).
Bewertung: Methode, die eine relativ zeitaufwendige Vorbereitung erfordert, daher kein Routineverfahren. Insbesondere bei der PO_2-Messung infolge methodischer Probleme Meßfehler möglich. Signifikante Parameteränderung erst nach ca. 50 s (abhängig vom AMV und FiO_2).

Anmerkung
Unverzichtbar beim Gebrauch von Monitoringgeräten ist die individuelle bzw. patientenorientierte Einstellung der Alarmgrenzen und -verzögerungszeiten. Denn in der Praxis ist es entscheidend, daß nach einer signifikanten Parameteränderung der Alarm unverzüglich ausgelöst wird. Nur so kann der Anästhesist zuverlässig auf ein aufgetretenes Problem hingewiesen werden.

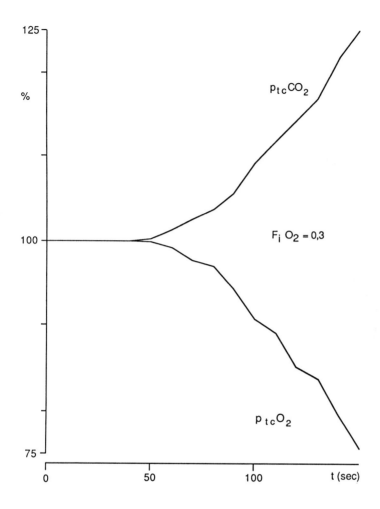

Abb. 6. Relative Parameteränderung des transkutan gemessenen Sauerstoff- und Kohlendioxydpartialdrucks ($PtcO_2$ und $PtcCO_2$) nach einer Diskonnektion (Nach 9)
t = Zeit nach Eintritt der Diskonnektion (t = 0)
% = Relative Parameteränderung bezogen auf den Ausgangswert (t = 0)

Vermeidung der Diskonnektion

Umfragen von NEUFELD (15, 17) ergaben, daß die Mehrheit der Befragten es für sinnvoll hält, Verbindungen im Beatmungssystem gegen Diskonnektionen zu sichern. Das Diskonnektionsproblem wird ursächlich insbesondere mit dem Design der herkömmlichen konischen Steckverbindngen in Zusammenhang gebracht. Deshalb werden in der Praxis vor allem Vorkehrungen gegen die Diskonnektion an den Verbindungsstellen getroffen, die aus zwei konisch geformten Elementen bestehen. Als besonders kritischer Bereich

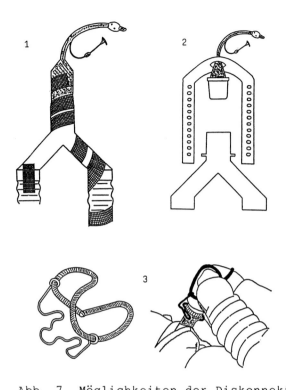

Abb. 7. Möglichkeiten der Diskonnektionsvermeidung I
1) Unterschiedliche Arten der Fixierung mit Klebestreifen
2) Fixierung mit einem elastischen Band
3) Fixierung mit einer Stahlfederkonstruktion ("Safety Clip")

wird dabei der Übergang zwischen Tubusadapter und Y-Stück angesehen. Dieser Bereich wird von einem Großteil der interviewten Anästhesisten regelmäßig mit Pflasterstreifen gesichert. Weniger als ein Viertel der Befragten hielt diskonnektionsverhindernde Maßnahmen und Vorrichtungen für prinzipiell "nicht erforderlich" bzw. "überflüssig". Aus vielen Antworten ging hervor, daß die Entwicklung von verbesserten Konnektormodellen, auch mit Verschlußmechanismus, für sehr wünschenswert gehalten wird.

Maßnahmen und Vorrichtungen zur Vermeidung der Diskonnektion

Fixierung mit Klebestreifen
Beschreibung: Vielfältige Variationsmöglichkeiten durch beliebige Ausbreitungsweite der Fixierung sowie durch Anbringung der Streifen in Längs- oder Querrichtung der Verbindung oder in Spiralform (Abb. 7).
Bewertung: Unzureichende, behelfsmäßige Lösung, die durch standardisierte Systeme ersetzt werden sollte. Haltbarkeit der Fixierung abhängig von der individuellen Verklebungsart sowie dem verwendeten Material und durch den Einfluß von Feuchtigkeit reduzierbar. Insbesondere bei aufwendiger oder umständlicher Ver-

klebung keine Gewähr für sofortige Trennungsmöglichkeit der Verbindungsteile.

Fixierung mit elastischen Bändern
Beschreibung: Speziell perforierte elastische Bänder sowie Konnektoren, an denen kleine Stifte oder Haken angebracht sind (5). Zuerst Einstecken des Tubus in eine große Perforation in der Mitte des elastischen Bandes, bis dieses am Rand des Tubusadapters anliegt. Dann Einhängen der freien Bandenden unter Zug in die Stifte am Y-Stück (Abb. 7).
Bewertung: (Relativ alte) Methode zur Diskonnektionsverhinderung, die sich in der Praxis nicht durchsetzen konnte.

Fixierung mit einer speziellen Stahlfederkonstruktion
Beschreibung: Sicherung der Verbindung zwischen Y-Stück und Tubusansatz mittels eines symmetrisch geformten Federstahldrahts, durch dessen kreisförmig gebogene Enden eine etwa 15 cm lange, endlos verbundene Stahlfeder geführt ist. Nach Formung der Feder zu einer Acht Schieben der dabei entstandenen Augen über die beiden Y-Schenkel. Schließlich Fixierung des Federstahldrahts dicht unterhalb des Konnektors auf dem Tubus ("Safety Clip" (12)) (Abb. 7).
Bewertung: Einfache Sicherung, bei der die herkömmlichen Y-Stücke und Tubusansätze unverändert verwendet werden können.

Schlauchklemme
Beschreibung: Fixierung von Schläuchen an Rohransatzstücken oder Tüllen.
Bewertung: Zuverlässige Verhinderung des unbemerkten Abrutschens von Schläuchen. Zur raschen Trennbarkeit der Verbindung Verwendung von schnell lösbaren Flügelschrauben an den Schlauchklemmen günstig.

Verschweißung von ineinandergesteckten Teilen
Beschreibung: Verschweißung von zwei ineinandergesteckten Kunststoffteilen zu einer untrennbaren Einheit.
Bewertung: absolute Diskonnektionsverhinderung. Sinnvolle Maßnahme insbesondere für die Sicherung der Verbindung zwischen Tubus und Tubusansatz.

Bajonettverschluß
Beschreibung: Innenkegel (z. B. Tubusansatz) mit Stift und Außenkegel (z. B. Y-Stück) mit einem dazu passenden rechtwinkeligen oder gebogenem Schlitz (19). Nach Ineinanderstecken der beiden Kegel Sicherung durch gegenseitiges Verdrehen (Abb. 8).
Bewertung: leicht schließ- und lösbarer Verbindungsmechanismus. Beim Auftreten von Drehbewegungen jedoch Diskonnektion nicht ausschließbar.

Schraubverschluß
Beschreibung: Funktion des Schnellschraubverschlußprinzips. Außenseiten der beiden konischen Konnektionskomponenten jeweils mit einem Gewinde bzw. einer dazu passenden Mutter versehen ("Safelock" (21)) (Abb. 8).
Bewertung: Theoretisch zumindest Diskonnektionen bei Drehbewegungen denkbar.

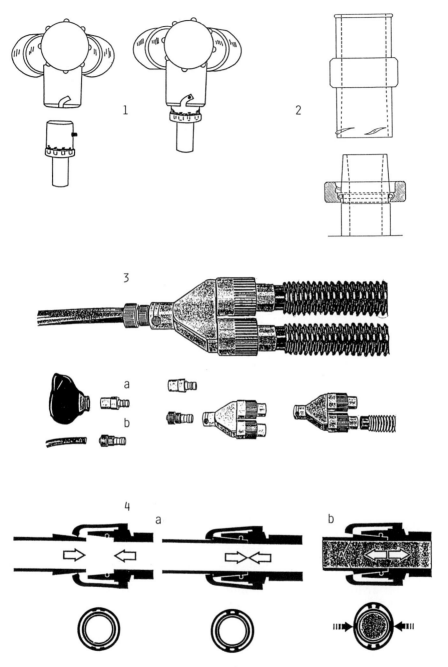

Abb. 8. Möglichkeiten der Diskonnektionsvermeidung II
1) Bajonettverschluß
2) Schnellschraubverschluß ("Safelock")
3) Tubolock: a) Maskenansatz, b) Tubusansatz
4) isoclic: a) Schließen, b) Lösen der Verbindung

Schnappverschluß
Beschreibung:
a) Konnektorsystem, bei dem ein in das Y-Stück eingearbeiteter Federverschluß in die Nut des in das Y-Stück eingeführten Tubusadapters einschnappt (Tubolock).
b) System, das fest mit den Enden des Atemschlauchs verbunden ist. Einrasten des Schnappverschlusses am Hinterschnitt von 22 mm ISO-Konen. Dadurch Sicherung der Verbindung zwischen Atemschläuchen und den ISO-Konen, z. B. an einem Y-Stück (isoclic).

Bewertung: prinzipiell praktikable Verschlußmechanismen, mit freier Drehbarkeit der Verbindungsteile. Bei isoclic ab gewisser Zugkraft Diskonnektion möglich, bei Tubolock ebenfalls nicht grundsätzlich ausschließbar ([1](#)).

Klemmverschraubung
Beschreibung: Aufstecken der Respiratorschläuche auf das Y-Stück und Fixierung mittels einer Klemmverschraubung. Gleiches Vorgehen bei der Verbindung von Tubus und Tubusansatz (Tubolock).
Bewertung: Diskonnektionssicherheit abhängig von der Festigkeit der Verschraubung, die optisch nicht beurteilbar ist.

Perspektiven zur Lösung des Diskonnektionsproblems

Befürworter einer unveränderten Beibehaltung der bisherigen Konnektorsysteme begründen ihre Haltung gerne mit dem Hinweis, daß durch Vorrichtungen, die eine Diskonnektion sicher verhindern, die Anzahl der ungewollten Extubationen mit deren möglichen Folgen stark zunehmen würde ([7](#)). Dabei ist jedoch zu bedenken, daß die Konstruktion und Normfestlegung der konischen Konnektoren keinesfalls als spezielle Soll-Bruchstelle erfolgte.

Als Ausweg aus der bisherigen unbefriedigenden Situation bieten sich also zwei prinzipielle Lösungswege an:
Entwicklung
a) eines Systems mit einem Verschlußmechanismus, der die Verbindung bei jeder Belastung sichert oder
b) einer Konstruktion, die eine Soll-Bruchstelle beinhaltet, bei der es erst ab einer definierten Zugkraft zur Diskonnektion kommt. Hierbei ist unbedingt ein zuverlässiges Monitoring dieser Soll-Bruchstelle erforderlich.

In jedem Fall sollten folgende Bedingungen erfüllt werden:
- einfache und schnelle Kupplungs- bzw. Trennungsmöglichkeit, jeweils unabhängig vom Verdrehwinkel der Konnektoren,
- dichte Verbindung, die sich nicht unbeabsichtigt bzw. erst ab einem bestimmten Schwellenwert der Zugkraft lösen kann,
- Verdrehmöglichkeit der Konnektoren im Kupplungszustand um 360°,
- kein Unterschied der neuen Konstruktion bezüglich Größe und Gewicht im Vergleich mit herkömmlichen Systemen und Kompatibilität mit diesen.

Da die herkömmlichen konischen Konnektoren immer eine unkontrollierbare Diskonnektionsmöglichkeit und damit eine massive potentielle Gefährdung des Patienten beinhalten, wäre ihr Ersatz durch Systeme, welche den genannten Anforderungen entsprechen, ein essentieller Schritt zur Lösung des Diskonnektionsproblems.

Literatur

1. ANDRES, J. De, VILA, M.: Accidental disconnection of a breathing system anti-disconnection device: a case report. Europ. J. Anaesth. 5, 211 (1988)

2. COOPER, J. B., COUVILLON, L. A.: Accidental breathing system disconnections, p. 19. Cambridge, Massachusetts: Little 1983

3. COOPER, J. B., NEWBOWER, R. S., KITZ, R. J.: An analysis of major errors and equipment failures in anesthesia management: considerations for prevention and detection. Anesthesiology 60, 34 (1984)

4. Emergency Care Research Institute: Disposable anesthesia patient circuits. Health Devices 8, 3 (1979)

5. EROSS, B.: Nonslipping, nonkinking airway connections for respiratory care. Anesthesiology 34, 571 (1971)

6. HAMANN, J., WINZIG, H., BUNGE, J.: Temperaturabhängige Erfassung von Dekonnektion und Obstruktion während Beatmung. Anaesthesiol. Reanimat. 12, 187 (1987)

7. HARRISON, M. J., TOMLINSON, P. A., MANN, M. S.: Disconnexions. Anaesthesia 39, 721 (1984)

8. HINTZENSTERN, U. v.: Diskonnektionserkennung durch die Überwachung von Beatmungsparametern? Anaesthesist 36, (Suppl.), 303 (1987)

9. HINTZENSTERN, U. v.: Comparison of the course of oxygen saturation and transcutaneous oxygen and carbon dioxide tensions after an interruption of ventilation. J. Clin. Monit. 4, 162 (1988)

10. HINTZENSTERN, U. v.: Der Einfluß von Resistance und Compliance auf Druck- und Volumenverluste bei definierten Leckagen im Beatmungssystem. Anaesthesist 37, (Suppl.), 114 (1988)

11. KELLEHER, J. F.: Pulse oximetry. J. Clin. Monit. 5, 37 (1989)

12. MALLOY, W. F., POZNAK, A. V., ARTUSIO, J. F.: Safety clip for endotracheal tubes. Anesthesiology 50, 353 (1979)

13. McEWEN, J. A., SMALL, C. F., JENKINS, L. C.: Detection of interruptions in the breathing gas of ventilated anaesthetized patients. Canad. J. Anaesth. 35, 549 (1988)

14. MURRAY, I. P., MODELL, J. H.: Early detection of endotracheal tube accidents by monitoring carbon dioxide concentration in respiratory gas. Anesthesiology 59, 344 (1983)

15. NEUFELD, P. D., JOHNSON, D.: Results of the Canadian Anaesthetists' Society opinion survey on anaesthetic equipment. Canad. Anaesth. Soc. J. 30, 469 (1983)

16. NEUFELD, P. D., JOHNSON, D. L., deVETH, J.: Safety of anaesthesia breathing circuit connectors. Canad. Anaesth. Soc. J. 30, 646 (1983)

17. NEUFELD, P. D., WALKER, E. A., JOHNSON, D. L.: Survey on breathing system disconnexions. Anaesthesia 39, 438 (1984)

18. NEWBOWER, R. S., COOPER, J. B., LONG, C. D.: Failure analysis - the human element. In: Essential non-invasive monitoring in anesthesia (eds. J. S. GRAVENSTEIN, R. S. NEWBOWER, A. K. REAM, N. T. SMITH), p. 269. New York, London: Grune & Stratton 1980

19. POGULANIK, J.: An easily contrived device for preventing disconnection. Anaesthesia 35, 826 (1980)

20. SARA, C. A., WARK, H. J.: Disconnection: an appraisal. Anaesth. intens. Care 14, 448 (1986)

21. SPURRING, P. W., SMALL, L. F. G.: Breathing system disconnexions and misconnexions. Anaesthesia 38, 683 (1983)

Zuverlässigkeit und Fehlermöglichkeiten des Monitorings
Von Th. Pasch

Die apparative Überwachung, das Monitoring, dient perioperativ, vor allem aber während der Anästhesie, zwei Hauptzielen. Erstens ist eine Messung der Anästhesietiefe Voraussetzung für deren korrekte und optimale Einstellung. Hierfür gibt es in der klinischen Routine bislang keine speziellen apparativen Verfahren, so daß die Anästhesietiefe nur indirekt aus klinischen Zeichen und vegetativen Reaktionen erschlossen werden kann. Zum zweiten soll die Sicherheit der Anästhesie erhöht werden, indem durch die Überwachung vitaler und sonstiger physiologischer Funktionen sowie der Funktion des Anästhesiegerätes drohende oder eingetretene Zwischenfälle oder unerwünschte Reaktionen so rechtzeitig erkannt werden, daß sie nicht zu einer Schädigung des Patienten führen. In diesem Beitrag werden Zuverlässigkeit und Fehlermöglichkeiten des Monitorings im Hinblick auf den zweiten Aspekt, also den der Sicherheit und der Verhütung von Zwischenfällen, behandelt.

Begriffsbestimmung

Zuverlässigkeit ist ein positiver, Fehlermöglichkeit ein negativer Begriff. Beide sind bis zu einem gewissen Grade, aber nicht vollständig komplementär. Eine exakte Definition ist nicht möglich, sondern nur eine qualitative Umschreibung, da beim Monitoring nicht wie im Experiment unter reproduzierbaren Bedingungen gemessen und registriert wird. RUSHMER et al. (26) haben die Zuverlässigkeit in zwei Kategorien Genauigkeit und Nützlichkeit unterteilt und für diese beiden nochmals Unterkategorien festgelegt, die alle für die jeweilige Methode zu bewerten sind. So ergibt sich die Genauigkeit aus Übereinstimmungsgrad, Eindeutigkeit, Stabilität, Reproduzierbarkeit, Rückwirkungsfreiheit, Empfindlichkeit, Meßbereich und Abtastrate. Für die Definitionen und die Details dieses sehr aufwendigen Beurteilungssystems sei auf die Originalarbeit verwiesen. GRAVENSTEIN und PAULUS (11) nennen nur drei Kriterien für die Zuverlässigkeit: Richtigkeit (Accuracy), Präzision und klinischer Nutzen. Die Richtigkeit gibt an, inwieweit Meßwerte dem "wahren" Wert entsprechen, die Präzision, in welchem Maße eine Abweichung von Messung zu Messung auftritt (Abb. 1). Diese Umschreibungen sind international üblich und entsprechen der DIN-Norm 1319. Der klinische Nutzen ergibt sich aus Sensitivität, Spezifität und Vorhersagewert eines Verfahrens, ist aber im Gegensatz zur Diagnostik für das Monitoring von untergeordneter Bedeutung.

Wichtig ist bei der Einstufung von Monitoringverfahren, ob sie kontinuierlich oder diskontinuierlich messen. Unter Sicherheits-

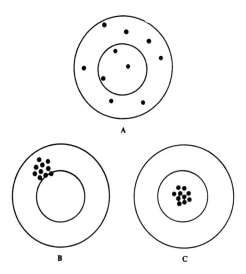

Abb. 1. Schematische Darstellung der beiden Komponenten Richtigkeit und Präzision, die die Zuverlässigkeit eines Überwachungsverfahrens charakterisieren (Nach 11)
A = unrichtig und unpräzis
B = präzis, aber unrichtig
C = richtig und präzis

aspekten kommt dieser Frage hohe Bedeutung zu. Eine quantitative Beschreibung ist durch die für das überwachte physiologische Signal (S) zu fordernde Abtastrate (= 1/Monitoringintervall) möglich (10). Diese wird zum einen durch die maximal zu erwartende oder tolerierbare Änderungsgeschwindigkeit, d. h. die maximale Steilheit des Anstiegs oder Abfalls des Meßsignals ($\Delta S/\Delta t_{max}$) bestimmt, zum zweiten durch die maximal zu erwartende oder zu tolerierende Amplitudenänderung (ΔS_{max}) des Meßsignals. Der maximal tolerierbare zeitliche Abstand zwischen zwei Meßwerten, das maximale Abtastintervall (TT_{max}), ergibt sich dann als Quotient aus ΔS_{max} und $\Delta S/\Delta t_{max}$ (Tabelle 1). Dieses "Abtasttheorem" des Monitorings ist noch nicht allgemeiner Wissensstand, sollte aber in alle Überlegungen über das im Einzelfall adäquate Überwachungsverfahren einfließen. So ist sicher die Messung des Herzzeitvolumens (HZV) mit Thermodilution unter manchen Bedingungen zu langsam, ebenso die diskontinuierliche Blutdruckmessung mit Manschette, wie das fiktive Beispiel in Tabelle 1 zeigt.

Fehlermöglichkeiten können im physikalischen Prinzip und der technischen Realisierung einer Methode begründet sein. Auch biologische bzw. physiologische Probleme können dazu führen, daß ein sonst gut geeignetes Verfahren im Einzelfall fehlerhaft mißt und nicht anwendbar ist (typisches Beispiel: HZV-Bestimmung mit Indikatorverdünnungsverfahren bei intrakardialem Shunt). Weiterhin können Indikation und Anwendung einer Methode falsch sein. So ist weder eine Hyperoxie (etwa beim Frühgebore-

Tabelle 1. Maximal zulässige Meßintervalle beim Monitoring (Nach 10)

1. Optimales Monitoringintervall:
   - lang für sich langsam ändernde Signale (S);
   - kurz für sich schnell ändernde Signale;
   hängt von $\Delta S/\Delta t_{max}$ = Slope$_{max}$ ab (Physiologische Einheit/Zeit).

2. Signifikante Änderung eines Parameters bzw. Signals: hängt von ΔS_{max} ab (Physiologische Einheit).

3. Maximal zulässiges Meßintervall (TT_{max}):

   $$TT_{max} = \frac{\Delta S_{max}}{\Delta S/\Delta t_{max}}$$

4. Fiktives Beispiel für den arteriellen Druck:

ΔS_{max}	$\Delta S/\Delta t_{max}$	TT_{max}
10 mm Hg	80 mm Hg/15 s	1,88 s
20 mm Hg	100 mm Hg/5 min	1 min

nen) mit der Pulsoxymetrie noch eine Hypoxämie mit dem EKG erfaßbar. Informationsüberladung und Interpretationsprobleme sind ebenfalls als Fehlerquellen zu berücksichtigen (28).

Ein weiteres Problem ist die nicht rechtzeitige Erkennung einer gefährlichen Situation, obwohl geeignete Verfahren benutzt werden. Wird nämlich ein Alarm zu spät oder gar nicht ausgelöst, weil er falsch justiert oder sogar inaktiviert ist, kann die Fehlfunktion bzw. Störung nicht rechtzeitig erkannt und korrigiert werden (Abb. 2). Das gleiche kann geschehen, wenn zu viele Alarme gleichzeitig ausgelöst werden und deshalb nicht umgehend und eindeutig nach ihrer Priorität zu gewichten sind. Eine hierarchische Konfiguration von Alarmen mit eindeutiger akustischer und optischer Zuordnung zu Prioritätsstufen (Warnung - Achtung - Hinweis) ist aus diesem Grunde ein immer wichtiger werdender Bestandteil eines Überwachungssystems, das der Verhütung von Zwischenfällen dienen soll (27).

Im folgenden werden die wesentlichen Fehlermöglichkeiten gebräuchlicher Überwachungsverfahren besprochen. Eine strenge Trennung nach physikalisch-technischen, physiologischen und menschlichen Ursachen ist dabei nicht durchgängig möglich. Behandelt werden nur Methoden des Basis- oder Minimalmonitorings, des erweiterten, invasiven Kreislaufmonitorings und zusätzlich einige nichtinvasive Verfahren, die in der letzten Zeit neu entwickelt oder erneut propagiert worden sind. Auf die Überwachung des Narkosegerätes und der Verbindung zwischen Narkosegerät und Patient wird nicht eingegangen, da sie inhaltlich den vorhergehenden Beiträgen von KILIAN, GÖTZ und von HINTZENSTERN zuzuordnen ist.

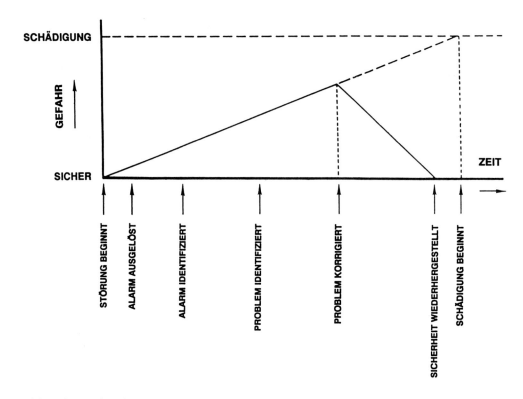

Abb. 2. Zeitlicher Ablauf eines Zwischenfalls, der zu einer Schädigung führen kann (Nach 27)

Minimalmonitoring

Das der Sicherheit dienende Basis-, Primär- oder Minimalmonitoring ist bei jeder Anästhesie auch des gesunden Patienten zu gewährleisten. Über seinen Umfang besteht weitgehende Übereinstimmung (24). Es umfaßt praktisch nur nichtinvasive Methoden, von denen allerdings ein Teil nur beim beatmeten Patienten sinnvoll einzusetzen ist, z. B. die hier nicht besprochene Messung von Atemwegsdrücken und -volumina. Eingegangen wird auf das EKG, die Blutdruckmessung mit Manschettenverfahren, Pulsoxymetrie, Kapnographie und Temperaturmessung.

EKG
Häufige technische Fehlerquellen sind lose oder zu trocken aufgebrachte Elektroden oder gebrochene Kabel. Hochfrequenzeinstreuungen durch Elektrochirurgie treten im Operationssaal häufig auf, vor allem bei älteren EKG-Verstärkern. Eine zu starke oder ungeeignete Filterung schränkt die Bewertbarkeit der EKG-Kurven ein. Diese können auch durch Muskelpotentiale verfälscht werden, was bei der Ein- und Ausleitung und bei Regionalanästhesien ins Gewicht fällt. Der Rubrik Anwendungsfehler zuzurechnen

Tabelle 2. Fehlermöglichkeiten bei der indirekten Blutdruckmessung mit Manschettenverfahren (auskultatorisch und oszillometrisch)

Methodisch bedingt	Physiologisch bedingt
Ungenaue oder falsche Kriterien für systolischen, diastolischen und Mitteldruck	Meßstelle nicht repräsentativ für den zu überwachenden Druck
Manschettenbreite und -anlage	Gefäßverschlüsse und -stenosen
Typ und Position des Stethoskops	Druck zu hoch oder zu niedrig
Druckablaßgeschwindigkeit zu hoch	Schnelle Änderungen des Drucks
Blockierung oder Leckage der Vebindungsschläuche	Schwere Rhythmusstörungen
Bewegungs- und andere mechanische Artefakte (z. B. Muskelzittern)	

ist die Wahl einer ungeeigneten Ableitung oder eine unzureichende Zahl von Ableitungen (11, 22). Moderne fünfpolige Ableitungssysteme ermöglichen die gleichzeitige Registrierung von mindestens zwei Ableitungen (z. B. II und ein V5-Äquivalent) und sind deshalb herkömmlichen Systemen, bei denen nur eine Ableitung wiedergegeben werden kann, vorzuziehen. Der Überwachungswert des EKG darf nicht überschätzt werden. Es ermöglicht intraoperativ nur die Differentialdiagnose eines Herzstillstandes, die Erkennung von Arrhythmien, Ischämien und Elektrolytstörungen und die Überwachung eines Pacemakers. Weitergehende Aussagen überfordern die Methode.

Blutdruckmanschette
Die indirekte Blutdruckmessung mit Manschettenverfahren bedient sich verschiedener Kriterien zur Festlegung, welcher Manschettendruck dem systolischen, diastolischen oder mittleren Druck in der Arterie unter der Manschette entspricht. Am verbreitetsten sind die auskultatorischen Kriterien nach Korotkoff und die oszillometrische Methode. Diese hat den Vorteil, daß der mittlere Druck bestimmt werden kann und hat sich unter anderem deshalb als Meßprinzip der modernen automatisch messenden Geräte durchgesetzt (23). Die wichtigsten Fehlerquellen zeigt Tabelle 2. Ist mit sehr variablen oder extremen Werten zu rechnen (z. B. Schock, kontrollierte Hypotonie, kardiopulmonaler Bypass, große Aortenchirurgie, sonstige große Eingriffe mit hohem Blutverlust, hämodynamisch wirksame Arrhythmien), ist der Druck direkt zu messen. Alternativ kann jetzt die kontinuierliche, nichtinvasive Blutdruckregistrierung mit der Servoplethysmoma-

Tabelle 3. Fehlermöglichkeiten bei der Pulsoxymetrie (13)

Hochfrequenzeinstreuungen (Elektrokauter)
Externer Licht- und Wärmestrahlungseinfall
Andere Hämoglobintypen (COHb, MetHb)
Farbstoffe im Blut (z. B. Methylenblau)
Hautpigmente
Externe Farbstoffe (z. B. Nagellack)
Unzureichende Algorithmen unter anderem für
- $SaO_2 < 80$ %
- fehlende oder minimale Pulsationen
Periphere Vasokonstriktion
Bewegungsartefakte
Venöse Stauung, starke venöse Pulsationen
Quantitative Bewertung der Pulsationsamplituden

nometrie eingesetzt werden (siehe unten). Wird der Blutdruck simultan direkt und indirekt registriert, beträgt die mittlere Abweichung ± 10 % für den Mitteldruck und bis zu ± 15 % für den diastolischen Druck. Der Vergleich verschiedener indirekter Verfahren untereinander (z. B. auskultatorisch versus oszillometrisch) ergibt aus methodischen Gründen ebenfalls Abweichungen, die jedoch geringer sind (23).

Pulsoxymetrie
Tabelle 3 faßt die wesentlichen Fehlermöglichkeiten der Pulsoxymetrie zusammen (13). Externer Lichteinfall, Karboxy- und Methämoglobin, injizierte Farbstoffe und Nagellack (1, 2, 6, 18) können die Messungen verfälschen. Bei erhöhten CO- oder Methämoglobinspiegeln wird die Sättigung zu hoch angezeigt. Fetales Hämoglobin und Bilirubin spielen in der Praxis als Fehlerquelle keine Rolle, Hautpigmente wohl auch nicht (13, 38). Nagellack sollte immer entfernt werden, obwohl roter Lack im Gegensatz zu blauem oder grünem nur wenig ausmacht (6). Arterielle O_2-Sättigungen unter 80 % werden von den meisten Geräten nicht mehr genau erfaßt (29). Alle Hersteller sind aber bemüht, die Algorithmen ihrer Geräte so zu verbessern, daß in diesen Bereichen zuverlässiger gemessen wird.

Eine ausgeprägte periphere Vasokonstriktion kann zwar dazu führen, daß keine verwertbaren pulsatorischen Signale mehr erhalten werden (mit deutlichen Unterschieden zwischen verschiedenen Gerätetypen). Jedoch macht eine hypothermiebedingte Zentralisation in der intra- oder postoperativen Phase nur selten Messungen unmöglich (7, 13, 34). Manche Geräte können unter Umständen scheinbar plausible Sättigungswerte anzeigen, obwohl mit Sicherheit kein peripherer Puls mehr vorhanden ist. Das wurde bei der Korrektur angeborener Herzfehler in Kreislaufstillstand und tiefer Hypothermie festgestellt. Die Gründe hierfür sind unbekannt (36).

Summarisch läßt sich zur Genauigkeit angeben, daß pulsoxymetrisch gemessene Sättigungswerte zu 99 % der Meßperiode im Be-

Tabelle 4. Methodisch bedingte Fehlermöglichkeiten bei der Kapnographie

Eichfehler
Interferenz mit N_2O (Collision broadening effect)
Feuchtigkeit oder Verschmutzung in Schlauch oder Meßküvette
Verdünnung des Exspirationsgases, z. B. durch
- Leckage in der Zuleitung
- Verwendung nasaler Kanülen
Keine graphische Darstellung des Kapnogramms
Zu lange Ansprechzeit
Hauptstromanalysatoren:
- inkorrekter endinspiratorischer Abgleich
- zusätzlicher Totraum
Nebenstromanalysatoren:
- Verzögerung und Verzerrung des Meßwertes
- inkorrekte endexspiratorische Anzeige

reich von $\pm$ 8 % der jeweiligen arteriellen O_2-Sättigung liegen. Das 95-%-Vertrauensintervall beträgt $\pm$ 4 % (38). Der entscheidende Wert der Pulsoxymetrie liegt gegenwärtig nicht in ihrer Genauigkeit begründet, sondern in der Möglichkeit, kontinuierlich und nichtinvasiv messen zu können. Geräte, die die plethysmographische Pulskurve wiedergeben, sind zwar solchen vorzuziehen, bei denen ein Anzeigeband pulssynchron ausgelenkt wird, jedoch muß vor einer quantitativen Bewertung des Volumenpulses gewarnt werden.

Kapnographie
Hier werden nur die der Infrarotabsorptionsmethode inhärenten Fehlermöglichkeiten, zusammengefaßt in Tabelle 4, aufgeführt; auf die bei der massenspektrometrischen CO_2-Messung auftretenden Probleme kann nicht eingegangen werden. Für Einzelheiten sei auf eine soeben erschienene Monographie (12) verwiesen. Eichfehler sind vermeidbar, wenn die Anweisungen des Herstellers beachtet werden. Die N_2O-Interferenz läßt sich kompensieren, in vielen modernen Geräteausführungen wird sogar die N_2O-Konzentration zusätzlich mitgemessen. Die Entscheidung zwischen Haupt- oder Nebenstromanalysatoren ist nicht leicht, da beide typische Vor- und Nachteile haben. Bei manchen Typen von Hauptstromanalysatoren wird während der Inspiration vom Gerät automatisch auf Null abgeglichen. Solche Geräte dürfen nicht in Rückatmungssysteme eingebaut werden, weil sie einen CO_2-Anstieg durch Erschöpfung des Absorbers nicht erfassen können. Die Ansprechzeit eines Kapnographen wird von der Atemfrequenz, dem I : E-Verhältnis und vom Gerät bestimmt, ihr Bereich wird mit 13 - 285 ms angegeben. Diese Zeiten reichen bei einer Atemfrequenz < 30/min und I : E < 1 : 1 aus, um den endexspiratorischen CO_2-Gehalt mit 5 % Genauigkeit zu messen. Geräte mit Werten unter 200 ms sind als schnell einzustufen (4).

Der Gradient zwischen arterieller und endexspiratorischer CO_2-Konzentration hängt von der Atemfrequenz, dem Atemzugvolumen,

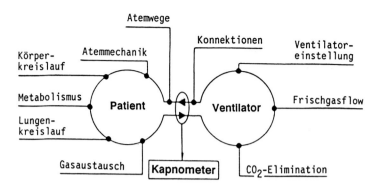

Abb. 3. Respiratorische, kardiozirkulatorische, metabolische und beatmungsgeräteseitige Faktoren, von denen die mit dem Kapnometer gemessene CO_2-Konzentrationskurve beeinflußt wird (Nach 21)

Tabelle 5. Physiologisch bedingte Interpretationsprobleme bei der Kapnographie

Ursachen für Veränderungen im Kapnogramm sind unter anderem:

Ventilation	Hypo- und Hyperventilation Leckage und Diskonnektion Stenose Ventilatordefekt
Metabolismus	
Temperatur	
Herz-Kreislauf-System	HZV-Änderungen Herzstillstand Lungenembolie
Externe CO_2-Quellen	Laparoskopie HCO_3-Zufuhr
Erschöpfter CO_2-Absorber	

dem Totraumquotienten, der Ventilations-Perfusions-Verteilung, der regionalen Compliance- und Resistanceverteilung und dem HZV ab. Beim Lungengesunden ist der Gradient so klein, daß er als gutes Maß für den endexspiratorischen Wert angesehen werden kann (14, 21). Diese Voraussetzung ist bei Lungenerkrankungen und -funktionsstörungen nicht erfüllt, so daß hier wenigstens einmal der arterielle PCO_2 bestimmt werden muß.

Da der aktuelle CO_2-Gehalt im Exspirationsgas von metabolischen, respiratorischen und zirkulatorischen Faktoren bestimmt wird (Abb. 3), kann die Interpretation des Kapnogramms erschwert sein (Tabelle 5). Deshalb besteht trotz einzelner gegenteiliger Voten (21) Übereinstimmung, daß die numerische Wiedergabe des endexspiratorischen Wertes (Kapnometrie) für die Überwachung nicht ausreicht und auf eine fortlaufende graphische Darstellung der CO_2-Konzentrationskurve (Kapnographie) nicht verzichtet werden darf.

Kerntemperatur
Die Überwachung der Kerntemperatur wird zunehmend als Bestandteil des Basismonitorings angesehen. Ein häufiger Fehler ist die fehlende oder falsche Eichung. Die Ansprechzeit der gängigen Sensoren reicht für Überwachungszwecke aus. Die Festlegung einer für die Kerntemperatur geeigneten Meßstelle kann schwierig sein, weil alle Varianten Limitierungen aufweisen (11). Als äußere Einflüsse, die die Temperatur am Meßort verändern können, seien die Eröffnung großer Körperhöhlen, kalte Spüllösungen, Beatmung, Fäzes im Rektum oder Zerumen im Gehörgang genannt.

Invasives Kreislaufmonitoring

Arterieller Druck
Bei allen Druckmessungen im Gefäßsystem muß beachtet werden, daß der Druck im kanülierten Gefäß (z. B. A. radialis) demjenigen, der eigentlich erfaßt werden soll (z. B. Aorta ascendens), tatsächlich entspricht oder wenigstens nahekommt (15, 33). Das Referenz- oder Nullniveau des Manometers sollte beim liegenden Patienten auf dieselbe Höhe wie bei der zentralen Venendruckmessung abgeglichen werden, in sitzender Position dagegen eher auf die Höhe der Schädelbasis.

Die Voraussetzungen einer physikalisch-technisch einwandfreien intravasalen Druckregistrierung sind vom Physiologen O. Frank und seinen Schülern erarbeitet worden. Sie sind bei den in der Praxis verwendeten Druckmeßsystemen keineswegs optimal erfüllt, vor allem nicht bezüglich Frequenzgang und Dämpfung (3, 8, 17, 19). Neue, zum Einmalgebrauch bestimmte Druckwandler sollten hier eine Verbesserung bringen, unter anderem wegen kürzerer Verbindungsschläuche und einem zusätzlich eingebauten Dämpfungsglied. Auch Gefäßveränderungen können zu Fehlmessungen führen (Tabelle 6), speziell im Anschluß an eine extrakorporale Zirkulation (33).

Zentraler Venendruck
Der zentrale Venendruck wird in der Regel nur als Mitteldruck bestimmt. Fehlmessungen können durch ein falsches Referenzniveau, Nichtbeachtung der Atemabhängigkeit, erhöhten intrathorakalen oder intraperikardialen Druck und durch Herzfehler (Vorhofseptumdefekt, Trikuspidalinsuffizienz) zustande kommen.
Liegt der Patient nicht flach auf dem Rücken, ist die Festlegung des Referenzniveaus (rechter Vorhof) erschwert. Dieselben Probleme stellen sich bei der Messung von Pulmonalisdrücken.

Tabelle 6. Fehlermöglichkeiten bei der direkten arteriellen Druckmessung

Manometereigenschaften	Statisch (Empfindlichkeit)
	Dynamisch
Kathetersystem	Länge
	Querschnitt
	Material
	Lufteinschlüsse
Verstärker	Drift
	Linearität
	Eichung
Gefäßprobleme	Thromben
	Anliegendes Kanülenlumen
	Intimaläsion
	Arterielle Verschlußkrankheit
	Vasokonstriktion oder -dilatation nach kardiopulmonalem Bypass
Falsches Referenzniveau	
Ungeeigneter Meßort	

Tabelle 7. Fehlermöglichkeiten bei der Druckmessung in der Arteria pulmonalis einschließlich pulmonalkapillärem Verschlußdruck (PCWP)

Zu enge Katheterlumina
Schleuderzacken
"Overwedging"
Inadäquate Katheterlage
Falsches Referenzniveau
Einfluß der Lagerung
Atemphasenabhängigkeit
Erhöhter intrathorakaler Druck
Pulmonale Hypertonie
Mitralinsuffizienz
Rhythmusstörungen
Kongruenz von PCWP und LAP

Pulmonalisdrücke
Pulmonalarterielle Drücke und der pulmonalkapilläre Verschlußdruck können wegen des engen Lumens und der Länge des Swan-Ganz-Katheters nicht mit derselben dynamischen Genauigkeit wie arterielle Drücke überwacht werden. Fehlerhafte Messungen und Interpretationen sind vor allem einer Nichtbeachtung der in Tabelle 7 aufgelisteten Faktoren zuzurechnen ([5], [11], [20], [28]). Bei erhöhtem intrathorakalem Druck, etwa durch Beatmung, und bei der Notwendigkeit eines Lagerungswechsels ist zu empfehlen,

Tabelle 8. Fehlermöglichkeiten bei HZV-Messung mit Thermodilutionsverfahren

---

Thermistor nicht an das Gerät angepaßt (Linearitätsfehler)
Unzulänglicher Auswertealgorithmus
Nichterkennen von Artefakten
(keine Darstellung der Dilutionskurve)
Injektionsdauer und -geschwindigkeit
Falsche Injektions- oder Thermistorstelle
Veränderung des Strömungsprofils durch die Injektion und durch den Katheter selbst
Nichtstationäre Strömung durch
- pulsierende Strömung
- Atemabhängigkeit
- Arrhythmien
Unvollständige Mischung
Indikatorverluste
Shunt, Rezirkulation

Pulmonalisdrücke weniger als Absolutwerte als in ihrem Verlauf zu bewerten.

HZV-Bestimmung mit Thermodilution
Aus tierexperimentellen Untersuchungen läßt sich summarisch ableiten, daß bei der HZV-Bestimmung mit der Kälteverdünnungstechnik die Abweichungen vom tatsächlichen Wert in der Größenordnung von $\pm$ 10 % liegen, vorausgesetzt, die Methode wird sachgerecht angewendet (9). Trotzdem ist dieses Verfahren bislang das einzige, das routinemäßig für Überwachungszwecke in der Klinik eingesetzt werden kann und gilt deshalb mehr oder weniger notgedrungen als "Golden standard" für die Überprüfung anderer Methoden. Die wichtigsten Fehlerquellen sind summarisch in Tabelle 8 zusammengestellt; für Details muß auf die Literatur verwiesen werden (9, 17).

Neue kontinuierliche Überwachungsverfahren

Die oben erwähnte kontinuierliche Blutdruckmessung mit der Servoplethysmomanometrie (Finapres^R-Gerät) wurde von PENAZ inauguriert und beruht auf dem Prinzip des "Vascular unloading" bzw. des "Arterial volume clamping" (11, 25, 31). Registriert wird der Druck in den Fingerarterien, also weiter peripher als gewohnt. Vorteil der Methode ist, daß man kontinuierlich und nichtinvasiv eine geeichte Druckpulskurve erhält, so daß auch schnelle Druckänderungen erfaßt werden. Da am Finger gemessen wird, sind mittlerer und diastolischer Druck meistens um 6 - 10 mm Hg niedriger, der systolische oft höher als in der A. brachialis oder radialis. Die bisherigen Mitteilungen und eigene Erfahrungen zeigen, daß die Methode zuverlässig arbeitet, aber bei starker peripherer Vasokonstriktion versagen kann

(16). Um ihre Zuverlässigkeit und die Fehlermöglichkeiten genauer beurteilen zu können, müssen noch weitere Erfahrungen gesammelt werden.

Die transkutane O_2- und CO_2-Partialdruckmessung ($PtcO_2$, $PtcCO_2$) wird seit der Einführung kombinierter Elektroden zunehmend für das Monitoring auch außerhalb der Neonatologie propagiert. Es ist jedoch zu betonen, daß beim Erwachsenen $PtcO_2$-Werte dem arteriellen PO_2 bestenfalls im Trend entsprechen, weil sie vom Blutdruck und der peripheren Perfusion abhängen. Bei Zentralisation und Hypothermie geben sie keinerlei Aufschluß über die arterielle Oxygenierung. Die $PtcO_2$-Registrierung ist somit eher ein unspezifisches Zirkulations- als ein Respirationsmonitoring. Die $PtcCO_2$-Messung ist der Kapnographie intraoperativ wegen des größeren Aufwandes, der höheren mechanischen Störanfälligkeit, der längeren Ansprechzeit und des Eichaufwandes unterlegen, wohl aber nicht wegen ihrer Genauigkeit (22).

Zur routinemäßigen kontinuierlichen Schlagvolumenbestimmung werden CW-Ultraschall-Doppler-Geräte mit Ösophagussonden angeboten (z. B. Accucom^R). Mehrere Arbeitsgruppen haben Validierungen dieser Methode mittels Thermodilution durchgeführt. Anfänglich wurde über gute Korrelationen berichtet. Selbst wenn vorausgesetzt wird, daß die Ösophagussonde stabil positioniert bleibt, bestehen schon theoretisch Zweifel, ob mehr als eine Trendüberwachung möglich ist (35). Perioperative Vergleichsmessungen im eigenen Institut bestätigen diese skeptische Einstellung (32). Es fand sich eine nur mäßige Korrelation von 0,59 zwischen Thermodilutions- und Accucom^R-Werten. Wurden die Änderungen des HZV miteinander in Beziehung gesetzt, war r = 0,55. Andere Arbeitsgruppen haben ähnlich unzureichende Übereinstimmungsgrade gefunden (30, 37).

Zurückhaltung ist ebenfalls gegenüber der Impendanzkardiographie, der nichtinvasiven Schlagvolumenberechnung aus den herzschlagsynchronen Änderungen der thorakalen elektrischen Bioimpendanz, geboten. Diese seit mehr als 20 Jahren periodisch wiederkehrende Methode ist durch einen neuen Algorithmus und verbesserte Elektronik wieder aktuell geworden. Das Schlagvolumen scheint unter konstanten Registrierbedingungen trendmäßig sogar recht gut erfaßt zu werden. Die abolutenWerte sind jedoch auch unter optimalen Registrierbedingungen nicht zuverlässig. Vergleichsmessungen mit der Thermodilution haben Korrelationskoeffizienten zwischen 0,43 und 0,78 ergeben (30, 32, 37).

Literatur

1. ANDERSON, S. T., HAJDUCZEK, J., BARKER, S. J.: Benzocaine-induced methemoglobinemia in an adult: accuracy of pulse oximetry with methemoglobinemia. Anesth. Analg. **67**, 1099 (1988)

2. BLOCK, F. E.: Interference of a pulse oximeter from a fiber-optic light source. J. Clin. Monit. 3, 210 (1987)

3. BRUNNER, J. M. R.: Handbook of blood pressure monitoring. Littleton (Mass.): PSG Publishing Co. 1978

4. BRUNNER, J. X., WESTENSKOW, D. R.: How the rise time of carbon dioxide analysis influences the accuracy of carbon dioxide measurements. Brit. J. Anaesth. 61, 628 (1988)

5. CIVETTA, J. M.: Pulmonary artery catheter insertion. In: The pulmonary artery catheter. Methodology and clinical applications (ed. C. L. SPRUNG), p. 21. Baltimore: University Park Press 1983

6. COTE, C. J., GOLDSTEIN, E. A., FUCHSMAN, W. H., HOAGLIN, D. C.: The effect of nail polish on pulse oximetry. Anesth. Analg. 67, 683 (1988)

7. GABRIELCZYK, M. R., BUIST, R. J.: Pulse oximetry and post-operative hypothermia. Anaesthesia 43, 402 (1988)

8. GARDNER, R. M.: Direct blood pressure measurement - Dynamic response requirements. Anesthesiology 54, 227 (1981)

9. GILLY, H.: Fluß- und Volumsbestimmung. In: Monitoring in der Anaesthesiologie und Intensivmedizin. Biomedizinisch-technische Aspekte (eds. H. BERGMANN, H. GILLY, T. KENNER, S. SCHUY, K. STEINBEREITHNER). Beiträge zur Anaesthesiologie und Intensivmedizin, Bd. 3, p. 215. Wien, München, Bern: Maudrich 1983

10. GRAVENSTEIN, J. S., VRIES de, A., BENEKEN, J. E. W.: Sampling intervals for clinical monitoring of variables during anesthesia. J. Clin. Monit. 5, 17 (1989)

11. GRAVENSTEIN, J. S., PAULUS, D. A.: Clinical monitoring practice, 2nd ed. Philadelphia, London, Mexico City, New York, St. Louis, Sao Paulo, Sydney: Lippincott 1987

12. GRAVENSTEIN, J. S., PAULUS, D. A., HAYES, T. J.: Capnography in clinical practice. Boston, London, Singapore, Sydney, Toronto, Wellington: Butterworths 1989

13. KELLEHER, J. F.: Pulse oximetry. J. Clin. Monit. 5, 37 (1989)

14. KINASEWITZ, G. T.: Use of end-tidal capnography during mechanical ventilation. Resp. Care 27, 169 (1982)

15. KULKA, P. J., ROMMELSHEIM, K.: Meßortabhängige Fehlbestimmung des arteriellen Blutdrucks unter exzessiver Katecholamintherapie beim Low-cardiac-output-Syndrom. Anästh. Intensivther. Notfallmed. 22, 221 (1987)

16. KURKI, T., SMITH, N. T., HEAD, H., DEC-SILVER, H., QUINN, A.: Noninvasive continuous blood pressure measurement from the finger: optimal measurement conditions and factors affecting reliability. J. Clin. Monit. 3, 6 (1987)

17. MENDLER, N.: Invasives hämodynamisches Monitoring - Meßtechnische Aspekte. In: Notwendiges und nützliches Messen in Anästhesie und Intensivmedizin (eds. E. RÜGHEIMER, Th. PASCH), p. 196. Berlin, Heidelberg, New York, Tokyo: Springer 1985

18. MICHAELIS, G., BISCOPING, J., SÄLZER, A., HEMPELMANN, G.: Der Einfluß der Dyshämoglobinämie (Methämoglobin- und Carboxyhämoglobinämie) auf die Meßgenauigkeit der Pulsoximetrie während langdauernder Operationen. Anästh. Intensivther. Notfallmed. 23, 102 (1988)

19. MORR-STRATHMANN, U., TILLMANN, W.: Grundlagen des invasiven Kreislaufmonitoring, 2. Aufl. Wiesbaden: Deutsche Abbott 1984

20. NADEAU, S., NOBLE, W. H.: Misinterpretation of pressure measurements from the pulmonary artery catheter. Canad. Anaesth. Soc. J. 33, 352 (1986)

21. PALOHEIMO, M. P. J.: A carbon dioxide monitor that does not show the waveform has value. J. Clin. Monit. 4, 210 (1988)

22. PASCH, Th.: Die Überwachung des Patienten in der Narkose. Anaesthesist 35, 708 (1986)

23. PASCH, Th.: Oszillometrische Blutdruckautomaten. Medizintechnik 106, 4 (1986)

24. PASCH, Th.: Internationale Standards für das operative Monitoring. In: ZAK München 1987. Hauptthemen - Band IV (eds. K. PETER, J. GROH). Anaesthesiologie und Intensivmedizin, Bd. 206, p. 285. Berlin, Heidelberg, New York, London, Paris, Tokyo: Springer 1988

25. POHL, U., WESSELING, K. H., PETERSEN, E., BASSENGE, E.: Kontinuierliche, nichtinvasive Blutdrucküberwachung durch Servo-Manometrie am Finger. In: Notwendiges und nützliches Messen in Anästhesie und Intensivmedizin (eds. E. RÜGHEIMER, Th. PASCH), p. 221. Berlin, Heidelberg, New York, Tokyo: Springer 1985

26. RUSHMER, R. F., BAKER, D. W., STEGALL, H. F.: Transcutaneous Doppler flow detection as a nondestructive technique. J. appl. Physiol. 21, 554 (1966)

27. SCHREIBER, P. J., SCHREIBER, J. M.: Ein elektronisches Monitoringsystem für Narkose und Narkosegerät mit integriertem prioritätsgeordnetem Alarmsystem. In: Die Inhalationsnarkose: Steuerung und Überwachung (eds. H. SCHWILDEN, H. STOECKEL). Intensivmedizin, Notfallmedizin, Anästhesiologie, Bd. 58, p. 184. Stuttgart, New York: Thieme 1987

28. SCHUSTER, H. P.: Messung und Interpretationsmöglichkeiten des Druckes in der Arteria pulmonalis und des pulmonalkapillären Verschlußdrucks. In: Hämodynamisches Monitoring (eds. F. JESCH, K. PETER). Anaesthesiologie und Intensivmedizin, Bd. 156, p. 89. Berlin, Heidelberg, New York, Tokyo: Springer 1983

29. SEVERINGHAUS, J. W., NAIFEH, K. H.: Accuracy of response of six pulse oximeters to profound hypoxia. Anesthesiology 67, 551 (1987)

30. SIEGEL, L. C., SHAFER, S. L., MARTINEZ, G. M., REAM, A. K., SCOTT, J. C.: Simultaneous measurements of cardiac output by thermodilution, esophageal Doppler, and electrical impedance of anesthetized patients. J. Cardiothor. Anesth. 2, 587 (1988)

31. SMITH, N. T., WESSELING, K. H., DE WIT, B.: Evaluation of two prototype devices producing noninvasive, pulsatile, calibrated blood pressure measurement from a finger. J. Clin. Monit. 1, 17 (1985)

32. SPAHN, D. R., SCHMID, E. R., TORNIC, M., JENNI, R., BAETSCHER, A.: Continuous, noninvasive cardiac output monitoring by electrical bioimpedance and transesophageal continuous-wave Doppler ultrasound. Anesthesiology 69, A236 (1988)

33. STERN, D. H., GERSON, J. I., ALLEN, F. B., PARKER, F. B.: Can we trust the direct radial artery pressure immediately following cardiopulmonary bypass. Anesthesiology 62, 557 (1985)

34. STRIEBEL, H. W., STEINHOFF, U., KRAUSE, H., KRETZ, F. J.: Die Zuverlässigkeit der pulsoximetrischen Überwachung der arteriellen Sauerstoffsättigung bei zentralisierten hypothermen Patienten. Anästh. Intensivther. Notfallmed. 23, 200 (1988)

35. TIBBALS, J.: Doppler measurement of cardiac output - a critique. Anaesth. intens. Care 16, 475 (1988)

36. WEISS, B. M., SCHMID, E. R., STAUSS, P., HUCH, R.: Pulse oximetry during open heart surgery: a note of caution. Anesthesiology 69, A318 (1988)

37. WONG, D. H., TREMPER, K. D., TRUJILLO, R. J., ZACCARI, J.: Noninvasive cardiac output: simultaneous comparisons of two methods with thermodilution. J. Clin. Monit. 4, 163 (1988)

38. WUKITSCH, M. W., PETTERSON, M. T., TOBLER, D. R., POLOGE, J. A.: Pulse oximetry: analysis of theory, technology and practice. J. Clin. Monit. 4, 290 (1988)

Maßnahmen zur Verhütung von Infektionen in der Anästhesie

Von J. Krieger und H. Rüden

1 Einleitung

Es ist unmöglich, alle Berührungspunkte der Krankenhaushygiene mit der Anästhesie in einem kurzen Beitrag darzustellen. Daher soll an dieser Stelle auf zwei Fallbeispiele aus dem Bereich Intensivmedizin eingegangen werden, um Hygieneprobleme aus dem Intensivpflegebereich aufzuzeigen und Lösungen darzustellen. Ferner sollen Aspekte wie Geräteaufbereitung, Verhalten nach septischen Operationen und Personalmaßnahmen in der OP-Abteilung und auf der Intensivpflegestation behandelt werden.

2 Fallbeispiele

Beim ersten Fall handelt es sich um das Auftreten oxacillinresistenter S.-aureus-Stämme auf einer interdisziplinären operativen Intensivpflegestation (vorzugsweise mit Mehrbettzimmern) eines Krankenhauses der Maximalversorgung. Hier konnte die Endemie letztlich durch eingreifende Änderungen der Arbeitsabläufe am Patienten und auf der Station sowie durch personelle Konsequenzen beendet werden.

Im zweiten Fall handelt es sich um das Auftreten von Legionella-pneumophila-Pneumonien bei Patienten der Intensivpflegestation eines Transplantationszentrums. Hier kam es zwar ebenfalls zu keinen weiteren Erkrankungen, aber in diesem Fall war es dem beratenden Hygieniker nicht möglich, für die Zukunft eine befriedigende Lösung zur weitgehenden Ausschaltung des Infektionsrisikos anzubieten.

2.1 Fall 1

Während der Dauer von 13 Monaten konnten diskontinuierlich oxacillin- und multiresistente S.-aureus-Isolate (MRSA) im Untersuchungsmaterial (Trachealsekret, Wundabstriche, Blutkulturen, Venenkatheterspitzen, Urinproben und Periduralkatheterspitze) von 39 beatmeten Patienten der operativen Intensivpflegestation beobachtet werden. Die Erreger waren resistent gegen Oxacillin, alle Penicilline, Cefalosporine und Aminoglykoside, durchgehend empfindlich ausschließlich gegen die Kombination Trimethoprim-Sulfomethoxazol und Vancomycin (4).

Im Rahmen von Umgebungsuntersuchungen gelang bei sieben Mitgliedern des Pflegepersonals der Station der Nachweis von MRSA in der Nase bzw. im Rachen und an den Händen. Zusätzlich konnten die MRSA im direkten Umfeld der Patienten (unter anderem Infusionsflaschen, -systeme und -pumpen, Monitore, Beatmungsgeräte, Pflegeutensilien) sowie in der Raumluft des Flurs vor den Patientenzimmern gefunden werden.

Die bei Patienten und Personal, in der Luft und im Umfeld nachgewiesenen Stämme wiesen alle ein identisches Antibiogramm sowie gleiche Phagenbilder (Gruppe III des Internationalen Phagensatzes mit Reaktion der Testphagen 6/75 in der 100fachen Konzentration) sowie gleiche Plasmidprofile (Plasmide der Größe 1,8 und 20 Megadalton) auf (3). Aufgrund der feindiagnostischen Übereinstimmungen kann mit hoher Sicherheit davon ausgegangen werden, daß es sich bei den untersuchten S.-aureus-Isolaten um identische Stämme handelte.

Nach Bekanntwerden der ersten Fälle wurden den Klinikern erste Isolierungsmaßnahmen empfohlen. Nach gemeinsamen Visiten und Besprechungen wurde erst stichprobenartig das Personal einzelner Schichten, dann das gesamte Personal der Station auf Trägertum von S. aureus untersucht. Die Personen, die bei wiederholten Untersuchungen MRSA im Nasen-Rachen-Raum aufwiesen, wurden in andere Krankenhausbereiche versetzt. Zusätzlich wurde die Isolierung der Patienten verstärkt und mit zimmerbezogenen langärmeligen Schutzkitteln, Kopfhaube, Mund- und Nasenschutz sowie teilweise mit Schutzhandschuhen gearbeitet. Der Zutritt zur Station wurde auf Personen beschränkt, die für Pflege, Therapie und Diagnostik notwendig waren.

Nach Bekanntwerden der Kontamination des direkten Patientenumfeldes mit MRSA wurde die desinfizierende Reinigung, die bis dahin wegen Personalknappheit nicht immer täglich durchgeführt werden konnte, intensiviert (Verwendung eines aldehydhaltigen Desinfektionsmittel-Präparates der VII. Liste der DGHM, 1-Stunden-Wert-Konzentration) (12).

Der Nachweis von S. aureus in der Luft im Flur war zurückzuführen auf eine positive Schutzdruckhaltung der Raumlufttechnischen (RLT-)Anlage in den Patientenzimmern mit einem Überströmen der Raumluft in den Flurbereich. Nach Umregulierung der RLT-Anlage waren derartig hohe Keimkonzentrationen von S. aureus in der Flurluft nicht mehr nachweisbar.

Nachdem trotz der bisher durchgeführten Maßnahmen weitere Fälle mit MRSA-Kontamination bzw. -Infektion auftraten, wurden alle MRSA-Patienten auf einer Stationshälfte zusammengefaßt und dieser Stationsteil räumlich durch Ziehen einer Zwischenwand personell und organisatorisch vom übrigen Stationsteil abgetrennt. Erst diese mit großen Schwierigkeiten verbundenen Maßnahmen im Zusammenhang mit der nun vorbildlichen Disziplin des Personals, das fürchtete, selbst besiedelt zu werden, haben letztlich zum Erfolg geführt.

2.2 Fall 2

Beim zweiten Fall, dem Auftreten von Legionella-pneumophila-Infektionen bei sechs immunsupprimierten Transplantationspatienten, handelte es sich um Fälle von atypischen Pneumonien nach Transplantationen mit nachfolgender Immunsuppression. Im Rahmen der Diagnostik waren bei den Patienten entweder Legionellen direkt isoliert oder signifikant erhöhte AK-Titer im Serum bzw. Urin nachgewiesen worden.

Da Legionellen nach bisherigem Kenntnisstand ausschließlich über erregerhaltige Aerosole übertragen werden, wurden an allen Wasserstellen auf der Intensivpflegestation Proben entnommen und auf Kontamination mit Legionellen untersucht (10).

Zusätzlich wurden retrospektiv die Krankengeschichten durchgesehen, um Aufschluß über die Genese der Infektionen zu erhalten und eventuell eine Zuordnung zu den Untersuchungsergebnissen der Wasserstellen treffen zu können. Als Arbeitshypothese wurde angenommen, daß das gesamte Warmwassernetz mit Legionella pneumophila kontaminiert war.

Aufgrund der Inkubationszeit sowie der Ergebnisse der Serotypisierung bestand für vier Patienten der Verdacht fort, daß es sich um eine nosokomiale Infektion handeln könnte. Da Legionellen ubiquitär in Warmwassersystemen vorkommen und erst von einer Temperatur von > 60 °C an abgetötet werden, wurde in Erwägung gezogen, ob einige Patienten bereits eine inapparente Legionellose von zu Hause mitgebracht hatten, die normalerweise nicht zum Ausbruch gekommen wäre oder nur geringgradige Symptome hervorgerufen hätte. Unter Einsetzen der immunsuppressiven Therapie nach der jeweiligen Transplantation konnte die inapparente Infektion manifest geworden sein.

Diese Hypothese wurde erhärtet durch die Tatsache, daß die Patienten auf der Intensivpflegestation nur mit sterilisiertem Wasser in Berührung kamen (auch beim Waschen der Patienten wurde sterilisiertes Wasser verwandt) und die Wasserstellen in den Patientenzimmern nur äußerst selten benutzt wurden.

Die Ergebnisse der umfangreicheren Untersuchung der Warmwasserstellen der Intensivpflegestation auf Legionellen ergab, daß sofort nach Öffnen des Wasserhahns 45 von 60 untersuchten Warmwasserproben (ca. 75 %) Legionella pneumophila enthielten. Nach 30minütigem Ablaufen des Wassers enthielten 22 von 60 Proben (ca. 35 %) L. pneumophila. Es zeigte sich, daß das Ablaufen des Wassers zwar eine Reduktion der Kontaminationsrate erbrachte, aber eine Sicherheit für die Patienten bei einer Kontamination von 37 % der Wasserstellen nicht bestand.

Als Hygienemaßnahme wurde empfohlen, die Wasserstellen in den Patientenzimmern weiterhin nicht zu benutzen. Zusätzlich sollte das auf der Station tätige Personal nach Wasserkontakt (z. B. beim Händewaschen) eine hygienische Händedesinfektion durchführen, um eine Übertragung auf Patienten zu vermeiden, obgleich nur der aerogene Übertragungsweg von Bedeutung ist. Zur allgemeinen Verminderung der Kontamination des Leitungsnetzes mit L. pneumophila wurde eine intermittierende Erhitzung des Wassers an zentraler Stelle auf 70 °C empfohlen. Eine Chlorung des Wassers (das Berliner Trinkwasser wird wegen seiner guten mikrobiologischen Qualität nicht gechlort) entsprechend der gesetzlich vorgeschriebenen Dosierung erschien wegen der bekannten Chlorresistenz der Erreger nicht sinnvoll.

3 Bauliche Gestaltung von Intensivpflegestationen

Entsprechend den Erfahrungen und Erkenntnissen über Verbreitungswege nosokomialer Infektionen ergeben sich folgende Anforderungen an die baulich-funktionelle Gestaltung von Intensivpflegestationen:

1. Da nicht der Intensivpatient vor der im und außerhalb des Krankenhauses vorherrschenden Mikroflora geschützt werden muß, sondern es umgekehrt nötig erscheint, die mikrobielle Kontamination eines jeden Intensivpatienten auf ihn selbst begrenzt zu halten, ist unter der Vorstellung, daß der Ort der Kontamination das einzelne Patientenzimmer ist, eine gemeinsame Personalumkleideschleuse für die Intensivpflegestation nicht notwendig. Statt dessen sollte bei Patienten, die eines besonderen Infektionsschutzes bedürfen, sowie bei solchen, die als Keimquelle für ihre Umgebung einzustufen sind, pro Patientenzimmer für das direkt am Patienten tätige Personal ein besonderer zusätzlicher Schutzkittel zur Verfügung stehen.

2. Ebenso sind Einbett- statt Mehrbettzimmer zu fordern (5, 7), um kolonisierte bzw. infizierte Patienten isolieren zu können. Jeweils einer Einheit von zwei Patientenzimmern wird eine gemeinsame Entsorgungszone vorgelagert, die auch als unreiner Pflegearbeitsraum genutzt wird.

   Patienten in Risikobereichen bedürfen einer sehr personalintensiven Pflege; die Forderung nach der Zuordnung einer Pflegekraft pro Intensivpatient wird durch dieses bauliche Konzept noch unterstrichen, da auf Intensivpflegestationen mit Mehrbettzimmern auch die personellen Richtwerte stärker unterschritten werden als auf Stationen mit Einbettzimmern (5).

   Es muß hervorgehoben werden, daß die besten räumlichen und apparativen Grundbedingungen nichts nützen, wenn die jeweilige Anästhesieabteilung nicht über einen ausreichenden Stellenschlüssel für ärztliches sowie auch für pflegerisches Personal verfügt. Die dringende Forderung nach einer Anpassung der Stellenschlüssel an die gestiegenen Bedürfnisse der modernen Intensivüberwachung und -therapie wird hier durch den Krankenhaushygieniker deutlich unterstützt und mitgetragen.

3. Die Notwendigkeit von Raumlufttechnischen Anlagen auf Intensivpflegestationen wird durch die DIN 1946 Teil 4 (1) geregelt. Entsprechend dem neu gefaßten Entwurf dieser Richtlinie wird eine Raumlufttechnische Anlage nur noch für einen Teil der Patientenzimmer gefordert. Zugeordnete Räume können ohne Raumlufttechnische Anlage betrieben werden. Zu fordern wäre demnach eine RLT-Anlage aus infektionsprophylaktischen Gründen nur für Räume, in denen infektionsgefährdete Säuglinge sowie Frühgeborene außerhalb von Inkubatoren, stark infektionsgefährdete Patienten wie Verbrennungspatienten sowie Patienten mit aerogen übertragbaren Erkrankungen (z. B. Beatmungspatienten) behandelt werden. Aus <u>klimaphysiologischen Gründen</u> (z. B. wegen zu hoher Raumlufttemperaturen) kann eine RLT-Anlage bei Patienten mit Herz- und Kreislauferkrankungen notwendig sein.

4 Hygienemaßnahmen zur Unterbrechung von Übertragungswegen in der Operationsabteilung sowie auf Intensivpflegestationen

4.1 Geräteaufbereitung

Die Schläuche von Narkosegeräten sollten nach jeder Narkose gewechselt und in automatisch ablaufenden Verfahren thermisch (> 90 °C) oder chemothermisch (60 °C, zusätzlich ein aldehydhaltiges Desinfektionsmittel) desinfizierend gereinigt werden. Jeder Patient hat einen Anspruch auf ein frisch aufbereitetes Schlauchsystem. Wärme- und Feuchtigkeitsaustauscher ersparen nicht die ordnungsgemäße Aufbereitung. Die Oberflächen der Narkosegeräte sollten mindestens am Ende des OP-Programms mit einem aldehydhaltigen Desinfektionsmittel desinfizierend gereinigt werden. Die Aufbereitung des Kreissystems (thermisch oder chemothermisch) sollte mindestens einmal wöchentlich erfolgen. An dieser Stelle sei darauf hingewiesen, daß die Behandlung der Geräte in der Formaldehyd-Desinfektionskammer (z. B. Aseptor) auch wegen ihrer nicht ausreichenden Desinfektionswirkung (8) abgelehnt werden muß.

Schläuche und Befeuchter von Beatmungsgeräten sollen täglich gewechselt werden. Die Aufbereitung der Beatmungsgeräte (desinfizierende Reinigung der Oberflächen) erfolgt mindestens vor jedem Wechsel des Patienten. Wärme- und Feuchtigkeitsaustauscher ersparen ebenfalls nicht die tägliche ordnungsgemäße Aufbereitung (2, 6).

4.2 Verhalten im Operationssaal nach aseptischen und septischen Operationen

Je nach Besiedlung einer Operationswunde werden Patienten klassischerweise in Deutschland in zwei Kategorien eingeteilt: einerseits in aseptische Patienten und andererseits in septische Patienten. Im angelsächsischen Sprachraum hat sich seit längerer Zeit eine differenziertere Einteilung durchgesetzt, die eine klare Definition der einzelnen Operationswunden im Hinblick auf mikrobielle Besiedlung, Infektionsgefährdung und Kontaminationsmöglichkeiten gibt:

- streng aseptische Eingriffe - saubere Operationswunden,
- aseptisch kontaminierte Operationswunden - sauber kontaminierte Eingriffe,
- bedingt aseptische Eingriffe - kontaminierte Operationswunden,
- septische und infizierte Eingriffe, schmutzige Operationswunden.

Von einer aseptischen Wunde geht keinerlei Gefahr für den Patienten oder das Krankenhauspersonal aus. Auch die aseptisch kontaminierte Wunde und die bedingt aseptische Wunde stellen für den Patienten nur eine Gefahr in Hinblick auf die endogenen Infektionen dar. Anders sieht dies mit kontaminierten Wundgebieten aus:

- für den Patienten selber
  (Ausbreitung der Infektion),
- für das Personal
  (z. B. Verletzung durch Instrumente, Blutkontakte),
- für nachfolgende Patienten
  (wenn die Erreger durch Desinfektionsmaßnahmen nicht ordnungsgemäß beseitigt werden).

Hier handelt es sich um fakultativ oder obligat pathogene Erreger, die während der Operation unter Umständen in großer Zahl freigesetzt werden und bei mangelndem Hygienebewußtsein des ärztlichen und pflegerischen Personals eine Gefährdung für Patienten und Personal darstellen können. Untersuchungen (9) haben allerdings gezeigt, daß sich die Kontamination des unbelebten OP-Umfeldes des Patienten nach septischen und aseptischen Operationen unterscheidet (mit höheren Raten nach septischen Operationen), daß aber auch nach aseptischen Operationen eine nicht unerhebliche Kontamination im Umfeld festzustellen ist.

An dieser Stelle soll darauf hingewiesen werden, daß sich die Ver- und Entsorgungsmaßnahmen zwischen aseptischen und septischen Operationen grundsätzlich <u>nicht</u> unterscheiden. Auch die Art der desinfizierenden Reinigung zwischen den Operationen unterscheidet sich nicht. So muß auch zwischen den einzelnen septischen Operationen wischdesinfiziert werden. Obgleich immer wieder zu hören ist, "Der Saal ist ja nun sowieso septisch, da braucht man doch nicht zu desinfizieren", muß deutlich darauf hingewiesen werden, daß diese Behauptung falsch ist. Durch eine unzureichende oder gar nicht durchgeführte Desinfektion kann der nachfolgende Patient eine zusätzliche Infektion durch einen anderen Erreger vom Vorgänger akquirieren.

Dennoch gibt es einige spezielle Verhaltensweisen bei septischen Operationen, die empfohlen bzw. vorgeschrieben werden (9):

- so wenig Personen im OP-Saal wie möglich,
- das Personal wechselt nicht mehr in andere OP-Säle,

Tabelle 1. Hygienische Maßnahmen nach aseptischen und septischen Operationen, A = aseptische Operationen, S = septische Operationen (Aus 9)

Desinfektionsmaßnahmen	A	S
Scheuer-Wisch-Desinfektion (DGHM 1-Stunden-Wert-Konzentration) - Fußboden im patientennahen Umfeld - Sichtbare Kontaminationen - Sofort nach Vorbereitung für die nächste Operation	X	X
Tagesabschlußdesinfektion (DGHM 1-Stunden-Wert-Konzentration) - Alle Flächen (Wände bis ca. 1,5 m) sowie Inventar	X	X

Personalmaßnahmen	A	S
Steriles Personal:		
- Ablegen der benutzten OP-Schutzkittel im OP-Saal	X	X
- Ausziehen der OP-Handschuhe im OP-Saal (potentiell HBV-kontaminiert)	X	X
- Ablegen des Mund- und Nasenschutzes im OP-Saal		X
- Ausziehen der OP-Schuhe im OP-Saal		X
- Hygienische Händedesinfektion vor Verlassen des OP-Saals		X
Unsteriles Personal:		
- Ablegen des eventuell getragenen Überkittels im OP-Saal		X
- Ablegen des Mund- und Nasenschutzes		X
- Ausziehen der OP-Schuhe im OP-Saal		X
- Hygienische Händedesinfektion vor Verlassen des OP-Saals		X
- Hygienische Händedesinfektion nach Patientenkontakt	X	X
Ein Wechsel der Bereichskleidung erfolgt nur bei sichtbarer Kontamination mit Blut oder anderen Körpersekreten	X	X

- zusätzlich benötigte Materialien werden in den OP-Saal gereicht (Springer bleibt im OP-Saal),
- alle Materialien (Wäsche, Schutzkleidung, Einwegartikel sowie Geräte und der OP-Tisch) verbleiben im Saal.

Die erforderlichen Desinfektions- und Personalmaßnahmen nach aseptischen und septischen Operationen sind in Tabelle 1 dargestellt.

Nach Durchführung dieser Maßnahmen kann sofort weiteroperiert werden, d. h. Stillstandszeiten von mehreren Stunden sind hygienisch nicht erforderlich. Eine Raum(luft)desinfektion durch Verdampfen, Vernebeln oder Versprühen von Formaldehyd oder anderen Desinfektionsmitteln ist nicht erforderlich.

5 Personalmaßnahmen im OP-Bereich und auf Intensivpflegestationen

Im Vergleich zu den baulich-funktionellen Gesichtspunkten ergeben sich folgende Anforderungen an das Personal einer Intensivpflegestation:

1. Auf Intensivpflegestationen mit infektionsgefährdeten Patienten ist normale Bereichskleidung zu tragen. Diese Kleidung ist mindestens täglich zu wechseln. Somit entfällt die Notwendigkeit einer Personalumkleideschleuse. Patienten mit mikrobieller Besiedlung oder mit Infektionen werden mit zusätzlicher langärmeliger Schutzkleidung, eventuell sogar mit Haar-, Mund- und Nasenschutz patientenorientiert behandelt. Die hierzu notwendige zusätzliche Kleidung verbleibt im Zimmer.

2. Träger nosokomialer Infektionserreger im Nasen-Rachen-Raum unter dem Personal sollten bei für Patienten infektionsgefährdenden Tätigkeiten wie Verbandwechsel, endotracheales Absaugen etc. einen Mund- und Nasenschutz tragen. Da bei Keimträgern auch die Haut und insbesondere die Hände kontaminiert bzw. kolonisiert sein können, ist auf die regelmäßige und sorgfältige Durchführung der hygienischen Händedesinfektion zu achten. Träger von multiresistenten nosokomialen Infektionserregern sollten beim Auftreten von besiedelten bzw. infizierten Patienten außerhalb der Risikobereiche eingesetzt werden, bis die betreffenden Erreger bei ihnen nicht mehr nachweisbar sind.

6 Schlußbemerkung

Verhütung von nosokomialen Infektionen in hygienischen Risikobereichen, z. B. in Operationsabteilungen und Intensivpflegestationen, ist Aufgabe und Herausforderung einer jeden dort tätigen Person. Wie die Vergangenheit gezeigt hat, ist es allein nicht ausreichend, über eine günstige bauliche und apparative Ausstattung zu verfügen. Die persönliche Disziplin eines jeden Mitarbeiters ist hier gefordert und kann sicherlich manche Mängel zu kompensieren helfen. Ständige Bereitschaft, eigene Handlungsweisen kritisch zu betrachten und Infektionswege nachzuvollziehen, ist dabei die Grundlage präventiven Handelns. Die Diskussion mit dem Krankenhaushygieniker z. B. im Rahmen eines mikrobiologischen Monitoring (11) und gemeinsamer klinischer Visiten kann hierbei zu einer fruchtbaren Zusammenarbeit führen.

Literatur

1. ANONYM: DIN 1946 Teil 4 (Entwurf): Raumlufttechnik - Raumlufttechnische Anlagen in Krankenhäusern (VDI-Lüftungsregeln). Berlin: Beuth 1987

2. BYGDEMAN, S., EULER v., C., NYSTRÖM, B.: Moisture exchangers do not prevent patient contamination of ventilators. A microbiological study. Acta anaesth. scand. 28, 591 (1984)

3. COLLINS, J. K., SMITH, J. S., KELLY, M. T.: Comparison of phage typing, plasmid mapping, and antibiotic resistance patterns as epidemiologic markers in a nosocomial outbreak of methicillin-resistant Staphylococcus aureus infections. Dign. Microbiol. Infect. Dis. 2, 233 (1984)

4. KRIEGER, J., WAGNER, J., RÜDEN, H.: Auftreten multiresistenter Staphylococcus aureus-Isolate (MRSA) auf einer operativen Intensivpflegestation. Hyg. Med. 13, 321 (1988)

5. MARTINY, H., STREMPEL v., A., RÜDEN, H.: Zwei Intensivpflegestationen mit Einbett- und Vierbettzimmern - baulich-funktionelle und hygienische Untersuchungen. Hyg. Med. 7, 524 (1982)

6. PING, F. C., OULTON, J. L., SMITH, J. A., SKIDMORE, A. G., JENKINS, L. C.: Bacterial filters - are they necessary on anaesthetic machines? Canad. Anaesth. Soc. J. 26, 415 (1979)

7. REHORK, B.: Vergleichende Untersuchungen über Kontamination und Ausbreitung von gramnegativen nosokomialen Infektionserregern auf zwei internistischen Intensivpflegestationen in Abhängigkeit von der baulich funktionellen Gestaltung. Med. Inaugural-Diss. Medizinische Fachbereiche FU Berlin (Im Druck)

8. TABEL, H., WURCHE, T., MARTINY, H., KEGEL, M., RÜDEN, H.: Mikrobiologische Untersuchungen an Beatmungs- und Narkosegeräten. Hyg. Med. 11, 352 (1986)

9. WEIST, K., KRIEGER, J., RÜDEN, H.: Vergleichende Untersuchungen bei aseptischen und septischen Operationen unter besonderer Berücksichtigung von S. aureus. Hyg. Med. 13, 369 (1988)

10. WINN, C. W.: Legionnaires disease: historical perspective. Clin. Microbiol. Rev. 1, 60 (1988)

11. XANDER, L., MARTINY, H., WAGNER, J., RÜDEN, H.: Ein Informationssystem für die Krankenhaushygiene: III. Mitteilung: Explorative Datenanalyse dynamischer Aspekte im Erregerspektrum der Patientenproben aus zwei Intensivpflegeeinheiten eines Berliner Universitätsklinikums. Zbl. Bakt. Hyg. B 184, 321 (1987)

12. ZASTROW, K., RÜDEN, H.: Flächendesinfektion im Krankenhaus. Öff. Gesundh.-Wes. **48**, 1 (1986)

Zuverlässigkeit von Infusionssystemen und Geräten

Von J. E. Schmitz und M. N. Schreiber

Die Infusionstherapie ist aufgrund ihrer speziellen technischen und therapeutischen Besonderheiten mit spezifischen Problemen verbunden, die zu einem Versagen des gewünschten therapeutischen Effektes oder zu Risiken für den Patienten führen können. Die Aufgaben des Infusionssystems und der dabei verwendeten Geräte bestehen in der sicheren Applikation von Flüssigkeiten mit einer festgelegten Förderrate auf einem vorgegebenen Weg.

Die Methoden der parenteralen Flüssigkeitszufuhr haben in den letzten Jahren eine deutliche Weiterentwicklung erfahren. Dennoch ist eine Reihe von Problemen und Gefahren auch heute noch ungelöst. Zwischenfälle und Komplikationen können dabei im Bereich der Geräte, der Anwendungstechnik sowie durch Inkompatibilitäten oder mikrobielle und partikuläre Kontaminationen entstehen.

Den letztgenannten Risiken ist wegen ihrer Bedeutung und Häufigkeit in den letzten Jahren vermehrt Aufmerksamkeit zuteil geworden (7), so daß es sicherlich ausreicht, diesen Bereich nur kursorisch zu streifen.

1 Mikrobielle Kontamination

Trotz einiger in der Vergangenheit mitgeteilter Zwischenfälle über primär kontaminierte Infusionslösungen ist heute dieses Risiko praktisch ausgeschlossen, wenn nach den GMP-Richtlinien produziert wird. Demgegenüber ist das mikrobielle Risiko, das bei der täglichen praktischen Durchführung einer Infusionstherapie auftritt, weiterhin von erheblicher Bedeutung. Bei der Entstehung infusionstherapiebedingter Infektionen können zahlreiche Möglichkeiten des Fehlverhaltens mitwirken, angefangen von der Vorbereitung der Lösung, der Häufigkeit des Zuspritzens oder Zumischens, über Art und Zusammensetzung der Lösung bis hin zur Pflege des Katheters. So fanden MAKI und Mitarbeiter, daß ca. 7 - 11 % aller in Gebrauch befindlichen Infusionsgeräte mit Mikroorganismen kontaminiert waren (19, 21).

Eigene frühere Untersuchungen haben gezeigt, daß 7,1 % der benutzten Infusionsgeräte bereits vor Anschluß an den Patienten mikrobiell kontaminiert waren, welches in erster Linie wohl für eine nicht sachgerechte Vorbereitung seitens des Personals spricht. In den Infusionsflaschen selbst fanden sich nach Beendigung der Infusion positive Kulturen in etwa 3 % der Fälle. Die Kontaminationsrate der speziellen Injektionsmembran für Zuspritzungen lag bei ca. 2 % der untersuchten Geräte. In etwa der gleichen Größenordnung lag mit 2,7 % die Kontamination des ZVD-Meßsystems (Abb. 1) (16).

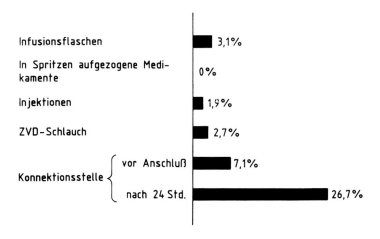

Abb. 1.

Besonders kontaminationsgefährdet ist die Konnektionsstelle zwischen Katheter und Infusionsgerät. Hier lag die Kontamination bei 27 %, wobei der Katheteranschlußteil ca. 3,5mal häufiger als der Infusionsgeräteteil kontaminiert war. Wie diese Untersuchungen gezeigt haben, kommt die mikrobielle Kontamination des Infusionsgerätes hauptsächlich über die Hände des Personals zustande, wohingegen die Konnektionsstelle zwischen Katheter und Infusionsgerät zusätzlich durch die umgebenden Hautkeime des Patienten gefährdet ist. Strengste Einhaltung der aseptischen Grundregeln sowie Vermeidung jeder unnötigen Manipulation am Infusionsgerät und Reduzierung aller Zusatzvorrichtungen wie Dreiwegehähne, Zuspritzvorrichtungen etc. auf das Notwendige können wesentlich zur Reduktion dieser Gefahr beitragen.

2 Partikuläre Kontamination

Während jeder Infusionstherapie gelangen Schwebeteilchen in den Organismus des Patienten. Zwar ist es auch mit modernsten Produktionsmethoden bislang nicht möglich, partikelfreie Infusionslösungen oder partikelfreie Infusionsgeräte herzustellen; der Hauptanteil der partikulären Belastung entsteht jedoch während der Anwendung. Hier sind es insbesondere das Durchstechen des Verschlußstopfens des Infusionsbehälters sowie die Zusatzinjektionen, die in erheblichem Maße zu einer Vermehrung des Partikelgehaltes von Infusionslösungen beitragen (Abb. 2).

Nachdem Partikel eine Reihe von Gefahrenmomenten, insbesondere für den langfristig infundierten Intensivpatienten beinhalten können, wie z. B. Gefäßverlegungen und Fremdkörperreaktionen, ist zu fordern, daß neben einer strengen Indikationsstellung für jegliches Zumischen und Zuspritzen nur noch Infusionsgeräte nach DIN Verwendung finden sollten, deren eingebautes 15-µ-Filter den größten und gefährlichsten Teil der Partikel abfangen kann. Die DIN-Empfehlung 58632 ist somit sicherlich ein Schritt

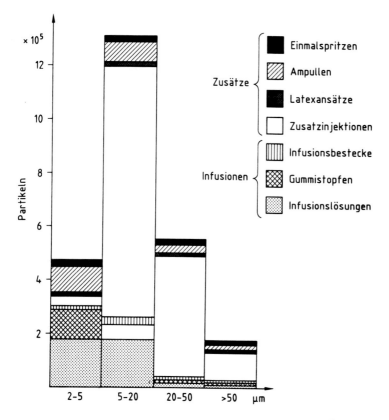

Abb. 2. Partikelbelastung pro 24 h Intensivtherapie

in die richtige Richtung, nur ist die Lokalisation des Filters in den heute handelsüblichen Systemen an der falschen Stelle, da die Partikelbelastung, die sich aus dem Zuspritzen von Medikamenten ergibt, in der Regel erst jenseits der Tropfkammer entsteht.

Ein patientennah angebrachtes Filter mit einem Durchmesser von 5 µ könnte hier bei entsprechenden technischen Voraussetzungen wesentlich effektiver wirken, ohne daß dabei die handhabungstechnischen Probleme des 0,22-µ-Filters, wie z. B. zu geringe Durchflußraten, häufiges Verstopfen oder Unpassierbarkeit für sogenannte Problemlösungen, zu stark zum Tragen kommen.

3 Inkompatibilitäten

Die Verantwortlichkeit und Sorgfaltspflicht des Anwenders im Rahmen einer Infusionstherapie erstreckt sich insbesondere auf zwei unterschiedliche Bereiche, zum einen auf die Erstellung von Behandlungsrichtlinien und die dazu erforderliche adäquate Auswahl von Infusionslösungen und Medikamenten, zum anderen auf eine einwandfreie technische Durchführung und Überwachung einer solchen Kombinationstherapie.

Die Prüfung der Infusionslösungen durch den Anwender darf sich dabei nicht allein auf eine vordergründige optische Kontrolle bezüglich Trübungen, Niederschlägen, Farbveränderungen etc. bzw. den Vergleich mit der schriftlich niedergelegten ärztlichen Verordnung beschränken, sondern sie muß vielmehr ein Abchecken der Inhaltsstoffe bezüglich ihrer Eignung für die jeweilige Indikationsstellung ebenso mit beinhalten wie Überlegungen bezüglich der Verträglichkeit der miteinander in Kontakt gebrachten Komponenten.

Infusionslösungen zugesetzte Pharmaka können auf verschiedene Weise Inkompatibilitäten hervorrufen. Nicht nur mit der Infusionslösung selbst, sondern auch mit dem Infusionsbehältnis oder dem Infusionsgerät sowie zwischen mehreren gleichzeitig in einer Lösung zugemischten Pharmaka können Unverträglichkeitsreaktionen entstehen. Nach BANNERT und HEHENBERGER sind dabei Inkompatibilitäten, Interaktionen und pharmakologische Inkompatibilitäten zu unterscheiden. Unter klinischen und physikalischen Inkompatibilitäten werden dabei physikalisch-chemische Veränderungen bezeichnet, die bereits vor Anwendung am Patienten auftreten und die Kombinationsmischung für den Patienten ungeeignet oder gefährlich machen (7).

Die therapeutischen Unverträglichkeiten lassen sich in Interaktionen, d. h. Inkompatibilitäten durch Wechselwirkungen von Arzneimitteln im Organismus nach der Applikation, sowie in pharmakologische Inkompatibilitäten, d. h. Unverträglichkeitsreaktionen zwischen Pharmakon und physiologischem Substrat, z. B. Pharmakon und Gewebe (besser: Toxizitäten), unterscheiden.

Physikalische Inkompatibilitäten lassen sich in der Regel als sichtbare Zustandsänderungen des Gemisches erkennen, die im allgemeinen durch eine Herabsetzung der Löslichkeit, Assoziation, Ausflockung, Trübungen, Fällungen oder Phasentrennung der Lösung entstehen.

Chemische Unverträglichkeiten sind dagegen - sofern sie nicht durch Farbveränderungen oder Ausfällungen, z. B. infolge Bildung unlöslicher Komplexe, erkennbar sind - häufig unsichtbar, da neue lösliche Verbindungen oder lösliche Spaltprodukte durch Oxydation, Reduktion, Substitution, Addition oder andere Reaktionen entstehen.

Neben diesen pharmazeutischen Unverträglichkeiten kann es auch zu therapeutischen Interaktionen zwischen den zugegebenen Medikamenten und Infusionslösungen kommen. Besonders zu beachten ist, daß solche therapeutischen Inkompatibilitäten sich in keinem Falle durch sichtbare Veränderungen der Lösung bemerkbar machen. Nach AMMON können physikalische, chemische und therapeutische Inkompatibilitäten zu Veränderungen in der Bioverfügbarkeit, d. h. zum Wirkungsverlust, Wirkungspotenzierung oder Nebenwirkungen bis hin zu toxischen Reaktionen führen. Da es momentan - selbst unter Hinzuziehung der modernen elektronischen Datenverarbeitung - noch nicht möglich ist, alle Inkompatibilitätsrisiken sicher zu erfassen, können einfache Verhaltensregeln zu einer deutlichen Verminderung dieses Risikos beitragen.

Empfehlungen für das Zumischen und Zuspritzen:
1. Nur primär gebrauchsfertige Pharmaka zumischen.
2. Bekannte unverträgliche Kombinationen vermeiden.
3. Bei Zeichen von Inkompatibilitäten Mischlösungen sofort verwerfen.
4. Zuspritzen/Zumischen nur nach strenger Indikationsstellung.
5. Zumischen zügig und ohne Unterbrechung.
6. Zuspritzen/Zumischen nur nach vorheriger Information über mögliche Inkompatibilitäten.
7. Zumischen möglichst auf <u>ein</u> Medikament pro Infusionslösung beschränken.

Wie eigene Erhebungen in den letzten Jahren wiederholt gezeigt haben, steht es ganz außer Zweifel, daß die im Rahmen jeder Infusionsbehandlung aufgezeigten Probleme und Gefahren der partikulären und mikrobiellen Kontamination sowie unbeabsichtigte Interaktionen und Inkompatibilitäten sich durch ein diszipliniertes, geschultes Verhalten im Umgang mit diesen großvolumigen Arzneimittelspezialitäten zum größten Teil vermeiden lassen. Eine sorgfältige Indikationsstellung bei der Auswahl von Infusionslösungen, basierend auf einer geeigneten Systematik und sorgfältig zusammengestellten Therapieplänen sowie eine korrekte Handhabung der Infusionstechnik, gestützt auf ein geeignetes Lehr- und Fortbildungsmaterial, sind die besten Voraussetzungen für einen Therapieerfolg und größtmögliche Arzneimittelsicherheit in diesem Bereich (<u>5</u>, <u>12</u>, <u>13</u>, <u>22</u>).

4 Technische Gefahrenquellen

Obwohl Kontaminations- und Inkompatibilitätsrisiken im Rahmen einer Infusionsbehandlung sicherlich zahlenmäßig eine weitaus größere Bedeutung haben als Fehlerquellen, die aus der Zusammensetzung des Infusionssystems und der Verwendung technischer Geräte entstehen, soll sich das folgende Kapitel schwerpunktmäßig mit diesen bei weitem weniger bekannten Gefahrenmomenten im Rahmen einer Infusionsbehandlung auseinandersetzen.

Funktionsausfälle oder Störungen an den medizinisch-technischen Geräten der Gruppe 1 und 3, die zu einem Personenschaden geführt haben, sind unverzüglich anzuzeigen (§ 15 Unfall-/Schadensanzeige MedGV). Die meisten Zwischenfälle sind dabei auf menschliches Versagen zurückzuführen, wobei falsche Bedienung mit ca. 60 % angegeben wird, Konstruktionsmängel machen ca. 8 % der Zwischenfälle aus (<u>8</u>). Es ist bekannt, daß es in den letzten Jahren etwa zwei bis drei Unfälle mit Todesfolge gegeben hat, die durch die Presse veröffentlicht worden sind. Daneben gibt es sicherlich eine sehr hohe Dunkelziffer mit Zwischenfällen ohne Todesfolge, von denen keiner - außer den unmittelbar Betroffenen - erfährt, da im Prinzip keiner der Beteiligten an Veröffentlichungen dieser Art interessiert ist. Zahlenmaterial zu diesen Problemen gibt es - wenn überhaupt - nur ganz spärlich, zumal Gutachter und Prüfstellen, die mit Zwischenfällen zu tun haben, in der Regel keine Einzelheiten weitergeben dürfen. Die im folgenden gemachten Angaben basieren also zum Teil auf wenigen Zwischenfallsberichten, zum anderen auf theoretischen Überlegungen.

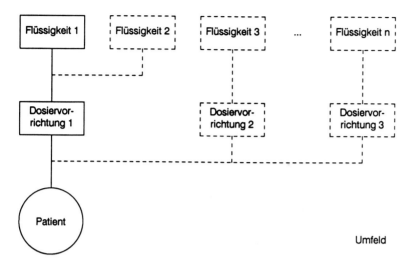

Abb. 3. Applikation von Flüssigkeiten - Systembetrachtung

Um die potentiellen Störgrößen systematisch aufzeigen zu können, ist die Systembetrachtung der Flüssigkeitsapplikation hilfreich. In seiner einfachsten Form ist das Infusionssystem dabei folgendermaßen aufgebaut: Die Infusionsflüssigkeit wird über eine Zuleitung und eine Dosiervorrichtung dem Patienten appliziert. Dieses Basissystem wird gegebenenfalls durch die Hinzuschaltung weiterer Infusionslösungen bzw. weiterer Infusionssysteme ergänzt (Abb. 3).

Neben diesem eigentlichen Infusionssystem sind Zusatzvorrichtungen, wie z. B. Druckmeßeinrichtungen, Zuspritzvorrichtungen, aber auch Monitore etc. vorhanden. Als potentielle Störgrößen in diesem Gesamtsystem gibt es den Patienten, den Anwender, die Dosiervorrichtung, das Leitungssystem, die applizierte Flüssigkeit sowie das Umfeld. Haben wir uns im Rahmen der partikulären und bakteriellen Kontamination sowie bei den Problemen von Interaktion und Inkompatibilität hauptsächlich mit Anwenderproblemen auseinandergesetzt, so stellt - von primär falsch eingestellten Dosiervorrichtungen abgesehen - die Abweichung von der vorgegebenen Fördermenge in allererster Linie ein systembedingtes Problem dar.

In Abhängigkeit von der Indikation, der zu infundierenden Infusionslösungen bzw. Pharmaka sollte der Anwender das notwendige technische Hilfsmittel für die Regelung der von ihm geplanten Infusionstherapie auswählen. Dabei stehen ihm die in Tabelle 1 aufgeführten Dosiervorrichtungen zur Verfügung.

Tabelle 1. Techniken der Applikation von Flüssigkeiten

- Schwerkraftinfusion mit mechanisch einstellbarem Strömungswiderstand
- Tropfengeregelte Schwerkraftinfusion
- Tropfengeregelte Infusionspumpe
- Volumengesteuerte Infusionspumpe
- Spritzeninfusionspumpe
- Kombination gleicher oder unterschiedlicher Systeme mit einer Schnittstelle zum Patienten

4.1 Nichtgeregelte Schwerkraftinfusion

Die Infusionsgeschwindigkeit bei diesem System hängt ab
- von der Höhendifferenz zwischen Flüssigkeitsspiegel und Patient,
- vom Querschnitt des Schlauchsystems, der Kanüle bzw. des Katheters und
- vom intravasalen Druck.

Zwei dieser Größen sind dabei vom Anwender beeinflußbar, nämlich die Höhendifferenz sowie der Querschnitt der Kanüle bzw. des Katheters. Normalerweise wird der passive Fluß der Infusion durch Variation des Schlauchquerschnitts durch den Durchflußregler auf eine bestimmte Geschwindigkeit eingestellt. Als Faustregel werden dabei in aller Regel 20 Tropfen Infusionsflüssigkeit einem Milliliter gleichgesetzt. Da sich insbesondere die hydrostatische Druckdifferenz durch wechselnde Lage des Patienten verändern kann, sind alle passiven Regelsysteme nur zur groben Einstellung geeignet. Hinzu kommt, daß die Beziehung von Tropfenzahl zu Milliliter Lösung sehr unterschiedlich je nach Viskosität und Tropfrate sein kann (10, 11, 15).

Dabei kann es zum Teil - wie die Ergebnisse von KATZWINKEL zeigen (Abb. 4 und 5) - zu erheblichen Abweichungen von der nach der oben genannten Faustregel berechneten Flüssigkeitsmenge kommen. Weiteren Einfluß auf das Tropfvolumen nehmen das spezifische Gewicht der Flüssigkeit, die Oberflächenspannung, die Abtropfstutzengeometrie sowie die Tropfkammerlage (Tabelle 2).

Für den Anwender ergeben sich für die sogenannte nicht geregelte Schwerkraftinfusion folgende Schlußfolgerungen:

Eine Luftinfusion ist bei Verwendung dieser Systeme praktisch ausgeschlossen, eine Ausnahme von dieser Aussage stellt lediglich der Anschluß an zentrale Zugangswege dar, bei denen ein negativer Venendruck auftreten kann. Die Nachteile dieses Systems liegen in der Nichtgewährleistung der Fördermengenkonstanz, der fehlenden Überwachungsmöglichkeit sowie in der Beeinflussung des Infusionsflusses durch die wechselnde Lage des Patienten. Eine besondere Gefahr stellt dabei die unkontrollierte schnelle Infusion dar, wenn z. B. vorher bestehende mechanische Behinderungen durch einen Lagewechsel des Patienten wegfallen.

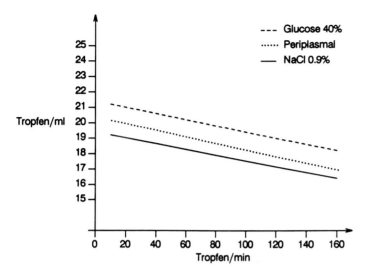

Abb. 4. Abhängigkeit der Anzahl Tropfen auf einen Milliliter von der Tropfrate und der Lösungsbeschaffenheit (Nach 15)

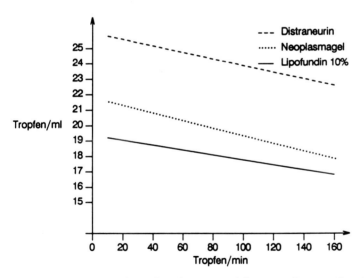

Abb. 5. Abhängigkeit der Anzahl Tropfen auf einen Milliliter von der Tropfrate und der Lösungsbeschaffenheit (Nach 15)

Um Zwischenfälle und Komplikationen bei Verwendung dieser Systeme zu vermeiden, ist zu fordern, daß solche Dosiervorrichtungen nur zur Applikation von Flüssigkeiten Verwendung finden sollten, bei denen auch deutliche Abweichungen von der eingestellten Fördermenge toleriert werden können und auch ein maxi-

Tabelle 2. Das Tropfenvolumen ist abhängig von

- Flußrate
- Viskosität
- spezifischem Gewicht
- Oberflächenspannung
- Abtropfstutzengeometrie
- Tropfkammerlage

maler Infusionsfluß nicht zu einer Gefährdung des Patienten führen kann.

Solche Systeme eignen sich nicht, im Rahmen eines Mehrfachinfusionssystems parallel zu aktiven Regelsystemen eingesetzt zu werden. Um zu verhindern, daß es zu einer Überschreitung eines bestimmten maximalen Infusionsflusses kommt, können sogenannte Drosselvorsätze, wie sie insbesondere in der Pädiatrie verwendet werden, zum Einsatz kommen. Auch hier ist der eindeutige Nachteil darin zu sehen, daß zwar ein bestimmter maximaler Infusionsfluß nicht überschritten werden kann, jegliche Kontrolle unterhalb dieses Infusionsflusses aber ausgeschlossen ist. Bei den elektronisch überwachten Schwerkraftreglern ist eine gewisse Regelbreite und Überwachungsmöglichkeit gegeben. Ansonsten bestehen allerdings auch hier die gleichen genannten Einschränkungen wie bei der nicht geregelten Schwerkraftinfusion. Einziger Vorteil der tropfengeregelten Schwerkraftinfusion, sogenannter "Controller", ist die Tropfzahlkonstanz und Überwachungsmöglichkeit (Fördermengenkonstanz nicht gewährleistet!).

4.2 Tropfengeregelte Infusionspumpe

Die aktiven Regelsysteme sind wesentlich besser geeignet, eine gewünschte Infusionsgeschwindigkeit über einen langen Zeitraum einzuhalten. Allerdings ist kritisch anzumerken, daß die Fördermengenkonstanz - bedingt durch die Problematik der Regelung über die Tropfenbildung und -zahl - zwischen -5 und +30 % schwanken kann.

Da bei den aktiven Systemen auch Infusionen gegen erhöhte Widerstände, in diesem Falle bis zu 7 bar, möglich sind, können versehentlich erhebliche paravenöse Infiltrationen entstehen. Darüber hinaus sind in einem solchen System Bolusapplikationen bis zu 16 ml möglich. So berichtet z. B. KARIS ([14]), daß es im Rahmen einer blutdrucksenkenden Therapie mit Natriumnitroprussid zu einem Verschluß der Infusionsleitung kam. Nach Beseitigung der Stenose kam es zu einer Bolusapplikation mit einer konsekutiven massiven Hypotension. Je nach Art der applizierten Infusionslösung, insbesondere wenn diese mit hochpotenten Pharmaka versetzt worden ist, wie z. B. Katecholamine, Nitropräparate, Insulin etc., kann es hier durch den unnötig hohen Abschaltdruck dieser Pumpen zu Problemen kommen ([6], [10], [15], [20]) (Tabelle 3).

Tabelle 3. Bolusgröße abhängig von

- Abschaltdruck
- Compliance der Einmalartikel
- Ort des Verschlusses

Auch eine Luftförderung ist trotz vorhandener Luftdetektion bei den aktiven Regelsystemen nicht ausgeschlossen, insbesondere dann, wenn Kombinationen von Schwerkraftinfusionen und Infusionspumpen parallel miteinander verwendet werden.

So berichten ABERNATHY und Mitarbeiter über eine Luftembolie mit letalem Ausgang, die daher rührte, daß distal des aktiven Regelsystems die Schwerkraftinfusion angeschlossen war und durch die pumpengetriebene Infusion nach Leerlaufen der schwerkraftgeregelten Infusion aktiv Luft in das Infusionssystem eingezogen wurde (2).

Neben diesem Problem kann es beim gleichzeitigen Betreiben von Pumpen und Schwerkraftinfusionen zur Förderung von Flüssigkeit in das Schwerkraftsystem kommen, wenn distal der aktiven Fördereinrichtung Stenosen auftreten und diese mangels Druckerhöhung im System zunächst nicht vom Alarmsystem der aktiven Pumpe erkannt werden können.

4.3 Volumengesteuerte Infusionspumpe

Die gleichen Einschränkungen bezüglich der Sicherheit, wie sie bei der tropfengeregelten Infusionspumpe erwähnt wurden, gelten auch für die volumengesteuerte Infusionspumpe. Allerdings ist hier mit +5 % Abweichung vom Soll-Wert eine wesentlich bessere Fördermengenkonstanz gewährleistet. Auch der Druckaufbau bis maximal 2,7 bar erlaubt nur einen Bolus bis ca. 2,5 ml.

An dieser Stelle seien einige Gedanken zu dem erlaubt, was man heute unter Sicherheit bei geregelten Infusionssystemen versteht. Allgemein anerkannt ist, daß - wie in der Technik meistens üblich - es bei Störfällen im System (sogenannter erster Fehlerfall) zu einer uniformen Gerätereaktion kommt. Bei den Druckinfusionsapparaten nach DIN 13253, Teil 1 (Entwurf) ist dies der Pumpenstillstand. Das Problem, dem wir uns hier gegenübersehen, ist jedoch die Frage, ob der Stillstand einer Infusion in jedem Fall einen sicheren Zustand darstellt und mit welcher zeitlichen Verzögerung ein aktives Dosierungssystem Alarm geben muß.

Die in der Abb. 6 dargestellte Funktion ist gültig bei nicht veränderter Förderrate und einer gleichbleibenden Gesamtcompliance des Systems.

Diese Frage ist insbesondere bei der Applikation hochwirksamer Pharmaka von entscheidender Bedeutung. Die heutigen Systeme sind so aufgebaut, daß bei einem bestimmten Druck (Abschalt-

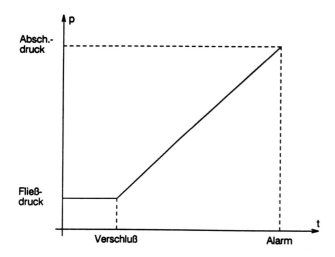

Abb. 6. Druckaufbau (p) als Funktion der Zeit (t) bei Systemverschluß (Nach 17, 18)

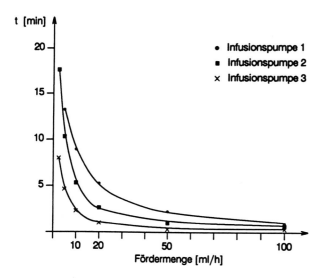

Abb. 7. Alarmverzögerung in Abhängigkeit unterschiedlicher Förderraten (Nach 17, 18)

druck) im System ein Alarm ausgelöst wird, der zum Pumpenstillstand führen muß. Je nach eingestellter Fördermenge kann es zu sehr unterschiedlichen Zeitverzögerungen zwischen dem Auftreten des Verschlusses bzw. der Stenose und Auslösen des Alarmes kommen (Abb. 7 und 8). Dies kann insbesondere bei sehr klein eingestellten Fördermengen, wie es bei den hochpotenten Pharmaka oftmals der Fall ist, zu erheblichen Zeitverzögerungen zwischen

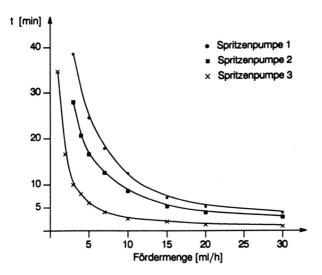

Abb. 8. Alarmverzögerung in Abhängigkeit unterschiedlicher Förderraten (Nach 17, 18)

dem Förderstillstand und der Alarmgebung führen. Darüber hinaus bestehen hier zwischen den einzeln zum Einsatz kommenden Geräten erhebliche Unterschiede (17, 18).

Hier wäre auf den ersten Blick zunächst die Forderung nach einer noch feineren Einstellung der Alarmgebung die logische Folge (d. h. eine Reduzierung der Abschaltdrucke).

Bereits heute sind 10 % der Alarme, wie eigene Untersuchungen gezeigt haben, Infusionsalarme (9). Bei einer zu feinen Einstellung werden ständig auch bei kleinsten Abweichungen Alarmsignale auftreten und wird gleichzeitig die Infusion abgestellt. Bei einem solchen System kommt es zwangsläufig schnell zu einem Abstumpfen des Personals gegenüber solchen Alarmen, sie werden dann möglicherweise ignoriert.

Die Lösung der aufgezeigten Probleme ist sicherlich nicht ganz einfach. Mögliche Lösungsansätze wären unseres Erachtens:

1. Entwicklung intelligenterer Alarmsysteme (z. B. Trendanalyse des Systemdrucks).
2. Gezielter Einsatz von Druckinfusionsapparaten mit sehr schnell reagierenden Alarmsystemen nur für die Applikation von hochpotenten Pharmaka.
3. Vermehrung der Schnittstellen zum Patienten (z. B. Multilumenkatheter) und somit eine weitgehende Vermeidung der Kombination unterschiedlicher Dosiersysteme.

Tabelle 4. Patientengefährdung durch

	System	Anwender
- partikuläre Kontamination	+	+++
- bakterielle Kontamination	(+)	+++
- Interaktion, Inkompatibilität	-	+++
- Abweichung vom vorgegebenen Weg	+	+
- Luftinfusion/Luftförderung	+	+++
- Abweichung von der eingestellten Fördermenge	+++	-
- Verwendung ungeeigneter Applikationstechniken	-	+++

4.4 Spritzenpumpen

Die genaueste Applikation von Flüssigkeiten erlaubt die Spritzenpumpe. Hier ist eine Fördermengenkonstanz von ca. +2 % gewährleistet. Auch eine Luftförderung ist praktisch ausgeschlossen (Ausnahme: defekte Einmalartikel).

Allerdings kann es bei einem Druckaufbau bis zu 2,6 bar zu einer Bolusinjektion von bis zu 2,6 ml kommen sowie zu einer Alarmverzögerung in Abhängigkeit von der eingestellten Förderrate, die bis zu 1 h betragen kann, was insbesondere bei hochwirksamen Pharmaka, die in kleinen Fördermengen appliziert werden, von erheblicher Bedeutung sein kann. Ebenfalls wie bei den volumengesteuerten Infusionspumpen sind auch hier große Unterschiede zwischen auf dem Markt befindlichen Spritzenpumpen vorhanden (15, 17, 18, 23). In Health Devices 1978 berichtet ein nicht genannter Autor über eine Komplikation durch eine nicht regelrecht eingelegte Spritze, ein Störfall, der auch heute noch jederzeit auftreten kann. In diesem Falle kann es zu einem Leerlaufen der Spritze aufgrund der hydrostatischen Druckdifferenz kommen. Dieser Anwendungsfehler kann von der Spritzenpumpe nicht erkannt werden, da die dem Patienten applizierte Fördermenge nicht überwacht wird (1).

Bezogen auf die Thematik der Sicherheit im Bereich der Infusionstherapie muß man einerseits konstatieren, daß Unfälle im Umgang mit Infusionslösungen zahlenmäßig einen so geringen Anteil ausmachen, daß sie in der Statistik praktisch nicht auftauchen. Gerade dies macht andererseits seltene Störfälle daher auch sehr problematisch. Die echten Gefahren sind die Luftembolie, die paravenöse Druckinfusion, die Bolusinjektion, der unbeabsichtigte Tropfendurchlauf sowie Leckagen im Leitungssystem (Tabelle 4).

5 Zusammenfassung

Eigene Erhebungen in den letzten Jahren haben gezeigt, daß die im Rahmen einer Infusionsbehandlung auftretenden Probleme der mikrobiellen und partikulären Kontamination sowie mögliche Interaktionen und Inkompatibilitäten sich durch ein diszipliniertes, geschultes Verhalten zum größten Teil vermeiden lassen.

Eine korrekte Handhabung der Infusionstechnik, gestützt auf ein geeignetes Lehr- und Fortbildungsmaterial, sind die besten Voraussetzungen für einen Therapieerfolg und größtmögliche Arzneimittelsicherheit in diesem Bereich.

Von entscheidender Wichtigkeit ist darüber hinaus die richtige Auswahl der Dosierungsregler. Je differenzierter und je wirksamer die zu applizierende Flüssigkeit ist, um so genauer muß die Dosierung und um so feiner und schneller das Ansprechen des Alarmes sein. Andererseits ist es, um einen unnötigen technischen Bedienungsaufwand sowie häufige Alarme zu vermeiden, unsinnig, für rein wäßrige Lösungen aufwendige aktive Dosierungssysteme zu verwenden. Doch nicht nur die Dosierungssysteme, auch der venöse Zugangsweg unterliegt ähnlich harten Anforderungen bezüglich der Indikationsstellung. Von wenigen Ausnahmen abgesehen, sollten die aktiven Dosierungssysteme an einen zentralvenösen Zugangsweg angeschlossen sein.

Literatur

1. Anonym: Hazard: Razel A-99 infusion pump. Health Devices 19 (1978)

2. ABERNATHY, C. M., DICKINSON, T. C.: Massive air emboli from intravenous infusion pump: Etiology and prevention. Amer. J. Surg. 137, 274 (1979)

3. AHNEFELD, F. W., BERGMANN, H., BURRI, C., DICK, W., HALMAGYI, M., RÜGHEIMER, E.: Infusionslösungen. Klinische Anästhesiologie und Intensivtherapie, Bd. 14. Berlin, Heidelberg, New York: Springer 1977

4. AHNEFELD, F. W., GRÜNERT, A., SCHMITZ, J. E.: Klinische Ernährungstherapie. Hameln: PM-Verlag 1988

5. AHNEFELD, F. W., SCHMITZ, J. E.: Systematisierung von Infusionslösungen und Grundlagen der Infusionstherapie. In: Beiträge zur Infusionstherapie 5 (eds. H. REISSIGL, K. H. BÄSSLER, U. HENNEBERG). Basel, München, Paris, London: Karger 1980

6. AUTY, B.: DHSS evaluation programme for infusion control instruments. Eng. Med. 15 (4), 175 (1986)

7. BANNERT, C., HEHENBERGER, H.: Kompatibilität von Mischungen und Zuspritzungen. In: Taschenbuch der Krankenhauspharmazie (eds. P. FRANK, S. HEINZL). Stuttgart: Deutscher Apotheker Verlag 1987

8. COOPER, J. B., NEWBOWER, R. S., KITZ, R. J.: An analysis of major errors and equipment failures in anesthesia management: considerations for prevention and detection. Anesthesiology 60, 34 (1984)

9. DELLER, A., SCHÜHLE, B., KONRAD, F., KILIAN, J.: Alarme durch medizinisch-technische Geräte auf der operativen Intensivstation. Anästh. Intensivther. Notfallmed. 23, 238 (1988)

10. DETERING, F.: Studie zur Verbesserung der Sicherheit der Infusionstherapie. MAGS des Landes Nordrhein-Westfalen, Düsseldorf 1983

11. FERENCHAK, P., COLLINS, J. J., MORGAN, A.: Drop size and rate in parenteral infusion. Surgery 70, 674 (1971)

12. GAPKA, J.: Injektions- und Infusionstechnik. Berlin, New York: de Gruyter 1982

13. ILLGEN, B., KÖCHEL, D.: Zusatz von Injektionslösungen zu Infusionsmischungen. Krankenhauspharmazie 9, Nr. 5, 187 (1988)

14. KARIS, J. H.: Hypotension caused by failure of an infusion pump. Anesth. Analg. 58, 250 (1979)

15. KATZWINKEL, D.: Infusionspumpen in der pädiatrischen Intensivpflege. Med. Diss., Düsseldorf 1987

16. KILIAN, J., HÖSCH, A., AHNEFELD, F. W., SCHMITZ, J. E., VANEK, E.: Die bakterielle Kontamination als Komplikation der Infusionstherapie. Anaesthesist 29, 559 (1980)

17. MAINZER, B., STÜHMEIER, K. D.: Aspekte des Druckaufbaues beim Einsatz elektronischer Infusionsgeräte. 1. Notwendigkeit eines ausreichenden Förderdruckes. Anästh. Intensivther. Notfallmed. 22, 181 (1987)

18. MAINZER, B., STÜHMEIER, K. D.: Aspekte des Druckaufbaues beim Einsatz elektronischer Infusionsgeräte. 2. Notwendigkeit einer Druckbegrenzung. Anästh. Intensivther. Notfallmed. 22, 185 (1987)

19. MAKI, G. D., GOLDMAN, D. A., RHAME, F. S.: Infection control in intravenous therapy. Ann. intern. Med. 79, 867 (1973)

20. NIEMANN, M., EVENS, A. L., STEELE, J. D.: A method for testing volumetric pumps. J. Med. Eng. Technol. 11, (4), 177 (1987)

21. PHILLIPS, I., MEERS, P. D., D'ARCY, P. F.: Microbiological hazards of infusion therapy. Lancaster: MTP Press Ltd. 1976

22. SCHMITZ, J. E., AHNEFELD, F. W.: Aspekte und Möglichkeiten für die Anwendung von Mischlösungen. Krankenhauspharmazie 4, 356 (1983)

23. WADHAM, P.: Syringe pump design. Eng. Med. 15, (4), 171 (1986)

Verhütung der elektrischen Unfälle und Stromschäden
Von A. Obermayer

Unfallursachen

Aufgrund der technischen Verbesserungen der Narkosebeatmungsgeräte und der Zunahme des Gerätemonitorings werden die rein mechanisch betriebenen Systeme immer mehr durch Geräte ersetzt, die mit moderner Elektrik und Elektronik ausgestattet sind.

Hieraus ergibt sich eine ganze Reihe von möglichen Unfallursachen, von denen nachstehend die nach wie vor wichtigsten zusammengestellt sind:
- direkte Berührung mit dem Netz,
- unzulässig hohe Geräteableitströme,
- unzulässig hohe Patientenableitströme und
- Funktionsstörungen oder Ausfälle von elektromedizinischen Geräten.

Der in Abb. 1 schematisch dargestellte Fall der direkten Berührung der Netzspannung, der bei gleichzeitiger Erdung z. B. des Geräteanwenders zu einem maximalen Stromstoß führt, dürfte im Anwendungsbereich elektromedizinischer Geräte nur in sehr wenigen Fällen als Unfallursache in Frage kommen. Durch die in den Stromversorgungssystemen eingebauten Schutzeinrichtungen wird die Netzspannung so kurzfristig abgeschaltet, daß üblicherweise keine bzw. nur eine geringfügige Gefährdung auftreten kann. Dies gilt in ähnlicher Weise auch für das in Abb. 2 skizzierte Auftreten eines Gehäuseableitstroms. Hierunter versteht man den Fehlstrom, der trotz Isolation der stromführenden Geräteteile über einen Leiter zur Erde abfließt.

Unzulässig hohe Gehäuseableitströme sind eine häufige Unfallursache. Sie entstehen durch Alterung des Isoliermaterials, hauptsächlich aber durch eine unsachgemäße Behandlung der medizintechnischen Geräte (Verschütten von Infusionslösungen, Ziehen an der Netzleitung statt am Stecker, Herunterfallen usw.).

Der Patientenableitstrom (Abb. 3) kommt im Prinzip durch die gleichen Fehler zustande wie der Gehäuseableitstrom, er kann aber auch als sogenannter Patientenhilfsstrom für diagnostische und therapeutische Zwecke gezielt eingesetzt werden. Die Gefährlichkeit des Patientenableitstroms liegt darin, daß er meist unbemerkt über lange Zeit fließt und einzelne Organe und Organfunktionen selbst auf kleinste Ströme empfindlich reagieren.

Als weitere Unfallursachen müssen hier die Funktionsstörungen und -ausfälle von elektromedizinischen Geräten in Betracht gezogen werden, auch wenn sie nur indirekt durch den elektrischen Strom hervorgerufen werden. Diese können durch Stromunterbrechungen, Unter- und Überspannungen oder auch durch elektromagne-

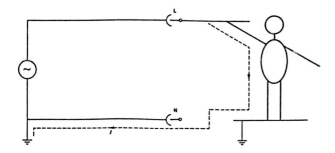

Abb. 1. Gefahr durch Berührung mit dem Netz

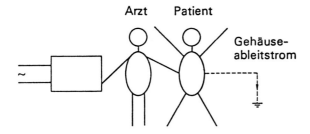

Abb. 2. Gehäuseableitstrom. Kann durch einen Patienten fließen, wenn der Patient geerdet ist und gleichzeitig eine leitende Verbindung zwischen Gehäuse und Patient hergestellt wird

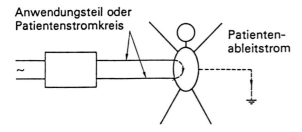

Abb. 3. Patientenableitstrom. Bei Erdung des Patienten fließt der Patientenableitstrom dauernd durch den Patienten

tische Felder bedingt sein. Bei sorgfältiger konstruktiver Auslegung und Anpassung der elektromedizinischen Geräte an den jeweiligen Einsatzbereich lassen sich die genannten Störgrößen weitgehend unterdrücken.

Tabelle 1. Grundregeln der Sicherheitstechnik

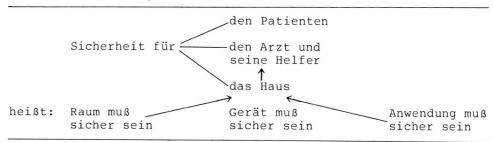

Sicherheitsgesamtkonzept

Die aufgezeigten Unfallursachen und die Wirkungen des elektrischen Stroms stellen insgesamt ein komplexes System von teilweise sehr schwer faßbaren Einzelkomponenten dar. Eine wirksame Risikominderung ist daher - wie in der DIN 31000 ausführlich dargelegt wird - nur durch ein Sicherheitsgesamtkonzept erreichbar (Tabelle 1).

Dies bedeutet, daß eine Verbesserung der elektrischen Sicherheit bzw. die Vermeidung elektrischer Unfälle nicht durch Einzelmaßnahmen, sondern nur durch gemeinsame Anstrengungen von Herstellern, Betreibern und Anwendern möglich ist.

Die Sicherheit der Geräte, soweit es sich um konstruktive Maßnahmen handelt, fällt in den Verantwortungsbereich der Hersteller, während für die Sicherheit des Raums, d. h. der Umgebungs- und Anschlußbedingungen, der Krankenhausbetreiber zuständig ist.

Die Schwachstelle des Sicherheitsgesamtkonzeptes nach DIN 31000 liegt - wie eine Reihe von Unfalluntersuchungen belegt - jedoch eindeutig bei der Geräteanwendung. Als Hauptursachen kommen insbesondere die mangelhafte Geräteausbildung und das fehlende Sicherheitsbewußtsein der Geräteanwender sowie die Vielfalt der Geräte in Frage.

Herstellervorschriften

Für die Hersteller medizintechnischer Geräte existieren insgesamt etwa 1 000 verschiedene Regelwerke und Vorschriften, die bei der Entwicklung und Produktion zu beachten sind. Die wichtigste unter den VDE- und DIN-Vorschriften ist die VDE 0750 (Tabelle 2). Hierin sind alle, die elektrische Sicherheit betreffenden Regeln enthalten, wobei allein der Teil 1 mit den allgemeinen Festlegungen bereits 240 Seiten umfaßt. Gerätespezifische Besonderheiten werden in Teil 2 in weiteren Untergliederungen behandelt. Die Einhaltung des geforderten Sicherheitsstandards wird durch teilweise parallel anzuwendende Verfahren gewährleistet.

Tabelle 2. Technische Regeln für den Hersteller

VDE 0750: Sicherheit elektromedizinischer Geräte

Teil 1   Allgemeine Festlegungen

Teil 2   Besondere Festlegungen
Teil 201 Defibrillatoren
Teil 202 HF-Chirurgiegeräte
Teil 210 EKG-Geräte
Teil 214 Inhalationsnarkosegeräte
Teil 215 Lungenbeatmungsgeräte

Tabelle 3. Einhaltung der Sicherheitsstandards

Medizingeräteverordnung
- Bauartzulassung nach § 5
- Vereinfachte sicherheitstechnische Prüfung nach § 22.1
- GS-Zeichen-Prüfung
- Produkthaftung
- Qualitätssicherung

So ist für neue medizintechnische Geräte der Gruppe 1 nach der Medizingeräteverordnung eine Bauartzulassung bzw. bei sogenannten Altgeräten eine vereinfachte sicherheitstechnische Prüfung nach § 22 Abs. 1 erforderlich (Tabelle 3). Die Medizingeräteverordnung sorgt aber nicht nur dafür, daß unsichere Geräte nicht mehr auf dem Markt erscheinen, sondern daß durch Widerruf der Bauartzulassung und Betriebsverbote auch unsichere Altgeräte aus dem Verkehr gezogen werden.

Für Geräte der Gruppe 3 wird fast immer die GS-Zeichen-Prüfung, die der Prüfung nach § 22 Abs. 1 ähnelt, durchgeführt, so daß auch hier eine ausreichende Sicherheit gewährleistet ist.

Vorschriften für den Betreiber

Bei genauem Studium der Medizingeräteverordnung und den technischen Regelwerken findet man, wie für den Gerätehersteller, eine ganze Reihe von Vorschriften auch für die Krankenhausbetreiber, deren Einhaltung die Sicherheit, insbesondere die elektrische Sicherheit, gewährleisten sollen. Wie die Tabellen 4 und 5 zeigen, werden die Krankenhausbetreiber in mehrfacher Weise in die Pflicht genommen. Sie sind für die Sicherheit der Umgebungs- und Anschlußbedingungen in medizinisch genutzten Räumen, für die Bereithaltung sicherer Geräte und für die Aufrechterhaltung des sicheren Gerätezustandes verantwortlich. Weithin unbeachtet blieb bisher die Festlegung, daß die Krankenhausbetreiber auch für die personelle Seite des Sicherheitssystems nach DIN 31000 zuständig sind. Dies bedeutet, daß für die einzelnen Klinikabteilungen nur voll ausgebildetes Fachpersonal eingestellt wird

Tabelle 4. Vorschriften für den Betreiber

Medizingeräteverordnung
- Grundsätze nach § 6.1
- Betrieb von Geräten der Gruppe 1 mit Bauartzulassung nach § 6.2
- Inbetriebnahme von Geräten der Gruppe 1 nach § 9
- Sicherheitstechnische Kontrollen nach § 11
- Führung des Bestandsverzeichnisses nach § 12
- Führung der Gerätebücher nach § 13

Tabelle 5. Vorschriften für den Betreiber

Regeln der Technik

VDE 0100 Errichten von Starkstromanlagen mit Nennspannungen bis 1000 V
VDE 0107 Errichten und Prüfen von elektrischen Anlagen in medizinisch genutzten Räumen
VDE 0750 Medizinische Versorgungseinheiten
          Teil 211 Besondere Festlegungen für die Sicherheit
VDE 0751 Instandsetzung, Änderung und Prüfung von medizinischen elektrischen Geräten
          - Allgemeine Festlegungen
VDE 0752 Grundsätzliche Aspekte der Sicherheit elektrischer Einrichtungen in medizinischer Anwendung

oder aber die notwendigen Ausbildungskapazitäten (personell, finanziell und räumlich) durch den Krankenhausbetreiber vorgehalten werden müssen.

Durch die Medizingeräteverordnung wurden gerade den Betreibern umfangreiche Pflichten auferlegt, deren Einhaltung durch eine regelmäßige Kontrolle durch die jeweils zuständigen Aufsichtsbehörden überwacht wird. Zur Durchsetzung der Vorschriften bzw. Einhaltung der vorgeschriebenen Sicherheitsstandards steht den Aufsichtsbehörden ein umfangreiches Instrumentarium, das von der Verhängung von Bußgeldern bis hin zu Betriebseinschränkungen oder Betriebsstillegungen reicht, zur Verfügung.

Was den aktuellen Stand der elektrischen Sicherheit der Umgebungs- und Anschlußbedingungen betrifft, so kann dieser bei Klinikneubauten und bei Durchführung von Sanierungsmaßnahmen als außerordentlich gut bezeichnet werden. Als problematisch sind aber Altbauten und die häufig anzutreffenden Nutzungsänderungen der medizinisch genutzten Räume anzusehen, da in diesen Fällen die elektrischen Installationen nicht nach VDE 0107 ausgeführt sind bzw. geändert werden.

Bezüglich der Bereitstellung von sicheren Geräten und der Aufrechterhaltung des sicheren Gerätezustandes hat sich die Medizingeräteverordnung als sehr vorteilhaft erwiesen. So konnten

Tabelle 6. Vorschriften für den Anwender

Medizingeräteverordnung
- Grundsätze nach § 6.1
- Einsatz von ausgebildetem Personal nach § 6.3
- Funktionskontrolle und Kontrolle des Gerätezustandes nach § 6.4

VDE 0751
- Anwendungsregeln für HF-Geräte
- Anwendungsregeln für intrakardiale Eingriffe
- Anwendungsregeln für Defibrillatoren
---

in vielen Kliniken, teilweise unter Mithilfe von Sachverständigen und Aufsichtsbehörden, unter Hinweis auf die Sicherheitsforderungen der Medizingeräteverordnung umfangreiche Neuanschaffungen und Nachrüstungen durchgesetzt werden. Der durchschnittliche Zustand der Geräte wurde dadurch zwar sprunghaft auf ein höheres Qualitätsniveau angehoben, die anzustrebende, kontinuierliche Erneuerung des Geräteparks durch eine Begrenzung der Nutzungsdauer auf etwa zehn Jahre wird angesichts der Kosten jedoch illusorisch bleiben.

Vorschriften für den Anwender

Für die Anwender medizintechnischer Geräte existiert sowohl in der Medizingeräteverordnung als auch in den technischen Regelwerken eine ganze Reihe von Einzelvorschriften, die die elektrische Sicherheit der Geräte bzw. bei der Geräteanwendung gewährleisten sollen (Tabelle 6). So ist z. B. die Anwendung von Geräten, die Mängel aufweisen, nach § 6 Abs. 1 absolut verboten und der Einsatz von ausreichend ausgebildetem Personal nach § 6.3 gefordert. Weiterhin werden die Anwender nach § 6 Abs. 4 zur Funktionsprüfung und zur Kontrolle des ordnungsgemäßen Gerätezustandes, z. B. der Netzstecker und Anschlußkabel, verpflichtet.

Zur Vermeidung elektrischer Unfälle und Stromschäden wurden ferner in der VDE 0751 spezielle Anwendungsregeln für besonders unfallträchtige Geräte geschaffen.

Vergleicht man die Vorschriftensituation der Anwender mit der der Hersteller, so könnte man zu dem Schluß kommen, daß elektrische Unfälle und Stromschäden im Bereich der Elektromedizin nicht mehr auftreten sollten oder könnten. In der Praxis zeigt sich jedoch, daß der reale Stand der elektrischen Sicherheit nicht so positiv ist.

Wohl an jeder Klinik gibt es eine Sammlung von Netzsteckern und Kabeln, deren technischer Zustand eine ständige Gefährdung für Patienten und Anwender darstellt. Es existieren Stecker, deren Gehäusehälften mit Heftpflaster zusammengehalten werden, niemandem fällt es auf, niemand veranlaßt eine Reparatur.

Aus Kostengründen werden oftmals nicht die vom Hersteller gelieferten Steckernetzteile verwendet, sondern billige Fremdprodukte ohne die üblichen Prüfaufdrucke. Verschmorte Steckernetzteile und Stromausfall durch Kurzschlüsse sind die Folge.

Weiterhin muß auf den gerade in der Anästhesie und Intensivmedizin bestehenden "Kabelsalat" hingewiesen werden. Die Zahl der elektrischen Geräte hat sich inzwischen so vermehrt, daß die Anzahl der Steckdosen bei weitem nicht mehr ausreicht. So werden durch Parallel- und Hintereinanderschalten von Steckdosenleisten häufig die zulässigen Werte für den Schutzleiterwiderstand und die Ableitströme überschritten und stellen eine ständige elektrische Gefährdung dar.

Die häufigsten Ursachen von elektrischen Unfällen stellen aber der unsachgemäße Umgang mit elektromedizinischen Geräten und deren falsche Behandlung bei Reinigung und Desinfektion dar.

Neben einer latenten Gefährdung der Patienten und Anwender durch nicht erkannte oder erkennbare Gerätedefekte und Fehlfunktionen führt dies außerdem zu vermeidbaren Reparaturkosten.

Zusammenfassung

Wie eingangs dargestellt, werden im Bereich der Konstruktion und Herstellung große Anstrengungen zur Verbesserung der elektrischen Sicherheit und damit zur Vermeidung von elektrischen Unfällen gemacht. Da sich die mangelhafte Sicherheit der Umgebungs- und Anschlußbedingungen und insbesondere die fehlerhafte Anwendung als Hauptursachen elektrischer Unfälle herausgestellt haben, ist eine wirksame Abwehr nur dann möglich wenn
- die Mitarbeiter eine Einweisung in die Anwendungsregeln erhalten,
- die Anwendungsregeln im täglichen Betrieb beachtet werden und
- ihre Einhaltung durch die Verantwortlichen überwacht wird.

Weiterführende Literatur und Anschriften

1. Bayerisches Staatsministerium für Arbeit und Sozialordnung: Sichere Technik in der Medizin. RB-Nr. 10/85/10 1986

2. BRINKMANN, K., SCHAEFER, H.: Der Elektrounfall. Berlin: Springer 1982

3. DIN-Katalog für technische Regeln. Berlin: Beuth

4. HASSE, P., MÜLLER, K. P.: Äußerer und innerer Blitzschutz komplexer Systeme. elektronik industrie 7/1989

5. OBERMAYER, A.: Was ist zu tun, um Messen technisch sicher zu machen? In: Notwendiges und nützliches Messen in Anästhesie und Intensivmedizin (eds. E. RÜGHEIMER, T. PASCH), p. 439. Berlin, Heidelberg, New York, Tokyo: Springer 1984

6. POINTER, E.: Explosions- und Brandschutz in medizinisch genutzten Räumen. der elektromeister, Heft 22, 1734 (1979)

7. Verzeichnis der Unfallverhütungsvorschriften der gewerblichen Berufsgenossenschaften. Köln: Heymanns

Zusammenfassung der Diskussion zum Thema: „Risikofaktor Gerätetechnik"

FRAGE:
Gibt es Zahlen über die Häufigkeit menschlichen Versagens bei der Anwendung medizinisch-technischer Geräte in der Anästhesie?

ANTWORT:
Es gibt Angaben von COOPER, die jedoch unterschiedlich interpretiert werden können. Ist das menschliche Versagen durch Überlastung, Unaufmerksamkeit oder mangelnde Kenntnis der Besonderheiten des Gerätes bedingt? Sind konstruktive Merkmale des Gerätes anzuschuldigen, die eine sichere Bedienung erschweren? Sind Fehler dem Gerät zugeordnet worden, die tatsächlich durch falsche Indikationsstellung für den Einsatz des Gerätes bedingt sind?

Wie hoch liegt der Anteil der Ergonomie und der Anteil mangelhafter Schulung? Es gibt kein technisches Gerät, das in sich vollständig selbsterklärend ist und ein Risiko bei der Anwendung total ausschließen kann. Wenn ein Gerät tatsächlich absolut sicher wäre und selbstführend in der Anwendung, dann bräuchte es den Anwender nicht mehr.

Zu überlegen ist eine Untersuchung, wie oft Interaktionen zwischen Gerät und Anwender notwendig sind, um eine ständige Aufmerksamkeit des Anwenders sicherzustellen. Ein absolut selbst arbeitendes und entscheidendes Gerät kann die Aufmerksamkeit des Anwenders nicht mehr voll auf sich lenken.

Das Beispiel der Flugindustrie sollte zu denken geben, wonach neue Piloten zunehmend im Flugsimulator trainiert werden und erst nach Absolvieren einer bestimmten Anzahl von Flugstunden im Simulator real fliegen dürfen. Voraussetzung hierfür ist natürlich ein geeigneter Simulator.

Nicht die Zahl der Fehler, sondern deren Art ist entscheidend. Zu überlegen ist, ob es auf diesen Fehler eine adäquate Antwort aus technischer Sicht oder aus der Sicht der Ausbildung gibt. Darauf aufbauend sind die notwendigen Konsequenzen zu ziehen.

FRAGE:
Welche Änderungen sind bei einer Revision der DIN 13252 vorzusehen?

ANTWORT:
An erster Stelle ist zu fordern, daß die unbeabsichtigte Einstellung von 100 % N_2O verhindert werden muß. Eine Mindestkon-

zentration von Sauerstoff muß automatisch gewährleistet sein. Demgegenüber scheint die Lachgassperre bzw. das Sauerstoffmangelsignal von untergeordneter Bedeutung zu sein, beide sind jedoch in der derzeit gültigen Fassung gefordert.

Weiterhin wurde diskutiert, inwieweit ein Stenosealarm alleine ausreicht, um den Patienten vor einem Barotrauma zu schützen. OBERMAYER fordert bei Überschreiten einer eingestellten Druckalarmgrenze entweder ein Umschalten auf Exspiration oder zumindest das Einhalten des Druckplateaus auf der angegebenen Druckhöhe.

Kritisch zu bemerken ist noch, daß die beste Alarmhierarchie dann nichts nützt, wenn die Alarmgrenzen nicht oder klinisch unsinnig eingestellt sind. Die klinische Erfahrung zeigt, daß bei Auftreten eines unerwarteten Alarms zunächst die Sinnhaftigkeit des Alarms bezweifelt wird und nicht an die Abklärung der Alarmursache gedacht wird.

Zu bemängeln ist schließlich ein Narkosegerät, das bei Ausfall der elektrischen Versorgung nicht mehr betreibbar ist, d. h., daß nicht einmal mehr eine Handbeatmung möglich ist. Dies muß konstruktiv bereits ausgeschlossen werden.

OBERMAYER weist noch auf die Notwendigkeit der Mitarbeit kompetenter Ärzte in nationalen und internationalen Normungsausschüssen hin. OPDERBECKE regt an, daß die Industrie unserer Fachgesellschaft hierfür zweckgebundene Mittel zur Verfügung stellt, um der Fachgesellschaft die Entsendung von Ärzten zu ermöglichen.

OPDERBECKE regt an, bei einer Neubearbeitung der DIN auch eine mechanische Sicherung der Steckverbindung zwischen Tubus und Y-Stück mit einzubeziehen. In der ISO-Norm ist dies bereits vorgesehen.

FRAGE:
Bei der Beurteilung der Narkosesysteme ist nicht nur das Gasversorgungssystem zu berücksichtigen, sondern auch die elektrische Versorgung. Wie verhält sich das System, wenn die elektrische Versorgung ausfällt?

ANTWORT:
Dieses Problem ist durchaus klinikrelevant und wird wahrscheinlich durch die weitere technische Entwicklung zunehmend Bedeutung erlangen. Die Computerisierung auch in diesem Bereich macht die Geräte anfälliger für Stromausfälle, so daß auch eine nur kurzfristige Unterbrechung bis zum Einsatz der Notstromversorgung die Funktion eines Gerätes nachhaltig stören kann.

FRAGE:
Neben der technischen Sicherheit muß auch bedacht werden, welche Auswirkungen die Applikation der eingestellten Narkosegase

auf den Patienten hat. Wie ist dies aus der Sicht des sicherheitstechnischen Aspektes zu erfassen?

ANTWORT:
Ein erster Weg dahin ist sicherlich die Optimierung der Applikationsgenauigkeit. Dabei wird jedoch klar, daß dies nur dann sinnvoll ist, wenn die Auswirkungen dieser Narkosegase auf den Organismus auch gemessen und überwacht werden können. Es genügt eben nicht, ein Medikament genau zu applizieren, wir müssen auch die Wirkung auf den Organismus überprüfen können.

FRAGE:
Das Narkosekreissystem stellt die Schnittstelle zwischen Narkosegerät und Patient dar. Welche Probleme ergeben sich in der täglichen Routine?

ANTWORT:
Zur Zeit haben wir den technischen Stand erreicht, daß die Monitore zwar ausreichend genau und exakt messen und überwachen, daß die in Gebrauch befindlichen Systeme jedoch noch nicht so genau sind, wie die Monitore messen (z. B. bei einer Leckage des Kreissystems).

Ein weiteres Problem ist die Messung des Atemminutenvolumens. Reduziert man z. B. den Frischgasflow von 4 l/min auf 2 l/min, so vermindert sich konstruktionsbedingt bei vielen der heutigen Geräte das Atemminutenvolumen, obwohl an der Einstellung des Atemzugvolumens nichts geändert worden ist.

Ein weiteres Problem stellt die Tatsache dar, daß bei einer Reduktion des Frischgasflows die eingestellte Inhalationsanästhetikakonzentration nicht mehr übereinstimmt mit der Konzentration der Inhalationsgase im Kreisteil. Es kommt also zu einer Diskrepanz zwischen eingestelltem und gemessenem Wert. Wird nun - fälschlicherweise - der gemessene Wert dazu benützt, um den eingestellten Wert zu korrigieren, so kommt es zu einer unerlaubten Änderung des Kontrollsystems in ein Steuerungssystem. Besonders gefährlich wäre dies bei der Sauerstoffmessung. Zeigt sie z. B. immer höhere Werte an, so reduziert das Gerät scheinbar zu Recht den Sauerstoffanteil in der Inspirationsluft und kann damit eine gefährliche Hypoxie auslösen. Es muß bei der weiteren Entwicklung dementsprechend darauf geachtet werden, daß Kontroll- und Steuerfunktionen scharf voneinander getrennt werden.

OTTENI weist auf einen O_2-Bypass-Defekt hin, der zu Entwicklung eines hypoxischen Frischgasgemischs sogar mit einem "Safety Mixer" führen kann (2). Während des Einsatzes des Bypasses werden die über die Rotameter weiter fließenden Frischgase ins Freie geleitet. Bei dem schadhaften Bypass wurde nach Einsatzende der O_2-Hochfluß zwar unterbrochen, der über das Rotameter fließende Sauerstoff aber zum größten Teil ins Freie evakuiert. Das Lachgas dagegen, dessen Leitung mehr vom Bypass entfernt ist, wurde wieder zum Kreisteil geleitet. Trotz korrekter O_2- und N_2O-Rotametereinstellung floß praktisch reines N_2O in das Kreissystem. Deshalb ist ein O_2-Konzentrationsmesser in jedem Beatmungssystem notwendig.

Außerdem ist wichtig, zwischen Funktions- und Sicherheitssystem zu unterscheiden. Die IRIS ist z. B. ein reines Sicherheitssystem, mit dem man den Verdampfer überwacht. Im Prinzip könnte man sich die Anzeige sparen, nur der Alarm wäre notwendig. Wird im Kreissystem gemessen, wird dagegen die Funktion überprüft, d. h. es interessiert der tatsächlich applizierte Wert.

FRAGE:
Eine Reihe von Narkosegeräten sind mit Mischautomaten ausgerüstet. Wie genau sind sie und sind sie in ihrer Genauigkeit abhängig vom Eingangsdruck?

ANTWORT:
Gefordert wird eine Genauigkeit von unter 10 % über den gesamten Flowbereich. Zur Zeit werden Genauigkeiten von 5 % erreicht. Bei flowgesteuerten Geräten nehmen die Abweichungen bei niederen Flows jedoch stark zu. Ein Flowmischer hat einen typischen Dynamikbereich, in dem er optimal arbeitet, dieser liegt typischerweise zwischen 1 : 3 und 1 : 5. Volumenmischprinzipien sind daher vorzuziehen. Druckschwankungen in der zentralen Gasversorgung spielen bei den heutigen Mischautomaten keine große Rolle mehr.

FRAGE:
Wer schützt uns vor defekten Meßsystemen? Die klinische Realität zeigt, daß Meßsysteme häufiger ausfallen als die Systeme, die sie eigentlich überwachen sollen. Die Folge ist, daß diese Meßsysteme dann abgeschaltet werden.

ANTWORT:
Eine gangbare Möglichkeit besteht darin, Plausibilitätstests durchzuführen. Es ist zu überprüfen, ob der abweichende Wert möglich erscheint und daraus müssen die notwendigen klinischen Schlüsse gezogen werden.

FRAGE:
Welche Möglichkeiten der Vermeidung bzw. Erkennung einer Diskonnektion gibt es?

ANTWORT:
Die Häufigkeit einer Diskonnektion mit Todesfolge wird in einer australischen Studie mit 1 : 430 000 angegeben (1, 3). Im Grunde genommen sollte neben der Diskonnektion auch das Thema der Leckage und der versehentlichen Extubation in diesem Zusammenhang angesprochen werden. Auch hier kommt es zu einer partiel-

len oder totalen Diskonnektion zwischen Patienten und Narkosegerät.

Hier dürfte die Überwachung mittels Atemdruck die entscheidende Rolle spielen. Zusätzlich gewinnt die Kapnometrie zunehmend an Bedeutung. Bei der Kapnographie ist darauf hinzuweisen, daß die Kurve graphisch dargestellt und nicht nur per Zeigerabweichung überprüft wird.

In Frankreich kommt der Drucküberwachung als Diskonnektionsmonitor nicht so große Bedeutung zu. Zum ersten da im Narkosegerät der bei Exspiration fallende Balg dort bis jetzt nur wenig verwendet wird, zum zweiten weil bekanntermaßen bei manchen Diskonnektionsarten der Druckanstieg quasi unverändert bleibt. Deshalb ist dort das Volumeter im Exspirationsschenkel als Diskonnektionsmonitor höher angesiedelt. Aus Sicherheitsgründen ist eine Kombination von Druck- und Volumenmonitor zu empfehlen.

In der Diskussion wurde herausgearbeitet, wie entscheidend wichtig die Verhinderung oder rechtzeitige Erkennung einer Diskonnektion ist. Offen blieb jedoch die Frage nach einer "Soll-Bruchstelle" bei versehentlichem Zug an den Narkoseschläuchen oder am Tubus.

Die Erfahrungen von FRANKENBERGER haben gezeigt, daß Leckagen durch eine Routineüberprüfung nur sehr schwer erkannt werden. Hier ist eine technische Lösung, die in das Gerät eingebaut ist, wahrscheinlich von Vorteil.

Frau KRAUS weist auf die Unterschiede in der Kinderanästhesie hin; hier gibt es zur Zeit noch keine Messung des Atemminutenvolumens, der Stellenwert der Pulsoxymetrie ist daher wesentlich höher anzusetzen.

FRAGE:
Welche Forderungen sind an die Zuverlässigkeit eines Monitoringsystems zu stellen?

ANTWORT:
Prinzipiell soll das Monitoring eine Verbesserung der Sicherheit bringen. Abzuwägen ist dies gegen die Komplikationen der Methode; dies gilt speziell für invasives Monitoring. Vorzuziehen sind daher nichtinvasive Techniken, wobei natürlich auf die Relevanz der Aussage zu achten ist.

Die Finapres^R-Methode ist speziell bei Schockzuständen nicht aussagekräftig und erfordert ein zweites Meßverfahren zur Kontrolle (4).

Die Latenz bei der Erkennung einer Hypoxie liegt bei der Pulsoxymetrie bei ca. 30 s, d. h. in einem für die klinische Routine durchaus vertretbaren Bereich. Die Untersuchungen von STRIEBEL et al. (5) weisen auf die Wichtigkeit einer graphischen Darstellung der pulsoxymetrischen Kurve hin. Die oszillierenden Säulen, die heute üblich sind, bieten nicht den Informationsgehalt wie die graphische Darstellung.

Die transkutane PCO_2- und PO_2-Messung haben sich bei Erwachsenen weiterhin nicht durchsetzen können.

Die klinische Erfahrung zeigt, daß die digitale Anzeige von Druckwerten eine Genauigkeit vortäuscht, die vom Meßsystem überhaupt nicht erreicht werden kann. Dementsprechend ist auch hier die graphische Darstellung unbedingt notwendig. Sie ermöglicht außerdem eine Trenderkennung.

FRAGE:
Welche Empfehlungen gibt es zur hygienischen Aufbereitung von Anästhesiezubehör und -geräten?

ANTWORT:
Aus hygienischer Sicht genügt eine tägliche Oberflächenscheuerdesinfektion der Narkosebeatmungsgeräte mit einem in der Liste der Deutschen Gesellschaft für Hygiene und Mikrobiologie aufgeführten aldehydhaltigen Wischdesinfektionsmittel. Die Narkosegasschläuche sollen nach jeder Narkose gewechselt und wiederaufbereitet werden. Methodisch sind hier thermische Verfahren vorzuziehen. Bei thermolabilen Gegenständen bietet sich eine kombinierte chemisch-thermische Desinfektion an, bei der Temperaturen von 60 °C nicht überschritten werden. Erstrebenswert ist sicherlich eine auf die apparativen Möglichkeiten des Krankenhauses adaptierte Checkliste, in der festgelegt wird, wie und wie oft welche bei einer Narkose verwendeten Geräte desinfiziert oder sterilisiert werden.

FRAGE:
Erübrigt sich ein Wechsel der Narkosegasschläuche nach einmaligem Gebrauch, wenn routinemäßig Bakterienfilter verwendet werden?

ANTWORT:
In Laborversuchen konnte nachgewiesen werden, daß die Bakterienfilter tatsächlich bakteriendicht sind. In der klinischen Routine hat sich jedoch gezeigt, daß der direkt am Y-Stück angebrachte Bakterienfilter den Atemwegswiderstand sowohl in der In- als auch in der Exspiration unkontrolliert erhöhen kann und deswegen aus technischen Sicherheitsgründen abzulehnen ist.

Es ist sicher nicht so, daß die Narkosegasschläuche nach jeder Narkose kontaminiert sind, das Problem ist nur, daß eine Kontamination nicht sicher ausgeschlossen werden kann. Im Sinne der Sicherheit für den Patienten ist daher der routinemäßige Wechsel der Schläuche nach jeder Narkose zu empfehlen. Die Empfehlung, das Schlauchsystem nach jeder Narkose zu wechseln, basiert auf Untersuchungen, die nachgewiesen haben, daß 35 % der Narkoseschläuche ein bakterielles Wachstum aufwiesen (6). Hinzuweisen ist auf die Tatsache, daß die Keimbesiedlung praktisch nur nahe am Y-Stück nachgewiesen worden ist. Insofern erübrigt sich der sonst auch zu diskutierende regelmäßige Wechsel des gesamten Kreisteils.

Die Empfehlung, Kreisteile etwa einmal pro Woche zu wechseln, basiert nicht so sehr auf einer hygienischen Forderung, sondern zielt auf eine regelmäßige technische Überwachung eines einwandfreien Funktionszustandes ab. Eine hierbei zu beachtende Checkliste sollte aber selbstverständlich auch die hygienischen Belange berücksichtigen.

FRAGE:
Bestehen aus hygienischer Sicht Bedenken gegen die Extubation des Patienten im OP?

ANTWORT:
Mikrobiologisch sind zwei Situationen zu unterscheiden:
1. Besteht eine Gefährdung des operierten Patienten durch die Extubation und
2. muß mit einer Erhöhung der Keimzahl im Operationssaal und damit einer Gefährdung des nächsten Patienten gerechnet werden?

Nachdem kaum vorstellbar ist, daß ein Patient vor dem Wundverschluß und Anlegen des Verbandes extubiert wird, kann auch theoretisch eine Keimstreuung in die Wunde nicht stattfinden. Es gibt nicht eine Untersuchung, die einen Zusammenhang zwischen einer eventuellen bakteriellen Besiedlung der Trachea und einer späteren Wundinfektion belegen würde.

Die theoretisch mögliche Gefährdung des nächsten Patienten ist dann auszuschließen, wenn zwischen den Operationen die vorgesehene sorgfältige hygienische Aufbereitung des Operationssaals gewährleistet ist. Viel wichtiger erscheint die regelmäßige hygienische Händedesinfektion und die Wischdesinfektion der Oberflächen von im OP stationierten Geräten. Verständlicherweise gilt dies speziell und besonders für Narkosegeräte. Hier ist sicherlich darauf zu achten, daß eine klare Dienstanweisung das hygienische Verhalten regelt. Dies schließt eine regelmäßige Kontrolle der Einhaltung dieser Regeln ein. Unabhängig davon wäre eine "wischdesinfektionsfreundlichere" Gestaltung der Oberflächen der Narkosegeräte wünschenswert. Von seiten des Hygienikers reicht eine einmalige Wischdesinfektion des Gerätes pro Tag aus, es sei denn, daß ein eindeutig infektiöser Patient eine sorgfältigere Aufarbeitung nahelegt.

FRAGE:
Muß in einem Operationstrakt ein spezieller Operationssaal für septische Eingriffe vorgehalten werden?

ANTWORT:
Werden die hygienischen Richtlinien strikt eingehalten, ist dies nicht notwendig. Dennoch bietet es sich natürlich an, eindeutig septische Eingriffe an das Ende eines Operationsprogramms zu legen. Ein eigener Operationssaal ist hierfür jedoch nicht notwendig.

FRAGE:
Gibt es einheitliche Systeme bei der Anwendung verschiedener Spritzenpumpen?

ANTWORT:
Trotz aller Bemühungen ist es bisher nicht gelungen, eine Einheitlichkeit bei den Spritzenpumpen herzustellen. Um Verwechslungen, die zu Fehldosierungen führen können, zu vermeiden, ist es ratsam, in einer Klinik sich für einen Typ von Spritzenpumpen zu entscheiden und nur die für diesen Typ geeigneten Spritzen zu bevorraten.

FRAGE:
Gibt es eine Empfehlung über die Kombination mehrerer parallel laufender Infusionen?

ANTWORT:
Prinzipiell gilt die Regel, daß bei Verwendung eines maschinengetriebenen Systems alle anderen Infusionen auch maschinenbetrieben sein müssen, da es sonst ungewollt zu einem Zurücklaufen der Infusion in ein schwerkraftgeregeltes System kommen kann.

FRAGE:
Gibt es Möglichkeiten, die Ad- bzw. Absorption von Medikamenten an Kunststoffsysteme zu verhindern?

ANTWORT:
Die früher gegebene Empfehlung, bei Zumischen von Insulin einen Zusatz von Albumin oder einem künstlichen Kolloid vorzusehen, gilt heute nicht mehr. Die Absorption scheint nicht so massiv wie bisher angenommen zu sein, außerdem wird das Medikament nach Wirkung dosiert. Die Absorption von Nitroglyzerin an Infusionsschläuche kann verhindert werden durch die Verwendung von Polypropylenschläuchen anstelle von PVC-Schläuchen. Dies gilt im übrigen auch für Medikamente, die Alkohol enthalten. Auch hier empfiehlt sich die Verwendung von Polypropylen-Infusionsgeräten, um das Auslösen von Weichmachern aus PVC-Systemen zu verhindern.

FRAGE:
Empfiehlt sich die Verwendung von Bakterienfiltern in Infusionsgeräten?

ANTWORT:
Solange das Problem des Zuspritzens von Medikamenten peripher vom Bakterienfilter nicht gelöst ist, kann die Verwendung von Bakterienfiltern das bakterielle Problem zwar vermindern, aber keinesfalls lösen. Noch nicht endgültig ausdiskutiert scheint die Meinung, wonach durch Filter zurückgehaltene Bakterien zerfallen können und durch ihre freigesetzten Toxine den Patienten eventuell noch mehr gefährden können.

FRAGE:
Lassen sich Verbrennungen intraoperativ einer bestimmten Ursache zuordnen? Heute werden vorzugsweise hochfrequenzchirurgische Geräte hierfür verantwortlich gemacht.

ANTWORT:
Es besteht kein Zweifel, daß bei unsachgemäßer Anwendung der HF-Geräte Verbrennungen entstehen können. Die unsachgemäße Handhabung bezieht sich jedoch nicht nur auf das Gerät, sondern auch z. B. auf die Verwendung von flüssigen Desinfektionsmitteln. Der klinische Alltag zeigt, daß häufig mit zu großen Mengen gearbeitet wird, so daß Desinfektionsmittellösungen sich unter den Patienten sammeln und hier bei Anwendung der HF-Chirurgie zu Verbrennungen führen können. Es sollte heute selbstverständlich sein, daß die Neutralelektrode nicht mehr nur unter eine Extremität geschoben werden darf, sondern fest an ihr befestigt werden muß.

FRAGE:
In der klinischen Routine passiert es immer wieder, daß elektrische Geräte, z. B. Infusionspumpen, auf den Boden fallen. Wie soll sich der Anwender verhalten, um Schäden für den Patienten zu verhindern?

ANTWORT:
Auch wenn äußerlich keine Schäden zu sehen sein müssen, ist nicht auszuschließen, daß die elektrische Sicherheit nicht mehr gewährleistet ist. Es empfiehlt sich in jedem Falle eine elektrische Sicherheitsüberprüfung nach VDE 0715l.

FRAGE:
Wann muß der Potentialausgleich bei elektrischen Geräten eingesetzt werden?

ANTWORT:
Eine eindeutige Antwort ist hierzu nicht möglich. Prinzipiell gilt jedoch, daß bei allen intrakardialen Eingriffen ein Potentialausgleich zwischen allen eingesetzten Geräten sichergestellt sein muß.

FRAGE:
Ist der Einsatz von Computern im OP erlaubt?

ANTWORT:
Gegen ihren Einsatz im OP ist nichts einzuwenden, solange sie z. B. zu Dokumentationszwecken verwendet werden und die elektrische Sicherheit gewährleistet ist. Sollen sie jedoch zur Steuerung von Infusionssystemen oder im Sinne von Closed-loop-Systemen eingesetzt werden, müssen sie im Sinne der MedGV auf jeden Fall bauartzugelassen sein.

FRAGE:
Weder die Ärzte noch das Pflegepersonal haben im allgemeinen die Kenntnisse, um Fehler in der elektrischen Versorgung oder Anwendung zu entdecken. Welche Möglichkeiten bestehen, sich davor zu schützen?

ANTWORT:
Selbstverständlich existiert heute an jedem Krankenhaus eine technische Abteilung, die auch einen Elektriker als Spezialisten beschäftigt. Es muß überraschen, mit welcher Zurückhaltung die Krankenhausbetreiber reagieren, wenn es um die laufende Überprüfung der Sicherheit medizinisch-technischer Geräte geht. Hier hat die Medizingeräteverordnung sicherlich ihre großen Verdienste, indem sie ein technisches Servicezentrum am Krankenhaus praktisch vorschreibt. Die Aufgabe der Anwender ist es nun, den Betreiber mit dem nötigen Nachdruck darauf hinzuweisen, daß eine solche Institution geschaffen werden muß bzw. auf andere Weise diese Auflagen erfüllt werden. Die laufende Überprüfung der elektrischen Sicherheit und die Schulung aller Mitarbeiter bei der Anwendung elektrischer Geräte gehören sicherlich zu den vordringlichen Aufgaben dieser Einrichtung.

Literatur

1. HOLLAND, R.: Anesthesia-related mortality in Australia. Intern. Anesthesiol. Clin. 22, 61 (1984)

2. MICHON-BOYER-CHAMMARD, F., FISCHLER, M., DOUAU, P. Y., VOURC'H, G.: Hypoxia due to failure of an oxygen-air-nitrous oxide mixer. Ann. Fr. Anesth. Reanim. 7, 165 (1988)

3. SARA, C. A., WARK, H. J.: Disconnection: An appraisal. Anaesth. intens. Care 14, 448 (1986)

4. SMITH, N. Ty, WESSELING, K. H., WIT, B. de: Evaluation of two prototype devices producing noninvasive pulsatile calibrated blood pressure measurement from a finger. J. Clin. Monit. 1, 17 (1985)

5. STRIEBEL, H. W., STEINHOFF, U., KRAUSE, H., KRETZ, F. J.: Die Zuverlässigkeit der pulsoximetrischen Überwachung der arteriellen Sauerstoffsättigung bei zentralisierten und hypothermen Patienten. Anästh. Intensivther. Notfallmed. 23, 200 (1988)

6. TABEL, H., WURCHE, T., MARTINY, H., KEGEL, M., RODEN, H.: Mikrobiologische Untersuchungen an Beatmungs- und Narkosegeräten. Hyg. + Med. 11, 352 (1986)

Ausbildung an medizintechnischen Geräten

Von A. Obermayer

In der Industrie hat man seit langem erkannt, daß die Qualität der Mitarbeiter von entscheidender Bedeutung für den wirtschaftlichen Erfolg eines Unternehmens ist. Den Mitarbeitern wird daher auf Firmenkosten eine Vielzahl interner und externer Fortbildungsveranstaltungen angeboten, um deren Wissen ständig auf dem neuesten Stand der Technik zu halten. Vergleicht man demgegenüber die Aus- und Weiterbildung des medizinischen Personals an medizintechnischen Geräten, so findet man - von einigen Einzelfällen abgesehen - ein Ausbildungsniveau, das weit unter dem hier zu fordernden Ausbildungsstand liegt.

Praxis der Geräteeinweisung (Tabelle 1)

Die in den Kliniken üblichen Einweisungspraktiken bestehen darin, die neuen Mitarbeiter überhaupt nicht oder nur in einzelne Gerätefunktionen und Bedienungselemente einzuweisen. Eine Erläuterung der Funktionsweise und die Vermittlung des notwendigen Basiswissens fehlt fast immer, bzw. man überläßt es dem neuen Mitarbeiter, sich dieses Wissen anhand der Gebrauchsanweisungen selbst anzueignen.

Die Folgen des derzeitigen Ist-Zustandes sind für die Patienten gravierend, da eine optimale Ausnutzung der gebotenen Gerätefunktionen bzw. eine möglichst schonende Anwendung derselben durch nicht oder schlecht ausgebildetes Personal kaum gewährleistet werden kann. Der in diesem Zusammenhang häufig zu hörende Hinweis auf die erstaunliche Überlebensfähigkeit der Patienten kann nur als Eingeständnis der fachlichen Inkompetenz des betreffenden Anwenders gewertet werden.

Des weiteren führt die mangelhafte bis unsachgemäße Handhabung zu einer unnötigen Steigerung der Kosten für Verbrauchsmaterial sowie zu vermeidbaren Reparaturkosten und Ausfallzeiten. In Anbetracht der Tatsache, daß etwa 20 - 30 % der gemeldeten Gerätefehler in Wirklichkeit Fehlbedienungen sind, kann die geforderte Niveauerhöhung teilweise durch eine vermehrte und vertiefte Geräteausbildung über Einsparungen von Reparaturen und Verbrauchsmaterial kostenneutral durchgeführt werden.

Soll-Zustand der Geräteeinweisung

Was den Inhalt der Geräteausbildung betrifft, so gibt die Medizingeräteverordnung für die Lernziele und die Zeitpunkte der Geräteeinweisung klare Richtlinien vor (Tabelle 2).

Tabelle 1. Ist-Zustand der Geräteausbildung

- Einweisung in Teilfunktionen durch einen mehr oder weniger erfahrenen Kollegen
- Lesen der Bedienungsanleitung
- Ausprobieren der Funktionen

Tabelle 2. Soll-Zustand der Geräteausbildung

- Beherrschung der Gerätefunktionen und der Gerätefunktionsweise vor der Anwendung des Gerätes am Patienten
- Schrittweise Anwendung des Gerätes am Patienten

Nach § 6 Abs. 3 MedGV dürfen medizintechnische Geräte nur von Personen bedient werden, die aufgrund ihrer Ausbildung oder ihrer Kenntnisse und praktischen Erfahrungen die Gewähr für eine sachgerechte Handhabung bieten. Diese Forderung der Medizingeräteverordnung steht in krassem Widerspruch zu dem derzeit praktizierten Ist-Zustand der Geräteausbildung und ist daher mit weitreichenden organisatorischen und unter Umständen auch mit forensischen Konsequenzen verbunden. Der eigentlich selbstverständliche Soll-Zustand der Geräteeinweisung, der durch die Medizingeräteverordnung im Prinzip nur verdeutlicht wird, muß den potentiellen Anwender in die Lage versetzen, medizintechnische Geräte in der für den einzelnen Patienten besten Weise anwenden zu können.

Der Soll-Zustand der Geräteeinweisung verlangt gemäß § 6 Abs. 4 darüber hinaus auch die Fähigkeiten und Kenntnisse, die für eine Kontrolle der Funktionssicherheit und des ordnungsgemäßen Gerätezustandes notwendig sind. Neben der optimalen Geräteanwendung fordert die Medizingeräteverordnung somit auch einen aktiven Beitrag der Geräteanwender zur Abwehr potentieller Gefahren für Patienten, Anwender und Dritte.

In § 10 MedGV ist ausgeführt, daß medizintechnische Geräte nur durch Personen nach § 6 Abs. 3 MedGV angewendet werden dürfen, die am Gerät unter Berücksichtigung der Gebrauchsanweisung in die sachgerechte Handhabung eingewiesen worden sind. Dies bedeutet, daß die Ausbildung an medizintechnischen Geräten in zwei zeitlich voneinander getrennte Abschnitte zu gliedern ist:

1. Der potentielle Anwender muß aufgrund der theoretischen und praktischen Einweisung und eigenständigen praktischen Übungen - etwa an Simulatoren - in der Lage sein, die Bedienung eines Gerätes vollständig zu beherrschen. Es steht außer jeglicher Diskussion, daß diese Lernphase nicht während der Anwendung des Gerätes an einem Patienten, sondern vor der Anwendung zu erfolgen hat.

2. Nach erfolgreichem Abschluß der ersten Phase muß im zweiten Abschnitt der Geräteausbildung der Einsatz und die Anwendung

des medizintechnischen Gerätes <u>am</u> Patienten Schritt für Schritt vorgenommen und optimiert werden.

Für die hier interessierende Phase 1 der Geräteausbildung, die gemäß § 10 MedGV für die Geräte der Gruppe 1 und 3 durchzuführen und bei Geräten der Gruppe 1 auch schriftlich zu dokumentieren ist, sind in der Medizingeräteverordnung keine Übergangsfristen festgelegt, so daß die geforderte Einweisung bereits unmittelbar nach dem Inkrafttreten der Verordnung hätte erfolgen müssen, ebenso wie deren Dokumentation in den entsprechenden Gerätebüchern.

Die Praxis zeigt jedoch, daß weder das eine noch das andere im erforderlichen Umfang - und damit ordnungsgemäß - erfolgt ist.

Dabei erscheint insbesondere die Beurteilung der notwendigen Kenntnisse und praktischen Erfahrungen sowie die Frage der Einweisungsberechtigung Schwierigkeiten zu bereiten. Neben erheblichen Unsicherheiten führen die genannten Auslegungsschwierigkeiten dazu, daß die Organisation der Einweisungsmaßnahmen überhaupt nicht oder nur halbherzig in Angriff genommen wurde. Die Untätigkeit wird häufig durch die negative Haltung der Verwaltungen gefördert, die nicht bereit sind, das notwendige personelle und materiele Umfeld bereitzustellen. Ferner scheint der Wunsch von Mitarbeitern nach intensiver Geräteausbildung auch manchen ärztlichen Verantwortungsträgern nicht legitim zu sein, da manche Teilnehmer an den Fortbildungsveranstaltungen des Instituts für Anästhesiologie in Erlangen nur heimlich teilnehmen können.

Zudem lehnen die Krankenkassen in den Pflegesatzverhandlungen die Einstellung von geeignetem Personal stets mit dem Hinweis ab, daß die Ausbildung der Anwender an medizintechnischen Geräten auch ohne die Medizingeräteverordnung zu den gesetzlichen Verpflichtungen der Krankenhausbetreiber gehört und somit keine zusätzlichen, durch die Verordnung bedingten Aufgaben darstellt. Für die verantwortlichen Abteilungsleiter bedeutet dies, daß der für die Geräteausbildung zu leistende Aufwand nur mit den klinikeigenen Mitteln, insbesondere mit dem vorhandenen Personal zu leisten ist.

Zukunft der Geräteeinweisung

Denkt man unter den häufig gegebenen Voraussetzungen:
- Mangel an geeigneten Ausbildern,
- Mangel an geeignetem Ausbildungsmaterial,
- Mangel an geeigneten Räumen und
- Mangel an freier Arbeitszeit für die Ausbildung

über die Zukunft der Geräteausbildung nach, dann kommt man sehr schnell zu der allgemeinen Forderung, die Schulung der Geräteanwender möglichst weitgehend aus dem klinischen Alltagsbetrieb herauszunehmen und in die eigentlichen Ausbildungsgänge einzugliedern (Tabelle 3).

Tabelle 3. Zukunft der Geräteausbildung

1. Stationärer Pflegebereich
- Einweisung in die übliche Gerätepalette der Stationen durch die Krankenpflegeschule

2. Fachpflegebereich
- Blockunterricht zu Beginn der Fachpflegeausbildung
- Begleitende Stoffvertiefung im Fachkundeunterricht

3. Ärzte
- Physikalisch-technische Grundlagen während des Studiums
- Typische Geräte der einzelnen Fachrichtungen im Praktischen Jahr
- Vertiefung der Gerätekenntnisse und der medizinischen Anwendung in der AiP-Zeit
- Weitere Vertiefung während der Facharztweiterbildung

Für den stationären Pflegebereich bietet sich aufgrund der geringen Zahl von medizintechnischen Geräten auf den Bettenstationen an, diese Geräte im Physikunterricht der Krankenpflegeschulen zu besprechen. Der Zeitpunkt der Einweisung sollte dabei so gelegt werden, daß die Schüler kurz darauf ihre praktischen Ausbildungsabschnitte auf den Stationen beginnen. Da die Krankenpflegeschulen meistens an Kliniken angegliedert sind, können diese Schulungen an den krankenhauseigenen Geräten durchgeführt werden, so daß sich die Geräteausbildung auf den Stationen auf die praktische Anwendung der Geräte an den Patienten beschränken kann.

Im Fachpflegebereich besteht das Problem hauptsächlich darin, daß die angehenden Fachpflegekräfte vom Stellenplan her als vollwertige Mitarbeiter eingestuft werden, obwohl sie aufgrund der vorangegangenen Ausbildung dazu noch gar nicht in der Lage sind. Als Ausweichmöglichkeit bietet sich ein Blockunterricht zu Beginn der Fachpflegeausbildung an. Dies bedeutet aber, daß unter Umständen die bestehenden Operations- und Bettenkapazitäten in dieser Zeit nicht aufrechterhalten werden können oder zumindest kurzfristig eine Überlappung der Stellenbesetzung hingenommen werden muß. Die Stoffvertiefung kann dann im begleitenden Fachkundeunterricht erfolgen.

Auch für die ärztlichen Anwender der medizintechnischen Geräte bietet sich eine Aufteilung der Geräteschulung auf die verschiedenen Ausbildungsabschnitte an, wobei allerdings eine teilweise Änderung der Ausbildungsordnung notwendig wird.

Da die Technisierung in allen Fachgebieten der Medizin eine immer größere Rolle spielt, sollte diesem sicher nicht mehr umkehrbaren Trend durch gerätebezogene technisch-physikalische Vorlesungen und praktische Übungen bereits während der klinischen Semester Rechnung getragen werden. Aufbauend auf den physiologischen Grundlagen muß in diesen Veranstaltungen das notwendige Basiswissen vermittelt werden, das zum Verständnis der ablaufenden Grundfunktionen erforderlich ist.

Für die Studenten im praktischen Jahr kann die technische Ausbildung mit einem Aufbaukurs fortgesetzt werden, wobei die theoretischen Grundlagen auf gerätespezifische Funktionen ausgedehnt und erste Gerätekenntnisse vermittelt werden.

Zu Beginn der Facharztausbildung, unter Umständen auch während der AiP-Zeit, werden dann die eigentlichen Gerätekurse mit einer umfassenden theoretischen und praktischen Ausbildung an den Geräten durchgeführt. Neben einer Abschlußprüfung der Gerätekurse, bei der die grundsätzliche technische Begabung - wie sie etwa für die Anästhesie und Intensivmedizin erforderlich ist - festgestellt wird, müssen im Rahmen der Facharztprüfung auf jeden Fall ein fundiertes technisches Wissen und ausreichende Gerätekenntnisse nachgewiesen werden.

Ausbildungseinrichtungen

Betrachtet man den für die Durchführung der hier skizzierten zukünftigen Geräteausbildung notwendigen Aufwand, dann stellt sich unweigerlich die Frage, welche Ausbildungsstätten in der Lage sind, eine solche Geräteausbildung durchzuführen.

Aufgrund der langjährigen Erfahrungen am Institut für Anästhesiologie der Universität Erlangen-Nürnberg auf diesem Gebiet kann die zukünftige Geräteausbildung - zumindest in den hochtechnisierten Fachgebieten wie die Anästhesie und Intensivmedizin - nur in überregionalen Zentren, die über das notwendige personelle und materielle Potential sowie über das erforderliche Know-how verfügen, durchgeführt werden.

Bestehende Ausbildungsprogramme am Institut für Anästhesiologie der Universität Erlangen-Nürnberg

Bereits vor mehreren Jahren wurde für die angehenden Anästhesisten ein sogenanntes Propädeutikum eingeführt. Ein wesentlicher Bestandteil dieses dreimonatigen Kurrikulums ist ein Gerätekurs für die ärztlichen Mitarbeiter, bei dem umfangreiche theoretische und praktische Kenntnisse vermittelt werden. Die Erstausbildung für die angehenden Fachärzte gliedert sich in die Bereiche
- theoretischer Unterricht,
- begleitende Demonstrationen,
- praktische Übungen und
- Führungen,

wobei der Hauptschwerpunkt bei den praktischen Übungen an den Geräten liegt. Die Kurse werden in sehr kleinen Gruppen durchgeführt, was die Grundvoraussetzung für ein intensives Gerätetraining ist.

Im Laufe der Jahre hat sich, wie die Tabelle 4 zeigt, aus den bescheidenen Anfängen heraus ein umfangreiches Ausbildungsprogramm entwickelt, wobei hier insbesondere auf die Gerätekurse für auswärtige Teilnehmer hinzuweisen ist. Neben dem erfreulichen Zuspruch aus dem gesamten deutschsprachigen Raum, der die

Tabelle 4. Übersicht über bisher durchgeführte bzw. laufende Ausbildungsprogramme

Standardprogramm
- Vorlesung physikalisch-technische Grundlagen der Anästhesie
- Krankenhausbetriebstechnik (Fachakademie für Medizintechnik in Ansbach)
- Grundkurs Beatmungstechnik für Pflegepersonal
- Gerätekurs für ärztliche Mitarbeiter des Instituts
- Wochenendkurs (zwei Tage) für leitendes Pflegepersonal und Fachärzte)
- Wochenendkurs (drei Tage) für Berufsanfänger und Fortgeschrittene (Ärzte und Pflegepersonal)

Sonderprogramm
- Narkosegrundkurs für Techniker
- Narkosegrundkurs für Ingenieure
- Respiratorgrundkurs für Ingenieure
- Grundkurs "Sicherheitstechnische Kontrollen"
- Anwenderschulung in Arztpraxen (spezifisch)
- Anwenderschulung in Kliniken (spezifisch)
- Aufbaukurs für Ausbilder

prinzipiell positive Einstellung zur intensiven Aus- und Weiterbildung immer wieder bestätigt, führen die bei diesen Kursen gewonnenen Erfahrungen zu einer fortlaufenden Erweiterung des Ausbildungsangebotes und zur Entwicklung neuer Übungsplätze und Simulatoren. Ein Schwerpunkt ist dabei die Erstellung eines möglichst universell einsetzbaren Lehr- und Ausbildungssystems, das bisher von allen Kursteilnehmern außerordentlich positiv aufgenommen wurde und eine beachtliche Verbreitung gefunden hat.

Ein solches Lehr- und Lernsystem ist heute unbedingt erforderlich, wenn man bedenkt, daß der Berufsanfänger bereits etwa zehn bis 20 Geräte, ein auf der Intensivstation und Anästhesie tätiger Facharzt sogar 40 bis 60 verschiedene Geräte beherrschen muß.

Zusammenfassung

Zusammenfassend läßt sich sagen, daß die Geräteausbildung am Beginn einer positiven Entwicklung steht und die Bereitschaft der Anwender, sich das notwendige Wissen anzueignen, vorhanden ist. Was fehlt, sind die Zusammenfassung und Koordination der an einigen Stellen vorhandenen Ansätze und die gemeinsame Anstrengung der betroffenen Fachgesellschaften und Institutionen, um eine baldige, tiefgreifende Verbesserung der Ausbildungssituation zu erreichen.

Computergestützte Narkose- und Zwischenfallsimulation

Von W. Friesdorf und H. Frankenberger

"Simulation ist die Nachbildung eines dynamischen Prozesses in einem Modell, um zu Erkenntnissen zu gelangen, die auf die Wirklichkeit übertragbar sind" (VDI 3633). Die Simulation leistet jedoch mehr.

Ziele der Simulation

Die Nachbildung dynamischer Prozesse in einem Modell in der Medizintechnik kann mit folgenden Zielen erfolgen:
- Schulung,
- Geräteüberprüfung,
- Prozeßüberwachung,
- Erkenntnisgewinnung und
- Geräteentwicklung.

Aus klinischer Sicht steht die Schulung im Vordergrund, denn nicht mehr Learning by doing, sondern Learning for doing ist von Gesetzesseite gefordert: Das medizinische Personal muß die Gewähr für eine sachgerechte Anwendung der Geräte am Patienten geben (1). Geräte, die oftmals aber geradezu eine Technikerausbildung voraussetzen und deren sachgerechter Einsatz sicherlich nicht durch alleinige theoretische Schulung anhand der Gebrauchsanweisung zu gewährleisten ist. Gerätepraxis, d. h. der Einsatz der Geräte, muß trainiert werden. Übung des Routineeinsatzes und vor allem Gerätetraining in Ausnahmesituationen - bei Zwischenfällen - kann sachgerechte Anwendung gewährleisten. Ausnahmesituationen sind aber nicht planbar, auch bei noch so langem Arbeiten unter Aufsicht lernt ein Anfänger nicht alle denkbaren kritischen Situationen am Patienten kennen. Mit der Simulation ist dies möglich.

Die Geräteüberprüfung, der Gerätecheck ist erforderlich: bei Übergabe durch den Lieferanten oder Hersteller, nach Pflege- und Servicemaßnahmen, vor Einsatz am Patienten (1). Doch wie sollen beispielsweise die komplexen Funktionen eines Beatmungsgerätes überprüft werden, ohne den Patienten anzuschließen? Das Gerät reagiert auf den Patienten, Beispiel: die ASB-Funktion. Ohne diese Reaktion keine Überprüfung - Überprüfung also nur am Patienten? Das darf aber nicht sein! Ein Patientensimulator, im Fall des Beatmungsgerätes ein Lungensimulator, kann Abhilfe schaffen.

Prozeßüberwachung, d. h. Realtime-Simulation, ist für die Überwachung komplexer Prozesse in technischen Leitwarten ein bewährtes Werkzeug. In der Anästhesie könnte beispielsweise die Patientenlunge parallel zur Behandlung in einem Modell abgebildet werden. Die Meßwerte vom Patienten und vom Beatmungsgerät fließen als Parameter in dieses Modell ein; der Simulator lernt die

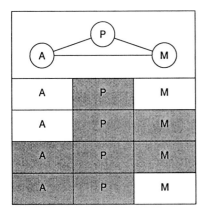

Abb. 1. Umfang der Simulation

Lunge kennen, Veränderungen sind hierdurch frühzeitig erkennbar, vor allem wenn mehrere Parameter betroffen sind. Eine Realtime-Simulation zur Steuerung der Narkosetiefe konnte bei Hunden bereits erfolgreich erprobt werden (4). Doch nicht nur die Steuerung der Narkosetiefe, jede Closed-loop-Anwendung setzt eine Realtime-Simulation voraus (5, 16).

Erkenntnisgewinnung ist der ursprüngliche Zweck der Simulation: Komplexe, in ihrem Prozeßverhalten schlecht überschaubare Systeme finden ihr Abbild in Modellen und lassen sich, insbesondere in Extremsituationen, analysieren. Es gibt eine Reihe von Anwendungen, beispielsweise die Lunge, das Herz-Kreislauf-System, den WELH, die Pharmakokinetik usw., solchermaßen nachzubilden (2, 10, 12, 17).

Simulation zur Geräteentwicklung nutzt vor allem den Geräteherstellern als Werkzeug. Obgleich dieser Einsatz sehr interessant ist, führt er von dem hier im Vordergrund stehenden Thema der Schulung weg und soll deshalb nicht weiter vertieft werden.

Umfang der Simulation

Systemanalytisch läßt sich der anästhesiologische Arbeitsplatz in drei Systemelemente gliedern: Patient, Arzt (stellvertretend für das medizinische Personal) und Maschine. Die Maschine kann hierbei ein einzelnes Gerät, mehrere oder die Gesamtheit aller Geräte sein. Betrachten wir diese drei in Interaktion stehenden Systemelemente, so sind mehrere sinnvolle Kombinationen von Realität und Simulation denkbar. Die gerasterten Felder in Abb. 1 kennzeichnen die simulierten Elemente:

- Im ersten Fall ist nur der Patient simuliert, Arzt und Gerät sind real. Anders ausgedrückt, der Arzt setzt ein reales Gerät an einem simulierten Patienten ein.

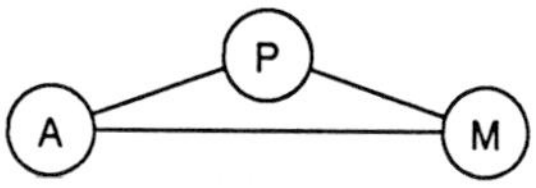

			Zweck und Nutzen				
A — P — M (diagram)			Schulung	Gerätecheck	Prozeß-überwachung	Erkenntnis-gewinnung	Geräte-entwicklung
A	**P**	M	+++	++	++	++	++
A	**P**	**M**	++	-	+++	+++	+++
A	**P**	**M**	-	-	-	+++	+
A	P	M	-	+++	-	-	+

Abb. 2. Zweckmäßiger Einsatz der Simulation

- Im zweiten Fall sind Patient und Gerät simuliert; der Arzt interagiert mit den beiden simulierten Systemelementen.
- Im dritten Fall sind alle drei Elemente simuliert: Eine solche Simulation stellt den mit dieser Simulation Arbeitenden außerhalb des Systems. Er kann die Interaktionen zwischen diesen drei Elementen studieren. Eine typische Anwendung wären beispielsweise Vigilanzuntersuchungen. Die Simulation dient in diesem Fall der Erkenntnisgewinnung über die Interaktion zwischen allen drei Systemelementen.
- Im vierten Fall sind Patient und Arzt simuliert. Die Überprüfung eines Gerätes könnte in dieser Form erfolgen: Die Bedienung des Gerätes in sämtlichen zu überprüfenden Funktionen übernimmt ein simulierter Mitarbeiter, ein Roboter; angeschlossen ist das Gerät an einem Patientensimulator.

Abb. 2 zeigt eine grobe Abschätzung der Zweckmäßigkeit unterschiedlicher Simulationskombinationen.

Für die Schulung der medizinischen Mitarbeiter steht der simulierte Patient im Vordergrund. Die Maschine soll real vorhanden sein (siehe erste Zeile in Abb. 2)

Für den Gerätecheck stellt diese Form der Simulation ein durchaus brauchbares Werkzeug dar, die zusätzliche Simulation des Arztes, d. h. die automatische Bedienung, könnte die Überprüfung der Geräte noch vereinfachen und sicherer machen (siehe vierte Zeile in Abb. 2).

Die Prozeßüberwachung als Hilfe für die Narkosesteuerung setzt ein Modell voraus, in das Patienten- und Gerätedaten einfließen (siehe zweite Zeile in Abb. 2).

Für die Erkenntnisgewinnung sind je nach Fragestellung unterschiedliche Kombinationen zweckmäßig.

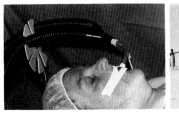 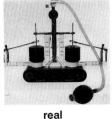 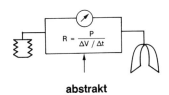

Realität real Simulation abstrakt

Abb. 3. Form der Simulation

Für die Geräteentwicklung erscheint die gleichzeitige Simulation von Patient und Gerät zweckmäßig.

Form der Simulation

Die Simulation kann prinzipiell in zwei Formen erfolgen: real und abstrakt (Abb. 3).

1. Physikalische Nachbildung der Realität durch ein reales Modell. Bei der Arbeit mit diesem Simulator können die gleichen Tätigkeiten durchgeführt werden wie in der Realität. Der konstruktive Aufwand ist hierbei erheblich und häufig limitierend für den Umfang der simulierten Funktionen.

2. Ein abstraktes Modell besteht aus Algorithmen und mathematischen Formeln. Auf ihnen basieren EDV-Simulationsprogramme.

Welche dieser beiden Simulationsformen eignet sich für die Lösung des vornehmlichen Problems, die Schulung, am meisten?

Schulung bedeutet Vermittlung von Kenntnissen und Vermittlung von Fähigkeiten (Tabelle 1). Der vereinfachende Vergleich mit der Fahrschule soll dies veranschaulichen:

Die Kenntnisse "Stopp bei roter Ampel" erwirbt der Fahrschüler im theoretischen Unterricht. Die Fähigkeit, dies auch in der Praxis zu beachten, ist Übungssache: Die rote Ampel muß im Verkehrsgewühl gesehen werden und die Füße müssen das richtige Pedal treffen. Erst wenn dieses Verhalten nahezu unbewußt abläuft, ist auch gewährleistet, daß in schwierigen Situationen richtig gehandelt wird. Dies ist eben nur durch Training zu erreichen: beim Autofahren durch die Fahrpraxis, in der Anästhesie durch das Narkosemachen.

Innerhalb des heutigen Tutorsystems erlangt der junge Kollege seine Kenntnisse durch Bücher und Gespräche, die Fähigkeit durch das Learning by doing, aber unter Aufsicht des Tutors.

Tabelle 1. Eignung der Trainingsmedien für die Schulung

Trainingsmedien	Eignung zur Vermittlung von		Beispiele
	Kenntnissen	Fähigkeiten	
Abstrakte Simulation	+++	+	"Gasmann" "GUS" "Abbott-Narkose-simulator" "Mac-Puf"
Reale Simulation	+	+++	Lungensimulator Lotz, Obermayer
Realität	++	++	Tutorsystem

Der Einsatz eines real simulierten Patienten gestattet es, diese Fähigkeit "trocken" zu üben, ohne Patient und mit dem großen Vorteil, insbesondere die vielen kritischen Situationen, die aber äußerst selten vorkommen, durchspielen zu können (z. B. Allergie auf ein Medikament, Tubusverlegung oder Gerätedefekt).

Der oben bereits erwähnte hohe Aufwand der realen Simulation, d. h. die physikalische Nachbildung der Realität, ist jedoch hoch. Die simulierte Funktionsvielfalt muß deshalb beschränkt bleiben.

Die abstrakte Simulation kann im Gegensatz hierzu mit weitaus geringerem Aufwand viel komplexere Sachverhalte präsentieren (6, 14, 15, 16, 19, 21). Die Kenntnisvermittlung, nicht das Üben, nicht die Vermittlung der Fähigkeiten steht hierbei im Vordergrund.

Der ideale Simulator

Voraussetzung für die Simulation ist die Sammlung des entsprechenden Wissens: Fakten und Zusammenhänge. Für die Sammlung dieses Wissens bietet sich eine Datenverarbeitungsanlage als Kernstück des Simulators an (Tabelle 2). Auf der einen Seite steuert diese EDV den real simulierten Patient und die real simulierte Maschine. Auf der anderen Seite kann diese Wissensbasis Grundlage für die abstrakte Simulation sein. Außerdem muß der Simulator für den Lernenden faszinierend sein, die Motivation muß gut sein. Alle Systemelemente sollten simulierbar sein, also nicht nur die Lunge, sondern auch die anderen Organsysteme, die Interaktionen zwischen den Organsystemen und natürlich alle Geräte. Nicht nur die störfreie Interaktion zwischen den Systemelementen ist zu simulieren, sondern auch, ja insbesondere, alle denkbaren Zwischenfälle. Und außerdem muß er kostengünstig sein. Von diesem Ideal sind wir weit entfernt.

Tabelle 2. Der ideale Simulator

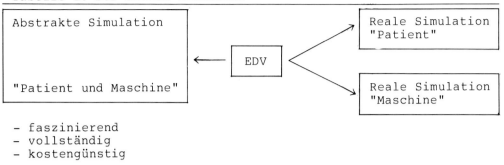

- faszinierend
- vollständig
- kostengünstig

Dies ist erstaunlich, wenn wir die perfekt anmutenden Simulatoren auf anderen Gebieten betrachten: Simulatoren für Flugzeuge, Schiffe und Autos (8).

Doch auch für die Anästhesie gab es bereits vor knapp 20 Jahren einen sehr interessanten Ansatz für die Simulation des gesamten Patienten. CARTER baute einen Simulator für die Narkose (3): Dieser simulierte Patient konnte die Farbe ändern, von rosa über blau bis zu blaß, er atmete, hustete, gähnte, erbrach und reagierte auf Intubation und die Medikamente. Zähne brachen leicht aus, nach Succinylcholin kam es zu Muskelfaszikulationen, die Augen bewegten sich, die Pupillengröße änderte sich usw.

CARTER war seiner Zeit voraus. Vielleicht war sein Ansatz zu komplex, zu aufwendig. GARDNER (7) stellte unlängst eine Simulationspuppe "Narkosecockpit" mit ähnlichen Funktionen vor. Für den breiten Routineeinsatz scheint dies aber alleine aus Kostengründen (250 000 $) auch nicht die Lösung zu sein.

Überschaubare, dringend benötigte und schnell zu realisierende Teilsysteme sollten zügig von den Herstellern angeboten werden, die Krankenhäuser warten darauf.

Wie sollen die Prioritäten gesetzt werden, welches Teilsystem ist am wichtigsten?

Der reale Lungensimulator als erster Schritt

Die Schulung der Fähigkeit, Geräte einzusetzen, zu bedienen und Geräte sowie Patient zu überwachen steht im Vordergrund: Die reale Simulation des Patienten ist vordringlich (Abb. 4).

Doch nicht der gesamte Patient ist im ersten Schritt gefordert, die Lungensimulation hat höchste Priorität: Der Patient kann in der Narkose nicht mehr alleine atmen. Diese lebenswichtige Funktion übernimmt der Anästhesist unter Einsatz von immer komplizierteren Beatmungsgeräten; mit Verbindungen zwischen den Geräten und dem Patienten, die eine Vielzahl von Störmöglichkeiten und damit Gefahren beinhalten. Der junge Kollege wendet diese Geräte

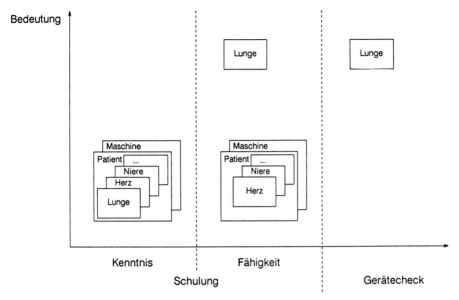

Abb. 4. Wertung der Simulation

an und überwacht den Einsatz. Er muß hierauf vorbereitet sein, er muß seine Fähigkeiten entsprechend trainiert haben.

Denselben Lungensimulator sollten wir für den Gerätecheck verwenden können, eine Aufgabe, die wir nicht nur aufgrund der MedGV, sondern auch aus ethischen Gründen zu erfüllen haben: Der Patient, aber auch wir als Anwender haben ein Anrecht auf ein absolut fehlerfrei arbeitendes Beatmungsgerät. Dies kann aber nur durch eine entsprechend gute Überprüfung gewährleistet werden, eine Überprüfung, für die ein Lungensimulator benötigt wird.

Welche Funktionen sind von diesem Lungensimulator zu fordern (Abb. 5)?

Er muß sich sowohl passiv als auch aktiv verhalten können, hierbei die physiologischen und pathophysiologischen Variationen EDV-gesteuert durchspielen und die typischen Zwischenfälle produzieren können. Werden die bekannten Lungensimulatoren diesen Anforderungen gerecht?

Der von LOTZ für die Schulung entwickelte Lungensimulator LS 800 veranschaulicht den Einfluß der Lungenparameter Compliance und Resistance auf die Beatmung (11). Dieser Simulator ist aber nur passiv, d. h. er kann keine Eigenatmung simulieren. Eine Ansteuerung über eine EDV zur Simulation von Zwischenfällen ist nicht möglich.

Weitgehend erfüllt werden die Anforderungen von "aktiven" Lungensimulatoren (10, 12). Eine EDV-Ansteuerung und damit ein computerunterstützter Lernprogrammablauf ist aber auch bei diesen Geräten im allgemeinen nicht möglich.

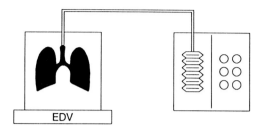

- passiv
- aktiv
- physiologische Variation
- pathophysiologische Variation
- Zwischenfälle

Abb. 5. Erster Schritt zur Simulation

Einbindung eines Lungensimulators in einen Ausbildungsparcours

Die Ausbildung des Anästhesisten an medizintechnischen Geräten erfolgt nach dem Tutorsystem. Der zu schulende Arzt erlernt die Bedienung der Geräte am Patienten im Beisein eines erfahrenen Kollegen. Unterstützt wird diese Ausbildung in Lübeck durch ein zusätzliches Beatmungstraining im Labor für Biomedizintechnik der Fachhochschule Lübeck (Abb. 6).

Unterschiedliche Simulatoren kommen zum Einsatz, z. B.
- reales Beatmungsgerät an simulierter Lunge und
- reales Narkosegerät am "Anästhesie-Uptake"-Simulator.

Dieses Training umfaßt die folgenden Stufen:

Kennenlernen atemmechanischer Parameter
Atemwegsdruck (im Beatmungsschlauch und in der Lunge), Volumen, Flow, Resistance und Compliance sind Beatmungsparameter, die am Patienten schwer zu erklären sind - der Druck in den Atemwegen der Lunge läßt sich in der Routine beispielsweise nicht erfassen. Anders bei der Simulation: Druck ist an beliebiger Stelle meßbar; die Darstellung der Parameter liefert anschauliche Kurven auf Bildschirm oder Papier und erleichtert hiermit das Verstehen. Vor allem beim Durchspielen extremer, in der Routine selten anwendbarer Geräteeinstellungen ist dies von besonderem Vorteil (z. B. PEEP bei Inversed ratio ventilation).

Üben der routinemäßigen Bedienung von Beatmungsgeräten bei einfachen Veränderungen von Lungenparametern
Die Variation der Geräteparameter und die Auswirkung auf die Beatmung eines simulierten "Normalpatienten" stehen bei dieser

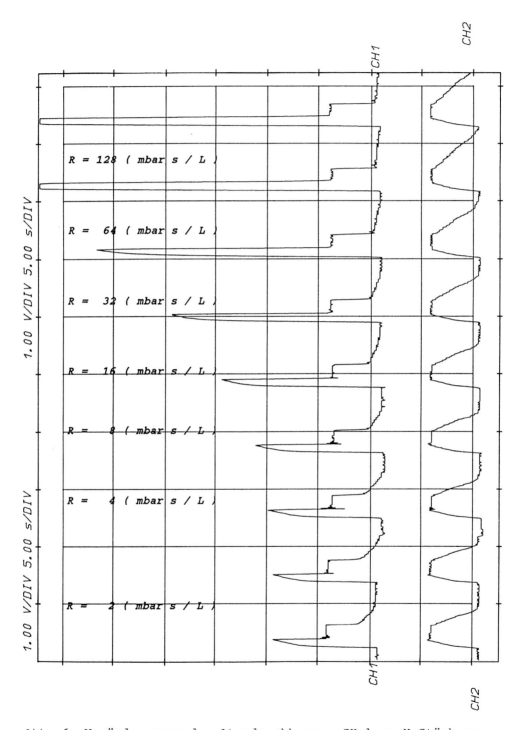

Abb. 6. Veränderungen der Atemdruckkurve: CH 1 am Y-Stück gemessen, CH 2 in den Lungen des Simulators gemessen, bei Erhöhung des Atemwegswiderstandes im Trachealbereich während einer IPPV-Beatmung mit zeit-/zeitgesteuerten Beatmungsgeräten

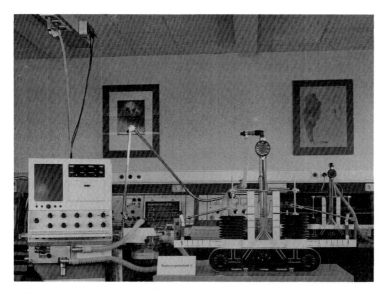

Abb. 7. Ausbildungseinheit Beatmungsgerät-Lungensimulator

Übung im Vordergrund. Die Änderung der Atemfrequenz führt beispielsweise zu einer Beeinflussung der Inspirationsdauer und damit zu einer Veränderung der prozentualen Lungenfüllzeit (11).

Der übende Arzt interpretiert seine Beobachtungen und zieht Schlußfolgerungen für die Praxis. Im obigen Beispiel: Mit steigender Frequenz verkürzt sich der inspiratorische Halt und verschwindet, wenn die Füllzeit die gesamte Inspirationsdauer beansprucht.

In einem weiteren Beispiel läßt sich die Entstehung des Airtrapping verdeutlichen. Die Lungenparameter des simulierten "Normalpatienten" lassen sich verändern. Die adäquate Anpassung der Geräteparameter ist Teil dieses Trainingsabschnitts (Abb. 7).

<u>Erkennen und Beheben von Störfällen des Gerätes und an der Verbindungsstelle zwischen Gerät und Patient</u>
Gerätebedingte Störfälle, d. h. Abweichungen vom Soll-Zustand, sind in der Praxis selten und treffen den Berufsanfänger oftmals unvorbereitet. Um so wichtiger ist ein Training solcher Situationen:
- Störung in der Gasversorgung,
- Diskonnektion,
- Leckage an den Verbindungsstellen von Atemschläuchen,
- Tubusleckage.

Für das Training solcher Störfälle eignet sich die Simulation bestens. Einen entsprechenden Arbeitsplatz und den dazugehörigen Störfallsimulator zeigen die Abb. 8 und 9.

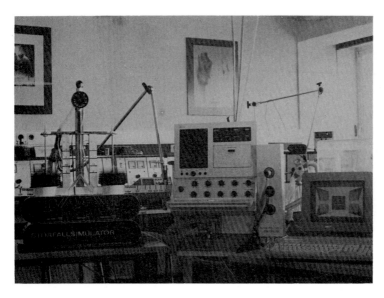

Abb. 8. Simulatorarbeitsplatz für computergestützte Unterweisung in der Beatmung

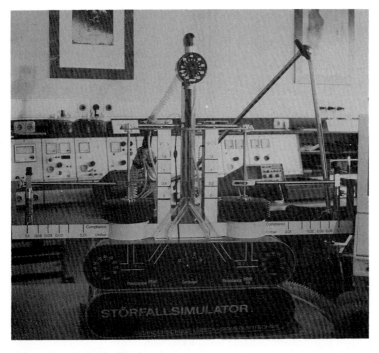

Abb. 9. Störfallsimulator

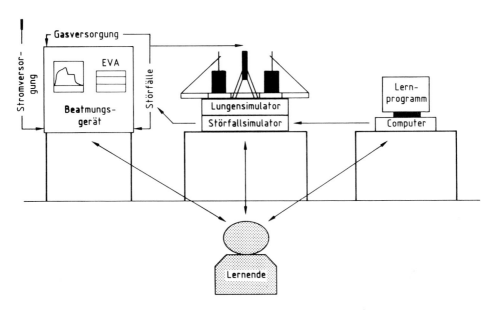

Abb. 10. Konzept eines Simulationsaufbaus mit Störfällen

Das Gesamtkonzept eines Simulatorarbeitsplatzes für Beatmung zeigt Abb. 10. Ein computergestütztes Lernprogramm führt den Schüler durch die Lerneinheit, erwartet die Beantwortung von Fragen und erzeugt in unregelmäßigen Abständen Störfälle.

Diese Störfälle verursachen für die Simulation präparierte, computergesteuerte Bausteine; Bausteine, auf die auch in der klinischen Routine die häufigsten Störfälle zurückzuführen sind: Atemschlauchkonnektoren gemäß ISO, Trachealtuben, Steckkupplungen, Wandsteckdosen für Druckgase usw.

Wie in Abb. 10 zu erkennen, hat der Auszubildende die Störfälle nicht nur zu erkennen, er muß auch die entsprechende Ursachensuche und -beseitigung durchführen. Der lernende Arzt kann hiermit das Systemverhalten Beatmungsgerät-Patient auch im Störfall kennenlernen und analysieren, ohne daß es zu einer Gefährdung des Patienten kommt.

Literatur

1. BÖCKMANN, R. D., WINTER, M.: Durchführungshilfen zur Medizingeräteverordnung, Köln, TÜV Rheinland 1985

2. BRANDOM, B. W., BRANDOM, R. B., COOK, D. R.: Uptake and distribution of halothane in infants: in vivo measurements and computer simulations. Anesth. Analg. $\underline{62}$, 404 (1983)

3. CARTER, D. F.: Man-made man: anesthesiological medical human simulator. J. Ass. Adv. Med. Instrum. 3, 80 (1969)

4. CHILCOAT, R. T., LUNN, J. N., MAPLESON, W. W.: Computer assistance in the control of depth of anaesthesia. Brit. J. Anaesth. 56, 1417 (1984)

5. CONANT, R. C.: Every good regulator of a system must be a model of that system. Int. J. Systems Sci. 1, 89 (1970)

6. DICKINSON, C. J.: A computer model of human respiration. Lancaster: MTP Press 1977

7. GARDNER, R. M.: A simulator with programmed events and explanatory graphics. Präsentation anläßlich des Deutschen Anästhesie Kongresses Mannheim 1988

8. HABER, R. N.: Flight simulation. Sci. Amer. 255, 96 (1986)

9. IGARASHI: Ventilation simulator T-3, T-4. Igarashi Medical Industry Co., Ltd., Tokyo 1987

10. KLETTER, K., LACKNER, F., ZIMPFER, M.: Zur Methodik der Bestimmung von glomerulärer Filtrationsrate (GFR) und extrazellulärem Flüssigkeitsvolumen (EZF) in der perioperativen Phase. Anaesthesist 34, 600 (1985)

11. LOTZ, P.: Einführung in die Mechanik der Beatmung mit praktischen Übungen an einem Lungenmodell. Manual 5699.1, 1984

12. OBERMAYER, A.: Atmungssimulator für die technische Ausbildung von Ärzten und Schwestern im Anaesthesiebereich. Betriebsanleitung. Institut für Anaesthesiologie der Universität Erlangen-Nürnberg, 1985

13. PESSENHOFER, H.: Identifikation der Abbildungsrelation zwischen linksventrikulärer Funktion und den systolischen Zeitintervallen. In: Wissenschaftliche Berichte der 6. Jahrestagung der Österreichischen Gesellschaft für Biomedizinische Technik, p. 183. Graz, 1981

14. PHILIP, J. H.: Gas man - An example of goal oriented computer-assisted teaching which results in learning. Int. J. Clin. Monit. Comput. 3, 165 (1986)

15. SCHWID, H. A.: A flight simulator for general anesthesia training. Computers and Biomedical Research 20, 64 (1987)

16. SCHWILDEN, H.: Abbott-Narkosesimulator. Wiesbaden: Deutsche Abbott GmbH 1986

17. SHEPPARD, L. C.: Blood pressure hypertension treatment: Feedback control. In: Theory, technology, applications (eds. M. G. SINGH), p. 495. Oxford, New York, Beijing, Frankfurt, Sao Paulo, Sydney, Tokyo, Toronto: Pergamon Press 1988

18. STOECKEL, H., SCHWILDEN, H., LAUVEN, P. M., SCHÜTTLER, J.: Prinzipien der klinischen Pharmakokinetik in der Anästhesiologie. Anästh. Intensivther. Notfallmed. $\underline{17}$, 3 (1982)

19. TANNER, G. E., ANGERS, D. G., VAN ESS, D. M., WARD, C. A.: ANSIM: An anesthesia simulator for the IBM PC. Computer Methods and Programs in Biomedicine $\underline{23}$, 237 (1986)

20. Verein Deutscher Ingenieure: Anwendung der Simulationstechnik zur Materialflußplanung. VDI 3633 (1983)

21. iMedED: Gas uptake simulation (GUS) user reference. Document No: I 8501-0001C. Arizona: iMedEd 1986

Entscheidungsfindung (Decision support)

Von G. Martens und Ch. L. Zapf

I   Entscheidungsstrategien

"The main task of modern philosophy is to teach man to live without certainty and yet not be paralyzed by hesitation" (B. RUSSELL; zitiert nach 27). Dies könnte als Motto über allen Erfahrungswissenschaften stehen. Ein sehr altes Beispiel bietet das im Zeitalter des Rationalismus und des Idealismus stattfindende Ringen um die adäquate Art, die (damals noch als natürlich empfundene) "Wissenschaft vom Kriege" zu vermitteln (25) - eine Entwicklung, die zur Bildung des modernen Generalstabs im 19. Jahrhundert führte. In ähnlicher Weise unterhalten heute auch die großen Wirtschaftsunternehmen Stäbe für die strategische Unternehmensplanung, die (ebenso wie Operations Research) längst ein Lehrgebiet in der Betriebswirtschaft bildet. In der medizinischen Wissenschaft, in der die Statistik eine wichtige Rolle spielt, beginnt das systematische Studium der medizinischen Entscheidungs- und Bewertungsmechanismen in den späten 50er Jahren, nach der Entwicklung der statistischen Entscheidungstheorie durch A. WALD (1950). Die Aufgabe ist, bloßzulegen, auf welche Weise Ärzte zu ihren medizinischen Entscheidungen kommen, und die Lösung besteht in einer Formalisierung des medizinischen Wissens, die Struktur und ein Beziehungsgeflecht in das scheinbare Chaos medizinischer Fakten bringt, kurz in einer Wissensrepräsentation.

Theorie beschäftigt sich mit Universellem, mit Mittelwerten, die Praxis dagegen mit dem Besonderen, Individuellen. Entsprechend kann man das medizinische Wissen wie in Tabelle 1 dargestellt differenzieren (vgl. 2).

Die heutige Auffassung der medizinischen oder klinischen Entscheidungsfindung umfaßt im wesentlichen drei Lösungsansätze (18, 26, 29, 32):

1. Das kategorische Konzept basiert auf Sequenzen von Ja-Nein-Entscheidungen (in Form von Struktogrammen, Flußdiagrammen, Entscheidungsbäumen: sogenannte Algorithmen). Die typische Regel ist: "Wenn dies so ist, dann tue das." Die logische Verknüpfung solcher deterministischen "Produktionsregeln" ist besonders geeignet, klare Handlungsstränge darzustellen, da bei konkretem klinischem Handlungsbedarf "Vorwärtsverkettung" gefragt ist. Man will aus bekannten Fakten rasch weiterführende Schlüsse ziehen können und nicht so sehr Alternativen erforschen. Eine konkrete Entscheidungssituation mit zunächst diffusen Zielen wird daher in eine Folge "binärer Elementarentscheidungen" aufgebrochen, die so zu einem auf die jeweils aktuelle Situation

Tabelle 1. Differenzierung des medizinischen Wissens

Konzeptionelles Wissen	Heuristisches (oder empirisches) Wissen
Medizinwissenschaft: Wissen warum	Medizinkunst: Wissen wie
Denken: Abstrakt Rational-analytisch Objektiv Diskret Verbannung von Ungewißheit Deskriptiv Deduktiv	Denken: Konkret Emotional-intuitiv Subjektiv Ganzheitlich Berücksichtigung von Ungewißheit Präskriptiv Induktiv

passenden Ziel führen soll. Die Entwicklung eines solchen Algorithmus setzt wegen seines apodiktischen und normativen Charakters einen gewissen Konsens über das durch ihn beschriebene Procedere voraus (vgl. 7, 15).

2. Das statistische Konzept, die (von LEDLEY und LUSTED 1959 begründete) sogenannte Decision analysis, versucht die Beantwortung bzw. Präzision von Fragen wie: "Wenn dies so ist, mit welcher Wahrscheinlichkeit ist dies so?", "Ist es besser, dies oder das zu tun?" Hier geht es also vorrangig um Bewertungsfragen (Value judgement), d. h. um die Auswahl und Interpretation der medizinischen Daten und die Abwägung medizinischer Hypothesen und Aktionen (vgl. 14). Bei der medizinischen Diagnostik gehören dazu die Auswahl und Einschätzung der Tests und die Bewertung der Testergebnisse (ROC-Kurven-Analyse, (33, p. 211 - 215)). Bei der Festlegung der medizinischen Behandlung und der Bewertung der therapeutischen Entscheidungen bedient man sich im Rahmen einer Risikoabschätzung der sogenannten Nutzwertanalyse (33, p. 229 - 234).

Beispiel 1 (Treffsicherheit eines Tests; Bayes-Formel): Die "a-priori"-Wahrscheinlichkeit p, unter Patienten mit Kopfverletzung welche mit intrakraniellem Hämatom anzutreffen, ist außerordentlich klein (p = 3 ‰). Obwohl die CT-Diagnostik sehr große Sensitivität (richtige Erkennung von Hämatomen: 96 %) und Spezifität (richtige Erkennung, daß kein Hämatom vorliegt: 98 %) besitzt, ist nach der Bayes-Formel die bedingte Wahrscheinlichkeit q, mit der die kopfverletzten Patienten tatsächlich ein Hämatom haben, wenn ein solches vom CT diagnostiziert wird, lediglich knapp 13 %. Die geringe "Prävalenz" p setzt also die Treffsicherheit des Tests stark herab. Sie wird erheblich erhöht, wenn von Patienten mit Kopfverletzung ausgegangen wird, die zusätzliche klinische Hinweise bieten (Änderung der Bewußtseinslage, Entwicklung von fokalen neurologischen Zeichen, Kreislaufalterationen).
(Bayes-Formel: $q = pL/(pL + 1 - p)$ mit dem Likelihood-Quotienten L = Sensitivität/(100 % - Spezifität) = 96/2 = 48; Daten nach (1)).

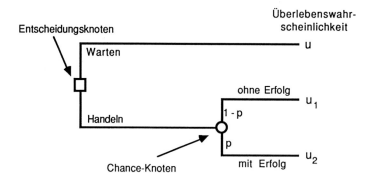

Abb. 1. Nutzenkalkül

Beispiel 2 (Nutzenkalkül: Expected value) (Abb. 1):
Sind die Erfolgswahrscheinlichkeit p einer Aktion sowie die zugehörigen Überlebenswahrscheinlichkeiten u, u_1, u_2 bekannt (i. a. $u_1 < u < u_2$), so handle man, wenn der "erwartete Nutzen" $(1 - p)u_1 + pu_2$ der Aktion den Nutzen u des Abwartens übersteigt, also $p > (u - u_1)(u_2 - u_1)$ ist (im Extremfall $u_1 = 0$, $u_2 = 1$ also $p > u$). Das Problem ist natürlich, p und insbesondere u, u_1, u_2 hinreichend zu kennen.

Die bei der Kombination medizinischer Daten entstehende Unschärfe wird mittels statistischer Mustererkennung abgeschätzt; dazu versucht man, den jeweiligen klinischen Befund mit vertrauten Krankheitsbildern, mit "idealen" Befundprofilen, in Einklang zu bringen. Im einzelnen verwendet man dabei die folgenden Techniken:

- Bayes-Formel: a priori- und bedingte Wahrscheinlichkeiten (vgl. Beispiel 1).

- Multiple Regressionsanalyse: Aus einer in unabhängigen Studien ermittelten (meist linearen oder logistischen) "Diskriminanzfunktion" wird die (bedingte) Wahrscheinlichkeit errechnet, daß angesichts eines erhobenen klinischen Befunds eine bestimmte Erkrankung vorliegt.

- Nichtklassische Methoden, d. h. Methoden, die Unschärfe nicht durch die Regeln von (eventuell subjektiv interpretierten) Wahrscheinlichkeiten beschreiben. Sie beruhen z. B. auf der Theorie unscharfer Mengen ("Fuzzy sets"; ZADEH, 1965), der Evidenztheorie (SHAFER, 1976) oder der Informationstheorie (SHANNON, 1948).[1]

Die statistische Mustererkennung geht im allgemeinen davon aus, daß alle nötigen Informationen vorhanden sind, bevor der Entscheidungsprozeß beginnt (statische Decision analysis). Das entspricht

---

[1] Vgl. z. B. Meth. Inform. Med. 24, p. 13, 141, 177 (1985)

nicht der klinischen Praxis, die eher einen dynamischen Prozeß
von diagnostischen und therapeutischen Maßnahmen beinhaltet. Es
gibt daher Mischmodelle, in denen algorithmisch, in Form eines
Entscheidungsbaums oder "Influence diagram" (22), vorgegangen
wird; die statistischen Methoden werden dabei benutzt, um Tests
bzw. Behandlungen auszuwählen und die jeweiligen Ergebnisse zu
bewerten - per Nutzwertanalyse wird jeweils entschieden, was
als nächstes zu tun ist, auf welchem Pfad des betreffenden Entscheidungsbaums man also weitermachen sollte (dynamische oder
sequentielle Decision analysis (10, p. 3.9; 17). Im Gegensatz
zu den in 1 betrachteten "datengetriebenen" Algorithmen (die
klar definierte Situationen voraussetzen) handelt es sich hier
jedoch um "nutzenorientierte" Algorithmen (die auf Alternativ-
erforschung mittels vorgegebener Wahrscheinlichkeiten und Er-
wartungswerten für den Nutzen beruhen; vgl. Beispiel 2).

3. Unzufriedenheit mit den Anwendungen der bisher beschriebenen
Konzepte führte zur Entwicklung des - scheinbar mehr dem menschlichen Vorgehen entsprechenden - wissensbasierten Konzepts
(vgl. 9). Dieses nutzt formalisiertes Expertenwissen, das sowohl pathophysiologisches Spezialwissen als auch heuristische
"Faustregeln" und ad-hoc-Bewertungen (Scores) umfassen kann, um
für jede anstehende Entscheidung die betreffenden Daten dann zu
erhalten bzw. zu be- und verwerten, wenn sie nötig sind. Im einzelnen gibt es unterschiedliche Modelle (die Techniken der Konzepte 1 und 2 benutzen, Unschärfe aber häufig auch mit ad-hoc-
Methoden behandeln); die Art der Wissensrepräsentation ist dementsprechend unterschiedlich und weiterhin Forschungsgegenstand
der sogenannten Künstlichen Intelligenz (12, 21, 26). Realisie-
rungen auf Computern nennt man Expertensysteme; charakteristi-
sches Merkmal dieser Systeme ist ihre Erklärungskomponente, die
die Vorgehensweise offenlegt, die das System bei seinen Schlüssen verwendet hat.

Die wissensbasierten Konzepte kommen recht gut zurecht mit un-
vollständigem Datenmaterial; das grundlegende Manko jedoch, daß
eine allgemein akzeptierte Theorie der Unschärfe bislang nicht
existiert, haben auch sie nicht beseitigt. In jüngster Zeit
greifen sie (zu Lasten von ad-hoc-Methoden) verstärkt auf Methoden der Decision analysis zurück (22, 24).

Das erstgenannte kategorische Konzept findet in jüngster Zeit
verstärkt Aufmerksamkeit in der klinischen Anästhesie und Intensivmedizin (vgl. 3, 6). Es gilt als ein brauchbares Werkzeug,
die Beziehungen zwischen klinischen Zuständen und diagnostischen bzw. therapeutischen Entscheidungen transparent zu machen. Als Einsatzzweck kann gesehen werden, in gewohnten Situationen Standards zu setzen und zu halten, nach der Maxime: Wer
so handelt, macht nichts falsch, obwohl nicht notwendig schon
alles richtig (15). Der ganzheitliche Überblick, den diese Algorithmen gestatten, macht ihre Implementierung in Computern obsolet - hierin unterscheiden sie sich von den statistischen und
wissensbasierten Konzepten.

Beispiel 3: Am Institut für Anästhesiologie der Universität Erlangen-Nürnberg wird das Buch von BREADY und SMITH (3), das einschlägige Algorithmen in Form kommentierter Flußdiagramme enthält, auf Mikrofiches im OP-Bereich zur Verfügung gestellt. Eine erste Auswertung im Rahmen einer Fragebogenaktion ergab, daß die Beurteilung der Nützlichkeit dieser Algorithmen signifikant vom Erfahrungshorizont des Anästhesisten abhängt; interessanterweise werden sie ausgerechnet von den Anästhesisten am schlechtesten beurteilt, welche am Fuße der sogenannten zweiten Risikoschwelle (19) stehen[2]. Allgemein schätzt man diese Algorithmen eher als ein Mittel für die Weiterbildung denn als Entscheidungshilfe "vor Ort".

II Computergestützte Entscheidungsfindung

Je nachdem, ob der Computer wesentlich konkrete Patientendaten verarbeitet oder nicht, unterscheiden wir zwischen Realdatenverarbeitung und Fiktivdatenverarbeitung (vgl. 23).

1 Realdatenverarbeitung

Auf zumindest drei Dinge wollen wir in diesem Zusammenhang nicht direkt eingehen: Auf das (oft unmerkliche) Vordringen der Computer bei den medizintechnischen Geräten, insbesondere in der Signalverarbeitung, auf die Nutzung von Rechnern bei Studien, Datenbankauswertungen etc. sowie auf Entwicklungen zu Krankenhaus-Informationssystemen, die die Patientendaten an relevanten Stellen in raschem Zugriff halten sollen. All dies trägt offensichtlich, obschon auf unterschiedliche Weise, zur Entscheidungsunterstützung bei.

In jüngster Zeit mehren sich Bestrebungen, die Benutzeranforderungen an Computersysteme in klinischer Anästhesie und Intensivmedizin festzuschreiben (4). Wichtige begrenzende Eckdaten sind wohl die folgenden: Diese Systeme sollten
- nicht eigenständig Maßnahmen am Patienten auslösen, die den Patientenzustand direkt beeinflussen; die jeweils "letzte Entscheidung" hat der Arzt zu treffen und zu verantworten,
- nicht verwendet werden, wenn mit ihrem Einsatz keine neue Behandlungsqualität für den Patienten verbunden ist,
- jedenfalls in absehbarer Zeit nicht in einem allzu komplexen Sachgebiet zu einer therapierelevanten globalen Datenanalyse eingesetzt werden. (Die hierzu nötige Formalisierung von "Common sense knowledge" ist nicht in Sicht.)

---

[2] Die bei der Ausbildung auftritt, wenn alle Anfängerschwierigkeiten behoben scheinen und die Phase der Konfrontation mit neuen Tätigkeitsbereichen beginnt.

Dies ist ein Appell zum Design und Einsatz kleiner nützlicher
Systeme, mit überschaubarem "Problemraum" und klar umrissenem
Einsatzzweck (vgl. 10, p. 3.10; 21). Konkrete Einsatzschwerpunkte sind hier, "vor Ort" und weitgehend in Echtzeit-Verarbeitung, aufgelistet nach steigendem Schwierigkeitsgrad:
- Ergonomie in weiterem Sinne, z. B.:
  - grafische Datenaufbereitung,
  - Kalkulation abgeleiteter Parameter,
  - Signaldatenverdichtung in besonderen Phasen,
  - automatische Protokollierung (11),
  - Auswertungssysteme der klinischen Performance (Auditing systems) in Inselbereichen wie Intensivstationen.

- Direkte Unterstützung bei der Dateninterpretation, z. B.:
  - Trendanalysen, Früherkennung von Trendbrüchen (besonders auf Intensivstationen (31)),
  - Analyse von Biosignalen, Bildinformationen und Labordaten (z. B. EKG, EEG, Röntgen, Blutgasanalytik (31)),
  - Überwachungssysteme ("Watchdogs"; Smart alarm systems). Prototypen solcher Systeme sind entwickelt z. B. zur kontinuierlichen, integrierten Überwachung von Kapnometrie, Echokardiographie und Ultraschall-Doppler-Verfahren für die Erkennung der venösen Luftembolie (30) sowie zur Überwachung des hämodynamischen Monitorings während aortokoronarer Bypass-Chirurgie nach Beendigung der extrakorporalen Zirkulation (20).

- Konsultationssysteme, die die Aufgabe haben, dem Anästhesisten beratend zu assistieren. Hier kann man unterscheiden zwischen den "passiven" Systemen - Systemen, die auf Befragung "warten", z. B. bei der Therapie zur Langzeitbeatmung (31) - und den "aktiven" Systemen, die von sich aus initiativ werden, z. B. bei der Diagnose von Hypoxie und unzureichender arterieller oder inspiratorischer Oxygenation im OP-Saal (30). Solche Systeme sind besonders nützlich:
  - bei zu großer Datenfülle und verschwommenen Vorstellungen für die Auswahl der zu optimierenden Zielgrößen,
  - bei Gefahr des Übersehens wichtiger Alternativen,
  - bei der Analyse extrem seltener Ereignisse,
  - bei Fehlen wirklicher Experten auf dem betreffenden Spezialgebiet.

Zumindest die Konsultationssysteme gehören zu den Expertensystemen (XPS). Da Intensivstationen einerseits zwar komplexe, andererseits aber in sich relativ geschlossene Einheiten sind, stellen sie eine lohnende Herausforderung für den probeweisen Einsatz solcher Systeme dar. Wie ganzheitlich hier die Unterstützung sein sollte, ist Ansichtssache und Forschungsgegenstand.

Beispiel 4 (XPS auf Intensivstationen): An der Stanford University befindet sich das auf Decision analysis fußende XPS "Orchestra" (22) in Erprobung, das in Abhängigkeit einstellbarer Schlüsselparameter wie FiO_2 über ein Netzwerk wichtiger Einflußgrößen (wie HZV, CaO_2, Sauerstofftoxizität) die statistische Variable "Überlebenswahrscheinlichkeit" berechnet. Die gewählte Einstellung der Schlüsselparameter ist dann jeweils so zu korrigieren, daß die Zielgröße "Überlebenswahrscheinlichkeit" maximiert wird (Nutzwertanalyse). Auf andere Weise zielgesteuert ist das mit nichtstatistischen Methoden arbeitende XPS "Intensiv" (5). Es diagnostiziert Störungen (nicht tolerierte Normwertabweichungen) in den Vitalfunktionen, schlägt therapierende Maßnahmen vor und zeigt deren Wechselwirkungen an. In diesem Prozeß sind Modifikationen durch den Arzt jederzeit möglich.

Die Entwicklung automatischer Regelungssysteme (Closed loop systems), etwa zur Steuerung von geschlossenen Narkosebeatmungssystemen oder simultanen Steuerung von mehreren Infusionspumpen z. B. zur gezielten Blutdruckeinstellung, ist nach unserer Ansicht ein nicht ungefährlicher Trend (vgl. 8).

2 Fiktivdatenverarbeitung

Nicht eingehen wollen wir hier auf den in eher universellem Sinn entscheidungsunterstützenden Einsatz von Computern bei medizinischen Literaturdatenbank-Recherchen (Stichwort: MEDLINE) sowie von wissensbasierten Systemen zur Benutzerführung beim Umgang mit Computersystemen (Stichwort: "intelligente Benutzerschnittstelle") und zur Kodierung bzw. Normierung medizinischer Sprache bis hin zum Großprojekt UMLS (Unified medical language system (28)). Vielmehr beenden wir diesen Beitrag mit den Möglichkeiten von CAI = Computer aided instruction. Wir unterscheiden dabei (mit wie üblich fließenden Übergängen) Systeme für
- Simulation,
- Personaltraining (Lernprogramme),
- Kontext-sensitives Informationsretrieval (sogenannte Referenzsysteme).

Bezüglich Simulation siehe den Beitrag von FRIESDORF und FRANKENBERGER; die Entwicklung geht hier in Richtung eines Anästhesie- bzw. Intensiv-"Cockpits". Dem Personaltraining dienen die "Kritiksysteme", die geplante Entscheidungen kommentieren (13, 16).

Beispiel 5: Vorwiegend als Kritiksystem konzipiert ist das XPS "Attending" (16). Es unterzieht das geplante anästhesiologische Vorgehen bei Prämedikation, Narkoseeinleitung, Intubation und perioperativen Maßnahmen einer heuristischen (also nichtstatistischen) Risikoanalyse und schlägt gegebenenfalls Alternativen vor. Die Erfahrungen hiermit gaben allerdings Anlaß, Kritiksysteme in enger umrissenen Fachgebieten (d. h. bei kleinerem "Problemraum") einzusetzen, z. B. für das Beatmungsmanagement (FiO_2, PEEP, Atemfrequenz, Atemzugvolumen, Totraum, Gerätebetreibungsmodus) (16).

Referenzsysteme schließlich haben die Aufgabe, dem Anästhesisten problembezogen und rasch eben den Kontext zu bieten, aus dem heraus eine bestimmte konkrete Information benötigt wird, und sodann diese Information so darzustellen, wie der Benutzer sie in Anbetracht des Kontextes erwarten würde. Durch weitere Verzweigung kann die Information auf Wunsch vertieft werden. Damit sind diese Systeme zur Entscheidungshilfe "vor Ort" (z. B. im OP) wie auch als elektronisches Kompendium für die Fortbildung einsetzbar.

Beispielhaft wurde ein solches System, das sich am Institut für Anästhesiologie der Universität Erlangen-Nürnberg in der Entwicklung befindet und zur Unterstützung des Anästhesisten bei Eingriffen in der Neurochirurgie konzipiert wurde, kurz vorgestellt.

Literatur

1. BALLA, J. I., EDWARDS, H. M.: Some problems in teaching clinical decision making. Med. Education 20, 487 (1986)

2. BEMMEL, J. H. van: Formalization of medical knowledge. Editorial. Meth. Inform. Med. 25, 191 (1986)

3. BREADY, L. L., SMITH, R. B.: Decision making in anesthesiology. Toronto: Decker 1987

4. CASTREN, A., et al.: User requirements for data systems in anaesthesia and intensive care, 1st ed. Intern. J. Clin. Monitor. and Comput. 5, 137 (1988)

5. CLEVERT, H.-D., et al.: Entwicklung und Erfahrungen mit einem Therapieunterstützungs- und Dokumentationssystem für die Intensivmedizin. Lecture Notes in Med. Inform. 36, 497 (1988)

6. DON, H.: Intensivmedizinische Entscheidungen. Stuttgart: Schwer 1988

7. ELLIS, B. W., DUDLEY, H. A. F.: Use of algorithms in clinical decision making. In: Biomedical computing (ed. W. J. PERKINS), chapt. 40. Pitman Medical 1977

8. FAESER, U.: Sicherheit von Infusionsapparaten mit Mikrocomputer. Biomed. Technik 30, 139 (1985)

9. GORRY, G. A.: Computer-assisted clinical decision making. Meth. Inform. Med. 12, 45 (1973)

10. GOTTINGER, H. W.: Computers in medical care: A review. Meth. Inform. Med. 23, 63 (1984)

11. GRAVENSTEIN, J. S., et al.: The automated anesthesia record and alarm systems. Boston: Butterworth 1987

12. GREMY, F.: Persons and computers in medicine and health. Meth. Inform. Med. 27, 3 (1988)

13. KING, P. H., et al.: Anesthesia manager (AM): An interactive artificial intelligence (AI) system. Anesthesiology 65, No. 3 A, A 537 (1986)

14. KONG, A., et al.: How medical professionals evaluate expressions of probability. New Engl. J. Med. 315, 740 (1986)

15. MARGOLIS, C. Z.: Uses of clinical algorithms. J. Amer. med. Ass. 249, 627 (1983)

16. MILLER, P. L.: Expert critiquing systems. Practice-based medical consultation by computer. Computers and Medicine. Heidelberg: Springer 1986

17. PAUKER, S. G., KASSIRER, J. P.: Decision analysis. New Engl. J. Med. 316, 250 (1987)

18. REGGIA, J. A., TUHRIM, S.: Computer-assisted medical decision making. Computers and Medicine. Heidelberg: Springer 1985

19. RÜGHEIMER, E.: Sicherheit durch Weiter- und Fortbildung. In: Anaesthesie im kleinen und mittleren Krankenhaus (eds. W. F. LIST, H. BERGMANN, H. V. SCHALK). Anaesthesiologie und Intensivmedizin, Bd. 192, p. 135. Berlin, Heidelberg, New York, London, Paris, Tokyo: Springer 1986

20. SCHECKE, T., et al.: Knowledge-based decision support for monitoring in anesthesia: Problems, design and user interaction. Lecture Notes in Med. Inform. 36, 256 (1988)

21. SCHWARTZ, W. B., et al.: Artificial intelligence in medicine: Where do we stand? New Engl. J. Med. 316, 685 (1987)

22. SEIVER, A., HOLTZMAN, S.: Decision analysis: A framework for critical care decision assistance. In: Broschüre zu einem Seminar über: Decision analysis for critical care, gehalten auf dem Internationalen Symposium über "Computer-assisted decision support and data base management in anesthesia, intensive care and cardio-pulmonary medicine". Rotterdam, 6. - 9.9.1988

23. SHORTLIFFE, E. H.: Computer programs to support clinical decision making. JAMA 258, 61 (1987)

24. SPIEGELHALTER, D. J.: A statistical view of uncertainty in expert systems. In: Artificial intelligence and statistics (ed. W. A. GALE), p. 17. Amsterdam: Addison-Wesley 1986

25. STADELMANN, R.: Scharnhorst. Schicksal und Geistige Welt. Wiesbaden: Limes 1952

26. VRIES, P., VRIES ROBBE, P. F. de: An overview of medical expert systems. Meth. Inform. Med. 24, 57 (1985)

27. WIGERTZ, O.: Making decisions based on "fuzzy" medical data - can expert systems help? Editorial. Meth. Inform. Med. 25, 59 (1986)

28. WIGERTZ, O., et al.: Expert system knowledge transfer. Lecture Notes in Med. Inform. 36, 371 (1988)

29. WILLIAMS, B. T.: Computer aids to clinical decisions, vol. I, II. Boca Raton/Florida: CRC Press 1982

30. Abstracts of scientific papers. Fifth International Symposium on computing in anesthesia and intensive care. San Diego, 16. - 20.5.1988. J. Clin. Monit. $\underline{4}$, 125 (1988)

31. Abstracts zum Internationalen Symposium über "Computer-assisted decision support and data base management in anesthesia, intensive care and cardio-pulmonary medicine". Rotterdam, 6. - 9.9.1988

32. Proceedings of the IEEE $\underline{67}$, 1196 (1979)

33. Issue on decision making in health care. New Engl. J. Med. $\underline{293}$, 211 (1975)

Zwischenfallskonferenz als Instrument der Qualitätskontrolle

Von A. Frhr. von Wolff

Bis vor wenigen Jahren war es üblich, bei den Versuchen, die medizinische Versorgung zu verbessern, von der Aufarbeitung stattgehabter Komplikationen mit für den Patienten negativen Ergebnissen auszugehen. Diese Methode ist in der Anästhesie ungeeignet, da Anästhesiekomplikationen selten sind, dann aber häufig grobe Schädigungen für den Patienten mit sich bringen (6).

Man muß dazu übergehen, wie in der Flugsicherung nicht nur Zusammenstöße zu analysieren, sondern auch "Fast-Zusammenstöße". Es sollen also nicht nur Ereignisse erfaßt werden, die zu einem unerwünschten Ergebnis für den Patienten geführt haben, sondern man muß auch Situationen erfassen, die zu einer Komplikation hätten führen können. Diese Methode nennt man "Critical incident analysis", zu deutsch wohl Analyse von kritischen Situationen (1, 5).

Wie würde man eine solche kritische Situation definieren? COOPER hat das in seiner Arbeit von 1984 folgendermaßen getan. Eine kritische Siutuation ist ein Ereignis, das, wenn es nicht rechtzeitig erkannt und korrigiert wird, zu einem unerwünschten Ergebnis führt oder geführt hat (2). Ein unerwünschtes Ereignis ist alles, vom verlängerten Krankenhausaufenthalt bis zum Tod oder permanenter Schädigung.

Im November 1987 wurde wieder durch COOPER eine weitere brauchbare Definition für Ereignisse, die wir erfassen wollen, gegeben (3). Der neue Begriff heißt "Recovery room impact event" und ist folgendermaßen definiert: Ein unvorhergesehenes, unerwünschtes, möglicherweise durch die Narkose hervorgerufenes Ereignis, das Gegenmaßnahmen verlangt, Auswirkungen auf die Versorgung im Aufwachraum hat und zum Tod oder wenigstens zu ernster Erkrankung hätte führen können oder geführt hat.

Solche Ereignisse teilt er, wie Tabelle 1 zeigt, in neun übergeordnete Kategorien ein und stellt unter diesen Überschriften 80 verschiedene kritische Ereignisse zusammen (3).

Wie können wir nun im klinischen Alltag eines Kreis- oder Stadtkrankenhauses solche Daten sinnvoll erfassen und einer Analyse zuführen? Ich muß an dieser Stelle betonen, daß mein Interesse keineswegs bei der Anhäufung statistischer Daten liegt, sondern ausschließlich in der unmittelbaren Umsetzung erkannter Fehler in die tägliche Praxis.

In unserem Krankenhaus existiert eine medizinische Dokumentation, von der Patientendaten, Laborwerte, Röntgen- und sonstige Befunde gespeichert werden. Um eine möglichst schnelle und we-

Tabelle 1.

Anesthesia Recovery-Room Impact Events

Patient unit # _____ ASA _____ Age _____ Date ___/___/86

Were there any impact events in the OR? ☐ Yes ☐ No
Were there any impact events in the RR? ☐ Yes ☐ No

If you answered YES, check event in proper column below.

INSTRUCTIONS
Record only unanticipated, undesirable possibly anesthesia-related effects which:
  required intervention and, are pertinent to RR care and, did or could cause mortality or at least moderate morbidity.

Please CHECK the proper columns below.

SEVERITY (assess only at RR discharge for sum of impact events. CHECK ONLY one.)
— none
— minor
— moderate
— serious
— catastrophic
— catastrophe just avoided
— unknown

Neurologic System
OR RR
— — air embolism
— — coma
— — emergence delirium
— — neurologic dysfunction from local anesthetic
— — stroke
— — unexpected block after regional anesthetic
— — other _____

Airway
OR RR
— — accidental extubation
— — dental injury
— — esophageal intubation
— — endobronchial intubation
— — epistaxis
— — obstruction (trach, tube)
— — obstruction (airway)
— — premature extubation (intentional)
— — reintubation (unplanned)
— — traumatic injury to airway
— — unanticipated difficulty with intubation
— — other _____

Ventilation
OR RR
— — aspiration
— — bronchospasm
— — hypercapnia
— — hyperventilation
hyperventilation due to:
— — drug error
— — equipment error
— — prolonged NM blockade
— — clinical misjudgement
— — other
— — hypoxia/hypoxemia
— — pneumothorax
— — prolonged intubation
— — pulmonary embolus
— — pulmonary edema
— — other _____

Circulation/Cardiac
OR RR
arrhythmia:
— — sinus tachy req. Rx.
— — sinus brady req. Rx.
— — atrial
— — ventricular
— — cardiac arrest
— — hypervolemia
— — hypovolemia
— — hypotension
— — hypertension
— — myocardial ischemia
— — non-specific ST changes
*IF cardiovascular comprise:
— — error with drug container
— — error in drug selection
— — drug overdose
— — drug underdose
— — undesired synergy of drugs
— — other _____

Adverse Reaction (Drugs, etc)
OR RR
— — anaphylactic/allergic rxn.
— — seizure
— — severe shivering
— — transfusion rxn. - febrile
— — transfusion rxn. - allergic
— — transfusion rxn. - other
— — vasovagal
— — other _____

Equipment Problems
OR RR
— — anesthesia machine
— — breathing system
— — ventilator
— — monitor _____
— — other _____

Traumatic Injury
OR RR
— — blood vessel injury from vascular burn catheter:
— — electrosurgical
— — chemical
— — esophageal injury
— — eye injury
— — musculoskeletal injury: drug induced
— — positioning injury
— — other _____

Renal System
OR RR
— — hematuria (unanticipated)
— — anuria
— — oliguria
— — urinary retention

Other Systems Effects or Injuries
OR RR
— — anemia
— — acute coagulopathy
— — hypernatremia
— — hyponatremia (H_2O intox.)
— — hypokalemia
— — hyperkalemia
— — hypothermia < 94°
— — hyperthermia > 102°
— — malignant hyperthermia
— — nausea/vomiting (severe)
— — other electrolyte
— — wet tap
— — other _____

Return to white Recovery Room

Tabelle 2. Komplikationen und kritische Situationen im Narkoseverlauf

---

Regionalanästhesie insuffizient → Allgemeinanästhesie
Blutdruck < oder > 50 % des Ausgangswertes
Puls < 40/min, > 150/min
Hypovolämie
Arrhythmie
Asystolie
Hypoxie, SaO_2 < 90 %
PCO_2 < 30 mm Hg, > 50 mm Hg
> 2 h im Aufwachraum
Reintubation im Aufwachraum
Allergie
Medikamente verwechselt
Medikamente überdosiert
Falsches Medikament angewendet
Diskonnektion oder Leck im Kreissystem
Technische Probleme mit dem Tubus
Fehler in der Gasversorgung/Gasfluß
Fehler des Beatmungsgerätes
Fehler des Verdampfers
Anästhesist nicht beim Patienten
Patient verstorben
Unvorhergesehene Verlegung auf Intensivstation

---

nig personalaufwendige Speicherung von Anästhesiedaten möglich zu machen, haben wir ein beglesefähiges Anästhesieprotokoll entwickelt, das am Ende jeder Narkose sofort von dem die Anästhesie durchführenden Arzt eingelesen wird. Um zu vermeiden, daß relevante Daten nicht eingegeben sind, akzeptiert der Rechner nur Protokolle, die in allen wesentlichen Teilen vollständig ausgefüllt sind.

Wir haben aus den zahllos denkbaren Komplikationen mit Hilfe der in der Literatur angegebenen Ursachen für narkosebezogene Probleme eine komprimierte Liste kritischer Momente, die während der Narkose auftreten können, zusammengestellt (Tabelle 2). Sie sollten nach der Technik der Critical incident analysis erfaßt werden, auch wenn sie nicht zu einer erfaßbaren Komplikation geführt haben, weil sie rechtzeitig entdeckt und abgestellt worden sind.

Ich darf kurz die bei uns erhobenen Daten aus den letzten eineinhalb Jahren vorstellen (Tabelle 3). Insgesamt wurden 11 325 Narkosen erfaßt. Davon traten in 992 Fällen = 8,8 % kritische Situationen auf. Hypotonien mit 10,8 % und Hypertonien mit 9,3 % waren die beiden häufigsten Ereignisse, gefolgt von Arrhythmie und der zusammengefaßten Rubrik sonstige Komplikationen. Technische Störungen mit 0,6 % waren relativ selten, während Störungen des Gasaustauschs mit 2,5 % noch einen bedeutenden Punkt ausmachen.

Tabelle 3. Kritische Situationen. 01.01.1987 - 31.06.1988
Erfaßt: 11 325 Narkosen mit 992 (8,8 %) kritischen Situationen

Hypotonie	10,8 %
Hypertonie	9,3 %
Arrhythmie	8,9 %
Unzureichende Regionalanästhesie	5,4 %
Störungen im Gasaustausch	2,5 %
Technische Störungen	0,6 %

Diese Daten decken sich zwar ziemlich mit der in der Literatur angegebenen Häufigkeitsverteilung (2, 4), aber sie sind durchaus kritisch zu betrachten, da sie nicht im Rahmen einer kontrollierten Studie, sondern im klinischen Alltag erhoben worden sind. So geht natürlich die Bereitschaft der Anästhesisten, ihre eigenen Komplikationen zu dokumentieren, in diese Daten ein. Die bei uns von einzelnen Anästhesisten eingegebene Zahl kritischer Situationen schwankt von 3 - 13 %, und das liegt wohl weniger an der Güte des Anästhesisten, als an der verschiedenen Bereitschaft zu dokumentieren.

Wie kann die Bereitschaft zu dokumentieren verbessert werden? Dazu gibt es meiner Ansicht nach verschiedene Wege. Erstens muß in einer Abteilung bei der Aufarbeitung von Komplikationen eine sachliche Atmosphäre herrschen. Das Ziel, die Arbeit der Abteilung und ihrer Individuen zu verbessern, muß immer klar vor Augen bleiben. Methoden der Vorbereitung der Komplikationskonferenz, die zu einer derartigen Versachlichung führen können, sollen im weiteren noch dargestellt werden. Eine weitere Verbesserung der Zahl der dokumentierten Fälle kann erreicht werden, wenn die an der Narkose beteiligten Schwestern und vor allem auch die Schwestern im Aufwachraum angehalten sind, kritische Situationen zu dokumentieren. Eine weitere Verbesserung der Dokumentation gibt es in allen Kliniken der USA durch eine Qualitätssicherungsabteilung, die Krankengeschichten und Narkoseprotokolle nach folgenden Kriterien untersucht und die behandelnden Ärzte zur Stellungnahme auffordert (7) (Tabelle 4).

Im Laufe der Versuche, aus den gespeicherten Daten sinnvolle Informationen für die Verbesserung unserer medizinischen Tätigkeit zu gewinnen, mußten wir herausfinden, daß es uns nichts nützt, wenn wir wissen, daß bei 3 % der von uns anästhesierten Patienten eine Hypotonie auftritt. Wir haben den Eindruck, daß die Information über Komplikationsgruppen anonym gegeben keine Verringerung der Zahl der Komplikationen bringt. Nur eine aggressivere, auf den einzelnen Anästhesisten zielende Information kann auftretende Anästhesierisiken eventuell vermindern (3).

Um aus den Daten Schlüsse ziehen zu können, müssen auch die näheren klinischen Umstände mit erfaßt werden. Da, wie schon ausgeführt, in unserer Klinik das Narkoseprotokoll mit der Komplikationsrubrik, die ich vorher aufgezeigt habe, am Ende der Narkose durch einen Belegleser gelesen und in einen Rechner ein-

Tabelle 4. Auswahlkriterien für Qualitätssicherung Anästhesie

Intraoperativ
1. Todesfall
2. Atem- oder Herzstillstand
3. Verletzung des Patienten
4. Neu aufgetretene neurologische Schädigung
5. Instabiler Blutdruck, Puls oder Herzrhythmus
6. Myokardiale Ischämie
7. Anästhesist nicht beim Patienten
8. Jedes Ereignis, das nach Urteil des Arztes oder der Schwester mit der Anästhesie in Zusammenhang stehen könnte

Postoperativ
1. Alle intraoperativen Kriterien
2. Reintubation im Aufwachraum
3. Aufenthalt im Aufwachraum mehr als 2 h

gespeichert wird, erhielten wir zunächst nur die nackten Daten über Komplikationsgruppen.

In einem zweiten Schritt haben wir nun den Rechner so programmiert, daß, wann immer eine kritische Situation erfaßt wird, der einlesende Anästhesist in freiem Text die näheren Umstände eingeben muß. Erst dieser Schritt der erweiterten Datenerfassung hat mir persönlich z. B. gezeigt, daß ein Großteil der bei mir häufig auftretenden kritischen Hypotonien bei der Kombinationsnarkose Periduralanästhesie + Intubationsnarkose (z. B. für anteriore Sigmaresektionen) auftraten.

Die Analyse der kritischen Situation in ihrem klinischen Zusammenhang gibt uns brauchbare Daten, um in einer so vorbereiteten Komplikationskonferenz unsere anästhesiologische Praxis sinnvoll zu ändern. Diese epidemiologischen, sich auf große Patientengruppen beziehenden Daten sind eine mögliche Informationsgrundlage für die Komplikationenkonferenz. Eine zweite ist der klassische Fallbericht. Auf unserer Liste kritischer Situationen steht noch ein Punkt "Bericht an die Qualitätssicherungsabteilung". Dieser Punkt wird angestrichen, wenn eine Besprechung dieses speziellen Falles für notwendig gehalten wird.

Vorausschickend muß ich sagen, daß in jedem Krankenhaus in den Vereinigten Staaten - und wir starten jetzt auch einen solchen Versuch in unserer Abteilung - eine Gruppe besteht, die sich mit Qualitätssicherung beschäftigt. Bei uns besteht diese Gruppe aus drei langgedienten Fachärzten. Der Anästhesist, der die zu besprechende Narkose durchgeführt hat, schreibt an die Qualitätssicherungsgruppe einen kurzen Bericht, in dem er den Hergang der Narkose und alle ihm wesentlich erscheinenden Überlegungen und Daten einfügt. Um nun eine möglichst kompetente und umfassende sachliche Bearbeitung dieses Falles möglich zu machen, wird von einem der Mitarbeiter der Qualitätssicherungsgruppe die einschlägige Literatur möglichst eingehend studiert und daraus eine kritische Stellungnahme zusammengestellt. Diese

Stellungnahme sollte eine Empfehlung für das Management dieses und ähnlich gelagerter Fälle sowie Literaturangaben enthalten. Der Fallbericht mit der dazugehörigen Aufarbeitung ist die Grundlage für eine Diskussion des Falles in der Komplikationenkonferenz.

Welche Ursachen haben nun die durch die Datenanalyse gefundenen Fehler und wie können wir ihnen wirkungsvoll begegnen? Relativ unkompliziert sind die allerdings auch seltenen technischen Fehler, die entweder in der Konstruktion der angewandten Geräte liegen oder in deren ungeeigneten Anwendung. Wenn z. B. durch die Analyse von Diskonnektionszwischenfällen leicht herausgefunden werden kann, daß die Diskonnektion in der Regel zwischen Tubus und Kreissystem auftritt, so ist es relativ einfach, diesen Schwachpunkt wirkungsvoll zu beheben.

Die zweite große Kategorie von Fehlern entsteht durch die vom Anästhesisten falsch getroffenen Entscheidungen. Mehrere Ursachen kommen dafür in Frage. Die erste Ursache ist unzureichendes medizinisches Wissen oder mangelnde Erfahrung des Arztes. Die zweite Ursache sind unzureichende Information über den zu behandelnden Patienten, oder es wurden Daten, die über den Patienten bekannt sind, nicht ausreichend berücksichtigt.

Die dritte Kategorie von Fehlern liegt in unzureichender Überwachung von Patienten oder in mangelnder Aufmerksamkeit des Anästhesisten. So kommt es, daß entweder relevante Abweichungen von Normwerten des Patienten während der Narkose nicht erfaßt werden oder auf Abweichungen, die erfaßt worden sind, nicht in adäquater Weise reagiert worden ist.

Ich halte die letzten Punkte für sehr wesentlich, da sich sowohl in unserer Praxis als auch in Untersuchungen der Literatur gezeigt hat, daß uns natürlich kritische Abweichungen von physiologischen Daten meist nur dann auffallen, wenn wir sie auch erfassen. So hat z. B. die Einführung der Pulsoxymetrie an jedem Narkoseplatz die Zahl der entdeckten Patienten mit marginaler Oxygenation sowohl prä-, intra- als auch postoperativ wesentlich erhöht (3). Ähnliches gilt für das Monitoring der exspiratorischen CO_2-Konzentration oder die durch den Einsatz von Pulmonaliskathetern gewonnenen Informationen.

Welche Konsequenzen können nun aus der Analyse der Daten und der Arbeit der Komplikationenkonferenz gezogen werden? Es wird sich in bestimmten Fällen die medizinische Praxis in einer Abteilung gemäß den Empfehlungen, die nach dem Literaturstudium gegeben werden können, ändern und vereinheitlichen. Die apparative Ausstattung einer Abteilung wird durch die Analyse kritischer Situationen ständig überwacht und zweckmäßiger werden. Die Komplikationenkonferenz ist zwar ein ungeeignetes Mittel für eine systematische Schulung von Assistenten, aber sie erzieht zum Literaturstudium und zu selbstkritischer Betrachtung der eigenen Arbeit. Die in der dargestellten Weise vorbereitete Komplikationenkonferenz verhindert, daß stattgehabte Komplikationen und kritische Situationen unbesprochen in den Krankenblättern verschwinden.

Literatur

1. COOPER, J. B., NEWBOWER, R. S., LONG, C. D.: Applications of the critical incident technique to the study of anesthesia errors. Healthcare Delivery in Anesthesia, p. 25 (1980)

2. COOPER, J. B., NEWBOWER, R. S., KITZ, R. J.: An analysis of major errors and equipment failures in anesthesia management: considerations for prevention and detection. Anesthesiology 60, 34 (1984)

3. COOPER, J. B., CULLEN, D. J., NEMESKAL, R., et al.: Effects of information feedback and pulse oximetry on the incidence of anesthesia complications. Anesthesiology 67, 686 (1987)

4. CRAIG, J., WILSON, M. E.: A survey of anaesthetic misadventures. Anaesthesia 36, 933 (1981)

5. FLANAGAN, J. C.: The critical incident technique. Psychol. Bull. 51, 327 (1954)

6. ORKIN, F. K.: Risk management and quality assurance in outpatient anesthesia care. Problems in Anesthesia 2, 152 (1988)

7. VITEZ, T.: Persönliche Mitteilung. Sunrise Hospital, Las Vegas

Zusammenfassung der Diskussion zum Thema: „Risikofaktor Information"

FRAGE:
Die Prämissen wurden aufgezeigt, die für eine sinnvolle Zwischenfallskonferenz Gültigkeit haben sollen. Woran liegt es, daß diese Konferenzen häufig dennoch ineffizient sind?

ANTWORT:
Eine Zwischenfallskonferenz wird meist von exotischen Komplikationen, nicht von täglichen Zwischenfällen bestimmt. Der Sinn besteht aber darin, anhand von Beispielen das Vorgehen an der Klinik abzustimmen und den Mitarbeiter zu informieren, warum so vorzugehen ist.

Eine Zwischenfallskonferenz steht und fällt mit der Vorbereitung; ist sie gut, werden die Argumente überzeugen, ist sie ungenügend, wird eine eher zufällige Diskussion nur Verwirrung stiften.

Für eine Zwischenfallskonferenz sind folgende Voraussetzungen erforderlich:
1. Zwischenfallsdefinition (in welche Kategorie fällt das Ereignis)?
2. Dokumentation (Vergleich von Ist und Soll).
3. Eine Zusammenstellung über alle gleichartigen Zwischenfälle muß dem Leiter der Konferenz zur Verfügung stehen.

FRAGE:
Gibt es Gründe, warum die Zwischenfallskonferenz schwierig durchzuführen ist?

ANTWORT:
Neben den menschlich verständlichen Gründen, sich nicht selbst bloßstellen zu wollen, sind es auch juristische Gründe. Voraussetzung ist eine Anonymisierung, um auszuschließen, daß für den Verursacher persönlich Haftungsprobleme entstehen können.

FRAGE:
Wie ist die Zwischenfallskonferenz aus rechtlicher Sicht zu bewerten?

ANTWORT:
Jeder Zwischenfall mit negativem Ausgang für den Patienten ("Negative outcome patient") kann zivil- und strafrechtliche Folgen haben. Kein Beteiligter an einem Zwischenfall braucht

sich selbst zu belasten; er kann nicht zur Selbstoffenbarung, nicht einmal zur Teilnahme an einer Zwischenfallskonferenz gezwungen werden. Der Rat des Juristen an einen Arzt, der einen Zwischenfall verursacht hat, ist, Stillschweigen zu bewahren, mit niemand über den Zwischenfall zu sprechen, um eine sachliche Verteidigung zu sichern. Weiterhin ist das Patientengeheimnis zu wahren. Eine Mitteilung von offenen Daten an den Leiter der Qualitätssicherungskontrolle wie in den USA ist nach deutschem Recht unzulässig.

Die wissenschaftlichen Interessen und die Verpflichtung des Arztes, sich an der Qualitätssicherung zu beteiligen, stoßen sich mit den rechtlichen Eigeninteressen des Betroffenen.

FRAGE:
Der Sinn von Zwischenfallskonferenzen ist nicht die Suche nach Schuldigen, sondern der Versuch, Fehler in Zukunft zu verhindern. Kann die Konferenz als Instrument zur Qualitätskontrolle dienen?

ANTWORT:
Um dies zu erreichen, müssen typische Fehlersituationen erkannt und von einem Gutachtergremium kritisch kommentiert werden. Hier ist unsere Fachgesellschaft aufgerufen, Schemata zu entwickeln, nach denen Zwischenfallsberichte aufzuarbeiten sind. Das Ziel muß eine Empfehlung sein, wie solche Zwischenfälle erkannt und vermieden werden können.

FRAGE:
Zunehmende Bedeutung erhält die Einweisung von Mitarbeitern in den sachgerechten Einsatz medizinisch-technischer Geräte. Soll die Geräteeinweisung gemäß der MedGV formalisiert als Sonderveranstaltung angeboten werden, obwohl sie Teil unseres normalen Weiterbildungsprogramms ist?

ANTWORT:
Das Problem ist, daß wir gezwungen sind, innerhalb kurzer Zeit Ärzte und Pflegepersonal in den Gebrauch der Geräte einzuweisen. Die MedGV verlangt, daß derjenige, der das Gerät bedient, die Gewähr für eine sachgerechte Handhabung bieten muß. Die Einweisung und die Namen der Eingewiesenen müssen in das Gerätebuch des speziellen Gerätes eingetragen werden. Optimal wäre eine lediglich kurze Einweisung am Anfang und eine Vertiefung der Gerätekenntnisse im weiteren Verlauf der Ausbildung quasi berufsbegleitend.

FRAGE:
Welche Probleme ergeben sich bei der praktischen Realisierung der MedGV?

ANTWORT:
90 % der Krankenhäuser können die MedGV nicht erfüllen, weil die äußeren Voraussetzungen, insbesondere in zeitlicher und personeller Hinsicht, nicht erfüllt sind. Die große Fluktuation des Personals kompliziert das Problem.

Ein besonderes Ungleichgewicht besteht zwischen dem Bedarf und vor allem den zeitlichen Möglichkeiten der Einweisung. Auf längere Sicht ist hier eine Besserung nur durch eine Reduktion der Gerätetypen und durch bessere Einweisungsunterlagen zu erreichen. Solange ein Gerätetyp jedoch alle ein bis zwei Jahre grundlegend geändert wird, läßt sich dieses Problem nicht lösen. An die Hersteller ist mit entsprechendem Druck durch die Fachgesellschaft zu appellieren, die Geräte in der Bedienungs-, Anzeige- und Funktionslogik zu vereinheitlichen.

FRAGE:
Die MedGV hat Normen in bezug auf die Notwendigkeit einer Einweisung gesetzt. Was passiert, wenn ein Zwischenfall auf mangelnde Einweisung zurückgeführt wird?

ANTWORT:
Der Krankenhausträger ist zur Einweisung seiner Mitarbeiter verpflichtet. Umgekehrt kann er seine Mitarbeiter aber auch verpflichten, an Einweisungen teilzunehmen. Es ist zu erwarten, daß der Eingewiesene nach einer entsprechenden Veranstaltung bestätigen muß, daß er eingewiesen wurde und keine weiteren Fragen habe.

FRAGE:
Die zunehmenden technischen Möglichkeiten können dazu verleiten, die Medizin als programmierbare Wissenschaft zu verschlüsseln. Einen ersten Schritt stellt die Zwischenfallsimulation dar. Ist dies ein gangbarer Weg oder steht nicht zu befürchten, daß die Vermittlung medizinischer Erfahrungen und die Intuition verlorengehen?

ANTWORT:
Hier müssen verschiedene Ebenen und Lösungsvorschläge unterschieden werden:
1. Das elektronische Nachschlagewerk mit dem Ziel einer schnellen Information. Dies setzt das Wissen voraus, wo nachgeschlagen werden kann.
2. Die Lernhilfe durch Entwicklung von Entscheidungsschritten. Diese nehmen die ärztliche Entscheidung nicht ab, sondern zwingen den Arzt, sein Wissen mit einzubringen, das für eine spezielle Entscheidung notwendig ist.
3. Davon zu unterscheiden ist die computerunterstützte Zwischenfallsimulation an einem Modell. Hier kann z. B. ein Beatmungsgerät mit einem Lungenmodell kombiniert und mit dieser Einheit Fehler simuliert werden, die zu erkennen und zu beheben sind.

Didaktik der Weiter- und Fortbildung
Von E. Rügheimer

Einleitung

Rund 70 % aller gefährlichen Zwischenfälle in der Anästhesie beruhen nach COOPER et al. (6) auf menschlichem Versagen, wobei als häufigste Ursachen "unzureichende Überprüfung", "erstmalige Konfrontation mit der Situation", "Nichtvertrautsein mit Instrumenten und Geräten" genannt werden. Eine qualifizierte Weiterbildung der nachwachsenden Ärzte und die Sicherstellung eines hohen Ausbildungsstandes sind die wesentlichsten Beiträge zur Vermeidung risikoerhöhender Umstände und Ereignisse. Um diesem Auftrag gerecht zu werden, ist ein an die Aufgaben des Anästhesisten angepaßtes und am wissenschaftlichen Fortschritt orientiertes Kurrikulum für die Weiter- und Fortbildung in unserem Fach notwendig.

Der Didaktik fällt dabei die Aufgabe zu, notwendige Inhalte zu definieren und zu operationalisieren, die phasengerechte Vermittlung dieser Inhalte in ein Zeitraster zu integrieren und die jeweils adäquaten Vermittlungsmethoden zu bestimmen. Schließlich soll die Didaktik auch noch geeignete Möglichkeiten zur Evaluation des Erfolgs der angestrebten Vermittlung von Kenntnissen, Fertigkeiten und Einstellungen aufzeigen (15).

Bestandsaufnahme zur Weiterbildung in der Anästhesiologie in der Bundesrepublik Deutschland

Die Inhalte, die im Rahmen der Weiterbildung für Anästhesisten vermittelt werden sollen, umfassen das durch die Fachgebietsdefinition abgesteckte Teilfeld der Medizin. Die Formulierung in der geltenden Weiterbildungsordnung nach den Beschlüssen des 90. Ärztetages von 1987 (4) lautet:

"Die Anästhesiologie umfaßt die allgemeine und lokale Anästhesie einschließlich deren Vor- und Nachbehandlung, die Aufrechterhaltung der vitalen Funktionen während operativer Eingriffe, die Wiederbelebung und die Intensivmedizin in Zusammenarbeit mit den für das Grundleiden zuständigen Ärzten."

Die allgemeine Formulierung von Inhalt und Ziel der Weiterbildung, wie sie in der Weiterbildungsordnung enthalten ist (Tabelle 1), wird in den Richtlinien über den Inhalt der Weiterbildung (5) präzisiert (Tabelle 2). In Punkt 1 wird in 10 Unterpunkten entfaltet, welche eingehenden Kenntnisse und Erfahrungen vermittelt, erworben und nachgewiesen werden müssen. Punkt 2

Tabelle 1. Inhalt und Ziel der Weiterbildung in der Anästhesiologie (4)

Vermittlung, Erwerb und Nachweis eingehender Kenntnisse und Erfahrungen in
- der Durchführung von Narkosen unter Berücksichtigung sämtlicher einschlägiger Verfahren bei Eingriffen aller operativen Gebiete
- der Lokal- und Leitungsanästhesie
- den Maßnahmen zur Wiederbelebung und Schockbehandlung
- der Dauerbeatmung mit Respiratoren sowie
- der Transfusions- und Infusionstherapie einschließlich
- gebietsbezogener Laboratoriumsuntersuchungen sowie
- der medizinischen und theoretischen Grundlagen

Tabelle 2. Zusammenfassung der Richtlinien über den Inhalt der Weiterbildung in der Anästhesiologie (5)

1	Vermittlung, Erwerb und Nachweis eingehender Kenntnisse und Erfahrungen
1.1	Grundlagen der Anästhesiologie
1.2	Vorbereitung, Durchführung und Nachsorge aller Anästhesieverfahren
1.3	Wiederbelebung und Schockbehandlung
1.4	Intensivmedizin
1.5	Perioperative Atemtherapie
1.6	Bluttransfusionswesen
1.7	Künstliche Beatmung, Herz-Kreislauf-Stillstand, Schmerztherapie mit den Methoden des Gebietes
1.8	Gebietsbezogene Laboratoriumsuntersuchungen
1.9	Pharmakologie im Gebiet gebräuchlicher Pharmaka und Kontrastmittel, Arzneimittelmißbrauch, -verschreibung, -prüfung
1.10	Dokumentation, Sozialgesetzgebung, rechtliche Normen der Arzt-Patienten-Beziehung
2	Vermittlung und Erwerb von Kenntnissen
2.1	Lungenfunktionsdiagnostik
2.2	EKG- und Labordiagnostik
2.3	Röntgendiagnostik der Thoraxorgane
2.4	Behandlung von Vergiftungen
2.5	Tracheotomie und Notfallschrittmacher
2.6	Reanimation des Neugeborenen

führt in 6 Unterpunkten aus, welche zusätzlichen Kenntnisse zu vermitteln und zu erwerben sind. Dem Inhalt der Weiterbildung angeschlossen ist ein Anästhesieverzeichnis. Hier sind Art und Mindestzahl der Anästhesien bei verschiedenen Eingriffen und bei verschiedenen Verfahren verbindlich aufgelistet (Tabelle 3).

Die Angaben zur Strukturierung der vierjährigen Weiterbildung sind äußerst knapp: mindestens drei Jahre klinische Anästhesio-

Tabelle 3. Anästhesieverzeichnis (5), Art und Mindestzahl

1 800	Anästhesien davon mindestens
900	in der Chirurgie (bis zu 200 bei abdominellen Eingriffen aus anderen Gebieten anrechenbar)
60	in der Frauenheilkunde und Geburtshilfe, davon 10 bei Kaiserschnitten
50	bei Säuglingen und Kleinkindern bis fünf Jahre (bis zur Hälfte Reanimationen mit Intubation)
400	in wenigstens zwei sonstigen operativen Gebieten
25	Thoraxeingriffe (Mitwirkung)
50	periphere Regionalanästhesien
50	rückenmarksnahe Regionalanästhesien
50	bei Eingriffen im Hals-Kopf-Bereich

logie, mindestens sechs Monate Intensivmedizin. Außerdem können bis zu sechs Monaten in der Chirurgie, der Inneren Medizin oder einem der Grundlagenfächer anerkannt werden (4).

Zur Gestaltung der theoretischen Weiterbildung äußert sich die Weiterbildungsordnung nur sehr vage. Lediglich in den Empfehlungen der DGAI zur Erteilung einer Weiterbildungsermächtigung im Fachgebiet Anästhesiologie findet sich die Formulierung:

Es muß gewährleistet sein,
"daß an den unter Ziffer 2 - 4 genannten Abteilungen (zwei- bis vierjährige Weiterbildungsermächtigung) nachweisbar regelmäßig wöchentliche Kolloquien über physiologische und pharmakologische Grundlagen der Anästhesiologie und Intensivmedizin sowie über Anästhesieverfahren und -zwischenfälle abgehalten werden" (9).

Über den zeitlichen Rahmen dieser Kolloquien wird nichts ausgesagt. Und es bleibt unklar, ob die obligatorischen Inhalte der Weiterbildung im Rahmen von Pflichtveranstaltungen behandelt werden sollen, oder ob sie überwiegend der autodidaktischen Aneignung überlassen bleiben.

Am Ende der Weiterbildungszeit findet für denjenigen, der seine Weiterbildung nach dem 1.1.1978 begonnen hat, ein Prüfungsgespräch statt. Im Prüfungsgespräch soll er nachweisen, daß er die bestätigten Kenntnisse und Erfahrungen auch tatsächlich beherrscht. Nach Bestehen dieser Prüfung erhält er seine Anerkennung als Arzt für Anästhesiologie.

Operationalisierung von Zielen und Inhalten

Die Weiterbildungsinhalte gliedern sich nach der üblichen didaktischen Nomenklatur (3) in drei Bereiche:
1. das Fachwissen,
2. praktisch-klinische Fertigkeiten und
3. ethische Einstellungen, die im affektiven Bereich zu habitualisieren sind.

Die Inhalte können entweder mehr allgemein gehalten werden, wie beispielsweise in den Richtlinien der Bundesärztekammer, oder als operationalisierter Lernzielkatalog mit einer hierarchischen Differenzierung von Grob- und Feinlernzielen ausformuliert werden, wie beispielsweise in den "Objectives of Training" der "Faculty of Anaesthetists of the Royal Australasian College of Surgeons" (11, 20). Den Unterschied zwischen einem einfachen Katalog der Weiterbildungsinhalte und einem operationalisierten Lernzielkatalog soll ein Beispiel verdeutlichen.

Unser Weiterbildungskatalog enthält zu den Anästhesieverfahren unter Punkt 1.2 die Formulierung (5):

"Vermittlung, Erwerb und Nachweis eingehender Kenntnisse und Erfahrungen in der Vorbereitung, Durchführung und Nachsorge von Anästhesien unter Berücksichtigung aller einschlägigen Verfahren einschließlich der Lokal- und Leitungsanästhesie, dazu gehört: die selbständige Durchführung von 1 800 Anästhesien."

In dem australischen Weiterbildungskatalog findet sich unter dem Stichwort "Praxis der Lokal- und Regionalanästhesie" die allgemeine Zielformulierung:

"Er (der Weiterzubildende) soll die Techniken, die Wirkung und Komplikationen und ihre Behandlung kennen."

Dieses allgemeine Ziel wird durch folgende Fertigkeiten und Qualifikationen präzisiert (11):

"a) Er ist in der Lage, die Techniken der Subarachnoidal- und Epiduralanästhesie sowie ein Spektrum allgemein benutzter Nervenblocks zu beschreiben und vorzuführen.

b) Kennt die Indikationen und Kontraindikationen.

c) Identifiziert spezielle Anwendungsformen, z. B. in der Geburtshilfe und Pädiatrie.

d) Ist in der Lage, die Behandlung akuter und verzögerter Komplikationen einschließlich ihrer Vermeidung zu beschreiben und zu erläutern.

e) Ist in der Lage, den Stellenwert der Regionalanästhesie in der zeitgemäßen Praxis zu bestimmen."

Der Nutzen und damit der Vorteil eines operationalisierten Lernzielkataloges ist offenkundig. Der Arzt weiß, was von ihm verlangt wird, und er weiß vor allem, was im Examen auf ihn zukommt.

Werden die Inhalte des Weiterbildungsprogramms allerdings zu weit differenziert, besteht die Gefahr ständiger Korrekturen, um das Programm aktuell zu halten.

Unterschiedlich gehandhabt wird in den nationalen Weiterbildungsordnungen die Vorgabe von Eingriffskatalogen und Anästhe-

siezahlen. Während in unseren Richtlinien eine Mindestzahl von
1 800 Anästhesien fixiert ist (Tabelle 3), schreibt die amerikanische Weiterbildungsordnung überhaupt keine Anästhesiezahlen
vor. Der Grund liegt vermutlich in der unterschiedlichen Struktur der Weiterbildungsstätten. Während wir uns über das gesamte Spektrum der Krankenhausmedizin gestreut sind - mit sehr
großen Unterschieden nach Art und Anzahl der Eingriffe -, sind
sie in den USA auf die Medical Schools konzentriert. Studentische Ausbildung und ärztliche Weiterbildung sind eng miteinander verzahnt und gehen direkt ineinander über. Das Operationsaufkommen und damit die Anzahl der jährlichen Anästhesien ist
an diesen Kliniken so hoch, daß jeder Arzt in Weiterbildung genügend klinische Erfahrung gewinnen kann und vorgeschriebene
Mindestzahlen daher nicht nötig sind. So ist beispielsweise dem
Ausbildungsprogramm für Anästhesie der Mayo-Klinik zu entnehmen, daß die Absolventen der zweijährigen klinischen Grundausbildung in den letzten Jahren im Durchschnitt 1 100 bis 1 200
Anästhesien durchgeführt haben, was angesichts von insgesamt
rund 54 000 Operationen pro Jahr keine Schwierigkeiten bereitet
(7). In den USA legt man deshalb mehr Wert auf die persönlich-individuelle Qualifikation als auf Anästhesiezahlen. Zahlen präzisieren letztlich nicht den Ausbildungsstand, sondern belegen
allenfalls ein bestimmtes Maß an Erfahrung.

Strukturierung der Weiterbildung in Klinik und Theorie

Bevor man die Frage beantworten kann, wie die im Weiterbildungskatalog definierten Kenntnisse, Fertigkeiten und Einstellungen
optimal zu vermitteln sind, muß man sich die spezifischen forensischen Probleme in unserem Fachgebiet vor Augen stellen.

Die geltende Rechtsprechung verlangt, daß bei der Anästhesie eines Patienten, auch wenn es sich um eine dringliche Operation
handelt, stets das Versorgungsniveau einer fachärztlich geleiteten Anästhesie sichergestellt werden muß. Im Idealfall dürften
wir also nur Fachärzte mit der selbständigen Durchführung von
Narkosen beauftragen. In Anbetracht der Tatsache, daß in der
Bundesrepublik von 8 000 Ärzten in der Anästhesie nur etwa 50 %
die Gebietsarztanerkennung haben, ist diese Forderung unerfüllbar und unsinnig (15), stellt uns aber trotzdem vor die Frage:
Wie können wir den unterschiedlichen Ausbildungsstand unserer
Mitarbeiter in Weiterbildung so weit optimieren, daß ein risikoadaptierter Einsatz dieser Ärzte zu vertreten ist?

Unsere Weiterbildungsordnung gibt darauf keine Antwort, denn
sie enthält keine Kriterien für die Strukturierung des Weiterbildungsprogramms. Aber wir können uns am Beispiel der USA und
anderer orientieren, bei denen die Weiterbildung klar gegliedert ist (Tabelle 4).

Der junge Arzt durchläuft in den USA zunächst das sogenannte
"Clinical base year", das in einer individuell festgelegten Kombination eine Ausbildung in der Inneren Medizin, Pädiatrie,

Tabelle 4. Struktur der Weiterbildung in den USA (<u>1</u>)

1. Jahr:	Clinical base year - Innere Medizin - Chirurgie und Teilgebiete - Frauenheilkunde und Geburtshilfe - Neurologie - Praxis
2. und 3. Jahr:	Klinische Grundausbildung in allen Teilgebieten der Anästhesie
4. Jahr:	Klinische Spezialausbildung (Vertiefung einzelner Teilgebiete) Klinisch-experimentelle Forschung (maximal sechs Monate fakultativ)

Chirurgie oder einem chirurgischen Teilgebiet, Frauenheilkunde und Geburtshilfe, Neurologie sowie einer ärztlichen Praxis umfaßt. Das konkrete Programm wird mit dem Ausbildungsleiter festgelegt. Erst nach diesem Clinical base year beginnt die dreijährige Weiterbildung in klinischer Anästhesie. Zwei Jahre sind der Grund- und Spezialausbildung in der Allgemeinchirurgie und den übrigen operativen Teilgebieten gewidmet. Im dritten Jahr kann dann eine individuelle Vertiefung in einem spezifischen anästhesiologischen Tätigkeitsgebiet erfolgen, z. B. in der Kardioanästhesie, Neuroanästhesie, Kinderanästhesie, Transplantationsanästhesie, Intensivmedizin, Notfallmedizin oder Schmerztherapie. Außerdem kann der Resident auch ein halbes Jahr in der klinischen oder experimentellen Forschung tätig werden.

Neben einer umfassenden klinischen Weiterbildung wird großer Wert auf eine solide theoretische Basis gelegt. Das Unterrichtsprogramm umfaßt das Gesamtgebiet der Anästhesiologie einschließlich der Grundlagenfächer und anderer anästhesiebezogener klinischer Disziplinen. Anzahl und Art der Unterrichtsveranstaltungen können von Institution zu Institution variieren, in der Regel gehören dazu aber (<u>1</u>):
- Morbiditäts- und Mortalitätskonferenz,
- Vorlesungen,
- Diskussionen,
- Seminare zur Literaturbesprechung und für Assistentenvorträge.

Das Unterrichtsprogramm muß Zeit zum Lesen und Selbststudium freihalten. Eine entsprechende Bibliothek muß zur Verfügung stehen. Außerdem legt man großen Wert darauf, daß im Rahmen der Weiterbildungsstätten die klinische und experimentelle Forschung gepflegt wird, weil dies eine anregende Atmosphäre für Lernende und Lehrende schafft.

Die einzelnen Weiterbildungsstätten konkretisieren die Empfehlungen in ihrem hauseigenen Weiterbildungsprogramm. Beispiel-

Tabelle 5. Das "Didactic program" des Department of Anesthesiology am Yale-New Haven Hospital (8, 12)

- Grand rounds
  (wöchentliche Vorlesung bzw. Gastvortrag)

- Tuesday afternoon conference
  (wöchentlich: Fallbesprechung, Journal club, Gedankenaustausch mit Gastdozenten)

- Didactic conference
  (wöchentlich: Aufbereitung klinischer Grundlagenthemen)

- Critical decision making in anesthesia
  (monatliches Seminar zur Entwicklung von Algorithmen für häufige Probleme)

- Fellows conference
  (wöchentlich: für Residents im vierten Weiterbildungsjahr in Form des mündlichen Facharztexamens)

- Übung des mündlichen Facharztexamens
  (einmal jährlich für alle Residents)

- ASA Self-evaluation exam
  (zweimal jährlich für alle Residents)

- American board of anesthesiology in training exam
  (einmal jährlich für alle Residents)

- Monatliche Evaluation der einzelnen Residents durch das Residency review committee

haft sei in Tabelle 5 übersichtsweise das Programm von Yale vorgestellt (8, 12). Bereits ein kurzer Blick auf dieses Programm macht deutlich, daß eine solche Fülle von Veranstaltungen neben dem klinischen Einsatz nicht innerhalb eines 8-Stunden-Tages zu absolvieren ist. Aber die Residents leben ja während ihrer Weiterbildung praktisch in der Klinik. Hier ist eine alte ärztliche Tugend noch lebendig: Der Arzt ist kein Stundenlöhner, sondern folgt seiner Berufung!

Anforderungen an eine Weiterbildungsstätte

Aber nicht nur der junge Arzt muß hohen Anforderungen genügen, auch die Weiterbildungsstätte muß dem gerecht werden.

In der Bundesrepublik sind die Kriterien für die Erteilung einer Weiterbildungsermächtigung in einer Empfehlung der DGAI (9) aus dem Jahre 1979 festgelegt (Tabelle 6). Für die Ermächtigung ist unter anderem die Anzahl der operativen Fächer "im Sinne der Weiterbildungsordnung" maßgeblich (Tabelle 7), die chirurgischen Teilgebiete (Kinderchirurgie, Unfallchirurgie usw.) bleiben dabei außer Betracht.

Tabelle 6. Empfehlungen der DGAI zur Erteilung einer Weiterbildungsermächtigung im Fachgebiet Anästhesiologie (9)

Ermächtigung für	Stellung des Weiterbildungsermächtigten	Mindestens Versorgung operativer Abteilungen	Mindestens operative Betten	Mindestens operativ	Mindestens Intensivbetten interdisziplinär
1 Jahr	Arzt für Anästhesiologie, selbständig	-	-	-	-
2 Jahre	Leiter einer Krankenhausabteilung	-	150	-	-
3 Jahre	Leiter einer Zentralen Anästhesieabteilung	Allgemeinchirurgie + zwei weitere operative Fächer	200	6	8
4 Jahre	Leiter einer Zentralen Anästhesieabteilung	Allgemeinchirurgie + drei weitere operative Fächer	300	6	8

dazu:
1. nachweisbar regelmäßig wöchentliche Kolloquien bei 2. - 4.
2. mindestens sechs Monate Intensivmedizin

Tabelle 7. Operative Gebiete und Teilgebiete im Sinne der Weiterbildungsordnung (4)

1	Anästhesiologie
2	Augenheilkunde
3	Chirurgie
3.1	Gefäßchirurgie
3.2	Kinderchirurgie
3.3	Plastische Chirurgie
3.4	Thorax- und Kardiovaskularchirurgie
3.5	Unfallchirurgie
4	Frauenheilkunde und Geburtshilfe
5	Hals-Nasen-Ohren-Heilkunde
6	Mund-Kiefer-Gesichts-Chirurgie
7	Neurochirurgie
8	Orthopädie
9	Urologie

Wir sind einmal der Frage nachgegangen, wie die operativen Gebiete an den voll ermächtigten Weiterbildungsstätten für Anästhesiologie repräsentiert sind. Das Ergebnis unserer Erhebung aus den Angaben der Landesärztekammern ist in Tabelle 8 wiedergegeben. Sie ist allerdings mit dem Vorbehalt zu versehen, daß es sich um keine statistisch abgesicherte Untersuchung handelt. Auch war nicht immer festzustellen, ob nicht einzelne Weiterbildungsstätten eventuell über einen Verbund zusätzliche operative Fachgebiete nachweisen können.

Es gibt in der Bundesrepublik etwa 900 Weiterbildungsstätten für Anästhesiologie, davon sind 328 voll ermächtigt. Nach der geltenden Empfehlung der DGAI erfüllen aber nur 161 die Kriterien für eine Vollermächtigung, 167 müßten nach den uns zugänglichen Unterlagen zurückgestuft werden, weil sie nicht wenigstens vier operative Fächer versorgen. Eine Erklärung dafür könnte sein, daß für die Bemessung der Ermächtigung Belegabteilungen generell einbezogen wurden. Gemäß den geltenden Empfehlungen dürfen sie jedoch nur dann angerechnet werden, wenn die Belegärzte selbst zur Weiterbildung ermächtigt sind (9). Nun ist aber die Weiterbildungsermächtigung noch keine Gewähr für einen entsprechenden Erfahrungsgewinn in diesem Fach, es sei denn, man würde auch für diese Fächer die volle Weiterbildungsermächtigung fordern. Sollte dies nicht durchzusetzen sein, so würde sich als Kompromißlösung anbieten, für die einzelnen operativen Fächer als Voraussetzung für die Anerkennung als anästhesiologisches Weiterbildungsfach jeweils ein Mindestoperationsaufkommen festzulegen.

Tabelle 8. Fächerspektrum der vollermächtigten Weiterbildungsstätten für Anästhesiologie in der Bundesrepublik Deutschland (Nach Angaben der Landesärztekammern)

Anzahl der operativen Gebiete im Sinne der Weiterbildungsordnung	8	7	6	5	4	3	2	1	+	*
Baden-Württemberg	4	1	2	7	13	12	15	2	56	133
Bayern	2	2	2	5	10	7	6	1	35	161
Berlin	–	2	2	1	2	3	3	2	15	24
Bremen	–	1	1	1	2	–	1	2	8	10
Hamburg	1	–	2	2	2	1	–	–	8	28
Hessen	3	–	2	1	6	6	2	–	22	33
Niedersachsen	–	3	–	3	9	12	2	1	30	100
Nordrhein	5	–	–	3	17	29	2	–	56	154
Rheinland-Pfalz	1	–	1	4	4	4	4	–	16	60
Saarland	1	–	–	–	2	3	1	–	7	20
Schleswig-Holstein	2	–	–	–	2	3	8	2	17	38
Westfalen-Lippe	1	2	1	8	13	26	7	–	58	140
Summe	20	11	13	35	82	106	51	10	328	901

+ Gesamtzahl der vollermächtigten Weiterbildungsstätten
* Gesamtzahl der ermächtigten Weiterbildungsstätten

So wie in der Klinik gibt es auch bei der theoretischen Weiterbildung erhebliche Unterschiede zu den USA. Während bei uns lediglich die Qualifikation des ermächtigten Arztes näher definiert ist, werden in den USA sehr detaillierte Anforderungen an die Weiterbildungsstätte, das Unterrichtsprogramm und ganz besonders an die Zusammensetzung des Lehrkörpers gestellt (1).

Die Ausrichtung des Lehrkörpers, der Faculty, auf Motivation, Ausbildung und Erziehung der Residents gilt als entscheidende Grundlage für eine effektive Weiterbildung. Publikationen und Forschungserfahrungen seien zwar anerkannte Qualifikationsmerkmale, da aber nicht alle Ausbilder Forscher sein könnten, sollten zum Lehrkörper auch Praktiker mit spezieller klinischer Erfahrung gehören und Ausbilder mit spezifischen Kenntnissen in EDV und Biophysik. Größten Wert legt man auf ein ausgewogenes Zahlenverhältnis von Vollzeitlehrkräften zu Residents. Es sollen nicht wesentlich mehr als doppelt so viele Residents zugelassen werden, und im Klinikbetrieb ein Ausbilder nicht mehr als zwei Säle gleichzeitig zu betreuen haben.

Es liegt auf der Hand, daß mit einer solchen Faculty ein theoretisches Weiterbildungsprogramm, wie oben am Beispiel von Yale gezeigt, darstellbar ist. Demgegenüber sind bei uns selbst Universitätskliniken und Häuser der Maximalversorgung zeitlich und personell kaum in der Lage, neben der klinischen "Routine" eine vergleichbare Lehrleistung zu erbringen. Hinsichtlich einer Personalmehrung zur Verbesserung der Weiterbildungsqualität besteht gegenwärtig wenig Aussicht, aber sie ist letztlich unumgänglich, wenn man eine Qualitätsverbesserung und Qualitätssicherung der ärztlichen Weiterbildung will. Denn jede Investition für eine qualifizierte Weiterbildung ist ein effektiver Beitrag zu größerer Sicherheit in der anästhesiologischen Praxis. Ein anderes Denkmodell wird derzeit vom Wissenschaftsrat favorisiert. Man empfiehlt bei den Universitätsklinika eine Bettenreduktion, um kostenneutral zusätzliche Kapazitäten für Aktivitäten in Forschung und Lehre freizusetzen. Das ist allerdings meines Erachtens kein gangbarer Weg. Denn letztlich sind die Patienten der Ausgangspunkt und das Ziel unserer Forschung und das Hauptmedium unserer Lehre.

Evaluation des Erfolgs der Weiterbildung

Die Weiterbildung wird bei uns formal durch ein Prüfungsgespräch vor der Landesärztekammer abgeschlossen. Es gibt Vorschläge zur Strukturierung mit dem Ziel einer besseren Vergleichbarkeit (z. B. 19), die formale und inhaltliche Gestaltung des Facharztgespräches ist aber bisher voll und ganz den Prüfern überlassen. Es wird ausschließlich mündlich geprüft.

Im Gegensatz dazu gibt es beispielsweise in den USA und in England regelmäßige ausbildungsbegleitende Prüfungen mit einer schrittweisen Graduierung in der Anästhesie.

Die einzelnen Weiterbildungsstätten in den USA halten regelmäßig Selbstbeurteilungsexamina ab, die zweimal jährlich von

Tabelle 9. Anästhesiologische Examina in Großbritannien ([20])

Teil 1 nach einem Jahr:
Schriftlich: - 60 MCQs als Zulassung zur mündlichen Prüfung
             - Kurzaufsatzfragen
Mündlich: - vormittags: klinische Fragen (Guided questions), 30 min
             - nachmittags: Einsatz von Narkosegeräten, 30 min

Diploma in Anaesthetics

Teil 2 nach zwei Jahren:
             - MCQs und mündliche Prüfung aus den
               Grundlagenwissenschaften

Teil 3 nach frühestens drei Jahren:
Schriftlich: - 3 h Bearbeitung von je drei Fragen
               aus zwei Frageblöcken
             - 90 MCQs
Mündlich: - 55 min klinische Prüfung
             - 25 min Patientenuntersuchung
             - 15 min Diskussion über den Patienten
             - 15 min Diskussion über die Befunde

FFARCS

Nach weiteren drei Jahren "Higher professional training"

Certificate of accreditation

---

der American Society of Anesthesiologists ausgerichtet werden. Jeder Resident muß einmal pro Jahr eine mündliche Praxisprüfung absolvieren, um für den "Ernstfall" der mündlichen Facharztprüfung zu trainieren ([8]). Zum eigentlichen Examen, das vom American Board of Anesthesiology ausgerichtet wird, kann man frühestens sechs Monate nach Bestehen einer schriftlichen Multiple-choice-Prüfung zugelassen werden. Das Examen selbst findet dann als "Structured oral examination" statt.

Das differenzierteste Prüfungssystem hat derzeit England, wo insgesamt vier Abschnitte durchlaufen werden (Tabelle 9). Nach einem Jahr erfolgt eine Prüfung in den Grundlagen der klinischen Praxis, wobei 60 MCQs und Einzelfragen in Aufsatzform schriftlich zu bearbeiten sind und zwei halbstündige mündliche Prüfungen zu klinischen Fragen und zum Einsatz von Narkosegeräten abgehalten werden ([2]). Dem Arzt wird nach Bestehen ein "Diploma in anaesthetics" verliehen. Frühestens nach dem zweiten Weiterbildungsjahr erfolgt eine Zwischenprüfung in den Grundlagenwissenschaften mittels MCQs und mündlicher Prüfung. Nach frühestens drei Jahren Weiterbildungszeit erfolgt dann das FFARCS-Examen. Einer dreistündigen schriftlichen Bearbeitung von je drei Fragen aus zwei Fragenblöcken sowie 90 MCQs folgen eine mündliche klinische Prüfung, eine Patientenuntersuchung, eine Diskussion über den untersuchten Patienten und über die

Tabelle 10. Überlegungen zur Neugestaltung der Facharztordnung

Alternative A:
- Bedarfsorientierte Weiterbildung in mindestens vier operativen Gebieten
- Mindestens vier Jahre Weiterbildungszeit
- Breitere Streuung der vollermächtigten Weiterbildungsstätten (ca. 160)
- Bedarfsweise: Erwerb von Zusatzqualifikationen für spezielle Tätigkeitsgebiete
- Problem: "Quereinsteiger"

Alternative B:
- Umfassende Weiterbildung
- Mindestens fünf Jahre Weiterbildungszeit
- Konzentration der Weiterbildung auf 30 - 40 Universitätskliniken und Krankenhäuser der Maximalversorgung
- Kein Wechsel der Weiterbildungsstätte
- Problem: möglicherweise unzureichende Gesamtkapazität zur Sicherung des anästhesiologischen Nachwuchses

Alternative C:
- Verbundsysteme aus jeweils mehreren Krankenhäusern mit unterschiedlichen Schwerpunkten
- Umfassendes klinisches Spektrum
- Integration in gemeinsames Weiterbildungsprogramm

dabei erhobenen Befunde. Nach drei weiteren Jahren eines "Higher professional training" erhält der Arzt dann das "Certificate of accreditation" ([20]).

Ansatzpunkte für eine Neugestaltung der Weiterbildung in der Anästhesiologie

Nach Analyse der didaktischen Gegebenheiten in verschiedenen Ländern möchten wir einige ganz persönliche Überlegungen zur Neugestaltung unserer Weiterbildung zur Diskussion stellen.

1. Man hält an der bisherigen Weiterbildungszeit von vier Jahren fest und konzentriert im Interesse der Qualitätsverbesserung die Weiterbildungsermächtigung auf die Weiterbildungsstätten, die nach den Empfehlungen der DGAI alle Anforderungen tatsächlich erfüllen (Alternative A in Tabelle 10). Das käme der allgemeinen Tendenz zur Ausbildungszeitverkürzung entgegen. Es bestünde zwar dann immer noch ein Unterschied im möglichen klinischen Erfahrungsgewinn zwischen einer Weiterbildungsstätte mit vier und einer mit acht operativen Gebieten. Dies erschiene uns aber tragbar, zumindest unter dem Aspekt, daß - gemessen an den Stellenanforderungen für die spätere Tätigkeit der meisten Anästhesisten in Krankenhäusern der Grund- und Regelversorgung - eine Weiterbildung an einem Haus mit vier Fächern in der Regel eine solide Basis bietet (Tabelle 11). Bedarfsweise müßten Zusatzqualifikationen für spezielle Tätigkeitsgebiete (z. B.

Tabelle 11. Klinischer Fächerkatalog Anästhesiologie

Grundfächer
Chirurgie und Teilgebiete
Frauenheilkunde und Geburtshilfe
HNO
Urologie
Orthopädie
Intensivmedizin (sechs Monate)
Schmerztherapie
Notfallmedizin

Spezialgebiete
Augenheilkunde
Herzchirurgie
Kinderchirurgie
Neurochirurgie
ZMK
Transplantationschirurgie
Spezielle Intensivtherapie
Spezielle Schmerztherapie

Neuroanästhesie, Herzanästhesie, Intensivmedizin, Schmerztherapie und andere) an dazu ermächtigten Weiterbildungstätten hinzuerworben werden. Genau an diesem Punkt würden sich aber mit Sicherheit Probleme ergeben. Denn auf die großen Weiterbildungsstätten an den Universitäten und an den Krankenhäusern der Maximalversorgung käme eine Vielzahl von "Quereinsteigern" zu, die einen Platz für den Erwerb ihrer Zusatzqualifikationen suchen. Entsprechende Stellen fehlen aber bereits heute. Die Universitäten müssen ihre Stellenbesetzungen vor allem unter den Gesichtspunkten von Lehre und Forschung vornehmen. Und die kommunalen Häuser besetzen ihre Stellen immer häufiger mit Fachärzten auf Lebenszeit.

2. Betrachtet man hingegen die Strukturierung der Weiterbildung mehr unter dem Aspekt der Qualitätssicherung, so gibt es gute Argumente, für alle angehenden Anästhesisten eine möglichst umfassende klinische und theoretische Weiterbildung anzustreben (Alternative B in Tabelle 10). Man könnte den Standpunkt vertreten: Alles, was der Arzt während seiner Weiterbildung erlernt, kommt ihm als Erfahrungsgewinn für seine spätere Tätigkeit zugute. Sicher werden an den meisten Krankenhäusern keine Operationen am offenen Herzen durchgeführt - das geschieht gegenwärtig nur an 37 Zentren -, aber jeder Anästhesist muß täglich Patienten mit kardialer Vorschädigung behandeln. Es gibt auch nur eine begrenzte Anzahl von Neurochirurgischen Kliniken, aber jeder Anästhesist ist immer wieder mit den Problemen eines Schädel-Hirn-Traumas konfrontiert. Will man dann noch die oben genannten Schwierigkeiten mit dem Erwerb von Zusatzqualifikationen und mit den Quereinsteigern vermeiden, müßte man konsequenterweise, wie dies in der gemeinsamen Empfehlung von DGAI und BDA zu den Zukunftsperspektiven in der ärztlichen Weiterbildung in der Anästhesiologie bereits angedeutet ist, die Weiterbil-

dung auf die Universitätskliniken und Krankenhäuser der Maximalversorgung konzentrieren, eine Tendenz, die sich ohnehin durch die fortschreitende Übernahme der anästhesiologischen Patientenversorgung in kleineren Häusern durch Gebietsärzte im Kollegialsystem andeutet. Gleichzeitig müßte man, wie dies von der DGAI seit langem gefordert wird, die Weiterbildungszeit von vier auf fünf Jahre erhöhen (10, 14). Dieses Konzept trifft sich auch mit Bestrebungen, die von der EG zur Harmonisierung der Rahmenbedingungen für die ärztliche Weiterbildung verfolgt werden. Das U.E.M.S.-Komitee für Anästhesie und Wiederbelebung hat bereits die Empfehlung ausgesprochen, die Weiterbildungszeit in der Anästhesie auf fünf Jahre zu erweitern, wobei vier Jahre in der klinischen Anästhesie zu verbingen wären, eingeschlossen sechs Monate Intensivmedizin. Das fünfte Jahr könnte für eine Vertiefung in speziellen Tätigkeitsgebieten (z. B. Neuroanästhesie, Herzanästhesie, Intensivmedizin, Schmerztherapie und anderes) genutzt werden (20). Die Folge wäre allerdings, daß von den in Tabelle 8 repräsentierten Weiterbildungsstätten allenfalls 30 bis 40 über das notwendige klinische Spektrum und die didaktische Kapazität zur Vermittlung dieser Weiterbildungsqualifikationen verfügen. Ob die Weiterbildungskapazität dann noch ausreichen würde, um den ärztlichen Nachwuchs für die Anästhesie zu sichern, ist fraglich, denn neben der Verringerung der Anzahl der Weiterbildungsstätten wird deren Kapazität durch die verlängerte Weiterbildungszeit zusätzlich reduziert.

Ein Ausweg aus diesen Engpässen könnte sich durch Schaffung von Verbundsystemen aus jeweils mehreren Krankenhäusern mit unterschiedlichen Schwerpunkten finden lassen (Alternative C in Tabelle 10). Sie würden gemeinsam das gesamte Tätigkeitsspektrum der klinischen Anästhesie abdecken und wären durch feste Rotationsvereinbarungen in ein gemeinsames Weiterbildungsprogramm integriert. Durch ein solches Strukturmodell der anästhesiologischen Weiterbildung wäre unseres Erachtens eine umfassende Qualifikation in unserem Fachgebiet sicherzustellen, die sich nicht an einem Mindestzahlenkatalog, sondern an der umfassenden klinischen Kompetenz orientiert.

<u>Die Strukturierung der Weiterbildung</u>

Zur Strukturierung der Weiterbildung haben wir unsere Gedanken bereits in zwei früheren Publikationen dargelegt (17, 18). Grundsätzlich nichts geändert hat sich seither an den beiden Risikoschwellen, die wir identifiziert haben:
1. Dem Übergang vom Studium zur klinischen Tätigkeit und
2. der Konfrontation mit neuen Tätigkeitsbereichen nach der klinischen Grundausbildung (18).

Zweifellos haben alle medizinischen Fächer unter dem Übergang vom Studium zur vollverantwortlichen klinischen Tätigkeit zu leiden, wenn auch verschieden stark. Die Approbation hilft dem jungen Arzt nicht mehr so ohne weiteres über diese Schwelle hinweg. Die Rechtsprechung richtet ständig neue Hürden auf: "Die Zulassung zur Ausübung der Humanmedizin in ihrer Bandbreite, die Sinn und Inhalt der Approbation ist, wird mehr und mehr

Tabelle 12. Anästhesiologisches Propädeutikum Erlangen (17)

Inhalte:
- Allgemeine Kenntnisse und adjuvante Techniken für die Anästhesietätigkeit
- Einführung in die Anästhesiemethoden und -techniken
- Grundlagen der Medizintechnik und Gerätetraining
- Diagnostik und perioperative Therapie von Lungenfunktionsstörungen
- Kardiologische Befunderhebung und Diagnostik, soweit zur Beurteilung des Risikos und einer vorbereitenden Therapie notwendig
- Hämatologische Diagnostik und Therapie im Rahmen von Anästhesie und Operation
- Röntgendiagnostik zur Beruteilung von Lunge und Herz
- Zwischenfalls- und Notfalltraining

reduziert und denaturiert zu einer Art von Weiterbildungszulassung." (15).

Wir haben, um die Einstiegsproblematik zu bewältigen, die Teilinhalte der Weiterbildungsordnung, die für den Anfänger unabdingbar sind, in einem Lernzielkatalog expliziert und in entsprechende Kursabschnitte für ein anästhesiologisches Propädeutikum strukturiert (16). Tabelle 12 gibt eine Übersicht, in welchen Blöcken unsere angehenden Mitarbeiter durch ein gezieltes "Learning for doing" systematisch auf den Einstieg in die klinische Praxis vorbereitet werden. Unser Konzept hat sich inzwischen auch andernorts als fruchtbar erwiesen. Es wäre sicher interessant und an der Zeit, Erfahrungen auszutauschen, um das Programm weiterzuentwickeln und zu optimieren.

Die zweite Risikoschwelle betrifft diejenigen Mitarbeiter, die nach der klinischen Grundausbildung in andere operative Fachgebiete rotieren und mit neuen Tätigkeitsbereichen konfrontiert werden (18). Wie diese zweite Risikoschwelle abzubauen wäre, wird in den Beiträgen von FRIESDORF und FRANKENBERGER, MARTENS, OBERMAYER und von WOLFF in diesem Band diskutiert. Dort werden einige Konzepte vorgestellt, wie sicherheitsrelevante Informationen effizient vermittelt werden können. Die neuen Medien, insbesondere die Video- und Computertechnologie, eröffnen uns zum Teil völlig neuartige Perspektiven. Alle diese Möglichkeiten sind für sich genommen hilfreich und wertvoll. Allerdings sind sie nicht alle immer und in jeder Situation sinnvoll einsetzbar. Es ist wie bei unseren Pharmaka: Jedes hat sein spezifisches Indikationsgebiet.

Das Fachgespräch am Ende der Weiterbildung ist in seiner jetzigen Form unbefriedigend, da die formale und inhaltliche Gestaltung weitgehend dem Belieben und dem Zufall überlassen bleibt. Die angelsächsischen Kollegen sind uns zweifellos einige Schritte voraus. Das von der Europäischen Akademie für Anästhesiologie geschaffene Diplom weist in die richtige Richtung: Multiple-choice-Fragen zum Abprüfen des Grundlagenwissens und eine fallorientierte mündliche Prüfung mit Guided questions (13). Es würde die Prüfungssituation sicher entlasten, wenn man die Multiple-choice-Prüfung wie in den USA als Zulassung zur eigentlichen Prüfung gestalten würde. Jeder Kandidat könnte dann bereits im Vorfeld feststellen, ob sein Kenntnisstand den Anforderungen gewachsen ist.

Didaktik der Fortbildung in der Anästhesiologie

Die Qualifikation als Arzt für Anästhesiologie ist keine Gewähr für ein erfolgreiches Berufsleben. Jede Berufsroutine ist von der Gefahr des möglichen Informationsstillstandes begleitet, obwohl jeder Arzt mit seiner Approbation eine Verpflichtung zu ständiger Fortbildung übernimmt. Gerade auf dem Gebiet der ärztlichen Fortbildung hat es in den zurückliegenden Jahren eine ganze Reihe innovativer Entwicklungen gegeben: Refresher-Kurse, didaktisch hervorragend aufbereitete Bücher sowie audiovisuelle Medien ermöglichen eine Adaptation an den aktuellen Wissensstand. Die bei wissenschaftlichen Kongressen und Symposien seit einigen Jahren angebotenen klinischen Kurse und Tutorien sind sicher ein guter Anfang, neue Geräte, Methoden und Medikamente praxisnah kennenzulernen und den Umgang damit einzuüben. Allerdings reicht die begrenzte Teilnehmerzahl bei diesen Veranstaltungen bisher in der Regel bei weitem nicht aus, insbesondere wenn man berücksichtigt, daß ein entsprechendes Komplikationstraining die berufliche Tätigkeit jedes Anästhesisten genauso regelmäßig begleiten sollte wie die Auffrischung der Handgriffe und Maßnahmen der Notfallmedizin. Eine Kapazitätserweiterung könnte mit einem vermehrten Angebot klinischer Fortbildungstagungen erreicht werden, die eine kliniknahe und praxisrelevante Kombination von Expertenreferaten und klinischen Demonstrationen bieten. Aus meiner Sicht stellt sich hier eine neue Aufgabe für die Landesverbände unserer Fachgesellschaft.

Zur Evaluation der Fortbildungsbemühungen gibt es im europäischen Bereich noch keine konkreten Maßnahmen. Das in den USA übliche Fortbildungs-Kreditpunktesystem wird in seinem Effekt angesichts des damit verbundenen hohen Verwaltungsaufwandes skeptisch beurteilt. Effektiver wäre da möglicherweise - dies wird zur Zeit ebenfalls in den USA ernsthaft diskutiert - eine turnusmäßige Erneuerung der Facharztzulassung. Es ist verständlich, daß dieser Gedanke insbesondere bei Gesundheitspolitikern eine gute Resonanz gefunden hat, nicht aber bei den Betroffenen.

Was aber nützt ein noch so hervorragendes Weiter- und Fortbildungsangebot, was nützen noch so gute Geräte, Instrumente und Pharmaka, wenn der Arzt nicht motiviert ist, alle diese Möglichkeiten im Interesse der Sicherheit der ihm anvertrauten Patienten verantwortlich zu nutzen. In dieser entscheidenden Frage greifen Lernzielkataloge und Multiple-choice-Fragebögen nicht mehr. Die letztbestimmende Größe für die Qualität ärztlicher Tätigkeit ist die engagierte ärztliche Haltung, das ärztliche Berufsethos, wie man früher sagte. Sicher können soziale Normen und Rollenerwartungen den Arzt von außen her zu einem bestimmten Rollenverhalten veranlassen. Im Gegensatz dazu motiviert die ärztliche Haltung den Arzt aus sich heraus zu einem bestimmten Verhalten gegenüber seinem Patienten, seinen Kollegen und auch gegenüber den neuen Entwicklungen in seinem Fachgebiet. Ärztliche Haltung kann man aber nicht wie Lehrbuchwissen vermitteln. Man kann zu ihrer Entwicklung Anregungen geben oder günstige Bedingungen schaffen, vor allem aber muß man sie vorleben. Auch wenn dies in einer Zeit des Massenstudiums schwieriger erscheint als früher: Das ärztliche Vorbild bleibt das entscheidende Paradigma für unser Berufsbild.

Literatur

1. Accreditation Council for Graduate Medical Education: Special requirements for residency training in anesthesiology, 1986

2. AVELING, W., INGRAM, S.: Part I FFARCS practice exams. Pastest, Hemel Hempsteadt, 1986

3. BLOOM, B. S., KRATHWOHL, D. R.: Taxonomy of educational objectives. New York: Mc Kay 1964

4. Bundesärztekammer (1987): Weiterbildungsordnung. Wortlaut nach den Beschlüssen des 90. Deutschen Ärztetags. Dtsch. Ärztebl. 84 (36), 1. (Auszug "Anästhesiologie" in: Anästh. Intensivmed. 29, 223 (1988))

5. Bundesärztekammer (1988): Richtlinien über den Inhalt der Weiterbildung in Gebieten, Teilgebieten und Bereichen. (Auszug "Anästhesiologie" in: Anästh. Intensivmed. 29, 223 (1988))

6. COOPER, J. B., NEWBOWER, R. S., KITZ, R. J.: An analysis of major errors and equipment failures in anesthesia management: considerations for prevention and detection. Anesthesiology 60, 34 (1984)

7. Department of Anesthesiology, Mayo Clinic: Mayo anesthesiology residency program

8. Department of Anesthesiology, Yale-New Haven Hospital: Your residency in anesthesiology at Yale

9. Deutsche Gesellschaft für Anästhesiologie und Intensivmedizin: Empfehlungen zur Erteilung einer Weiterbildungsermächtigung. Anästh. Intensivmed. 20, XXIX (1979)

10. Deutsche Gesellschaft für Anästhesiologie und Intensivmedizin, Berufsverband Deutscher Anästhesisten: Empfehlungen zu den Zukunftsperspektiven der ärztlichen Weiterbildung in der Anästhesiologie. Anästh. Intensivmed. 29, 225 (1988)

11. Faculty of Anaesthetists, Royal Australasian College of Surgeons: Objectives of training, 1976

12. Hauer, L. R.: Department of Anesthesiology. Annual Report 1986 - 87. Yale University School of Medicine, New Haven, 1987

13. JOSTEN, K. U.: D.E.A.A.-Diploma of the European Academy of Anaesthesiology - Erfahrungen und Aussichten. Anästh. Intensivmed. 27, 173 (1986)

14. OPDERBECKE, H. W.: Ärztliche Weiterbildung in der Anästhesiologie. Anästh. Intensivmed. 29, Heft 8, III (1988)

15. PETER, K.: Ansprache zur Eröffnung des Deutschen Anästhesie-Kongresses 1988. Anästh. Intensivmed. 29, 269 (1988)

16. ROBINSOHN, S. B.: Bildungsreform als Reform des Curriculum. Neuwied: Luchterhand 1969

17. RÜGHEIMER, E.: Klinische Propädeutik für Anästhesisten. Anästh. Intensivmed. 23, 242 (1982)

18. RÜGHEIMER, E.: Sicherheit durch Weiter- und Fortbildung. In: Anaesthesie im kleinen und mittleren Krankenhaus (eds. W. F. LIST, H. BERGMANN, H. V. SCHALK). Anaesthesiologie und Intensivmedizin, Bd. 192, p. 135. Berlin, Heidelberg, New York, London, Paris, Tokyo: Springer 1986

19. SCHARA, J.: "Facharzt"-Prüfung in der Anästhesie. Anästh. Intensivmed. 21, 61 (1980)

20. VICKERS, M. D.: Teaching and training in Europe. European Academy of Anaesthesiology, 1988

Arbeitsplatzgestaltung und -ausstattung
Von W. Dick

Für die USA hat COOPER (5) errechnet, daß pro Jahr etwa gleich viele Leute mit dem Flugzeug fliegen und anästhesiert werden. 20 Millionen Fluggäste stehen 20 Millionen "Anästhesiegästen" gegenüber. Die Mortalität beträgt bei den Fluggästen 125, bei den Anästhesiegästen zwischen 3 000 und 4 000.

Wenn RENDELL-BAKER (19) errechnet hat, daß für 270 seit 1947 zusammengestellte Flugzeugabstürze ein Pilotenfehler aufgrund des instrumentellen Designs als verantwortlich herausgefunden wurde, so ist es wohl kaum spekulativ anzunehmen, daß vergleichbare Aussagen - allerdings mit einer wesentlich höheren Inzidenz - für Anästhesiezwischenfälle gemacht werden können.

Während DRUI et al. (9) vor Jahren noch zwischen 13 und 25 % Gerätefehler als Ursachen für lebensbedrohliche oder gar tödliche Zwischenfälle während der Anästhesie errechneten, ist der Gerätefehler heute praktisch vernachlässigbar gering. Das Äquivalent in der Ursachenstatistik tödlicher Zwischenfälle hat sich vielmehr in das Verhältnis zwischen Gerät und Anästhesist verschoben.

Während die Vielzahl der Instrumente in modernen Flugzeugen so angeordnet ist, daß sie direkt im oder unterhalb des Blickfeldes des Piloten liegen und ihn nicht von den wesentlichen Beobachtungen etwa während der Landung ablenken, besteht unter den Bedingungen der Anästhesie zwischen dem Patienten und den Instrumenten ein Winkel von mindestens 270° horizontal und 120° vertikal, bedingt durch Vorrichtungen, die um ihn bzw. den Anästhesisten herum angebracht sind. Daraus resultiert zwangsläufig eine Unzahl von Augenbewegungen und Blickänderungen, um die jeweiligen Kontrollgeräte, Behandlungsgeräte, Hilfsgeräte, den Patienten und auch noch den Operateur "im Auge" zu behalten, die die Kombination Mensch-Maschine überfordern und in eine Katastrophe hineinmanövrieren (Abb. 1 und 2).

Wenn die Kombination Mensch-Maschine zu den Hauptursachen schwerwiegender Zwischenfälle der Anästhesie geworden ist, kann nur eine Verbesserung der Arbeitsplatzgestaltung nach ergonomischen Gesichtspunkten und eine kritische Überprüfung der Arbeitsplatzausstattung zur Erhöhung der Patientensicherheit und zur Verbesserung der anästhesiologischen Arbeitsbedingungen beitragen.

Im folgenden sollen daher die Aspekte
- Ergonomie,
- Raumaufteilung - Positionierung,
- Verbindung Patient-Gerät,
- Alarm - Warnung - Hinweis,
- Ausstattung,

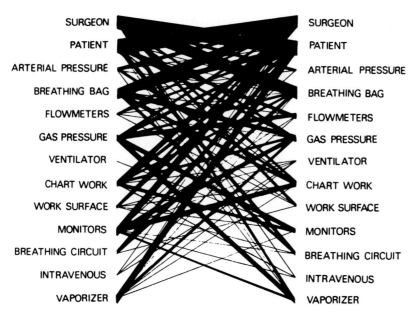

Abb. 1. Die Augenbewegungen des Anästhesisten während einer Anästhesie (Aus 1)

- Kommunikation,
- Konzentration - Ermüdung - Automation,

besprochen werden.

1   Ergonomie

Die Überlegungen zur ergonomischen Gestaltung des Arbeitsplatzes müssen unter anderem folgende Aspekte berücksichtigen:

1. Arbeitserleichterung, d. h. Ausschaltung unnötiger isometrischer Muskelarbeit (Haltearbeit, Rumpfbeugung etc.),

2. Garantie einer optimalen Arbeitsposition,

3. Arbeitshöhe sowie Dimensionierung und Gestaltung der Sichtkontrolleinrichtungen müssen die optimale Sehdistanz gewährleisten. Dabei sollte eine bequeme Kopfhaltung möglich sein.

4. Häufige manuelle Tätigkeiten müssen innerhalb des Greif- und Bewegungsraums liegen bzw. dimensioniert werden.

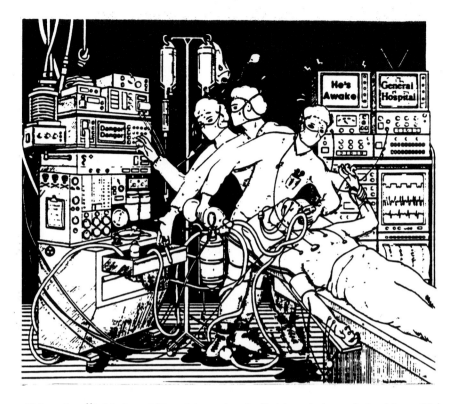

Abb. 2. Übliche Situation im Anästhesiebereich (Aus 21)

2 Raumaufteilung - Positionierung

DRUI (9) hat für Überlegungen zur Arbeitsplatzgestaltung verschiedene Aspekte zusammengestellt (Tabelle 1).

Während der Pilot eines Verkehrsflugzeuges seinen Aufgaben von den Prozeduren des Checkings vor dem Start bis zum Andocken nach der Landung vom Cockpitsessel aus nachkommen kann, benötigt der Anästhesist vor und in der Einleitung, in Ausleitungs- und Transportphase Raum für seine Aktivitäten am immobilen Patienten. Er hat dabei zu berücksichtigen (Tabelle 2):
- die Konfiguration des Einleitungsraums und des Operationssaales, die eine bestimmte Positionierung des Patienten vorschreibt,
- die Position von Narkose- und Überwachungsgeräten im Einleitungsraum und im Operationssaal,
- Transportprobleme zwischen Einleitungsraum, Operationssaal und Aufwachraum,
- Vorrichtungen zur Medikation, zur Infusion und Transfusion sowie zum invasiven Monitoring.

Tabelle 1. Aspekte zur Arbeitsplatzgestaltung - Anordnung (Nach 9)

Informationspriorität
Sehwinkel
Räumliche Gestaltung
Randzonen

Tabelle 2. Aspekte zur Arbeitsplatzgestaltung - Raumaufteilung (Nach 9)

Position des Patienten
- Einleitungsraum
- Operationssaal

Position von Narkose- und Überwachungsgeräten
- Einleitungsraum
- Operationssaal

Transportprobleme
- Einleitungsraum
- Operationssaal
- Aufwachraum

Medikation
- Parenteral
- Per inhalationem

Infusion, Transfusion

Invasives Monitoring

Jeder Versuch einer optimalen Arbeitsplatzgestaltung und -ausstattung ist zum Scheitern verurteilt, wenn die räumlichen Dimensionen nicht ausreichend bemessen sind. Die Arbeitsgruppe "Qualitätssicherung in der Anästhesie" hat jüngst Raumgrößen für Anästhesieeinleitungs- und -ausleitungsraum von 3 x 4 m (ausschließlich der Einbauschränke) empfohlen. Direkte Zugänge zum Operationssaal und zum Operationsflur müssen als Schiebetüren ausgeführt sein, weil Flügeltüren den Nettonutzraum unnötig einschränken würden.

2.1 Die Größe von Operationsräumen ist durch Normen weitgehend festgelegt, die eine adäquate Arbeitsplatzgestaltung für den Anästhesisten mit ermöglichen sollen. Ausreichend Raum auf der Anästhesieseite des Operationssaales, der die Aktivität von mindestens drei Personen garantiert, ist dabei jedoch unerläßlich.

2.2 Die Anordnung der Geräte zur Anästhesie, Überwachung und ergänzenden Medikation, Infusion, Dokumentation etc. müssen nach bestimmten Prioritäten gegliedert werden:

a) Die Informationen mit dem größten Wert liegen im unmittelbar horizontalen und vertikalen Gebrauchsfeld.

b) In einem Winkel von etwa 15° zu beiden Seiten bestehen noch akzeptable Arbeitsgegebenheiten.

c) Jenseits davon rechts und links sind letztlich keine annehmbaren Konditionen mehr gegeben.

2.3 Die räumliche Gestaltung und die Positionierung aller Geräte muß also unter ergonomischen Gesichtspunkten von folgenden Kriterien ausgehen:

1. Der Patient befindet sich im Mittelpunkt der Aufmerksamkeit für die klinische Beurteilung, d. h. im unmittelbaren Gesichtsfeld des Anästhesisten bei guter Beleuchtung und im Normalfall freier Zugänglichkeit von Kopf und Arm.

2. Schnell veränderliche Vitalgrößen (z. B. Blutdruckkurve, Pulsfrequenz, EKG, PCO_2, SO_2 etc.) erfordern eine kontinuierliche oder in kurzen Zeitabständen aktualisierte optische Darstellung. Sie sollte im optimalen Gesichtsfeld nächst dem Patienten eher rechts als links mit einer Sehachsenneigung von der Horizontalen zwischen 15° und 30° liegen und am besten schräg auf einem verstellbaren Bildschirm angeordnet sein.

3. Für die räumlich adäquate Gruppierung von Komponenten, denen sich der Anästhesist häufig in festgelegter Reihenfolge zuwendet (Monitorbeobachtung, Medikamentenmanipulation etc.), sind ergonomisch relevant insbesondere die Übergänge zwischen Mensch und Maschine, die Wahrnehmung von Informationen und die Handhabung der Bedienungselemente.

4. Einige Bedienungseinrichtungen (Handbeatmungsbeutel, Überdruckventil, Absaugvorrichtung etc.), die in dringlichen Situationen einen schnellen und sicheren Zugriff notwendig machen, müssen jederzeit rasch erreichbar sein. Sie sollten deshalb im günstigen, mit einer Blickwendung einstellbaren Greifraum liegen.

Zu 1.: Wenig veränderliche Größen sind die Position des Patienten sowie die üblicherweise auftretende Zahl von Operateuren.

Zu 2.: Zum Gestaltungsspielraum für den Anästhesiearbeitsplatz zählen hingegen Narkosegeräte, Monitore unterschiedlicher Provenienz und Ausstattung, Infusionspumpen, Medikationspumpen, Geräte zum Sammeln von physiologischen und unphysiologischen Sekreten, eine Ergänzungsausstattung zur Anwärmung von Blutkonserven und vieles andere mehr.

Der klassische Arbeitsplatz ist dadurch gekennzeichnet, daß sich der Anästhesist in einer verlängerten Achse zum Patienten nach vorne und zurück bewegen bzw. rotieren muß, um die lebenswichtigen Überwachungsgrößen von Zeit zu Zeit zu kontrollieren,

Tabelle 3. Aspekte zur Arbeitsplatzgestaltung - Monitoring (Nach 18)

EKG
(EEG)
Blutdruck
(Pulmonalarterieller Druck)
Atemzugvolumen
Temperatur
Kapnographie
Oxymetrie

---

die Geräteeinstellung zu überprüfen, die Medikation fortzuführen und zu komplettieren.

Vor geraumer Zeit fand im Rahmen eines ähnlichen Workshops eine intensive Diskussion über diesen Themenkreis statt, anläßlich dessen die hier skizzierten Prinzipien allgemein akzeptiert wurden. Dennoch hat eine als moderner Anästhesiearbeitsplatz apostrophierte Konfiguration wenig zur Lösung der skizzierten Problematik beigetragen.

Legt man nämlich die Prinzipien von Arbeitsplatzstudien zugrunde, so bedarf einer grundlegenden Veränderung in erster Linie die Anordnung der Überwachungsgrößen der Vitalfunktionen des Patienten und die der Maschine. Sie dürfen nicht dem bisher schon dem Narkosegerät vorbehaltenen - kaum einsehbaren - Kontrollturm einverleibt werden, sondern müssen in den von BLUM (1) vorgesehenen optimalen bis allenfalls akzeptablen Bereich gerückt werden.

Zweifellos hat die Zahl überwachender Geräte in den letzten Jahren rasch zugenommen, die daraus folgende Datenflut droht ins Unermeßliche zu steigen.

Wenn man den von PASCH (18) zusammengestellten, bis zum Maximalerfordernis reichenden Katalog an Überwachungskriterien zugrunde legt, so umfaßt er (Tabelle 3):

EKG, blutig oder unblutig gemessener, jedenfalls automatisch dokumentierter und gegebenenfalls registrierter Blutdruck, Atemminutenvolumen bei Beatmung, Temperatur, gegebenenfalls Kapnographie und Pulsoxymetrie, EEG, pulmonalarterieller Druck.

Es handelt sich um kontinuierlich anfallende Überwachungsparameter von jeweils aktuellem Informationswert. Die daraus ableitbaren Größen, wie z. B. $avDO_2$, PCWP, HZV etc., sind nicht Gegenstand der aktuellen unmittelbaren Überwachung im Primärgesichtsfeld des Anästhesisten. Weiter zählen die O_2-Messung, der ZVD, die Urinausscheidung etc. zu Parametern, die von Zeit zu Zeit anfallen und im sekundären Aufmerksamkeitsbereich des Anästhesisten liegen können.

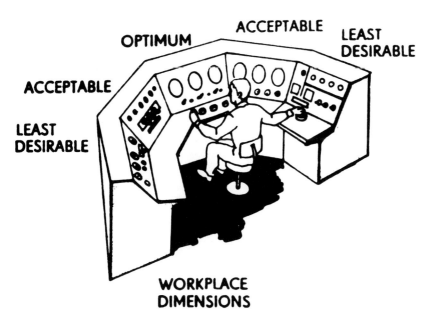

Abb. 3. Optimale Arbeitsbereiche (Aus 9)

Funktionen des Narkosegerätes und deren Überwachung haben grundsätzlich keinen Platz im unmittelbar primären und sekundären Aufmerksamkeitsfeld; sie zählen zu den Parametern, die durch vernünftige Alarme überwacht und nur im Abweichungsfall kontrolliert werden müssen (z. B. Diskonnektion, Stenosen, O_2-Messungen und O_2-Mangelsignal etc.) (Tertiärbereich).

Daraus ergibt sich bereits, daß bestimmte Überwachungsgrößen in Blöcken zusammengefaßt werden sollten. Dabei kann unterschieden werden in einen Überwachungsblock mit vitalen Größen, wie sie bereits kurz dargestellt wurden, einen zweiten Überwachungsblock mit Größen untergeordneter Kategorie (z. B. Narkosetiefe, neuromuskuläre Übertragung etc.) und schließlich solche mit untergeordneter dritter Priorität, wie sie sich im wesentlichen auf das Narkosegerät konzentrieren.

1. Überwachungsblock für Vitalgrößen 1. Ordnung (Abb. 3 und 4): Diese Kategorie ist kontinuierlichen, raschen Veränderungen unterworfen, sie bedarf der ständigen Überwachung und beinhaltet hämodynamische, ventilatorische, gegebenenfalls funktionelle zerebrale Parameter.

Es handelt sich um das EKG, die Blutdruckkurve, die CO_2-Kurve, gegebenenfalls EEG und den pulmonalarteriellen Druck.

<u>Zweite Priorität</u> in diesem Primärmonitoring haben die zugehörigen digitalen Darstellungen, wie z. B. Pulsfrequenz, systolischer und diastolischer Blutdruckwert, PCO_2, pulmonalarterieller Druck, Sauerstoffsättigung, Körpertemperatur. Sie können z. B. in der jeweiligen Verlaufszeile dokumentiert werden.

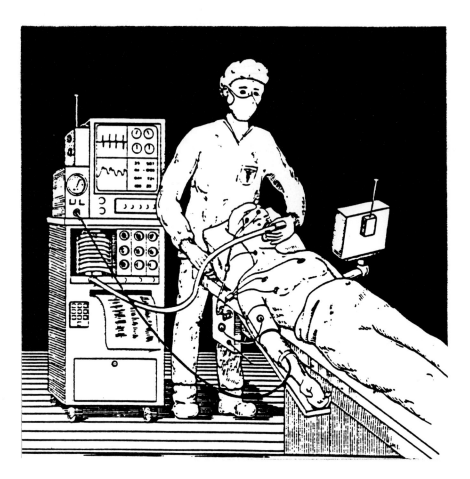

Abb. 4. Ansätze zur optimalen Gestaltung des Anästhesiearbeitsplatzes (Aus 21)

2. Überwachungsblock:
Dazu kommen intermittierend gemessene bzw. nicht akut veränderliche Größen, wie z. B. Blutgasanalyse, Herzzeitvolumen, zentralvenöser Druck, Atemminutenvolumen etc.

Die Anordnung von links nach rechts, entsprechend der Priorität, ermöglicht die vom Lesen her gewohnten Augenbewegungen. Dabei ist die Darstellung von korrespondierenden Kurven und Digitalwerten in denselben Zeilen sinnvoll.

3. Überwachungsblock:
Drucker, Registrierer, Trendschreiber etc. haben nichts im primären Aufmerksamkeitsbereich des Anästhesisten zu suchen.

Wie schon erwähnt, bedeutet diese Anordnung letztlich, daß ein Monitorpendel über dem Sitzplatz des Anästhesisten angebracht wird, von dem rechts ein Panel oberhalb des Patientenkopfes positioniert wird. Im Hinblick auf verschiedene operative Eingriffe, bei denen der Anästhesist keinen Zugang zum Kopf des Patienten hat, müssen diese Monitorpanels so schwenkbar sein, daß sie auch dann in optimaler Relation zum Patienten anbringbar sind, wenn sich der Arbeitsplatz des Anästhesisten zum Fußende oder an die Seite des Patienten verschiebt.

Links vom Anästhesisten, jedoch in gleich spitzem Winkel wie das Vitalwertmonitoring, wäre ein zweites Panel des Deckenpendels vorzusehen, das Angaben über die Medikation, die Infusion, die Transfusion vermittelt. Hier würde etwa die Konzentration oder der Partialdruck der applizierten Inhalationsanästhetika erscheinen, die Dosierung von Injektionsanästhetika, Analgetika und Muskelrelaxanzien, die Werte der Relaxometrie, das Herzzeitvolumen, der PCWP, echokardiographische Werte etc. Weiterhin wären Art und Menge der applizierten Basislösung, von Korrektur- und Zusatzlösungen erkennbar. Eine derartige Anordnung erlaubt es dem Anästhesisten, nach einmal eingestellter Grundkonzeption Patient, Operationsgebiet, Vitalwerte und Dosierungswerte jederzeit im optimalen Bereich seiner visuellen Funktionen zu haben.

4. Überwachungsblock:
Als nächste Stufe der Gestaltung des Arbeitsplatzes sind diejenigen Instrumente und Geräte zu werten, die zur Speisung der Primärmonitoren, zum Betrieb der Beatmungsgeräte, zur Dosierung der Medikamente, zur Infusion, zur Transfusion oder zur Messung physiologischer und unphysiologischer Sekretionen dienen.

Rechts und links und somit in einem Bereich, den der Anästhesist zwar noch manuell erreichen kann, der jedoch kaum noch in seinem Aufmerksamkeitsbereich liegt, sind solche Geräte anzuordnen. Hier müssen die Grundeinstellungen der Gase und Dämpfe als Teil der Medikation zur Anästhesie vorgenommen werden, hier müssen die Grundparameter der Beatmung eingestellt werden. Hier werden Dosierung und Geschwindigkeit der Medikation und Infusion festgelegt und verändert.

Sowohl für die Anordnung des Narkosegerätes als auch die der Monitore, der Infusions- und Transfusionspumpen etc. eignen sich Deckenaufhängungen mit horizontaler und vertikaler Bewegungsmöglichkeit. Fahrbare Narkosegeräte oder Infusionsständer mit zahlreichen Infusionspumpen laufen jeder sinnvollen Arbeitsplatzgestaltung zuwider.

Die Geräteüberwachungselemente könnten gesammelt in einem Kontrollpanel zusammengefaßt werden, sie könnten jedoch mit gleicher Berechtigung den jeweiligen Bedienungselementen zugeordnet werden.

Bedienungselemente müssen hinsichtlich der Bewegungsrichtung und zusammengehöriger Steuer- und Anzeigeelemente einheitlich sein und übereinstimmen, Bedienungs- und Anzeigeelemente sollen einander räumlich zugeordnet sein, die Anordnung der Elemente sollte der allgemein notwendigen Bedienungssequenz folgen (z. B. O_2, N_2O, Inhalationsanästhetika etc.). Die wichtigsten Einheiten sollten frontal, weniger wichtige seitlich vom Benutzer liegen.

3 Verbindung zwischen Patient und Gerät

Ungeordnete Kabelstrecken behindern die Mobilität und den Zugang zum Patienten. Lösungsmöglichkeiten bestehen in:
- Zusammenfassung und Parallelisierung mehrerer Leitungen in gemeinsame Kabelstrecken,
- kurze Zuleitungsstrecken,
- selbstaufrollende, feststellbare Kabeltrommeln, gegebenenfalls Integration geeigneter Meß- oder Übertragungsfunktionen in den Operationstisch,
- als Zukunftsmusik gilt der Einsatz drahtloser Übertragungseinrichtungen. Ein patientennah am Tisch installierter, nach einem Modulsystem kodierter und erweiterbarer Sammelstecker könnte die verschiedenen Zuleitungen aufnehmen. Ein längenvariables Sammelkabel mit entsprechenden Steckanschlüssen ersetzt eine Reihe von Einzelleitungen zu den Monitorblöcken und vereinfacht die Patiententrennung und den Wiederanschluß des Monitorings.

Für Transportzwecke sind ohnehin schon vielerorts an die Patientenliege anzubringende mobile Sauerstoff-, Vakuum-, Narkosegasquellen, Einfachbeatmungsgeräte, Transportmonitoren, Defibrillatoren und Perfusoren im Gebrauch. In den OP-Tisch passager oder permanent integrierbar und damit platzsparend unterzubringen sind Einrichtungen zur Temperaturregelung (Wärmematte, Temperatursteuergerät, Auffangvorrichtungen etc.).

Eine oder zwei <u>Schwerkraftinfusionen</u> an separaten Zugängen bieten wenig Probleme. Mehrfachinfusionen über einen Zugang oder gar zahlreiche periphervenöse, zentralvenöse und arterielle Leitungen erfordern dagegen oft einen beträchtlichen Bewegungs- und Konzentrationsaufwand.

Als Lösungsmöglichkeiten bieten sich an:
- getrennte Führung und Unzugänglichkeit der Medikamenteninjektion für alle zentralvenösen und intraarteriellen Leitungen,
- Bündelung periphervenöser Leitungen über eine im Greifraum des Anästhesisten installierte Injektionspforte,
- für alle Langzeitinfusionen und dosierenden Medikationen der Einsatz von Infusionspumpen.

Eine Bündelung der Infusionsleitungen sollte vom Block der Infusionsgeräte ihren Ursprung nehmen. Als Sammelpunkt sind die für Medikamenteninjektionen vorgesehenen Leitungen mit eindeutig gekennzeichneten Zuspritzpforten zu versehen. Eine Infusionsbatterie bedarf einmaliger Einstellung und gelegentlicher Kontrollen. Alarmfunktionen für Luftblasen, Ausfällungen, Obstruktionen und Diskonnektionen sind bereits heute realisiert. Ein sogenannter Infusions-Transfusions-Medikations-Block mit seinen Bedienungselementen müßte vertikal und horizontal verschiebbar sein. Auch dazu sollte eine Deckenvorrichtung am Panel vorgesehen werden.

In dem Bereich schließlich, der sich im Rücken des Anästhesisten befindet, können Vorrichtungen angebracht werden, die zur Sammlung von Sekreten und Exkreten, von Blutverlust und Spülflüssigkeit etc. dienen. Zur Erstellung einer einwandfreien Bilanz im Flüssigkeits- und Volumenhaushalt benötigt der Anästhesist (nicht der Operateur) die zu Verlust gegangenen Flüssigkeits- und Blutmengen in einer auch optisch nicht getrennten Einheit zu den Lösungen, mit denen er auf parenteralem Wege korrigiert.

4 Alarm - Warnung - Hinweis

Da ein Teil der für den Anästhesisten notwendigen Informationen lediglich im akzeptablen Aufmerksamkeitsbereich liegen kann und zudem eine Fülle von Informationen nicht jederzeit aufnehmbar sind, müssen bestimmte Warn- und Alarmfunktionen in diesem primären Arbeitsplatzbereich gewährleistet sein. Die Ausbildung einer Alarmhierarchie muß einen planmäßigen und dringlichkeitsangepaßten Einsatz der Aufmerksamkeit ermöglichen. Alarm entspricht der dringlichsten, Warnung einer nur mäßig dringlichen und Hinweis einer nicht dringlichen Stufe.

Bei Alarm ist eine sofortige Reaktion des Anästhesisten erforderlich, Warnung bedeutet eine mäßig dringliche Aufforderung zur Reaktion auf nicht unmittelbar lebensbedrohliche, aber potentiell gefährliche Entwicklungen und ein Hinweis sollte eine Erinnerung an bei Gelegenheit durchzuführende Maßnahmen sein.

Die drei Alarmprioritätsstufen könnten durch geeignete Varianten ihres optischen oder akustischen Signals charakterisiert werden.

Die Zusammenfassung des Monitorings zu Blöcken ermöglicht ebenso eine Gliederung der Alarmfunktionen nach Blöcken und die Ausbildung einer Hierarchie. Ein akustischer Alarm wird nur als Wecker für jeden einzelnen der drei Blöcke benutzt, eventuell mittels unterschiedlicher Geräuschgestaltung. Die optische Alarmanzeige dient der exakten Zuordnung und Identifizierung innerhalb des betreffenden Blocks. In Grenzen könnte dem Anästhesisten ein Freiraum in der Prioritätsvergabe für bestimmte Alarmparameter gegeben werden. Die zentrale Zusammenfassung aller Alarme ist unzweckmäßig. Fällt z. B. die Sauerstoffversorgung aus, so muß der Alarm am Primärmonitorpendel erscheinen, die weitere Orientierung über die Ursache ist Angelegenheit der Sekundäranzeige am Narkose- und Beatmungsgerät.

Die Vorratshaltung für Medikamente, Infusionslösungen etc. sollte an allen Anästhesiearbeitsplätzen im Interesse der Zeitersparnis, der Effektivität, der Sicherheit vereinheitlicht werden.

Tabelle 4. Kriterien für die Arbeitsplatzgestaltung

Anästhesie mit geringem Risiko
(z. B. Grundmonitoring
   Basisnarkose-/Beatmungsgerät)

Anästhesie mit mittlerem Risiko
(z. B. erweitertes Monitoring
   Basisnarkose-/Beatmungsgerät)

Anästhesie mit hohem Risiko
(z. B. Maximalmonitoring
   "Beatmungsnarkosegerät")

Tabelle 5. Vorschlag zur Arbeitsplatzgestaltung - Basisversion (DGAI 1988)

1. Obligat:	Narkosegerät EKG-Monitor Blutdruck nichtinvasiv
2. Wünschenswert:	Beatmungsgerät Pulsoxymetrie Kapnometrie
3. Verfügbar:	EKG-Registrierung Defibrillator Temperatur Notfallausrüstung Notfallabor

5 Ausstattung verschiedener Kategorien von Anästhesiearbeitsplätzen (Tabelle 4)

Anästhesieleistungen werden für unterschiedliche diagnostische und therapeutische Eingriffe erforderlich. Ebenso unterschiedlich wird die Ausstattung verschiedener Anästhesiearbeitsplätze sein.

Eine Grundausstattung müßte zumindest in jeder Klinik von Operationssaal zu Operationssaal bzw. von Diagnostikplatz zu Diagnostikplatz identisch sein (Piloten werden gewöhnlich auch auf einem bestimmten Flugzeugtyp geschult, sobald sie auf einen anderen Typ wechseln, fliegen sie nicht mehr auf dem vorhergehenden Typ). Nach den Vorstellungen der Arbeitsgruppe "Qualitätssicherung" der DGAI beinhaltet ein nichtoperativer Arbeitsplatz (z. B. Diagnostik, Geburtshilfe) ein Narkosegerät, den Anforderungen der MedGV und DIN entsprechend, einen EKG-Monitor, eine nichtinvasive, gegebenenfalls automatische Blutdruckmessung (Tabelle 5). Lediglich wünschenswert ist ein Narkosebeatmungsgerät, die Pulsoxymetrie sowie das CO_2-Monitoring. In der Nähe

Tabelle 6. Vorschlag zur Arbeitsplatzgestaltung - mittlere Version (DGAI 1988)

1. Obligat:	Narkosegerät EKG-Monitor Blutdruck nichtinvasiv Temperatur Ösophagusstethoskop Wärmematte
2. Wünschenswert:	Beatmungsgerät Pulsoxymetrie Kapnometrie
3. Verfügbar:	EKG-Registrierung Defibrillator ZVD Invasiver Druck Notfallausrüstung Notfallabor

des Arbeitsplatzes verfügbar sein sollten EKG-Registrierung, Defibrillator, Temperaturmessung, Notfallinstrumentarium und Notfallabor.

Eine ähnliche Grundausstattung haben Arbeitsplätze für die ambulante Anästhesie sowie für die allgemeine operative Medizin, wobei EKG-Registrierung, Defibrillator und Temperaturmonitoring wie auch ZVD, CO_2-Monitoring und Pulsoxymetrie im OP-Trakt verfügbar sein müssen.

Jenseits der Grundausstattung wird ein Arbeitsplatz mit einer erweiterten mittleren Ausstattung für risikoreiche Anästhesien existieren müssen, dessen Grundkomponenten jedoch der Grundausstattung entsprechen (Tabellen 6 und 7). Ein solcher Arbeitsplatz wäre z. B. in der Neurochirurgie, der Thoraxchirurgie bzw. in der Chirurgie der großen arteriellen Gefäße oder der Kinderanästhesie. Derartige Arbeitsplätze beinhalten ein Narkosegerät, den Anforderungen der MedGV und DIN entsprechend, nichtinvasive, gegebenenfalls automatisierte Blutdruckmessung, EKG, Ösophagusstethoskop, Temperaturmonitor, Vorrichtungen zur Konstanthaltung der Körpertemperatur und EKG-Registrierung als integrale Bestandteile des Arbeitsplatzes. Im OP-Trakt verfügbar müßte ein Defibrillator sein. Wünschenswert sind Narkoserespirator, Pulsoxymetrie und CO_2-Monitoring am Arbeitsplatz. Im Operationstrakt erforderlich sind Defibrillator, ZVD-Messung, arterielle Druckmessung und Notfallinstrumentarium. Erweitertes Monitoring und Notfallabor sollten ebenso verfügbar sein wie die Pulmonaliskatheterisierung.

Zwischen der letztgenannten Gruppe und der für hochtechnisierte Anästhesien bestehen fließende Übergänge. Als Arbeitsplatz mit der Maximalausstattung wurde der Kardioanästhesiearbeitsplatz gewählt (Tabelle 8). Für ihn sind obligatorische Bestandteile

Tabelle 7. Vorschlag zur Arbeitsplatzgestaltung - gehobene Version (DGAI 1988)

1. Obligat:	Narkosegerät EKG-Monitor Blutdruck nichtinvasiv Temperatur Ösophagusstethoskop Wärmematte Beatmungsgerät EKG-Registrierung
2. Wünschenswert:	Pulsoxymetrie Kapnometrie
3. Verfügbar:	EKG-Registrierung (3-Kanal) Defibrillator ZVD Invasiver Druck Notfallausrüstung Notfallabor Pulmonalarterienkatheter

Tabelle 8. Vorschlag zur Arbeitsplatzgestaltung - Maximalversion (DGAI 1988)

1. Obligat:	Narkosegerät EKG-Monitor Blutdruck nichtinvasiv Temperatur Ösophagusstethoskop Wärmematte Beatmungsgerät EKG-Registrierung Arterieller Druck ZVD Kapnometrie Defibrillator EEG Notfallinstrumentarium (Pulmonalarterienkatheter?)
2. Wünschenswert:	Pulsoxymetrie
3. Verfügbar:	Notfallabor Pulmonalarterienkatheter

Narkosegerät, Narkoserespirator, EKG-Monitor, arterielle invasive Druckmessung, EKG-Registrierung auf Mehrkanalschreiber, ZVD-Registrierung, CO_2-Monitoring und als wünschenswert wurde die Pulsoxymetrie angesehen. Im Operationstrakt verfügbar sein müssen Defibrillator, Temperaturmonitoring zweimal, Notfallinstrumentarium, EEG-Registrierung, Notfallabor und Möglichkeiten zur Pulmonaliskatheterisierung.

Über einzelne Komponenten und ihre Zuordnung wird man allerdings diskutieren müssen.

Die Ausstattung richtet sich also letztlich nach den verschiedenen Narkosetypen, der Intensität des Monitorings, der Notwendigkeit der Beatmung sowie der Notwendigkeit von Hilfshandreichungen, Laboruntersuchungen, nicht zuletzt der Dokumentation.

6 Kommunikation

Die Vorteile eines Kommunikationssystems am Arbeitsplatz sind offensichtlich, da sie dem Anästhesisten wie dem Pflegepersonal die Möglichkeit geben, im Notfall weitere Hilfe herbeizuholen, ohne den Arbeitsplatz verlassen zu müssen. Kommunikationssysteme dienen ferner organisatorischen Zwecken, der Datendokumentation und damit der Beweissicherung sowie nicht zuletzt der Möglichkeit, wissenschaftliche Fragestellungen zu untersuchen.

7 Konzentration und Ermüdung am Arbeitsplatz

Immer höherer Aufwand an Technik, an Monitoring und übrigem Geräteeinsatz sowie eine immer größer werdende Datenflut können möglicherweise die Konzentrationsfähigkeit und Aufmerksamkeit eines einzelnen Anästhesisten überfordern. Ermüdung und Monotonie bedingen ein deutlich erhöhtes Fehlleistungsrisiko. Während 40 % einer normalen Narkose ist der Anästhesist nicht durch irgendeine physische Aktivität beansprucht. Diese Intervallzeit dokumentiert sich in einer relativ hohen Zahl von Zwischenfällen in der Mitte einer Operation. Zudem fand COOPER heraus, daß unter mehr als 1 000 Zwischenfällen 28mal erst der ablösende Anästhesist einen existenten Fehler entdeckte, während der Abgelöste diese Unregelmäßigkeit vor der Ablösung nicht einmal wahrgenommen hatte.

Arbeitswechsel und Kurzpausen sind bei Überwachungstätigkeiten ergonomisch sinnvoll und erwünscht. Die kurzfristige Ablösung des Anästhesisten etwa in der Mitte einer Operation löst offensichtlich nicht Komplikationen aus, sondern hilft sie zu vermeiden. Nicht zuletzt aber sollte auch bedacht werden, daß eine adäquate Arbeitsplatzgestaltung und Ausstattung des Anästhesisten eine genügende Zahl versierter und qualifizierter Anästhesisten beinhaltet.

Literatur

1. BLUM, L. L.: Safety factors of anaesthesia equipment and the components of man-machine interface (an introduction into ergonomics). Proc. IIIrd Europ. Congress of anaesthesiology. Advances in anaesthesiology and resuscitation. Prag, 1970, p. 595

2. BOQUET, G., BUSHMAN, J. A., DAVENPORT, H. T.: The anaesthetic machine - a study of function and design. Brit. J. Anaesth. 52, 61 (1980)

3. COOPER, J. B., NEWBOWER, R. S., MOORE, J. W., TRAUTMAN, E. D.: A new anesthesia delivery system. Anesthesiology 49, 310 (1978)

4. COOPER, J. B., LONG, C. D., NEWBOWER, R. S., PHILIP, J. H.: Multi-hospital study of preventable anesthesia mishaps. Anesthesiology 51, S348 (1979)

5. COOPER, J. B., LONG, C. D., NEWBOWER, R. S., PHILIP, J. H.: Critical incidents associated with intraoperative exchanges of anesthesia personnel. Anesthesiology 56, 456 (1982)

6. COOPER, J. B., NEWBOWER, R. S., LONG, C. D., McPEEK, B.: Preventable anesthesia mishaps: a study of human factors. Anesthesiology 49, 399 (1978)

7. DENISCO, R. A., DRUMMOND, J. N., GRAVENSTEIN, J. S.: Effect of fatigue on performance of a simulated anesthetic task. Anesthesiology V61, A467 (1984)

8. DICK, W., EBERLE, B., FRIESDORF, W.: Zukünftiger Arbeitsplatz des Anaesthesisten. Anaesthesist 36, 1 (1987)

9. DRUI, A. B., BEHM, R. J., MARTIN, W. E.: Predesign investigation of the anesthesia operational environment. Anesth. Analg. 52, 584 (1973)

10. FRIESDORF, W.: Persönliche Mitteilung

11. KAY, J., NEAL, M.: Effect of automatic blood pressure devices on vigilance of anesthesia residents. J. Clin. Monit. 2, 148 (1986)

12. KENNEDY, P. J., FEINGOLD, A., WIENER, E. L., HOSEK, R. S.: Analysis of tasks and human factors in anesthesia for coronary-artery bypass. Anesth. Analg. 55, 374 (1976)

13. KRAFT, H. H., LEES, D. E.: Closing the loop: how near is automated anesthesia? Sth. med. J. (Bgham, Ala.) 77, 7 (1984)

14. MARTIN, J. T.: Role of the anesthesiologist in hospital design. Anesth. Analg. 45, 535 (1966)

15. McINTYRE, J. W. R.: Man-machine interface: the position of the anaesthetic machine in the operating room. Canad. Anaesth. Soc. J. 29, 74 (1982)

16. McINTYRE, J. W. R.: Ergonomics: Anaesthetist's use of auditory alarms in the operation room. Internat. J. Clinical Monitoring and Computing 2, 47 (1985)

17. PAGET, N. S., LAMBERT, T. F., SRIDHAR, K.: Factors affecting an anaesthetist's work: some findings on vigilance and performance. Anesth. intens. Care 9, 359 (1981)

18. PASCH, Th.: Die Überwachung des Patienten in der Narkose. Anaesthesist 35, 708 (1986)

19. RENDELL-BAKER, L.: Problems with anesthetic gas machines and their solutions. Int. Anaesth. Clin. 20/3, 1 (1982)

20. SMITH, W. D.: The anaesthetist's environment. Perspective. Proc. roy. Soc. Med. 67, 987 (1974)

21. WATERSON, C. K., CALKINS, J. M.: Development directions for monitoring in anesthesia. Seminars in Anesthesia 5, 225 (1986)

Qualitative und quantitative Personalplanung

Von H. W. Opderbecke und W. Weißauer

Mittelpunkt und Maß aller Dinge bleibt der Mensch. Auch in unseren Zeiten fortschreitender Perfektion limitiert er die Möglichkeiten, die die Technik uns bietet. Konzentrationsschwächen und Irrtumsmöglichkeiten, aber auch der Mangel an persönlicher Zuverlässigkeit und fachlicher Qualifikation rücken in ihrer Bedeutung für Erfolg oder Mißerfolg um so stärker in den Vordergrund, je sicherer technisch-apparative Konstruktionen werden. Spektakuläre Unfälle - von der Katastrophe in Tschernobyl bis zum Absturz eines fabrikneuen Airbusses bei Mühlhausen - zeigen exemplarisch die Bedeutung des Begriffs "menschliches Versagen" in der modernen Technik.

Das gleiche gilt für die Medizin und insbesondere für die Anästhesiologie. Je stärker die Technik in unserem Fach fortschreitet und je perfekter Narkoseapparate und Überwachungsgeräte konstruiert werden, desto größere Bedeutung gewinnt der Risikofaktor Mensch als imponderables Element in der Verbindung von Heilkunde und moderner Technik zur Hochleistungsmedizin.

So nimmt gerade auch in der Diskussion über die Vermeidung von Fehlern in der Anästhesie die qualitative und quantitative personelle Besetzung von Anästhesieinstituten einen überragenden Stellenwert ein. Dabei ist zu bedenken, daß der verantwortliche Anästhesist im Regelfall sowohl auf die Auswahl als auch auf die Weiter- und Fortbildung seiner Mitarbeiter einen bestimmenden Einfluß ausüben kann, bei der quantitativen Personalbesetzung, d. h. bei der Aufstellung von Stellenplänen für sein Institut, jedoch nur ein sehr begrenztes Mitspracherecht besitzt.

Die apparative Ausstattung erfordert einmalige Investitionskosten; daher wird den von ärztlicher Seite vorgetragenen Wünschen meist, wenn auch vielleicht mit Abstrichen, gefolgt. Personalkosten dagegen führen zu einer laufenden, erheblichen Belastung des Etats. Ärztliche Vorstellungen zur quantitativen Personalausstattung werden aus diesem Grunde häufig nur unzureichend berücksichtigt. Die Festsetzung von Stellenplänen erfolgt vielmehr nach vorwiegend betriebswirtschaftlichen, oft genug völlig realitätsfernen Gesichtspunkten. Ärztlicher Sachverstand ist jedenfalls kaum gefragt, und so kommt es, daß der größte Teil der Anästhesieinstitute unserer Krankenhäuser, gemessen an den steigenden Anforderungen, personell unterbesetzt ist, obgleich eine ausreichende Personalbesetzung ausschlaggebende Bedeutung für die Qualitätssicherung der ärztlichen Tätigkeit besitzt.

Qualitative Gesichtspunkte

Was müssen wir fordern, um eine dem heutigen Stand der operativen Medizin angemessene anästhesiologische Patientenversorgung zu gewährleisten? Man sollte meinen, daß die "Schwesternnarkose" mittlerweile nur noch einen Begriff aus der Medizingeschichte darstellt. Die immer wieder auflebende Diskussion um die Parallelnarkose zeigt aber, daß ein Anästhesist oft noch mit dem Begriff "Narkosearzt" gleichgesetzt wird, der die Aufgaben der ehemaligen Narkoseschwester, allerdings aufgrund seiner akademischen Ausbildung etwas besser, versieht. Diese Betrachtungsweise läßt unberücksichtigt, daß der Anästhesist nicht nur für das Betäubungsverfahren, sondern auch für die Aufrechterhaltung der vitalen Funktionen während und unmittelbar nach dem Eingriff zuständig und verantwortlich ist. Diese Aufgabe erfordert bei den heute in den meisten operativen Gebieten als Routineeingriff geplanten langdauernden, eingreifenden Operationen sowie bei der Ausdehnung der operativen Indikation auf immer extremere Alterskategorien und Risikogruppen neben eingehenden anästhesiologischen Kenntnissen im engeren Sinne auch vertiefte intensivmedizinische Kenntnisse und Erfahrungen.

Das bedeutet, daß es nicht damit getan ist, die ehemalige Narkoseschwester durch einen Arzt zu ersetzen, sondern daß es ganz wesentlich auf dessen Qualifikation ankommt. Qualifikation ist in diesem Zusammenhang kein absoluter Begriff, sondern relativ zu sehen in Abhängigkeit von dem Schwierigkeitsgrad des jeweiligen Einzelfalles. Es wäre verfehlt zu sagen, der Arzt mit Anerkennung als Gebietsarzt besitze die erforderliche Qualifikation, der Arzt in Weiterbildung besitze sie noch nicht. In problemlosen Fällen kann durchaus ein Arzt in Weiterbildung - in Abhängigkeit von seinem Weiterbildungsstand und seiner persönlichen Zuverlässigkeit - Aufgaben selbständig und eigenverantwortlich übernehmen; auf der anderen Seite gibt es Situationen, in denen der Einsatz von zwei erfahrenen Anästhesisten erforderlich ist; aber dies berührt bereits die quantitativen Aspekte unseres Themas.

In einem von uns vorgestellten Stufenmodell (13) wird der ärztliche Anfänger unter Anleitung und Aufsicht schrittweise an seine klinischen Aufgaben herangeführt mit dem Ziel, daß er nach Ablauf von etwa sechs Monaten in der Lage ist, einfache Anästhesieverfahren in unkomplizierten Fällen zur selbständigen Durchführung zu übernehmen, sofern ein älterer Kollege im Hintergrund bereitsteht, bedarfsweise Hilfestellung zu leisten. Man mag einwenden, daß ein halbes Jahr - vor allem im Hinblick auf die verkürzten Arbeitszeiten - eine relativ knappe Frist darstellt; es ist aber einerseits zu berücksichtigen, daß es sich hierbei nur um eine Faustregel handeln kann; sie entbindet den leitenden Anästhesisten nicht von der gewissenhaften Prüfung, ob der Mitarbeiter im Einzelfall dieses "Klassenziel" bereits erreicht hat. Andererseits muß diese unter Aufsicht stehende Einarbeitungszeit in einem vernünftigen Verhältnis zu der in der Weiterbildungsordnung festgelegten Mindestweiterbildungszeit stehen, die für uns leider immer noch nur vier Jahre beträgt.

Begrüßenswert wäre es, wenn an allen Instituten dem Konzept RÜG-HEIMERs (15) gefolgt werden könnte, das für jeden Anfänger zunächst einen propädeutischen Einführungskurs vorsieht, in dem der Arzt durch systematische Unterrichtsveranstaltungen in seine klinischen Aufgaben eingeführt wird, ehe er nach dem Prinzip des "Learning by doing" im OP-Saal Aufgaben übernimmt. Leider steht diesem Konzept die Realität der Stellenpläne gegenüber, die bekanntlich den unterschiedlichen Weiterbildungsstand der einzelnen Ärzte unberücksichtigt lassen und damit eine systematische Unterweisung außerhalb und innerhalb des OP-Saales behindern.

Der Kern dieses Problems liegt in der Tatsache, daß der ärztliche Anfänger - abgesehen vom AiP, der hier unberücksichtigt bleiben soll - vom ersten Tage seines Dienstantritts an das volle Tarifgehalt eines Akademikers in Anspruch nimmt; damit ist zwangsläufig die Fiktion verbunden, er wäre von Beginn an in der Lage, seine Dienstaufgaben uneingeschränkt wahrzunehmen.

Wir müssen dagegen von der Notwendigkeit ausgehen, und werden hierin von der Rechtsprechung unterstützt, daß der Arzt in Weiterbildung eine laufende, wenn auch an Intensität allmählich abnehmende Unterweisung und Beaufsichtigung benötigt, d. h., daß jedes Anästhesieinstitut über Oberärzte verfügen muß, die für diese wichtigen Aufgaben freigestellt bleiben.

Gelegentlich läßt sich dieses Dilemma nur lösen, indem - zumindest zeitweise - auf die Möglichkeit der Parallelnarkose zurückgegriffen wird. Bei der Beurteilung dieser umstrittenen Möglichkeit ist strikt zu unterscheiden, ob Parallelverfahren durchgeführt werden sollen, um quantitative Defizite des ärztlichen Stellenplanes auszugleichen - was kategorisch abzulehnen ist -, oder ob hierdurch erfahrenen Mitarbeitern in bestimmten, kurzen Phasen des Anästhesieverfahrens ein gewisser Bewegungsspielraum ermöglicht werden soll, um Aufgaben der Überwachung und Beaufsichtigung jüngerer Kollegen an benachbarten OP-Tischen zu übernehmen, sofern eine komplette Freistellung nicht erfolgen kann. Um diese Möglichkeit nicht gänzlich auszuschließen, haben wir eine apodiktische Negierung von Parallelverfahren vermieden. Auch die höchstrichterliche Rechtsprechung hat die grundsätzliche Frage ihrer Zulässigkeit bisher offengelassen (17). Um ihre engen Grenzen aufzuzeigen, wurden von uns konkrete Kriterien als unabdingbare Voraussetzungen für Parallelverfahren aufgestellt (Tabelle 1), die sich auch der Bundesgerichtshof (BGH) in seiner Grundsatzentscheidung zur Parallelnarkose zu eigen gemacht hat (14). Wichtig ist, daß diese Kriterien unmittelbar am Einzelfall zu überprüfen sind, und zwar von dem für diesen Einzelfall zuständigen und verantwortlichen Anästhesisten in Person und vor Ort. Es ist also keinesfalls zulässig, bereits bei der Erstellung des Operationsprogrammes, d. h. im voraus, auf die Durchführung von Parallelverfahren abzustellen. Dies brächte den unmittelbar verantwortlichen Anästhesisten unter Umständen in die Zwangslage, die Durchführung eines vorab geplanten Parallelverfahrens entgegen seinen persönlichen Bedenken zu übernehmen, weil seine Weigerung ein Absetzen nachfolgender Eingriffe und damit Konflikte mit den operativen Abteilungen zur Folge hätte.

Tabelle 1. Kriterien als Voraussetzung zur Durchführung anästhesiologischer Parallelverfahren (Aus 11)

1. Eine Delegierung von Überwachungsaufgaben ist nur in unkomplizierten Fällen vertretbar. Der Begriff "unkompliziert" beinhaltet in diesem Zusammenhang das Fehlen besonderer Risikofaktoren im Hinblick auf den Patienten, den operativen Eingriff oder das Anästhesieverfahren.

2. Die mit Überwachungsfunktionen betraute Anästhesiepflegekraft muß über die erforderlichen Kenntnisse und Erfahrungen verfügen und darüber hinaus über die besonderen medizinischen Umstände des Einzelfalles ausreichend unterrichtet sein.

3. Die Anästhesiepflegekraft darf nicht zugleich mit anderen Aufgaben betraut werden, etwa mit der Vorbereitung einer folgenden Anästhesie; sie muß sich vielmehr mit ihrer vollen Aufmerksamkeit und ohne Unterbrechung der Überwachung von Patient und Gerät widmen können.

4. Die Anästhesiepflegekraft besitzt im Rahmen ihrer Überwachungsfunktion keinerlei Handlungs- und Entscheidungskompetenz, abweichend von konkret festgelegten Regeln die Einstellung des Respirators oder die Zufuhr von Narkosegasen bzw. -dämpfen zu verändern, von sich aus intravenöse Narkosemittel, Muskelrelaxanzien, Kreislaufmittel und anderes zu geben, ohne hierzu eine ärztliche Entscheidung im Einzelfall herbeigeführt zu haben. Die Anästhesiepflegekraft ist ebensowenig berechtigt, ohne ausdrückliche ärztliche Anordnung eine Bluttransfusion durchzuführen oder Blutersatzmittel zu verabfolgen.

5. Die enge Weisungsabhängigkeit der Anästhesiepflegekraft setzt voraus, daß der für das Anästhesieverfahren verantwortliche Anästhesist sich in unmittelbarer Nähe des Geschehens aufhält und stets verfügbar bleibt, um unverzüglich die Leitung der Narkose übernehmen zu können.

6. Während der Einleitung und Ausleitung des Anästhesieverfahrens muß der Anästhesist unmittelbar zugegen sein.

Neuerdings ist die Frage in den Vordergrund gerückt, ob und inwieweit Regionalanästhesien parallel durchgeführt werden können. Auch hier nehmen wir einen elastischen Standpunkt ein, da man realistischerweise einen Unterschied machen muß, ob es sich etwa um eine Plexusanästhesie für eine Fingeramputation oder um eine Periduralanästhesie für eine mit Blutverlusten einhergehende Prostatektomie handelt. Wir stehen auf dem Standpunkt, daß ein Parallelverfahren nur zulässig ist, wenn die Regionalanästhesie und der Eingriff erfahrungsgemäß nicht mit einer Beeinträchtigung der vitalen Funktionen verbunden ist und außerdem die oben aufgeführten Kriterien sinngemäß beachtet werden.

Tabelle 2. Anhaltszahlen für die Besetzung von Krankenhausfachabteilungen und Funktionsbereichen mit ärztlichen Mitarbeitern. Stellungnahme des Verbandes der leitenden Krankenhausärzte Deutschlands vom Juni 1969 (16)

Anästhesie: PB = n + 15 %

n = Zahl der Tische, an denen gleichzeitig operiert wird. Gleichzusetzen mit der Zahl der Assistenten.

In den Zahlen sind Oberärzte nicht enthalten. Der Ausschuß legt diesbezüglich folgende Regelzahlen fest: Ein Oberarzt auf drei Assistenten, ein weiterer Oberarzt auf fünf Assistenten etc.
- Zugrunde zu legen ist die Sollzahl der Assistenten.

Umgekehrt werden im Zuge der fortschreitenden Entwicklung der operativen Medizin immer eingreifendere Operationen durchgeführt, die wegen der unmittelbaren Gefährdung der vitalen Funktionen durch den Eingriff oder durch vorangegangene Ereignisse (Polytrauma, Schock und andere) die Mitwirkung von zwei Anästhesisten zwingend erfordern. Diese Notwendigkeiten ergeben sich insbesondere häufig in der Neurochirurgie, Herz- und Gefäßchirurgie, der Unfallchirurgie und unter Umständen auch in der geburtshilflichen Anästhesie.

Die Notwendigkeit der Besetzung eines OP-Tisches mit mehr als einem Anästhesisten leitet über zur quantitativen Problematik unseres Themas.

Quantitative Gesichtspunkte

Bekanntlich basieren die Stellenpläne der Krankenhausfachabteilungen auch heute noch auf den Anhaltszahlen der Deutschen Krankenhausgesellschaft (DKG) aus dem Jahre 1969 (3). Diese wiederum sind aus Anhaltszahlen des Verbandes der leitenden Krankenhausärzte Deutschlands (VLK) hervorgegangen (16). Der Vorschlag, zur Ermittlung des Personalbedarfs nicht etwa die Anzahl der Narkosen oder Operationen heranzuziehen, sondern ein arbeitsplatzbezogenes Verfahren zugrunde zu legen, wurde seinerzeit von uns in die Erörterungen eingebracht und hat sich bis heute bewährt, wird aber mehr und mehr durch arbeitszeitbezogene Gesichtspunkte verfälscht.

In den Anhaltszahlen des VLK wurde erstmals die Formel n + 15 % ins Leben gerufen (Tabelle 2). In der Präambel zu diesen Anhaltszahlen wird klargestellt, daß der Bedarf an Oberärzten nicht in der Formel enthalten, sondern in Relation zur Sollzahl der Assistenzärzte gesondert zu berechnen ist. Außerdem ist auch der leitende Abteilungsarzt in der Formel nicht eingeschlossen. Der Faktor n war damals zeitlich noch nicht limitiert; die gesonderte Berechnung des Bedarfs an Oberärzten garantiert jedoch die Möglichkeit einer angemessenen Beaufsichtigung von Ärzten in Weiterbildung.

Tabelle 3. Anhaltszahlen für die Besetzung der Krankenhäuser
mit Ärzten. Empfehlung der Deutschen Krankenhausgesellschaft
vom 19. September 1969 (3)

Anästhesie: PB = n + 15 %

n = Zahl der OP-Tische, an denen täglich gleichzeitig operiert
wird.

Die Anhaltszahlen gelten für allgemeine Krankenhäuser. Sie
beziehen sich auf die Gesamtzahl der Ärzte (Leitende Ärzte,
Oberärzte, Assistenzärzte).

Sie gehen von einer Arbeitszeit von 47 Wochenstunden aus und
schließen einen Ausfall von 15 v. H. durch Urlaub, Krankheit,
Kuren und Mutterschutz ein.

Noch im gleichen Jahr griff die DKG die Vorschläge des VLK auf
und übernahm für unser Fachgebiet diese Formel, allerdings mit
dem gravierenden Unterschied, daß nunmehr in diesem Schlüssel
der leitende Abteilungsarzt und die Oberärzte enthalten sein
sollten (Tabelle 3). Damit begann die bereits erwähnte Kalami-
tät der fehlenden Möglichkeit, den Chefarzt und die Oberärzte
zur Wahrnehmung ihrer Aufsichtspflichten freizustellen, die
sich bis zum heutigen Tag wie ein roter Faden durch alle Erörterungen des Personalbedarfs zieht.

Mit der Reduzierung der wöchentlichen Arbeitszeit von 47 auf 40
Stunden ergab sich die Notwendigkeit einer Anpassung der DKG-
Anhaltszahlen von 1969. Nach zunächst kontroversen Diskussionen
setzte sich schließlich eine von GOLOMBEK (8) erarbeitete Berechnung durch, die zur Formel n + 35 % führte und auch heute
noch als Grundlage für die Personalbedarfsermittlung dient.
Chef- und Oberärzte blieben jedoch auch in dieser Formel enthalten, so daß sie weiterhin als völlig unzureichend bezeichnet
werden mußte.

Schließlich gewann auch bei der DKG die Erkenntnis an Boden,
daß die Anhaltszahlen 1969 inzwischen durch die Entwicklung der
Medizin überholt worden sind. Eine Novellierung im Jahre 1974
sah für den Funktionsbereich Anästhesie die Formel n + 58 % vor
(4, 10). Der über die effektive Arbeitsausfallquote weit hin-
ausgehende Zuschlag von 58 % hätte es zweifellos ermöglicht,
Oberärzte zur Wahrnehmung ihrer Aufsichtspflichten freizustellen. Diese neuen Anhaltszahlen wurden jedoch von den Kostenträ-
gern nicht akzeptiert mit Ausnahme der Einführung eines zeitlichen Limits (Tabelle 4).

Ihm liegt die Vorstellung zugrunde, daß der Anästhesist von seiner achtstündigen täglichen Arbeitszeit 3 h zur Patientenvorbe-
reitung und -nachsorge benötigt. Unstrittig ist ferner, daß
alle zusätzlichen Dienstaufgaben, wie die Versorgung einer Intensivstation, einer Schmerzambulanz, die Besetzung des Notarzt-
wagens usw., gesondert berücksichtigt werden müssen. Das gilt

Tabelle 4. Anhaltszahlen für die Besetzung der Krankenhäuser mit Ärzten. Empfehlung der DKG vom 9. September 1974 (4)

Anästhesie: PB = n + 58 %

n = Zahl der Arbeitsplätze (OP-Tische, Untersuchungsplätze und andere), die an fünf Tagen in der Woche bis zu 5 h täglich gleichzeitig anästhesiologisch versorgt werden.

auch für den ärztlichen Bereitschaftsdienst, soweit die hierdurch bedingte Mehrarbeit durch Freizeit ausgeglichen wird.

Die unbefriedigende Situation der überholten Anhaltszahlen von 1969 und der nicht anerkannten von 1974 führte zu Überlegungen über andere Prinzipien zur Personalbedarfsermittlung. So wurde im Auftrag des Berliner Senators für Gesundheit und Umweltschutz eine empirische Untersuchung an einigen Berliner städtischen Krankenhäusern durchgeführt, die statt einer arbeitsplatz- eine arbeitszeitbezogene Methode zugrunde legte, d. h. von den erbrachten Narkoseminuten pro Jahr ausging (6). Die Untersuchung ergab, daß der Anästhesist in der Regel lediglich 50 % seiner Arbeitszeit im OP-Saal zubringt, in den übrigen 50 % durch andere dienstliche Verpflichtungen in Anspruch genommen wird. Als Ergebnis wurde die folgende Formel zur Berechnung des Personalbedarfs erarbeitet (Tabelle 5):

$$PB = \frac{\text{Anzahl der Narkosen (n)} \times \text{Fallpauschale (K 1)} + \text{Ist-Narkoseminuten (n-min)} \times \text{Faktor (K 2)}}{\text{Netto-Jahresarbeitsminuten (JAM)}}$$

Dieser relativ günstige, weil an den Realitäten orientierte Personalschlüssel konnte sich aber ebenfalls nicht durchsetzen.

Das Ministerium für Wirtschaft, Mittelstand und Technologie Baden-Württemberg dekretierte 1984 für seinen Zuständigkeitsbereich eine andere Berechnungsvariante, indem es die bisher arbeitsplatzbezogene mit einer arbeitszeitbezogenen Methode kombinierte (Tabelle 6). Zur Formel n + 35 % wurde erklärt:

"n bedeutet die Zahl der Arbeitsplätze, die an 25 Stunden in der Woche anästhesiologisch versorgt werden; maßgeblich ist dabei die reine Anästhesiezeit (laut Anästhesieprotokoll) einschließlich Einleitung, Operation und Ausleitung."

Hier wird also völlig wirklichkeitsfremd unterstellt, daß die Tätigkeit des Anästhesisten im OP-Saal wie am Fließband ohne organisatorisch oder medizinisch bedingte Verzögerungen abläuft. Interventionen von unserer Seite gegen diese unzutreffenden Vorstellungen über die Arbeitsabläufe in Operationsabteilungen blieben unberücksichtigt. Neuerdings hat dasselbe Ministerium auf der Basis der gleichen Vorstellungen eine eigene Formel zur Personalbedarfsermittlung in der Anästhesie entwickelt (Tabelle 7).

Tabelle 5. Organisationsgutachten zum Personalbedarf in Anästhesieabteilungen des Senators für Gesundheit und Umweltschutz des Landes Berlin vom Dezember 1977 (6)

$$PB = \frac{\text{Anzahl der Narkosen (n) x Fallpauschale (K 1)} + \text{Ist-Narkoseminuten (n-min) x Faktor (K 2)}}{\text{Netto-Jahresarbeitsminuten (JAM)}}$$

n = Anzahl der Narkosen pro Jahr.

K 1 = Sogenannte Fallpauschale in Minuten pro Narkose. (Als Fallpauschale wurde ein Wert von 30 min pro Narkose ermittelt.)

n-min = Im Tagdienst geleistete Narkoseminuten pro Jahr, die aus den Narkoseprotokollen ermittelt werden.

K 2 = In diesem Faktor werden personalbezogene Tätigkeiten (Dienstgespräche und abteilungsinterne Fortbildung), strukturelle Randbedingungen des Krankenhausbetriebes (Anzahl der Disziplinen, Pavillonsystem, zentrale oder dezentrale Operationseinheiten) berücksichtigt.

Netto-JAM = Die Netto-Jahresarbeitsminuten basieren auf 250 Soll-Arbeitstagen pro Jahr, die sich durch Urlaub, Krankheit usw. auf 210 Ist-Arbeitstage verringern. Dies entspricht bei einer 40-Stunden-Woche 100 800 Brutto-Jahresarbeitsminuten. Unter Berücksichtigung von 13 % Verteil- und Restzeit (z. B. für Fortbildung) ergibt sich ein gerundeter Wert von 88 000 Netto-Jahresarbeitsminuten.

Jede ordnungsbehördlich genehmigte Anästhesieabteilung erhält darüber hinaus einen Chef- und einen Oberarzt.

Von der siebten, 11. und 15. Assistenzarztstelle an ist jeweils ein weiterer Oberarzt vorzusehen.

Das Bundesministerium für Arbeit und Sozialordnung (BMA) inaugurierte in den 70er Jahren ein Forschungsvorhaben "Verfahren zur Ermittlung des leistungsbezogenen Personalbedarfs an Krankenhäusern" (PBEV), das allerdings abgebrochen wurde, als sich ein politisch unerwünschtes Resultat abzeichnete. Gleichwohl wurden die Ergebnisse im Jahre 1985 in einem "Forschungsbericht" veröffentlicht, der unter anderem ein "Planungsmodell für die Anästhesie" enthält (1). Das Einsatzgebiet Anästhesie wird hierin als "Mehrstellenarbeit" definiert, bei der ein "Beschäftigter" (= Anästhesist) gleichzeitig mehrere Abläufe überwachen könne. D. h. dem Modell werden Parallelnarkosen als Regelverfahren zugrunde gelegt und der vermehrte Einsatz von Narkoseschwestern (unter Bezug auf die Verhältnisse in den USA) propagiert. Anhand einer Risiko-Kosten-Funktion läßt sich bei dieser Betrachtungsweise schließlich ein Restrisiko errechnen, das nach Auffassung der Gutachter zugunsten der Wirtschaftlichkeit in Kauf genommen werden müsse (Abb. 1 und 2). Diese Vorstellung entspricht somit Planungskonzepten der industriellen Fertigung,

Tabelle 6. Richtlinien für die Prüfung der wirtschaftlichen und sparsamen Betriebsführung der Krankenhäuser. Erlaß des Ministeriums für Wirtschaft, Mittelstand und Technologie Baden-Württemberg vom 18. Juli 1984

<u>Anästhesie:</u> PB = n + 35 %

Die Hochrechnung für die 40-Stunden-Woche bewirkt bei den Anästhesieärzten, daß aus der Zahl n + 15 v. H. nach Hochrechnung n + 35 v. H. wird.

n bedeutet die Zahl der Arbeitsplätze, die an 25 h in der Woche anästhesiologisch versorgt werden; maßgeblich ist dabei die reine Anästhesiezeit (laut Anästhesieprotokollen) einschließlich Einleitung, Operation und Ausleitung.

Tabelle 7. Richtlinien für die wirtschaftliche und sparsame Betriebsführung der Krankenhäuser. Entwurf des Ministeriums für Wirtschaft, Mittelstand und Technologie Baden-Württemberg

---

$$PB = \frac{\text{Wöchentliche reine Anästhesiezeit in Stunden} + 88\ \%\ \text{Zuschlag}}{\text{Wochenarbeitszeit} - \text{Ausfallzeit}}$$

Der Zuschlag ist auf die üblicherweise angetroffenen Zeiten abgestellt. Liegen die Zeiten erheblich darüber, so kann der Zuschlag nicht über 1,25 h (75 min) hinaus ausgedehnt werden.

Mit dem so ermittelten Personalbedarf sind die Prämedikation, die Aufklärung, die postoperative Versorgung und die Betreuung im Aufwachraum abgegolten.

---

bei der aus Kostengründen bei der Warenproduktion bewußt ein gewisser Ausschuß in Kauf genommen wird.

Wenn selbst ein vom BMA herausgegebener offizieller Forschungsbericht derart abwegige Vorstellungen enthält, ist es nicht weiter erstaunlich, daß die mit der Wirtschaftlichkeitsüberprüfung von Krankenhäusern beauftragten privatwirtschaftlichen Firmen bei ihren Untersuchungen ebenfalls ausschließlich betriebswirtschaftliche Prinzipien zugrunde legen und ärztliche Vorstellungen von einer angemessenen Patientenversorgung weitgehend außer acht lassen. Diese Wirtschaftlichkeitsüberprüfungen gehen zwar meist von der alten Formel n + 35 % aus, verlangen aber die lückenlose Belegung der 5-Stunden-Frist durch Narkosezeiten, wobei nicht selten für die Ein- und Ausleitung pauschal je 10 min in Ansatz gebracht werden. Diese 10 min stammen aus dem Gebührenrecht und werden völlig sachfremd auf die tatsächlichen Gegebenheiten übertragen. Es würde zu weit führen, die unterschiedlichen Vorstellungen der einzelnen Prüfgesellschaften hier formelmäßig darzustellen.

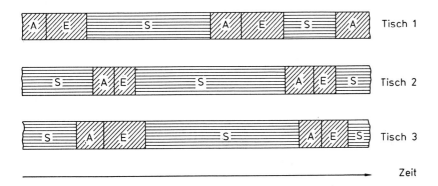

Abb. 1. Narkoseabläufe an mehreren Operationstischen mit
E = Einleitungs-, A = Ausleitungs- und S = Steady-state-Phase
(nur Überwachung erforderlich) (Aus 1)

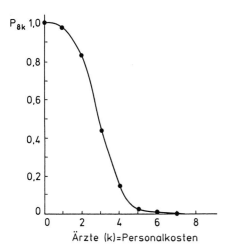

Abb. 2. Risiko-Kosten-Funktion für Mehrstellenarbeit von Anästhesisten bei n = 8 Operationstischen (Aus 1)

Zu erheblichen Bedenken gibt in diesem Zusammenhang der § 113 des neuen Gesundheits-Reformgesetzes (GRG) Anlaß. In ihm ist die Überprüfung der Wirtschaftlichkeit der Krankenhausbehandlung durch vom jeweiligen Kosten- und Krankenhausträger einvernehmlich "bestellte Gutachter" als Grundlage für die Pflegesatzverhandlungen vorgesehen. Ursprünglich hatte der Gesetzgeber in § 19 KHG Krankenhaus- und Kostenträger verpflichtet, sich über Grundsätze zur wirtschaftlichen Betriebsführung und damit auch über verbindliche Richtzahlen zur Personalbesetzung zu einigen. Da eine solche Einigung bis heute nicht erfolgt ist, scheint der Gesetzgeber mit dieser neuen Bestimmung von dem ursprüng-

Tabelle 8. Entschließung zur Personalbedarfsermittlung in der Anästhesiologie der Deutschen Gesellschaft für Anästhesiologie und Intensivmedizin und des Berufsverbandes Deutscher Anästhesisten vom Dezember 1984 (2)

PB = (n + A) + 35 % + B

n = Zahl der Arbeitsplätze (OP-Tische, Untersuchungsplätze und anderes), die an fünf Tagen in der Woche bis zu 5 h täglich gleichzeitig anästhesiologisch versorgt werden.

A = Abteilungsbezogener Zusatzbedarf für den Ausgleich des Zeitaufwandes, der durch gleichzeitiges Tätigwerden mehrerer Ärzte an einem Arbeitsplatz aufgrund medizinischer und/oder organisatorischer Erfordernisse auftritt.

B = Zuschlag zum Ausgleich für besondere, arbeitsplatzunabhängige Tätigkeitsbereiche.

Die Formel berücksichtigt den ärztlichen Personalbedarf im Rahmen der tariflichen Arbeitszeit von 5 x 8 h wöchentlich bei einer durchschnittlichen Ausfallquote von 15 %. Eine höhere Arbeitsausfallquote ist entsprechend zu berücksichtigen.

---

lich vorgesehenen Konzept einheitlicher Richtzahlen zur Personalbesetzung zugunsten individueller Wirtschaftlichkeitsüberprüfungen Abschied nehmen zu wollen. Hieraus ist die Konsequenz zu ziehen, sich auf die Wirtschaftlichkeitsüberprüfung beauftragter Prüfungsfirmen und deren unterschiedliche, betriebswirtschaftlich geprägte Auffassungen einzustellen. Dazu gehört die Notwendigkeit, das gesamte Leistungsvolumen eines Anästhesieinstituts detailliert EDV-mäßig zu erfassen, um den Prüfungsgesellschaften gegenüber einen exakten Leistungsnachweis führen zu können. Hierbei sollte man, einem Vorschlag FISCHERs (7) folgend, den Begriff der "Narkosedauer" durch den Begriff der "totalen Anästhesiepräsenz" ersetzen, der den Zeitraum der Übernahme des Patienten durch den Anästhesisten in der Operationsabteilung bis zu seiner Abgabe in den Aufwachraum, d. h. die tatsächliche zeitliche Inanspruchnahme, definiert.

Unter diesen geschilderten Umständen reduzieren sich die aus den Anhaltszahlen der DKG entwickelten eigenen Vorstellungen des Fachgebiets zu einem kaum noch relevanten Randaspekt, da diese aus anästhesiologischer Sicht erarbeitete Konzeption zur Personalbedarfsermittlung bisher ohne Resonanz geblieben ist und auch wohl in Zukunft kaum Beachtung finden wird. Unserer "Entschließung zur Personalbedarfsermittlung in der Anästhesiologie" (2) liegt die Formel zugrunde (Tabelle 8):
PB = (n + A) + 35 % + B

Diese Formel ist der einzige Personalschlüssel, der den zusätzlichen Personalbedarf durch eine erforderliche Doppelbesetzung von OP-Tischen aus medizinischen oder organisatorischen Gründen, insbesondere wegen der Notwendigkeit der Überwachung und

Anleitung von in Weiterbildung befindlichen ärztlichen Mitarbeitern, angemessen berücksichtigt. Wir sollten daher unsere Vorstellungen und Forderungen auch weiterhin diesen Schlüssel zugrunde legen.

Anästhesiepflegepersonal

Nicht erwähnt wurde bisher der Bedarf an Anästhesiepflegepersonal. Nach über 30jährigem Bestehen unseres Fachgebiets dürfte es nicht mehr zweifelhaft sein, daß der Anästhesist zur Assistenz ebenso eine Anästhesiepflegekraft benötigt wie der Operateur eine Instrumentierschwester. Neben der Vorbereitung und Nachsorge der Narkose- und Überwachungsgeräte sowie des Instrumentariums und der Medikamente steht die Anästhesiepflegekraft zur Assistenz insbesondere bei der Narkoseein- und -ausleitung, zur Patientenüberwachung während des Anästhesieverfahrens sowie bei der Therapie von Komplikationen und Zwischenfällen zur Verfügung. Gerade in kritischen Phasen ist eine derartige Assistenz unverzichtbar, da selbst der erfahrenste Anästhesist nur über zwei Hände verfügt und daher in prekären Situationen auf Unterstützung angewiesen ist (12).

Der quantitative Bedarf an Anästhesieschwestern bzw. -pflegern wird nach den gleichen Grundsätzen wie der ärztliche Personalbedarf berechnet und bedarf somit keiner näheren Erläuterung.

Auch hinsichtlich der Qualifikation kann ich mich kurz fassen und auf die Empfehlung der DKG "Muster einer landesrechtlichen Ordnung" aus dem Jahre 1976 verweisen (5). Die Entwicklung, die schließlich zu dieser heute bundeseinheitlich anerkannten Weiterbildungsordnung für Pflegekräfte geführt hat, stellt einen überaus erfolgreichen Bestandteil der Arbeit der Deutschen Gesellschaft für Anästhesiologie und Intensivmedizin (DGAI) dar, und ich möchte es nicht versäumen, die geradezu historischen Verdienste unserer Fachkollegen AHNEFELD und DICK an dieser Entwicklung hervorzuheben.

Schlußbetrachtung

Vielleicht haben wir in diesem Beitrag den Problemen der Personalbedarfsermittlung einen allzu großen Stellenwert eingeräumt. Wenn aber von Personalplanung die Rede ist, muß man davon ausgehen, daß wir Anästhesisten hierbei einen nur geringen eigenen Entscheidungsspielraum besitzen, vielmehr ganz wesentlich einer Fremdbestimmung unterliegen. Mögen wir auf die Qualifikation unserer Mitarbeiter noch Einfluß nehmen können, die quantitativen Erfordernisse werden mehr denn je weitgehend über unsere Köpfe hinweg bestimmt. Gleichwohl bleiben wir mit der Verantwortung für die Konsequenzen belastet. Dabei wird die Diskrepanz zwischen den Belangen einer sparsamen Betriebsführung aus der Sicht der Kostenträger und den Maßstäben, die die höchstrichterliche Rechtsprechung an die Qualität der Patientenversorgung stellt, immer größer. Beschränkten sich die forensischen Forderungen zu Beginn der Entwicklung unseres Fachgebietes darauf, die Narkoseschwester durch einen approbierten Arzt zu ersetzen, spielt heute die Qualifikation des Arztes eine ausschlaggebende Rolle. Bekanntlich vertritt der BGH die Auffassung, daß nicht nur dann von einem Parallelverfahren mit der damit verbundenen Problematik zu sprechen ist, wenn die Narkoseüberwachung durch eine Anästhesiepflegekraft, sondern auch wenn sie durch einen Arzt mit ungenügender Erfahrung erfolgt. Der selbständige Einsatz von in Weiterbildung befindlichen Kollegen wird somit immer problematischer, sofern eine angemessene Überwachung nicht gewährleistet ist. Dies gilt für das reguläre Operationsprogramm ebenso wie für den Bereitschaftsdienst. Auf der anderen Seite müssen wir dieser restriktiven Rechtsprechung dankbar sein, denn ohne sie würden wir zum machtlosen Spielball rigoroser Personaleinsparungen.

Aber nicht nur aus forensischen Gründen, sondern auch aus Gründen einer sinnvollen, der Qualitätssicherung dienenden Personalplanung empfiehlt sich für die Zukunft, die ärztliche Weiterbildung in der Anästhesiologie mehr und mehr auf Universitätskliniken und leistungsfähige Großkrankenhäuser zu konzentrieren und die anästhesiologische Patientenversorgung an mittleren und kleineren Krankenhäusern weitgehend in die Hände von Gebietsärzten in Lebensstellungen zu legen. Dies würde zugleich eine Intensivierung der Weiterbildung zur Folge haben und damit die fachliche Qualifikation des Anästhesisten verbessern, die neben seiner persönlichen Zuverlässigkeit die beste Prophylaxe gegenüber den Fehlern und Gefahren in der Anästhesie darstellt.

Literatur

1. Bundesminister für Arbeit und Sozialordnung: Ein Planungsmodell für die Anästhesie. In: Forschungsbericht "Verfahren zur Ermittlung des leistungsbezogenen Personalbedarfs in Krankenhäusern", Bd. 1, p. 217, März 1985

2. Deutsche Gesellschaft für Anästhesiologie und Intensivmedizin und Berufsverband Deutscher Anästhesisten: Entschließung zur Personalbedarfsermittlung in der Anästhesiologie. Anästh. Intensivmed. 25, 461 (1984)

3. Deutsche Krankenhausgesellschaft: Anhaltszahlen für die Besetzung der Krankenhäuser mit Ärzten und Pflegekräften - Empfehlungen vom 19. Sept. 1969. Das Krankenhaus 61, 419 (1969)

4. Deutsche Krankenhausgesellschaft: Anhaltszahlen für die Besetzung der Krankenhäuser mit Ärzten - Empfehlungen vom 9. Sept. 1974. Das Krankenhaus 66, 420 (1974)

5. Deutsche Krankenhausgesellschft: Muster für eine landesrechtliche Ordnung der Weiterbildung und Prüfung zu Krankenschwestern, Krankenpflegern und Kinderkrankenschwestern in der Intensivpflege - Empfehlungen vom 16. Nov. 1976. Das Krankenhaus 68, 439 (1976)

6. ECKART, I., KURZ, W., SPILLER, G.: Leistungsorientierter Personalbedarf in Anästhesie-Abteilungen. Anästh. Intensivmed. 19, 461 (1978)

7. FISCHER, K.-J.: Persönl. Mitteilung 1987

8. GOLOMBEK, G.: Zur Ermittlung des Personalbedarfs in der Anästhesie. Anästh. Intensivmed. 20, 107 (1979)

9. HIRSCH, G.: Voraussetzung und Grenzen für den Einsatz von Ärzten in Weiterbildung. Anästh. Intensivmed. 25, 191 (1984)

10. LAUTERBACHER, J., GOLOMBEK, G.: Anhaltszahlen für die Besetzung der Krankenhäuser mit Mitarbeitern. Anästh. Intensivmed. 16, 290 (1975)

11. OPDERBECKE, H. W.: Die Delegation von Aufgaben an Krankenschwestern und Krankenpfleger. Anästh. Intensivmed. 17, 31 (1976)

12. OPDERBECKE, H. W.: Anaesthesie und ärztliche Sorgfaltspflicht. Schriftenreihe Anaesthesiologie und Wiederbelebung, Bd. 100, p. 40. Berlin, Heidelberg, New York: Springer 1978

13. OPDERBECKE, H. W.: Die Delegation von Aufgaben an Ärzte in Abhängigkeit vom Weiterbildungsstand in der Anästhesiologie. Anästh. Intensivmed. 24, 105 (1983)

14. OPDERBECKE, H. W., WEISSAUER, W.: Forensische Probleme der ärztlichen Weiterbildung am Beispiel der Parallelnarkose. Med. R. 2, 134 (1984)

15. RÜGHEIMER, E.: Klinische Propädeutik für Anästhesisten. Anästh. Intensivmed. 23, 242 (1982)

16. Verband der leitenden Krankenhausärzte Deutschlands: Anhaltszahlen für die Besetzung von Krankenhausfachabteilungen und Funktionsbereichen im Krankenhaus mit ärztlichen Mitarbeitern. Krankenhausarzt 42, 232 (1969)

17. WEISSAUER, W., OPDERBECKE, H. W.: Zulässigkeit und Grenzen der "Parallelnarkose". Anästh. Intensivmed. 24, 214 (1983)

Qualitätssicherung durch organisatorische Maßnahmen
Von F. W. Ahnefeld und B. Stein

Um überhaupt Vorstellungen über die Möglichkeiten zu entwickeln, wie und mit welchen Maßnahmen wir zu einer definierbaren Qualitätssicherung kommen können, bedarf es zunächst des Versuches, Definitionen, Grundsätze und Vorgaben zu erörtern, um die Schwierigkeiten zu verdeutlichen, aber auch um mögliche Ansatzpunkte speziell für unser Fach zu finden.

Qualität ist definitionsgemäß die Güte einer Leistung, für die jedoch objektive und subjektive Beurteilungskriterien angewandt werden können. Eine Qualität ist objektiv nur dann zu beurteilen, wenn eng definierte, meßbare Standards mit vorgegebenen Toleranzen im Rahmen einer Qualitätskontrolle überprüft werden. Eine subjektive Beurteilung des Qualitätsbegriffs wird dagegen vom Käufer eines Produktes angewendet, indem er eine auf den Verwendungszweck und den individuellen Anspruch ausgerichtete Relation zwischen Güte und Kosten bildet. Daraus ergeben sich korrelierende Qualitäts- und Preisstufen.

Die Güte der Leistung, also die erreichte Qualitätsstufe, wird im industriellen Bereich von der Güte des Ausgangsmaterials, der in der Fabrikation erbrachten Leistung, die sich aus der personellen Komponente, also den für die Produktion erforderlichen Kenntnissen, Fähigkeiten sowie der Sorgfalt ergibt, und der materiellen Komponente, also der Ausstattung, bestimmt. Für alle diese Teilkomponenten gelten definierte Standards, die durch exakt festgelegte technische Meßwerte zu kontrollieren sind. Das bedeutet: Unter Anlegung objektiver und subjektiver Kriterien des Qualitätsbegriffs müssen stets alle Teilaspekte vom Ausgangsmaterial bis zu den Kosten gewichtet werden, da sie sich gegenseitig beeinflussen und die erreichbare Qualitätsstufe bestimmen.

Auch in der Medizin müssen prinzipiell die gleichen Kriterien und Zusammenhänge Gültigkeit haben. Wie aber stellt sich hier die Situation dar?

Nach juristischer Auffassung resultiert die Güte aus der Sorgfalt, die sich nicht aus dem individuellen, sondern aus dem berufsspezifischen Leistungs- und Sorgfaltsstandard ergibt (WEISSAUER). Diese an sich schon schwer definierbaren Standards werden in der Rechtsprechung maßgeblich durch die Gutachter beeinflußt, vor allem unterschiedlich beurteilt. Sie sind dementsprechend subjektiv geprägt erst in einem Urteil festgeschrieben. Der berufsspezifische Leistungs- und Sorgfaltsstandard wird daher nicht nur von einzelnen, die fast ausschließlich aus Bereichen mit "hohem Leistungsstandard" kommen, subjektiv beeinflußt, er muß auch ständig fortgeschrieben werden. Die Frage ist aber, wann und mit welchen Maßstäben, ausgerichtet an den Fortschrit-

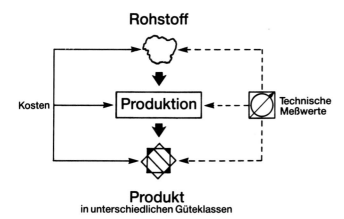

Abb. 1. Qualitätssicherung - Industrie

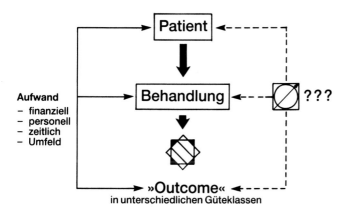

Abb. 2. Qualitätssicherung - Medizin

ten der Medizin, also den Möglichkeiten, oder aber an vorgegebenen finanziellen Ressourcen, dem Machbaren. Alleine mit dieser Diskrepanz ist ein ständiger Konflikt vorprogrammiert. Jeder höhere Standard verändert nicht nur die Qualitäts-, sondern auch die Preisstufe. Der Kostenfaktor bestimmt daher immer nachhaltiger die Grenzen unserer Leistungsfähigkeit. Diese vorgegebene Limitierung gilt aber nicht als verbindliche Richtschnur für Gutachter und Gerichte, sie wird übrigens auch nicht von unseren operativen Partnern anerkannt.

Konsensfähige Standards sind nur in einigen wenigen Bereichen, z. B. in der DIN, durch die MedGV, Anhaltszahlen, auch in Emp-

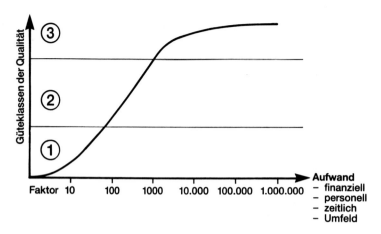

Abb. 3. Güteklassen der Qualität in Relation zum Aufwand

fehlungen der DGAI, festgelegt. Ob damit die angestrebte oder auferlegte Qualität, denken wir an die Anhaltszahlen, zu sichern ist, bleibt dahingestellt. Wie bestimmen wir aber unter diesen Bedingungen die Merkmale für eine Qualitätskontrolle, die noch dazu im Gegensatz zur industriellen Fabrikation in Teilbereichen auf subjektive, vor allem biologische Meßwerte angewiesen ist. Wie führen wir schließlich den Nachweis einer ausgewogenen Relation zwischen Kosten- und Qualitätssteigerung, vor allem wer erkennt diese Forderungen an?

Wenn wir Güteklassen der Qualität in Relation zu Kosten setzen, ergibt sich ein steiler Kostenanstieg bereits am Übergang von der Klasse 1 zu Klasse 2. In der Güteklasse 3 bringt ein hoher Aufwand nur noch geringe Steigerungen der Güte. Dieser Verlauf erklärt sich auch aus der Notwendigkeit, alle im Ablauf einer Patientenversorgung einwirkenden Faktoren gleichzeitig zu verbessern, da das schwächste Glied der Versorgungskette letztendlich die Qualität bestimmt. Politiker versprechen, aber auch Gutachter im Verein mit Juristen streben die Güteklasse 3 an, die Kostenträger ermöglichen jedoch nur eine schwer zu definierende "mittlere Güte", die eine erhebliche Streuung aufweist. Trotz dieser schwierigen Vorgaben möchte ich ein vorläufiges Resümee zwischenschalten. Standards sind Voraussetzungen für jede Qualitätssicherung mit dem übergeordneten Ziel, das medizinische Risiko für den Patienten, damit auch eine medikolegale Bedrohung für den Arzt zu vermindern.

Nur eine Fachgesellschaft kann verbindliche Merkmale auf dem Niveau der berufsspezifischen Leistungs- und Sorgfaltsstandards festlegen und fortschreiben. Ein einzelner ist dazu weder imstande noch autorisiert, alleine wegen der unterschiedlichen Versorgungsstufen der Krankenhäuser, aber einer auch nicht vermeidbaren subjektiven Beurteilung, die er immer aus seinem Umfeld ableiten wird. Nur die Vorgabe von Standards gibt die Möglichkeit, die eigene Leistung, also die Qualität zu objektivie-

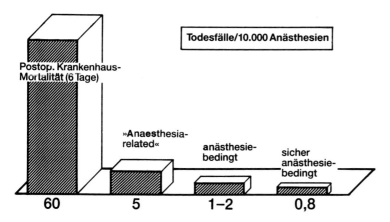

Abb. 4. Ursachen postoperativer Todesfälle (Cardiff-Studie) (Nach 4)

ren, aber auch die Leistungsgrenzen in bezug auf Qualität und Quantität zu markieren. Eine Tatsache, die ich in der heutigen Entwicklung: Kostendämpfung mit Deckelung der Ressourcen bei ständiger Erhöhung der Leistungsanforderung für wichtig halte. Qualitätssicherung ist nicht immer ein qualitatives, sondern natürlich auch ein quantitatives Problem.

Neben Standards, die relativ leicht zu beschreiben und auch abzuprüfen sind, wie die Geräteausstattung, gibt es schwer zu definierende, damit noch schwerer zu überprüfende, angefangen von der Risikobeurteilung des Patienten bis zur Qualität des Personals. Was können und müssen wir auf dem Wege zu einer effektiven, möglichst objektiven Qualitätskontrolle analysieren, um uns damit eine Grundlage für notwendige organisatorische Maßnahmen, die Beurteilung unserer Leistung, aber auch die Entscheidung für die Erstellung und Fortschreibung der notwendigen Standards zu schaffen. Ein entscheidendes Kriterium ist die Mortalität. Alle vorliegenden Mortalitätsstatistiken lassen mehrere Probleme erkennen.

1. Auf welche Zeitspanne wird eine solche Statistik begrenzt: Aufwachen aus der Narkose, Abgabe aus dem Aufwachraum oder, wie in der englischen Cardiff-Studie, bis zum sechsten postoperativen Tag?

2. Die Zuordnung für die Verantwortung des tödlichen Ausganges ist selbst unter Einschaltung von Gutachtern schwer, zumindest häufig nicht im Einvernehmen mit den betroffenen Anästhesisten und Chirurgen zu erreichen.

3. Verläßliche Korrelationen zur Ausgangssituation des Patienten, der Indikationsstellung zum Eingriff, zur Qualität des Personals, der Ausstattung, insgesamt des Umfelds sind lückenhaft. Sie können insbesondere für die schwierig zu beurteilende Zuordnung von entscheidender Bedeutung sein.

Tabelle 1. Analyse von 163 tödlichen Zwischenfällen (Nach 7)

Verantwortung der Anästhesie nach Meinung der Gutachter (maximal 3)	Total	Etwas	Nicht	
	16 %	41 %	43 %	
Übereinstimmung in der Frage der Verantwortlichkeit mit: (n = 163)				
betroffenem Anästhesisten	1	16	37	= 33,1 %
betroffenem Chirurgen	4	20	24	= 29,4 %
keinem von beiden	21	-	10	= 19,0 %
beiden	4	26	-	= 18,4 %

Tabelle 2. Anästhesiemorbidität (Nach 3)

	Schwer	Mittel	Gering
Befinden	↓↓↓	↓↓	↓
Krankenhausaufenthalt	↑↑↑	↑	=
Bleibende Schäden	+++	∅	∅
Inzidenz pro 10 000	44,5	???	941,5

4. Tödliche Zwischenfälle sind selten, daraus zu ziehende Schlußfolgerungen manchmal eindeutig, häufig schwierig.

Daraus wurde auf einem internationalen Symposion (3, 10), das 1985 in den USA stattfand, der Schluß gezogen: Eine ausreichende Beurteilung über die Qualität der Anästhesieleistung erscheint nur bei gleichzeitiger Erfassung der Morbidität möglich. Auch hier bleiben die unlösbar erscheinenden Probleme Zeitspanne und Zuordnung in gleicher Weise wie bei den Mortalitätsstatistiken bestehen. Die auf dem Symposion erstellten Empfehlungen regen eine abschließende Beurteilung des Verlaufs bei Entlassung des Patienten aus dem Krankenhaus durch den Anästhesisten, Operateur, eventuell unter Hinzuziehung eines internistischen Konsiliars an.

Die Empfehlung enthält weiter die Aufforderung, zusätzlich die im Ablauf einer Anästhesie auftretenden "Critical incidents", also die Beinahekatastrophen zu erfassen, da sie häufiger sind, sich daraus insbesondere Fehlerursachen und Schwachstellen am leichtesten analysieren lassen und eigentlich die verbindlichsten Schlußfolgerungen auch für die Aufstellung oder Veränderung von Standards ergeben. Die DGAI-Empfehlungen, später die DIN für Narkosebeatmungsgeräte bezogen sich im wesentlichen auf die Analyse von COOPER (2) über "Critical incidents". Mit der jetzt festgeschriebenen Ausstattung lassen sich rechnerisch ca. 40 % der registrierten Zwischenfälle vermeiden.

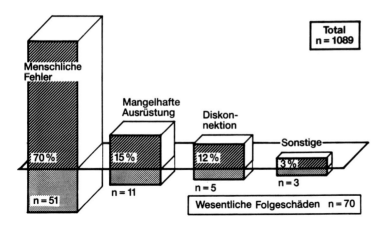

Abb. 5. Ursachen von anästhesiebedingten Zwischenfällen
(Nach 2)

Auch zu diesem Abschnitt ein vorläufiges Resümee: Eine sinnvolle Festlegung, insbesondere Fortschreibung von Standards als Grundlage einer Qualitätskontrolle und -sicherung ist nur auf der Basis einer verläßlichen Mortalitäts-, Morbiditäts- und Zwischenfallsstatistik möglich.

Die Aufgabenstellung des Beitrags lautet, Vorschläge zu unterbreiten, mit welchen organisatorischen Maßnahmen eine Qualitätssicherung möglich erscheint. Nach der vorausgegangenen Darstellung dürfte klargeworden sein, daß sinnvolle, dem angestrebten Zweck entsprechende Maßnahmen als Entscheidungsbasis objektive Erkenntnisse erfordern, die bis heute nur punktuell vorliegen. Es sind bestenfalls die Ansatzpunkte erkennbar, nur selten ein sinnvoller, vor allem machbarer oder auch konsensfähiger Standard. Erschwerend kommt hinzu, daß trotz dieser Fakten in der heutigen Rechtsprechung alle Minderungen einer geforderten, jedoch nicht definierten Qualität letztlich auf ein Organisationsverschulden zurückgeführt werden. Mit Hilfe des Gutachters muß versucht werden, den berufsspezifischen Leistungs- und Sorgfaltsstandard für den Einzelfall zu finden. Zur Aufarbeitung der Problematik müssen wir uns verdeutlichen, vor allem auch Juristen darauf hinweisen, daß der Patient eine Behandlungskette durchläuft, in der auch der Anästhesist tätig wird, aber eingebunden in einen häufig von anderen vorgegebenen Ablauf.

Die letztlich resultierende Qualität der ärztlichen Leistung wird von vielen Faktoren beeinflußt, die sich gleichzeitig auswirken, aus ganz unterschiedlichen Ursachen resultieren und auch unterschiedliche Verursacher haben. Das bedeutet, Empfehlungen für organisatorische Maßnahmen zur Qualitätssicherung können nur auf der Basis noch zu entwickelnder Standards erwartet werden, die geeignet sind, die Voraussetzungen zu definieren, die im Ablauf der gesamten Versorgungskette einzuhalten sind.

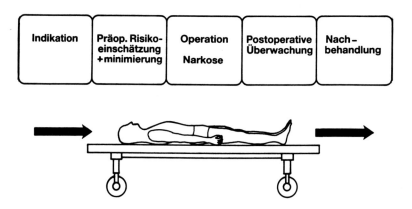

Abb. 6. Behandlungskette

Ohne zu sehr ins Detail gehen zu können und ohne Anspruch auf Vollständigkeit sind für eine zu definierende Qualität die in den Abb. 7 a und 7 b aufgeführten Voraussetzungen zu nennen. Alle fordern die Definition bestimmter Merkmale, also Standards, als Voraussetzung für die Qualitätskontrolle, damit zur Sicherung der Qualität. Sie betreffen die Anästhesie, den operativen Bereich, den Patienten und ganz besonders auch das Umfeld, d. h. die Infrastruktur der Klinik.

Daraus ist zu folgern, daß alle Faktoren, zu unterschiedlichen Zeitpunkten, aus unterschiedlichen Gründen und von verschiedenen Verursachern ausgelöst, singulär oder aus Ursachenkombinationen Einfluß auf die Mortalität, die Morbidität, aber auch auf Zwischenfälle haben können und damit die Güte der Leistung im Sinne der Qualität beeinflussen. Da es sich um eine Behandlungskette handelt, an der mehrere medizinische Disziplinen mitwirken, müßten alle an der Gesamtleistung beteiligten Bereiche zumindest vergleichbare Standards nachweisen. Da jedoch die Anästhesie die Standards fachfremder Bereiche, auch die Infrastruktur der Klinik nicht beeinflussen kann, sind, in Abhängigkeit von den fachfremden Standards, negative, natürlich auch positive Einflüsse denkbar, die in die Leistung der Anästhesie eingehen, die Qualität beeinflussen. Betrachten wir die Voraussetzungen und die Behandlungskette, ergibt sich ein mehrdimensionaler Ablauf.

Da die Qualität der Anästhesie am Gesamtmenschen mit Hilfe der genannten Kriterien gemessen wird, wirken sich eigene, fremde, zu erfassende, beeinflußbare, nicht beeinflußbare, aber auch durch uns nicht zu erfassende Einflüsse aus, die wir bei der eigenen Bewertung zu bedenken haben. Dies betrifft die personellen Voraussetzungen, die materielle Ausstattung, das Umfeld des Patienten und den Ablauf der Versorgungskette.

1 Patient	2 Personal	3 Ausstattung
	Anästhesie und operativer Bereich	

• Status
• Alter
• Risikogruppe
• Art + Schwere des Leidens
• Art, Dringlichkeit + Dauer des Eingriffs
	• Quantität
	• Qualität
	• Fortbildung
		• Geräte
		  Umfang
		  Qualität
		• Medikamente + Hilfsmittel

Abb. 7 a. Faktoren der Qualitätskontrolle und -sicherung

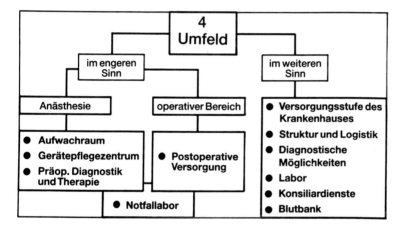

Abb. 7 b. Faktoren der Qualitätskontrolle und -sicherung

Wenn wir nur die Qualitätsbeurteilung des Anästhesisten als ein Beispiel herausgreifen, dann ist die Güte der Leistung unter anderem abhängig vom Intellekt, dem Wissen, von der Erhaltung und Erweiterung des Wissens, dem personellen Engagement, der Persönlichkeitsstruktur, dem Reaktionsvermögen, der Belastung und Belastbarkeit, aber auch von der Kooperation mit dem operativen Bereich und den Anforderungen, die der jeweilige operative Bereich stellt, natürlich von der angebotenen Fortbildung oder anderen Trainingsmöglichkeiten.

Es dürfte fast unmöglich sein, die eben dargestellten Faktoren, die die Qualität des Anästhesisten beeinflussen, abzuprüfen. Dazu müßte, wie in der Luftfahrt, ein komplizierter Simulator zur Verfügung stehen, wobei wir uns erneut klarmachen müssen, daß es wesentlich schwieriger ist, biologische Vorgänge zu simulie-

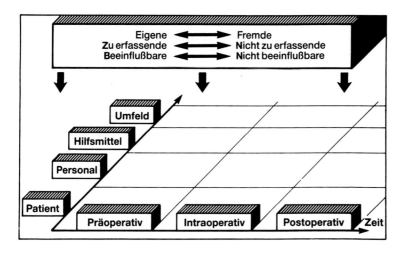

Abb. 8. Qualität - einwirkende Einflüsse

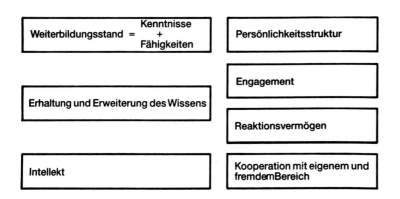

Abb. 9. Personelle Qualität als Voraussetzung der Güte einer Leistung

ren als technische, die nicht nur gleichbleibend, sondern vor allem exakt definierbar sind.

Bereits daraus ist zu folgern, daß wir auf einer unteren, überschaubaren, damit machbaren Ebene beginnen müssen, um schließlich daraus auch die organisatorischen Maßnahmen ableiten zu können, die für eine Durchschnittsanästhesieabteilung und den Durchschnittsanästhesisten Gültigkeit haben müssen, z. B. mit der Erstellung von Checklisten zur Erfassung unter anderem des organisatorischen Status. Im übrigen kann es jedem freistehen, aufgrund seiner Ressourcen und Ansprüche eigene Standards zu ergänzen, die jedoch dann nur eine Bewertungsgrundlage für den eigenen Bereich darstellen dürfen.

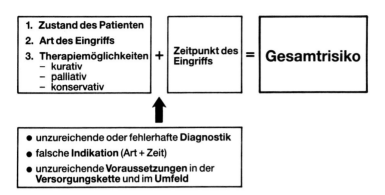

Abb. 10. Indikation zum operativen Eingriff

Ein ganz besonderes Problem stellt bei der Qualitätskontrolle die bereits eingangs angesprochene Zuordnung der Ursachen bei Zwischenfällen, Morbidität und Mortalität dar. Ich möchte dafür zwei Beispiele herausgreifen. Gleiche Zusammenhänge und Verflechtungen sind aber in allen Bereichen der Versorgungskette nachweisbar.

Bereits bei der Indikationsstellung können schwerwiegende Fehlentscheidungen das auch vom Anästhesisten mitzutragende, aber nur begrenzt beeinflußbare Gesamtrisiko nachhaltig erhöhen. Ich will mir die allen bekannten Beispiele ersparen. Bei der Zuordnung der Ursachen für Zwischenfälle, Morbidität und Mortalität ist die Analyse solcher Fehler sicher nicht im eigenen Hause möglich, wie das Ergebnis der Cardiff-Studie zeigt, sie ist selbst für Gutachter schwierig.

Nehmen wir als zweites Beispiel für den Bereich der Morbidität die postoperative Pneumonie (Abb. 11).

Wer ist imstande festzustellen, ob eine singuläre Ursache, eine Ursachenkombination, ein schicksalhafter Ablauf oder auch der Krankheitsverlauf als solcher als Einflußgrößen zu definieren sind?

Ich möchte diesen Teil mit einer Zusammenfassung abschließen, mich dabei auf eine Publikation von DERRINGTON und SMITH (3) beziehen. Deren Schlußfolgerungen stammen aus der sorgfältigsten Analyse aller bisher vorliegenden Studien. Die Autoren führten aus: "Wir werden zunächst nur allgemeine und begrenzte Maßnahmen ergreifen können und Standards bilden müssen, die sich auf den heute erreichten Durchschnitt unserer Leistungsmöglichkeiten beziehen, um damit eine erste machbare, allerdings auch verantwortbare Qualitätsstufe zu bilden. Mortalitätsstatistiken sind zwar erforderlich und müssen in jeder Klinik geführt werden, sie sind jedoch völlig unzureichend, um die Voraussetzungen für eine Verbesserung der Qualität zu erreichen." Gemeinsam mit FOWKES fordert DERRINGTON:

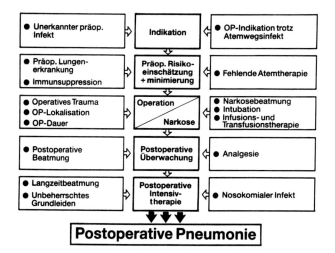

Abb. 11. Qualitätskontrolle: Faktoren, die die Entstehung einer postoperativen Pneumonie beeinflussen können

Tabelle 3. Voraussetzungen für eine Qualitätssicherung

1. Forschung über Komplikationen in der Anästhesie
2. Forschung zur Risikoanalyse des Patienten
3. Morbiditäts- und Mortalitätsstatistiken
4. Erhebungen über Zwischenfälle

1. Eine Forschung, um spezifische und häufige Komplikationen in der Anästhesie ursächlich abklären zu können.

2. Studien, die geeignet sind, die individuellen Risikofaktoren des Patienten besser erfassen zu können, vor allem abzuklären, welche Risikofaktoren und -konstellationen unter welchen Bedingungen zu welchen Komplikationen führen, ob also Vorbehandlung, Wissen, Monitoring oder spezifische Therapieverfahren eine Minimierung ermöglichen.

3. Zu fordern sind darüber hinaus Studien über die Morbidität und Mortalität, allerdings mit neueren analytischen Ansätzen, wie sie eben genannt wurden.

4. Es sind schließlich sorgfältige Erhebungen über alle Komplikationen bzw. Beinahezwischenfälle erforderlich, da sich daraus wahrscheinlich am ehesten verbindliche Schlußfolgerungen für organisatorische Maßnahmen zur Sicherung oder Verbesserung der Qualität ziehen lassen, einfach deswegen, weil sie häufiger und für eine Analyse zugänglicher sind als die im vorausgegangenen aufgeführten. Nur aufgrund solcher Ergebnisse werden wir erkennen können, wo die wesentlichen Gründe für eine Reduktion der angestrebten Qualität liegen, welche Ursachen oder Ursachenkombinationen zur Morbidität und Morta-

lität führen und wie sie durch bessere Schulung, eine verbesserte Zusammenarbeit mit den operativen Fächern oder eine verbesserte technische Ausstattung etc. zu verhindern sind.

Versuchen wir daraus die Schlußfolgerungen abzuleiten:

1. Eine Qualitätskontrolle als Voraussetzung einer Qualitätssicherung ist trotz der besonderen Schwierigkeiten, mit denen wir in einem interdisziplinär tätigen Fach konfrontiert sind, unabdingbar notwendig, um einmal die Güte unserer Leistungen zu definieren, aber auch um überhaupt erkennen zu können, welche organisatorischen Maßnahmen wir für die Qualitätssicherung zu ergreifen haben.

2. Alle bisher vorliegenden Ergebnisse lassen erkennen, hier folgen wir den Aussagen von DERRINGTON, daß wir ein zweischichtiges Vorgehen zu wählen haben.

   Es sind zunächst konsensfähige Standards als Voraussetzung für die Qualitätskontrolle zu entwickeln und fortzuschreiben. Eine solche Aufgabe kann nur eine wissenschaftliche Fachgesellschaft übernehmen und koordinieren. Diese Standards müssen in obligatorische und fakultative unterteilt sein, um die unterschiedlichen Aufgabenstellungen, aber auch die Möglichkeiten in den verschiedenen Versorgungsstufen zu berücksichtigen. Sie müssen sich am Stand der wissenschaftlichen Erkenntnisse orientieren, sie dürfen nicht auf einen als unzulänglich erkannten Ist-Zustand ausgerichtet sein. Bei den zu erwartenden wesentlichen Einschränkungen der Ressourcen erscheint dies auch aus medikolegalen Gründen wichtig. Die empfohlenen Standards sollen dem leitenden Anästhesisten die Möglichkeit geben, die Voraussetzungen im eigenen Bereich zu überprüfen, vor allem seine <u>Leistungsgrenzen</u> in qualitativer, besonders auch quantitativer Weise zu bestimmen. Dann erhält er auch die Möglichkeit, dem Krankenhausträger, der letztlich die Verantwortung für die Leistungsfähigkeit einer Klinik zu tragen hat, ein objektives Bild bzw. Forderungen zu vermitteln. Knappere Ressourcen bedeuten bei Einhaltung vorgegebener Standards Leistungseinschränkungen. Das Gegenteil, die Leistungssteigerung wird täglich abverlangt. In vielen Bereichen zeigen sich Ansätze, die Anästhesie zum limitierenden Faktor gegenüber den operativen Fächern zu machen. Dagegen müssen wir uns wehren. Nur glaubhafte, hieb- und stichfeste Standards können uns in einem interdisziplinären Fach davor bewahren, zwischen den Mühlsteinen politischer Vorgaben, Entscheidungen der Kostenträger und den Anforderungen der operativen Bereiche zermahlen zu werden. Dies ist neben der Qualitätssicherung ein wesentlicher Nebeneffekt.

Neben dieser Aufgabe, die vordergründig die Gegenwart betrifft, müssen in der zweiten Schicht die von DERRINGTON geforderten Forschungsvorhaben, möglichst in multizentrischen Studien, gefördert werden. Nur diese Ergebnisse erlauben uns eine sinnvolle und begründbare Fortschreibung. Zur Qualitätskontrolle <u>jedes</u> klinischen Bereiches muß heute eine sorgfältig geführte Mortalitätsstatistik in einem ebenfalls von der wissenschaftlichen Fachgesellschaft vorgegebenen Raster mit entsprechender Dokumentation geführt werden. Die in gleicher Weise dringend benötigte Morbiditäts- und Zwischenfallstatistik können aus unserer Sicht jedoch alleine wegen des damit verbundenen Aufwandes und der zusammenfassenden zentralen Auswertung nur in einem repräsentativen Querschnitt, allerdings an Häusern unterschiedlicher Versorgungsstufen vorgesehen werden.

In einem Anhang, der nur einen Überblick vermitteln soll, haben wir versucht aufzulisten, welche Teilbereiche mit den zu erarbeitenden Standards abzudecken sind. Wir wollen damit verdeutlichen, welchen Fragenkatalog ein leitender Anästhesist aufarbeiten und beantworten muß, um im eigenen Bereich die Voraussetzungen für eine Qualitätssicherung zu überprüfen. Für diese Qualitätskontrolle stehen in einigen Bereichen bereits gültige Standards zur Verfügung (DIN, MedGV, Empfehlungen der DGAI), für andere hat die DGAI kürzlich entsprechende Empfehlungen publiziert und wird sie in der Zukunft fortschreiben. Aber auch dort, wo uns solche Standards fehlen, ergeben sich aus der Auflistung Ansatzpunkte, wo die Qualität zu überprüfen ist und in welcher Richtung sie weiterentwickelt bzw. verbessert werden muß. In der täglichen Routine verlieren wir nur allzuleicht die Übersicht über die Zusammenhänge und Einflußgrößen, wir sind uns oft nicht klar, welche Vielzahl von Faktoren letztlich die erreichte Qualität beeinflussen. Sicher eine gigantische und schwierige Aufgabe, die zumindest in dieser Weise bisher von keinem medizinischen Fachgebiet in Angriff genommen wurde. Allein dies sollte uns ein ausreichender Anreiz sein. Die tägliche Bedrohung unserer Arbeit durch teilweise schwerwiegende medikolegale Konsequenzen, die Verantwortung, die wir gegenüber unseren Patienten zu tragen haben, die Erfüllung einer schwierigen interdisziplinären Aufgabe sind Grund genug, eine hohe Qualität unserer Leistung anzustreben. Allerdings auch die Abhängigkeit von Fremdeinflüssen zu dokumentieren und die Leistungsgrenzen zu markieren.

Dies alles sind wichtige und dringende Arbeiten, die in den angegebenen Stufen baldmöglichst realisiert werden müssen. Auch wenn die Probleme einer Qualitätssicherung innerhalb der Anästhesie noch ganz im Vordergrund stehen, können in jeder Anästhesieabteilung sofort, also noch im Vorfeld der geforderten Empfehlungen unserer Fachgesellschaft, wichtige und zielorientierte Vorarbeiten beginnen. Ich nenne, orientiert an den Ergebnissen der im internationalen Schrifttum vorliegenden Ursachenanalysen, beispielhaft die wichtigsten, wobei die im Anhang beigefügte Auflistung weitere Anregungen vermitteln soll:

- Sorgfältig erhobene und dokumentierte Risikoanalyse einschließlich der eng damit verbundenen Aufklärung des Patienten.

- Alle Maßnahmen zur Minderung des menschlichen Versagens. Hier liegt der Schwerpunkt in der qualifizierten Weiter- und Fortbildung, unter Einschluß von Morbidity- und Mortality-Konferenzen, sowie der Vorgabe von Lernzielen in bezug auf die im jeweiligen Bereich angewendeten Narkose- und Therapieverfahren. Diese Forderung gilt nicht nur für den ärztlichen, sondern auch für den Pflegesektor.

- Die Sicherstellung der erforderlichen technischen Ausstattung, die Einhaltung der MedGV, besonders der technischen und hygienischen Auflagen.

- Ausreichende Vorkehrungen für eine adäquate postoperative Versorgung.

- Zusammenfassung aller organisatorischen Maßnahmen in einer Dienstanweisung. Definition der Schnittstellen der Behandlungskette, des Verantwortungsbereiches innerhalb der Anästhesie und gegenüber den operativen Bereichen einschließlich der Auflagen für die operativen Partner.

Bewährt hat sich uns die Zusammenstellung der wichtigsten Anordnungen, Auflagen, Anästhesiemethoden und Therapieverfahren in einem Manual. Es gilt für alle noch in Weiterbildung befindlichen Anästhesisten als Dienstanweisung, die kontinuierlich fortgeschrieben wird. Hier sind auch die Grenzen für das eigenständige Handeln und eine notwendige Hinzuziehung eines Fach- oder Oberarztes gezogen. In welcher Form auch immer, eine solche Dienstanweisung stellt eine wichtige Basis einer effektiven Organisation dar, läßt auch erkennen, wo organisatorische Maßnahmen notwendig oder zu ergänzen sind, um eine Qualitätssicherung zu erreichen.

Wir haben versucht, die Probleme aufzuzeigen, denen wir bei einer Realisierung der Aufgabe: Qualitätssicherung durch organisatorische Maßnahmen gerade in der Anästhesiologie gegenüberstehen. Wir haben daraus Vorschläge abgeleitet, die individuell und subjektiv gefärbt nur als möglicher Einstieg in die schwierige, aber notwendige Aufgabenstellung angesehen werden können. Als Voraussetzung für die Lösung ist es erforderlich, ein Problem zu erkennen, wir wollten dieses Erkennen erleichtern. Darüber hinaus behält der Anspruch von KANT Gültigkeit: "Der Vortragende kann nur Anregungen geben, jeder muß aus dem eigenen Denken zu Entscheidungen kommen."

Literatur

1. ALLNUTT, M. F.: Human factors in accidents. Brit. J. Anaesth. 59, 856 (1987)

2. COOPER, J. B., NEWBOWER, R. S., KITZ, R. J.: An analysis of major errors and equipment failures in anesthesia management: considerations for prevention and detection. Anesthesiology 60, 34 (1984)

3. DERRINGTON, M. C., SMITH, G.: A review of studies of anaesthetic risk, morbidity and mortality. Brit. J. Anaesth. 59, 815 (1987)

4. FARROW, S. C., FOWKES, F. G. R., LUNN, J. N., ROBERTSON, I. B., SAMUEL, P.: Epidemiology in anaesthesia. II: Factors affecting mortality in hospital. Brit. J. Anaesth. 54, 811 (1982)

5. KEATS, A. S.: Role of anesthesia in surgical mortality. In: Complications in anesthesiology (eds. F. K. ORKIN, L. H. COOPERMAN), p. 3. Philadelphia: Lippincott 1983

6. LIST, W. F., OSSWALD, P. M.: Komplikationen in der Anästhesie. Berlin, Heidelberg, New York, London, Paris, Tokyo: Springer 1987

7. LUNN, J. N., HUNTER, A. R., SCOTT, D. B.: Anaesthesia-related surgical mortality. Anaesthesia 38, 1090 (1983)

8. MAJOR, E., JENNINGS, A. M. C.: Serious anaesthetic accidents. In: Hazards and complications of anaesthesia (eds. T. H. TAYLOR, E. MAJOR), p. 1. Edinburgh, London, Melbourne, New York: Churchill Livingstone 1987

9. NORMAN, J.: Education in anaesthetic safety. Brit. J. Anaesth. 59, 922 (1987)

10. The Association of Anaesthetists of Great Britain und Ireland: Preventable anaesthetic mortality and morbidity. Anaesthesia 40, 79 (1985)

11. TINKER, J. H., ROBERTS, S. L.: Anesthesia risk. In: Anesthesia (ed. R. D. MILLER), 2nd ed., vol. 1, p. 359. New York, Edinburgh, London, Melbourne: Churchill Livingstone 1986

12. TSCHIRREN, B.: Der Narkosezwischenfall: Ätiologie, Prophylaxe und Therapie, 3., vollst. überarb. Aufl. Bern, Stuttgart, Toronto: Huber 1987

Anhang

A Personal

1. Quantität

- Anhaltszahlen der DKG (Ärzte)

- Anhaltszahlen der DKG (Pflegepersonal)

- Anhaltszahlen Fortschreibung DGAI (Ärzte)

- Korrigierte Anhaltszahlen DKG (in Vorbereitung)
  Pflegepersonal

- Personalbedarf für zusätzliche Aufgabenbereiche im ärztlichen Dienst (z. B. Notfallaufnahme, Konsiliardienste, Rettungsdienste etc.)

- Personalbedarf für zusätzliche Aufgaben im Pflegedienst (präanästhesiologische Untersuchungseinheit, Aufwachraum etc.)

- Bereitschafts- und Rufbereitschaftsdienste Ärzte und Pflegepersonal (BAT-konform?)

- Technisches Personal: Techniker, MTA
  (z. B. Gerätepflegezentrum, Notfallabor, Blutbank)

- Schreibdienst, Dokumentation, Statistik, EDV

- Hilfsdienste für spezielle Aufgaben, z. B. zur Entlastung des Pflegepersonals, Gerätepflegezentrum, Sterilisation

2. Qualität

- Weiterbildungsermächtigung

- Propädeutik (Einführung für Anfänger, Umfang und Modus)

- Organisation der Weiterbildung (Weiterbildungskolloquien, Morbidity-Mortality- und Zwischenfallskonferenzen)

- Weiterbildung von Pflege- und Fachpersonal (z. B. Techniker)

- Spezielle Trainings- und Simulationsprogramme

- Fortbildung für Ärzte und Pflegepersonal (inner- und außerbetrieblich, z. B. MedGV (Einführung, Wiederholungskurse), neue Narkose- und Therapieverfahren, Symposien, Kongresse etc.)

- Dienstanweisung
  Zusammenfassung der Organisationsstruktur, der örtlich
  angewandten Verfahren etc.
  Schnittstellendefinitionen (Anästhesie/operative Fächer)

- Kontrolle des erreichten Weiterbildungsstandards (z. B.
  klinikinterne Prüfung zum Abschluß eines jeden Weiter-
  bildungsjahres)

- Teilnahmekontrolle an Weiter- und Fortbildungsveranstaltungen

- Relation Fachärzte zu in Weiterbildung befindlichen Ärzten
  und zu Berufsanfängern

- Freistellung von Fachärzten für Weiterbildungsaufgaben
  (Anhaltszahlen Oberärzte)

- Relation Fachpflegepersonal zu examiniertem Pflegepersonal
  und nichtexaminiertem Pflegepersonal (z. B. Schwestern-
  helferinnen)

B Einhaltung allgemeiner Auflagen

1. Einhaltung der DGAI-Empfehlungen (Anästhesietechnik), DIN,
   MedGV, Strahlenschutzverordnung und hygienische Auflagen

2. Einhaltung der Tarifverträge BAT und KrT

3. Unfallverhütungsvorschriften der BG

4. Mortalitätsstatistik (nach Raster DGAI), Morbiditäts- und
   Zwischenfallsstatistiken

5. Einhaltung der Entschließungen der DGAI zur Organisation der
   Patientenversorgung und der Vereinbarungen über die Zusammenarbeit mit anderen Fachgebieten (Kompetenzverteilung)

C Präoperative Untersuchungseinheit

1. Voruntersuchung (Status, Alter, Risikogruppe, Art und
   Schwere des Leidens, Art, Dringlichkeit, Dauer des Eingriffs, Patientenaufklärung, Dokumentation)

2. Risikominimierung (Möglichkeiten einer Vorbehandlung, Zusammenarbeit mit Konsiliardiensten - welche sind vorhanden?)

3. Raumbedarf

4. Ausstattung (Geräte, Instrumentar, Labordiagnostik)

5. Personelle Besetzung

D Operativer Bereich

1. Raumbedarf (Einleitungs- und Ausleitungsraum), Vorratshaltung: Medikamente, Hilfsmittel, Narkosezubehör, Einmalartikel

2. Geräteausstattung, Monitoring

3. Zentrale Gasversorgung, Absaugung der Narkosegase, Notstromversorgung

4. Geräte für Notfälle (einschließlich Notfallmedikamente)

5. Personal (siehe A und B)

E Postoperativer Bereich

1. Aufwachraum (Kapazität, Raumbedarf)

2. Vorratshaltung: Medikamente, Hilfsmittel, Zubehör, Einmalartikel

3. Geräteausstattung, Monitoring

4. Zentrale Gasversorgung

5. Personelle Besetzung

6. Betriebsstunden

7. Geräte für Notfälle (einschließlich Notfallmedikamente)

8. Leistungsfähigkeit der operativen Nachbehandlung (Intensivüberwachung)

F Umfeld

1. Versorgungsstufe des Krankenhauses (Kooperation mit Kliniken höherer Versorgungsstufen)

2. Struktur und Logistik des Krankenhauses

3. Diagnostische Möglichkeiten (CT, Angiographie, Röntgen, Sonographie etc.)

4. Labor (Notfallabor)

5. Konsiliardienste

6. Blutbank

7. Rettungsdienst

G Organisatorische Form des Anästhesiedienstes

1. Art der Bereitschafts-(Hintergrunds-)dienste, Versorgungskonzepte für die einzelnen operativen Bereiche

2. Zusätzliche Dienstbelastungen (z. B. Reanimationsdienst, Konsiliardienst)

3. Zusätzliche Aufgabenstellungen

Zusammenfassung der Diskussion zum Thema: „Risikofaktor Organisation"

FRAGE:
Die Erfahrungen mit dem europäischen Diplom für Anästhesiologie zeigen bei Bewerbern aus der Bundesrepublik Defizite im Bereich des theoretischen und Grundlagenwissens. Ist hierin ein Mangel der Weiterbildung zum Arzt für Anästhesie zu sehen?

ANTWORT:
In der Tat sind Mängel in der Aus- und Weiterbildung zu sehen. Die von der Fachgesellschaft vorgelegten Änderungsvorschläge müssen sich aber innerhalb des von der Weiterbildungsordnung vorgegebenen Handlungsspielraums bewegen. Die Einflußnahme auf formale Änderungen wie die erstrebte Verlängerung der Weiterbildungszeit auf fünf Jahre und das Facharztgespräch ist daher nicht direkt, sondern nur über die Landesärztekammern möglich.

FRAGE:
Die augenblickliche Situation zeigt, daß es erhebliche qualitative Unterschiede im theoretischen Wissen und dem Ausbildungsspektrum gibt, abhängig von der weiterbildenden Klinik. Welche Ansätze, aber auch Probleme sind in einem Stufenkonzept zur Weiterbildung zu sehen?

ANTWORT:
Das Konzept beinhaltet eine vierjährige, gestraffte Weiterbildung, die alle Fachbereiche einschließlich Intensivmedizin, kurzzeitig auch Spezialbereiche wie Kardioanästhesie, Neuroanästhesie umfaßt, dem Anästhesisten eine Basisausbildung bietet und eine eigenständige Tätigkeit mit "europäischem Standard" ermöglicht.

In Zukunft ist für Spezialbereiche wie die oben genannten Spezialdisziplinen eine Zusatzqualifikation zu fordern, da in der Regel die derzeitige Weiterbildung zeitlich und inhaltlich nicht ausreicht, eigenständig und verantwortlich tätig zu sein, wie das Beispiel der Intensivmedizin mit sechs Monaten Pflichtweiterbildung zeigt.

Probleme sind in einer möglichen Spezialisierung und Zersplitterung des Fachs Anästhesiologie und einer zu engen Bindung an die korrespondierenden operativen Spezialdisziplinen zu sehen.

FRAGE:
Welche Argumente gibt es in der Beurteilung des Alternativvorschlags - Verlängerung der Weiterbildungszeit auf fünf Jahre - zu bedenken?

ANTWORT:
Die Verlängerung der Weiterbildungszeit auf fünf Jahre ist derzeit leichter zu realisieren als die Forderung nach einer gesonderten Weiterbildung in Spezialbereichen. Sie wird nur dann zu qualitativen Verbesserungen führen, wenn die volle Weiterbildungsermächtigung sehr restriktiv vergeben wird, ein Wechsel der Weiterbildungsklinik vorgeschrieben ist und am Ende eine anspruchsvolle Prüfung steht, wie uns das Beispiel der Schweiz zeigt. Andererseits bietet eine Zeitverlängerung allein keine Gewähr für einen besseren Gebietsarztstandard, sie verlängert die ohnehin längste Medizinerausbildung und könnte auch von der dringend notwendigen Straffung und inhaltlichen Verbesserung der Weiterbildung ablenken. Zudem werden durch die Verlängerung der Weiterbildungszeit alle Weiterbildungsstellen für die nachrückenden Ärzte blockiert.

FRAGE:
Welche konkreten, jetzt zu realisierenden Ansätze zur inhaltlichen Qualitätsverbesserung gibt es?

ANTWORT:
Zunächst ist im eigenen Bereich eine ständige Überprüfung von Wissen, aber auch der formalen Anforderungen an die Weiterbildung, z. B. die Erfüllung der vorgeschriebenen Anästhesiezahlen, notwendig. Die Realisierung einer anästhesiologischen Propädeutik für den Anfänger im Fachgebiet mit Anleitung durch erfahrene Tutoren, die Durchführung eines jährlichen Facharztgesprächs mit dem Anästhesisten in Weiterbildung und "Postgraduate-Kurse" für Gebietsärzte sind Maßnahmen, die Weiterbildungsstätten bereits jetzt bieten können; allerdings steigen damit auch die Anforderungen an die Lehrenden.

FRAGE:
Was muß darüber hinaus strukturell in der Weiterbildung geändert werden?

ANTWORT:
Zunächst ist zu bemerken, daß im Gegensatz zur schulischen und universitären Ausbildung die Gebietsarztweiterbildung nur unzureichend strukturiert ist und konkrete Ausbildungsziele und -programme oft fehlen.

Vordringlich ist ein Qualitätsstandard für die Weiterbildungsstätten zu fordern, mit konkreten Anforderungen auch an die theoretische Weiterbildung, so daß kleine und mittlere Krankenhäuser weniger weiterbilden und zunehmend mit Gebietsärzten arbeiten werden.

Schließlich sollte auch, gerade im Hinblick auf die Defizite im theoretischen Wissen, eine Strukturierung des Basiswissens erfolgen und geeignete Literatur, wie im angloamerikanischen Raum längst vorhanden, angeboten werden. Geplant ist die Konkretisierung von Lernzielen in einem Katalog durch die Fachgesellschaft. Die Weiterbildung muß in ihrem Inhalt und zeitlichen Verlauf konkretisiert werden und durch geeignete Prüfungen, sowohl schriftlich als auch mündlich, schrittweise überprüft werden.

FRAGE:
Welche rechtlichen Anforderungen sind an den weiterbildenden Arzt und die Weiterbildungsstätte zu stellen?

ANTWORT:
Der leitende Arzt der Weiterbildungsstätte muß den Rahmen für eine theoretische und praktische Weiterbildung bieten, diese überwachen und trägt dafür die Verantwortung. Der Assistenzarzt steht aber in der "Bringschuld", diese Angebote anzunehmen und trägt damit neben seiner Aufgabe der Patientenversorgung eine Eigenverantwortung für seine Weiterbildung. Er macht sich eines "Übernahmeverschuldens" schuldig, wenn er eine Tätigkeit übernimmt, der er angesichts seines Ausbildungsstandes nicht gewachsen ist.

FRAGE:
Gerade diese Doppelbelastung des Arztes in der Weiterbildung bedeutet häufig, sehr viel Zeit und Energie für die Patientenversorgung und Routinetätigkeiten zu opfern, die die Kraft und Motivation für eine Weiterbildung teilweise aufzehrt. Wie kann diese Situation verbessert werden?

ANTWORT:
Dieses Problem muß ernst genommen werden, da einerseits der Anästhesist aufgrund der quantitativen Ausweitung der operativen Tätigkeit zunehmend mehr Leistungen erbringen muß, andererseits er eigentlich, da das Fach Anästhesiologie immer größer und vielfältiger wird, mehr Zeit bräuchte, um es intellektuell zu verarbeiten. Damit ist in der Tat ein Interessenkonflikt mit den operativen Fächern aufgezeigt, der zur Zeit noch ungelöst ist.

Für die Zukunft muß aber auch an ein Zurückschrauben der Leistungen für die Operateure gedacht werden, um den erhöhten Anforderungen an die Aus- und Weiterbildung gerecht zu werden. Während ein Teil der Ausbildung der direkten täglichen Arbeit dient und als Pflichtveranstaltung während der Arbeitszeit angeboten werden muß, wie die Geräteausbildung, ist die Weiterbildung zum Gebietsarzt bislang eine freiwillige Leistung außerhalb der Dienstzeit. Allerdings ist die Trennung hier schwierig zu treffen.

FRAGE:
Wie ist materielle und räumliche Arbeitsplatzausstattung in der Anästhesie im internationalen Vergleich zu bewerten?

ANTWORT:
Die Ausstattung der deutschen Anästhesieabteilungen mit Geräten und Räumlichkeiten ist in der Regel hervorragend und im Durchschnitt besser als z. B. in den USA. Investitionen durch die Krankenhausverwaltungen werden bei uns eher für den materiellen als für den personellen Bereich getätigt und verstärken eher eine Imbalance zwischen Personal und Ausstattung.

FRAGE:
Der Anästhesist wird oft mit einem Piloten verglichen. Welche Untersuchungen liegen aus der Luftfahrt vor bezüglich der raschen Aufnahme und Verarbeitung von Meßparametern?

ANTWORT:
Es gibt Untersuchungen, wonach die gleichzeitige Aufnahme von maximal fünf Parametern, allerdings unter optimalen ergonomischen und optischen Bedingungen, möglich ist. Diese Maximalinformation kann jedoch nur zeitlich limitiert voll aufgenommen und verarbeitet werden.

Die weitere Entwicklung des anästhesiologischen Arbeitsplatzes muß das Ziel verfolgen, die zu erfassenden Meßgrößen und Monitorinformationen zu reduzieren, so daß ein Anästhesist auch längerfristig diese aufnehmen und darauf reagieren kann.

FRAGE:
Sollte das in dem Stufenplan vorgelegte Monitoring arbeitsplatz- oder patientenbezogen strukturiert sein?

ANTWORT:
Aus forensischen Gründen sollte weiterhin die arbeitsplatzorientierte Ausstattung gelten. Es besteht ansonsten die Gefahr, daß ein Anästhesist bei einem bestimmten Narkoseverfahren oder einem Risikopatienten allein wegen des Fehlens eines an diesem Arbeitsplatz nicht vorhandenen Monitorverfahrens eines Sorgfaltsmangels bezichtigt werden kann.

Andererseits muß intern der Aufbau eines patientenorientierten Monitorings, z. B. durch ein Modulsystem, jederzeit möglich sein, um auch bei Arbeitsplätzen, bei denen in der Regel Patienten mit einer niedrigen Risikoklassifizierung behandelt werden, z. B. bei einer Ambulanznarkose, die bestmögliche Überwachung zu gewährleisten.

FRAGE:
Welche Vor- und Nachteile sind in einem modularen System des Monitorings zu sehen?

ANTWORT:
Das Modulsystem erlaubt die graduelle Anpassung des Monitorings an den Patienten und verhindert dadurch, daß an jedem Arbeitsplatz das maximale, aber nicht immer erforderliche Überwachungsniveau installiert werden muß.

Andererseits bedeutet dies eine vielfältige und uneinheitliche Gestaltung des Arbeitsplatzes Anästhesie und kann damit Probleme durch die ergonomisch ungünstige Informationspräsentation, aber auch durch die ständige Umstellung des Anästhesisten in seinem Arbeitsumfeld aufwerfen.

FRAGE:
Welchen Stellenwert haben die Empfehlungen der DGAI bezüglich des Monitorings?

ANTWORT:
Die von der DGAI vertretenen und auch regelmäßig zu überarbeitenden Empfehlungen in Mindestanforderungen und fakultative Ausstattung sind sinnvoll und sollten eine standardisierte Grundausstattung an jedem Narkosearbeitsplatz gewährleisten. Der Industrie sollte damit eine Gewichtung der Monitorverfahren gezeigt werden, damit nicht das technisch machbare Maximalmonitoring, wie oft üblich, sondern das klinisch sinnvolle Monitoring realisiert wird.

FRAGE:
Wer sollte für die Geräteanschaffung in der Anästhesie verantwortlich sein?

ANTWORT:
Oft sind die Krankenhausverwaltung, einzelne Kliniken oder zentrale technische Einrichtungen für die Gerätebeschaffung zuständig. Dieses Verfahren muß kritisch beurteilt werden. Vielmehr sollte der Anwender selbst, also der Arzt für Anästhesiologie, entscheiden können, welche Geräte er auswählt; im Sinne der Vereinheitlichung des Geräteparks einer Klinik sollte dies jedoch mit der Medizintechnik abgesprochen werden.

FRAGE:
Die Personalbedarfsplanung orientiert sich an der Zahl der Arbeitsplätze. Wie geht eine übermäßig lange Nutzung eines Arbeitsplatzes in die Planung ein?

ANTWORT:
Die kontinuierliche Auslastung eines Narkosearbeitsplatzes bis zu 5 h täglich entspricht einem Arbeitsplatz, wird er regelmäßig über 5 h beansprucht, entspricht er einem zweiten Arbeitsplatz und ist mit einem entsprechenden Personalbedarf verbunden.

FRAGE:
Gibt es Untersuchungen oder Anhaltszahlen für einen Zusammenhang zwischen Personalbedarf und Risikostatus des Patienten?

ANTWORT:
Die Forderung nach einem zweiten Anästhesisten an einem Arbeitsplatz ist zur Zeit noch nicht ausreichend definiert. Ansätze in dieser Richtung, z. B. in der Kinderanästhesie oder bei Eingriffen mit hohem Risiko, müssen konkretisiert werden. Die derzeitigen Anhaltszahlen berücksichtigen diese wichtige Differenzierung noch nicht.

FRAGE:
Muß neben ärztlichen Stellen auch anderes Personal in die Bedarfsplanung mit einbezogen werden?

ANTWORT:
Das ist zu bejahen. Zum einen wird z. B. durch Pflegepersonal, Techniker oder auch EDV-Fachleute eine Qualitätssicherung, aber auch eine Entlastung der Ärzte gewährleistet. Zum anderen hat der Umfang der Tätigkeiten, auch fachfremder Aufgaben, in den letzten Jahren erheblich zugenommen. Zudem können derzeit bestimmte Aufgaben, z. B. in der EDV, nur erfüllt werden, wenn dafür Arztstellen "geopfert" werden.

FRAGE:
Die Personalsituation in der Anästhesie besonders kleinerer Krankenhäuser ist häufig angespannt. Muß hier mit einer Leistungseinschränkung reagiert werden?

ANTWORT:
Um den Qualitätsstandard in unserem Fachgebiet zu sichern, wird es nicht zu umgehen sein, von der Anästhesie erbrachte Leistungen gelegentlich einzuschränken, um die Patientensicherheit nicht zu gefährden. Dies um so mehr, als die operativen Fächer derzeit alle eine Tendenz zu mehr Quantität zeigen.

Problematisch ist dies aber deshalb, weil diese Leistungseinschränkung von politischer Seite angesichts mangelnder Bereitschaft zur Stellenerweiterung und Bezahlung von Überstunden bereits angestrebt und einkalkuliert wird. Die Anästhesie wird damit gegenüber den operativen Fächern in die Rolle des "Bremsers" gedrängt.

FRAGE:
Wie können diese vorprogrammierten Konflikte mit den operativen Fächern, aber auch mit der Öffentlichkeit geführt werden?

ANTWORT:
Es ist sehr wichtig, mit den operativen Fächern rechtzeitig in einen konstruktiven Dialog zu treten und für die kommenden Probleme einen Konsens zu finden. Langfristig kann in unserem eigenen Interesse nur über eine Reduktion der operativen Aktivität eine Sicherung der Ausbildungs- und der Arbeitsqualität erreicht werden.

Es muß aber auch, insbesondere gegenüber der Öffentlichkeit, den Politikern und den Krankenhausträgern, auf die mannigfaltigen Aufgaben unseres Fachgebietes aufmerksam gemacht werden. Hier müssen die Aufgaben in der präoperativen Risikoerfassung, der Notfall- und Intensivmedizin und der Schmerztherapie ebenso erwähnt werden wie die eigentlichen Aufgaben in der Anästhesie. Dies setzt eine sorgfältige Dokumentation aller Leistungen voraus.

Versorgungslücken müssen gemeinsam mit den anderen Fachgebieten aufgezeigt werden, statt sie stillschweigend zu akzeptieren. Die zunehmende Polarisierung der Krankenhäuser in Kliniken, die um ihr Überleben kämpfen, und andere, die an der Grenze ihrer Leistungsfähigkeit arbeiten, ist Folge der Zentralisierung. Hier müssen anhand von "Checklisten" die Leistungsgrenzen definiert werden, wie es im Anhang zum Thema "Qualitätssicherung durch organisatorische Maßnahmen" vorgeschlagen wird.

Daraus ergeben sich folgende Aufgaben:
Die derzeitige Tätigkeit und Belastungen des Anästhesisten müssen analysiert, präzisiert, dokumentiert und daraus Forderungen formuliert werden. Daraus muß sich ein Dialog mit den operativen Fächern, aber auch den Krankenhausträgern ergeben, um zu verdeutlichen, daß nur eine Entlastung des Personals im Routinebetrieb und die Schaffung von mehr Stellen für Unterricht, Aus- und Weiterbildung sowie Forschung eine nachhaltige Qualitätssicherung in unserem Fachgebiet bewirken.

Sachverzeichnis

Adrenalin
–, Testdosis 172, 208
AIDS
–, Transfusion 145f
Akromegalie
–, schwierige Intubation 68
Alarmhierarchie 377
Allen-Test 41f, 202
–, Pulsoxymetrie 202
Anästhesiearbeitsplatz 367f
–, Basisausstattung 378
–, Ergonomie 368f
–, Maximalversion 380
–, mittlere Version 379
–, Strukturierung 369f, 371, 378f
Anästhesiepflegepersonal
–, Delegation 387
–, Personalbedarf 395
–, Qualifikation 395
Anästhesierisiko 10f, 38
–, biologisch 38
–, methodisch 38
Anästhesiesprechstunde 414
Anaphylaktischer Schock 20
–, Transfusion 142
Anhaltszahlen 388f
Antazida 91
Antikoagulanzien
–, Periduralanästhesie 181, 209
A. radialis 41f
–, Allen-Test 41f
Arrhythmien
–, Intubation 61f
Arterienkatheter 41f
–, Allen-Test 41f, 202
–, Komplikationen 42f
–, Meßfehler 258
–, Punktionsort 44f
–, Spülung 44
–, Thromboserate 43, 48
Arytaenoidknorpel
–, Intubation 59
Arzt im Praktikum 34
Aspiration 85f
–, Gravidität 87
–, Magensaft-pH 88, 90, 91

–, Narkoseeinleitung 93
–, Präkurarisierung 94
–, Prophylaxe 89f
–, pulmonale Störung 88
–, Risikofaktoren 85f
–, Sellickscher Handgriff 94
–, Sofortmaßnahmen 95
–, Symptome 95
–, Therapie 95f
Atemdepression
–, Periduralanästhesie 184
–, postoperativ 8
–, Prophylaxe 185
Atropin
–, Intubation 64
Aufklärung 26, 32
–, Plexusanästhesie 195
Aufwacheinheit 415
Ausbildung
–, Konzepte 348f, 363, 385
–, Medizingeräteverordnung 312f, 346
–, Simulatoren 314f
–, Strukturierung 352f

Bakterienfilter
–, Beatmungsschläuche 302
–, Infusionstherapie 304f
–, Katheterperidural- anästhesie 182
Bauchlagerung 112
Beweislast 29
Blutdruckmessung
–, Fehler 253f, 258
Blutplombe 178
Blutsperre
–, Plexusblockade 194
Bluttransfusion
–, Kreuzprobe 205
–, Mikrofilter 206
Bluttransfusionskomplikation 137f
–, AIDS 145f
–, allergisch 140f
–, anaphylaktischer Schock 142
–, bakterielle Infektion 147
–, Graft versus host disease 142f

-, Hämolyse 139f
-, Hämosiderose 150
-, immunologisch 137f
-, Lues 148
-, Malaria 148
-, Mikroaggregate 149
-, nichtimmunologisch 138
-, Posttransfusionshepatitis 144
-, Serumkrankheit 142
-, Transfusionslunge 143
-, Virusinfektion 144
-, Zitratintoxikation 149
-, Zytomegalieinfektion 146f
Blutvolumenbestimmung 132
Bronchiallavage 95
Bulbärhirnsyndrom 174

Cauda-equina-Syndrom 179
Checkliste 314
Cimetidin 93

Defibrillator 378
Diskonnektion 234f
-, Erkennung 236f, 300f
-, Häufigkeit 236
-, Lokalisation 235
-, Monitoring 237f
-, Prophylaxe 242f, 300f
Dokumentation
-, Lagerung 205
Ductus Botalli 165

Einleitungsphase
-, Komplikationen 6, 27
Einweisung 346f
-, medizintechnische Geräte 308f
Elektrische Unfälle 289f
-, Sicherheitskonzept 291
-, Stromausfall 298
Elektrokardiogramm
-, Fehler 252f
Entscheidungsfindung 328f
-, Analyse 329
-, empirisch 329, 331
-, konzeptionell 329f
-, Realdatenverarbeitung 332f
Erythrozytenantikörper 137
Europäisches Diplom 363, 417
Extensionstisch 113
Extubation im OP 303

Facharztordnung 348f
-, Neugestaltung 360f
Farbkodierung 218

Fehlerquellen
-, intraoperativ 27
-, menschliches Versagen 297
-, Organisation 28
-, postoperativ 27
-, präoperativ 26
Fehlintubation 80, 203f
-, Zeichen 81
Fehlmessung
-, arterieller Druck 258
-, EKG 252f
-, Kapnographie 255f
-, Pulmonalarteriendruck 258
-, Pulsoxymetrie 254
-, Thermodilution 259
-, zentraler Venendruck 257
Fiberbronchoskopie 75f, 203
-, Voraussetzung 77
Finapres 259, 301
Forensisches Risiko 26
Fortbildung 364
Frischplasma 206

Gehäuseableitstrom 289f
Geräteaufbereitung 268
Geräteeinweisung 308f
-, Simulatoren 314f
Gesundheits-Reformgesetz 393
Graft versus host disease 142f
Gravidität
-, Aspiration 87
Gutachten 19f, 39f

Hämosiderose 150
Halbgeschlossenes System 230
-, Monitoring 239, 240
Halboffenes System 228f
-, Monitoring 239, 240
Halsschmerzen
-, Intubation 59
HIV-Antikörper 146
Hochfrequenzgerät
-, Verbrennung 305
Hohe Spinalanästhesie 20, 173
-, Therapie 174
H_2-Rezeptorenblocker 92f
Hygienemaßnahmen 268
-, Geräteaufbereitung 268, 302
-, Kleidung 270, 271
-, septische Operation 270
Hypothermie 155f
-, Nachbeatmung 206
-, Säuglingsnarkose 166f

Ileus
-, Magensonde 204
Impedanzkardiographie 260
Infektion
-, Katheter 51f, 274f
-, Periduralanästhesie 181f
Infusionspumpe
-, Alarmierung 284f
-, tropfengeregelt 282f
-, volumengesteuert 283f
Infusionstherapie
-, Bakterienfilter 304
-, Infektion 274f
-, Infusionspumpe 282f
-, Inkompatibilität 276f
-, partikuläre Kontamination 275
-, Schwerkraftinfusion 280f, 376
-, Spritzenpumpe 286
Inkompatibilität 276f
Intensivpflegestation 267
-, Patientenzimmer 267
-, Raumlufttechnische Anlage 268
Intubation
-, Arrhythmien 61
-, Arytaenoidknorpel 59
-, Atropin 64
-, Fehlintubation 81, 203f
-, Halsschmerzen 59
-, Halswirbelsäule 59
-, Läsionen 57f
-, Lokalanästhesie 63
-, nasal 60
-, Reflexe 60f
-, Säuglinge 163
-, Schwierigkeitsgrad 65f, 203
-, Zahnprotektion 58
Isoclic 246

Kältezittern 206
Kapnographie 214, 225f, 227, 241, 372
-, Fehler 255f
-, Interpretation 256
Katheter
-, arteriell 41f
-, Infektion 51f, 274f
-, Material 48f
-, Sepsis 53
-, zentralvenös 45f, 48
Katheterperiduralanästhesie
-, Bakterienfilter 181
-, Infektionen 181f

-, Infusionspumpe 175
-, intravasale Lage 171f
-, Katheterabriß 175
-, neurologische Schäden 182
-, Testdosis 172, 208
Knie-Ellenbogen-Lagerung 112
Komplikationen
-, anästhesiebedingt 1, 4, 5, 10f, 14f, 26, 33
-, Analyse 20f, 340f, 401f
-, Arterienkatheter 42f
-, Aspiration 85f
-, Atemdepression 8, 184f
-, Bluttransfusion 137
-, Definition 170f, 340f
-, Diskonnektion 234f
-, Einleitungsphase 6, 27
-, hohe Spinalanästhesie 173
-, Infusionstherapie 274f
-, Intubation 57f
-, Katheterinfektion 51f
-, Lagerung 104f
-, Leitungsanästhesie 8f
-, Luftembolie 45
-, Monitoring 249f
-, Narkosegerät 14, 28, 234f, 373
-, Periduralkatheter 172f
-, Perikardtamponade 46
-, Plexusanästhesie 197f
-, Pneumothorax 45
-, postoperativ 7f, 27
-, postspinaler Kopfschmerz 177, 208
-, Pulmonalarterienkatheter 46f, 49
-, respiratorisch 13, 19
-, Spinalanästhesie 176f
-, Studien 4f, 37, 338f
-, Unterhaltsphase 6, 12, 27
-, zentralvenöser Katheter 21, 45f, 48
Kopftieflagerung 107

Lagerungsschäden 101f
-, Bauchlagerung 112
-, Dokumentationspflicht 205
-, Extensionstisch 113
-, Kopftieflagerung 107
-, Knie-Ellenbogen 112
-, Plexusanästhesie 194
-, Prophylaxe 114
-, Risikobereiche 104
-, Rückenlage 105f
-, Säuglinge 161
-, Seitenlagerung 107

-, sitzend 112
-, Steinschnittlagerung 107
-, Umlagerung 117f
-, Verantwortung 101, 116
Laryngoskopie 70
Legionellen-Infektion 266
Liquorverlustsyndrom 176f
-, Häufigkeit 177
-, Prophylaxe 178
-, Therapie 178
Lokalanästhesie
-, Intubation 63
Low-flow-Anästhesie
   220, 228, 230
Lues 148
Luftembolie 45
Lungensimulator LS 800 321

Magensaft-pH 88, 90, 91
-, Rauchen 205
Malaria 148
Mallampati-Zeichen 71f
Massenspektrometrie 224
Medizingeräteverordnung
   292f, 308f, 346f
-, Ausbildungsprogramme 312f
-, Einweisung 308f, 346f
Meningomyelopathie 179
-, Polyneuropathie 180
Methämoglobinämie 199
Metoclopramid 89f
Mikrofilter
-, Bluttransfusion 206
-, Katheterperidural-
   anästhesie 181
-, partikuläre Kontamination
   276
Minimalmonitoring 252, 372
Monitoring 239f, 372f
-, Atemminutenvolumen
   239, 299
-, arterieller Druck 258
-, Beatmungsdruck 239, 301
-, Elektrokardiogramm 252f
-, Fehlermöglichkeiten 249f
-, Inhalationsanästhetikum
   299
-, Kapnographie 241, 255f,
   372
-, Kreislauf 257f, 372
-, Modulsystem 420f
-, Pulmonalarteriendruck 258
-, Pulsoxymetrie 240, 254,
   301, 372
-, Sauerstoffkonzentration
   240, 300

-, Stufenkonzept 378f, 420
-, zentraler Venendruck
   257, 372
-, Zuverlässigkeit 249f
Morbiditätskonferenz
   338f, 345, 353, 402
Mortalität
-, anästhesiebedingt
   2, 5f, 10f
-, Faktoren 4, 11f
-, Studien 4f, 37, 401

Narkosearbeitsplatz 367f
-, Basisausstattung 378
-, Ergonomie 368f
-, Maximalversion 380
-, mittlere Version 379
-, Strukturierung 369f, 371,
   378f
Narkosebeatmungsgerät 213f
-, Diskonnektion 234f, 373
-, Dosiereinheit 219
-, Einweisung 308f
-, Ergonomie 371f
-, Gasversorgung 218f
-, Komplikationen 14f, 28
-, Kapnographie 214, 225f
-, Monitoring 239f, 372
-, Sicherheitsanforderungen
   213f, 216
Narkosegasmessung 222f, 226f
Narkosemitteldosierung 220f
-, Applikationsgenauigkeit
   299
-, Fehler 299
Narkosesysteme 227f, 230, 239
-, Frischgasflow 228
Nervstimulator
-, Plexusanästhesie 210
Nichtrückatmung 229
Nüchternheitskarenz 204

Orale Prämedikation 162, 207
Organisationsverschulden 24,
   28, 33
Oxford-Tubus 75, 203

Parallelnarkose 34f, 386f,
   391, 396
Partikuläre Kontamination 275
-, Mikrofilter 276
Patientenableitstrom 289f
Periduralanästhesie
-, Antikoagulanzien 181, 209
-, Atemdepression 184, 185
-, Blutplombe 178

–, Gerinnungsstörung 181, 209
–, hohe Spinalanästhesie 173, 174
–, Hypotonie 183
–, Infektion 181f
–, intravasale Katheterlage 171f, 173
–, Parallelverfahren 387
–, peridurales Hämatom 180f, 209
–, Sedierung 184
–, Testdosis 172, 208
–, Überdosierung 174
–, Überwachung 209
Peridurales Hämatom 180f, 209
Perikardtamponade 46
Personalbedarf 384f, 413
–, Anästhesiepräsenz 394
–, Anhaltszahlen 388f, 421f
–, Narkoseminuten 390f
–, Weiterbildung 385f
Plexusanästhesie 193f
–, Blutsperre 193f
–, Instrumentarium 196
–, intraneural 197
–, Lagerung 194
–, Maximaldosierung 198
–, Medikamente 198f
–, Nervstimulator 210
–, Pneumothorax 198
–, Sedierung 200
–, Überdosierung 197
Pneumothorax
–, Plexusanästhesie 198
–, zentralvenöser Katheter 45
Polyäthylen 49
Polyneuropathie 180
Polyurethan 49
Polyvinylchlorid 48
Postspinaler Kopfschmerz 177f, 208
–, Häufigkeit 177, 208
–, Prophylaxe 178, 208
–, Therapie 178, 208
Posttransfusionshepatitis 144
–, Prophylaxe 145
Präzision einer Messung 250
Propädeutikum 363, 385f
Pulmonalarteriendruck 258
–, Fehler 258
Pulmonalarterienkatheter 46f, 49
Pulsoxymetrie
–, Allen-Test 202
–, Fehler 254
–, Monitoring 240, 301, 372

Qualitätskontrolle 401, 405, 408
Qualitätssicherung 338f, 340f, 398f, 409
–, juristische Probleme 34, 345f, 414
–, Leistungseinschränkung 422
–, Organisation 398f, 403, 407f
–, Personalbedarf 49, 385f, 396, 422f
–, Weiterbildung 360f, 419

Ranitidin 93
Rauchen
–, Magensäure 205
Raumlufttechnische Anlage 268
Retrolentale Fibroplasie 166
Rheumatoide Arthritis
– schwierige Intubation 67
Richtigkeit einer Messung 250
Rückenlagerung 105f
–, Durchführung 115

Säuglingsnarkose 161f
–, Einleitung 207
–, Herz-Kreislauf-System 164
–, Hyperkapnie 163f
–, Hypoglykämie 162
–, Hypothermie 166f
–, Intubation 163
–, Lagerung 161
–, Medikamentendosierung 161
–, Nierenfunktion 166
–, Prämedikation 162, 207
–, rektal 162
–, Spontanatmung 207
–, Ventilation 162
–, Wärmehaushalt 166f
–, Zwerchfellatmung 162f
Safelock 244
Safety Clip 244
Sauerstoffmessung 224f, 300
Sauerstoffverbrauch
–, postoperativ 156f, 206
Schockindex 127
Schulung 314f
–, Einweisung 308f
Schwerkraftinfusion 280f
Schwierige Intubation 64f
–, Akromegalie 68
–, Diabetes mellitus 68
–, Durchführung 74f
–, Fiberbronchoskopie 75f, 203
–, Mallampati-Zeichen 71f
–, rheumatoide Arthritis 67

-, Taktik 77f, 202f
-, Touhy-Nadel 203
-, Ursachen 66, 69
-, Vorhersehbarkeit 69, 70
Seitenlagerung 107
Sellickscher Handgriff 94
Sepsis
-, Katheter 53
-, Operationssaal 269, 303f
Serumkrankheit 142
Servoplethysmomanometrie 259, 301
Simulatoren 314f
-, Anforderungen 318f
Sitzende Lagerung 112
Sorgfaltspflicht 30f
-, Narkoseverfahren 32
-, postoperativ 33
Spinalanästhesie
-, hohe 173
-, Liquorverlustsyndrom 176f, 178
-, Meningomyelopathie 179
-, postspinaler Kopfschmerz 176f, 178, 208
Spritzenpumpen 286, 304
Staphylokokken-Infektion 264f
Steinschnittlagerung 107
Strafrecht 29
-, Adäquanztheorie 31

Teflon 49
Testdosis
-, Adrenalinzusatz 172, 208
Thermodilution
-, Fehler 259
Thermoregulation
-, Narkose 153
Tod in Narkose 22
Transfusion
-, Komplikationen 137f
-, Kreuzprobe 205
-, Mikrofilter 206
Transfusionslunge 143
Transkutanmessung 260

Ultraschall-Doppler-Gerät 260

Vasokonstriktion
-, Pulsoxymetrie 254
Vertrauensgrundsatz
-, Chirurg 32f
-, Mitarbeiter 33f
-, Pflegepersonal 34

Volumenverlust
-, Blutvolumenbestimmung 132
-, Hämodynamik 126
-, klinische Kriterien 124
-, Messung 121f
-, Mikrozirkulation 131
-, pulmonalarterieller Verschlußdruck 129
-, Schockindex 127
-, zentraler Venendruck 127

Wärmebilanz 152, 153
-, Defizit 155f
-, Narkose 153
-, Säuglingsnarkose 166f
-, Sauerstoffverbrauch 156f, 206
Wärmematte 115f, 157
Wärmezufuhr 157
Weiterbildung 348f, 413
-, Anästhesiologie 349f
-, Anforderungen 354f, 356f
-, Erfolgskontrolle 358f
-, Programme 353f, 415
-, Propädeutikum 363, 385f
-, Prüfungen 359f
-, Qualifikation 350f
-, Qualitätssicherung 361, 413
-, Strukturierung 352f, 354, 362f
Weiterbildungsermächtigung 354f, 413
-, Anforderungen 356f, 414f, 419
-, Statistik 357
Wirtschaftlichkeitsprüfung 392f, 394

Zahnprotektion
-, Intubation 58
Zentraler Venendruck 127, 257
-, Fehler 257
Zentralvenöser Katheter 45f
-, Hämatothorax 21
-, Infektion 52
-, Katheterabriß 21
-, Komplikationsrate 48
-, Luftembolie 45
-, Pneumothorax 45
-, Perikardtamponade 46
-, Thrombose 48, 50
Zitratintoxikation 149
Zitterfreie Thermogenese 152

Zivilprozeß 29, 31
Zwischenfall
-, Analyse 19f, 37f, 340,
    343, 346, 402f, 410
-, Diskussion 338f, 345
-, Simulation 347
-, Ursachen 20f, 340f, 410
Zytomegalieinfektion 146f